Governo clinico e medicina perioperatoria

Governo clinico e medicina perioperatoria

Organizzazione, formazione, performance, eccellenza

a cura di
Antonino Gullo
Paolo Murabito

Presentazioni di
Francesco Basile e Vito Peduto

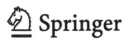 Springer

a cura di

Antonino Gullo
UCO e Scuola di Specializzazione di Anestesia e Rianimazione
Università degli Studi di Catania
AOU Policlinico – Vittorio Emanuele
Catania

Paolo Murabito
UCO e Scuola di Specializzazione di Anestesia e Rianimazione
Università degli Studi di Catania
AOU Policlinico – Vittorio Emanuele
Catania

ISBN 978-88-470-2792-3 ISBN 978-88-470-2793-0 (eBook)

DOI 10.1007/978-88-470-2793-0

Layout copertina: Ikona S.r.l., Milano, Italia
Impaginazione: C & G di Cerri e Galassi, Cremona, Italia

Springer-Verlag Italia S.r.l., Via Decembrio 28, I-20137 Milan
Springer fa parte di Springer Science+Business Media (www.springer.com)

Presentazione

La rivoluzione globale che ha investito il pianeta negli ultimi decenni non poteva non coinvolgere anche il mondo della sanità, scardinando in maniera decisa molti dei pilastri su cui storicamente si è retta la medicina classica e portando alla ribalta una serie di nuovi elementi che hanno progressivamente rimodellato la fisionomia dell'intero sistema sanitario moderno.

L'assioma che il medico fosse l'unico detentore della conoscenza, e pertanto libero di agire a suo piacimento, ha già da tempo lasciato il campo a una nuova visione, in cui a essere al centro dell'attenzione è il paziente, al quale il sistema deve garantire trattamenti sempre più appropriati e moderni, all'interno di un contesto nel quale un corretto utilizzo delle risorse possa garantire un'elevata qualità delle cure mirando costantemente al raggiungimento della cosiddetta "best performance". I concetti di efficacia e di appropriatezza delle cure sono via via divenuti valori fondanti la medicina moderna, apportando un sostanziale cambiamento nelle modalità di governo dei sistemi sanitari, in passato guidati secondo logiche gestionali-organizzative che vanno inserite nel contesto del fenomeno di aziendalizzazione che ha profondamente modificato il processo di erogazione delle cure.

Si è assistito dunque a un passaggio graduale, che ha visto l'evolversi della medicina classica, passando per la Medicina Basata sull'Evidenza, fino ad arrivare alle più moderne teorie di "Governo Clinico", ovvero quella strategia di politica sanitaria che fa leva sulla componente professionale per definire, mantenere e verificare gli standard assistenziali.

In un momento così delicato e di profonda trasformazione della Sanità italiana è stato dunque riconosciuto nel governo clinico lo strumento idoneo per assicurare e mantenere i livelli elevati di qualità delle cure che la comunità si attende dal nostro Sistema Sanitario.

In questo testo gli autori, con grande efficacia e perizia, tracciano un quadro completo di tutte le problematiche connesse all'introduzione del governo clinico in settori cardine della medicina, quali l'anestesia e la medicina del malato critico, offrendo ai lettori uno strumento semplice e didattico per iniziare il loro viaggio all'interno di un mondo che sempre più vede coinvolti i singoli operatori sanitari in qualità di attori protagonisti, e non di comparse, nella creazione di un modello funzionale ed efficace che ha, nel raggiungimento della best performance e della soddisfazione dei pazienti, il suo target principale.

Catania, luglio 2012

Prof. Francesco Basile
Direttore della Clinica Chirurgica
Preside della Facoltà di Medicina
Università di Catania

Presentazione

Il volume che ho l'onore e il piacere di presentare certifica indirettamente la fine di un'epoca della disciplina, caratterizzata da un'assoluta autonomia decisionale dell'anestesista, circoscritta però all'angusto ambito della sala operatoria e quindi inadatta a farne crescere la visibilità e l'autorevolezza. Lo sviluppo tumultuoso dell'intensivologia e della medicina del dolore, verificatosi nell'ultimo ventennio, hanno ampliato gli ambiti di competenza di queste discipline, creando i presupposti per una continuità gestionale del paziente chirurgico, ben definita dall'espressione "medicina perioperatoria".

Nello stesso arco di tempo è andato modificandosi l'assetto del sistema sanitario, costretto a misurarsi, a parità di risorse disponibili, con costi gestionali resi sempre maggiori dal progressivo invecchiamento della popolazione, abbinato all'adozione di tecnologie e presidi sempre più sofisticati. Da qui l'inderogabile necessità di costruire un nuovo modello organizzativo e gestionale, ovvero un "governo clinico" che eliminasse le sacche di inefficienza e gli sprechi causati da scelte terapeutiche non supportate da una probante evidenza clinico-scientifica; e che al contempo rispondesse ai bisogni e alle aspettative dei cittadini con misure atte a creare intorno al malato una rete integrata di competenze plurispecialistiche. Altrettanto pressante era l'esigenza di innalzare il livello di sicurezza della prestazioni, monitorando e correggendo le cause di errori medici, sempre in agguato e in preoccupante incremento a causa della pressione lavorativa e della crescente complessità delle prestazioni clinico-diagnostiche.

Obbligato a fare i conti con una realtà nuova e in continua evoluzione, l'anestesista avverte l'esigenza di ripensare il proprio ruolo nell'ambito del sistema sanitario per sentirsi motore e non zavorra della sua evoluzione. Sotto questo profilo il testo curato da Antonino Gullo e Paolo Murabito, e da loro redatto insieme ad altri autorevoli esperti, rappresenta un prezioso strumento di approfondimento culturale: sia per i professionisti che stanno vivendo queste trasformazioni sia, soprattutto, per le generazioni in formazione. Ai Curatori e agli Autori di quest'opera va il plauso mio personale e di tutta la comunità scientifica che ho l'onore di rappresentare.

Perugia, luglio 2012

Prof. Vito Peduto
Presidente SIAARTI

Prefazione

Per governo clinico si intende la capacità di gestione di un sistema complesso come quello sanitario, che è caratterizzato, oltre che dalla formazione medica continua e dall'audit, da una serie di elementi chiave fra i quali: miglioramento delle prestazioni assistenziali, riduzione degli errori in medicina, garanzia della sicurezza per i pazienti, miglioramento della pratica clinica basata sull'evidenza, sviluppo della leadership e dell'appropriatezza nel *decision making* in tema di salute, controllo del livello di competenza e della performance del personale sanitario, soddisfacimento dei bisogni dei pazienti, implementazione del livello di qualità degli interventi sanitari in termini di prevenzione, diagnosi e cure; infine, controllo rigoroso delle risorse disponibili e dei costi di gestione che, pur condizionando lo sviluppo del sistema sanitario, devono, comunque, garantire la priorità degli interventi per tutti i cittadini.

Un ruolo chiave per soddisfare tali aspetti è svolto dall'impegno che viene richiesto alle parti sociali chiamate a intervenire per vigilare sulla corretta distribuzione delle risorse, essendo le stesse non più illimitate. In particolare, è indispensabile poter contare sull'efficacia delle azioni di carattere politico, amministrativo ed economico, al fine di modulare con misure appropriate i livelli essenziali di assistenza e garantire il processo di accreditamento degli ospedali con interventi in grado di garantire prestazioni sanitarie di eccellenza.

In questo contesto è importante sostenere in modo continuativo i programmi di educazione, formazione e addestramento del personale e sensibilizzare la comunità a una più corretta gestione dell'organizzazione sanitaria. Il panorama risulta ampio e complesso per le innumerevoli variabili che lo compongono. La verifica regolare dei processi di audit è indispensabile per individuare i punti deboli del sistema, che necessitano di politiche di miglioramento grazie all'utilizzo di strategie rigorose e di *benchmarking* per i servizi che devono, comunque, risultare competitivi in termini di qualità.

Il governo clinico rappresenta l'asse portante della medicina moderna; le diverse figure che attivamente partecipano all'evoluzione di tale processo hanno l'obiettivo di sperimentare nuovi modelli clinici e assistenziali in grado di rispondere alle esigenze della comunità. La trasversalità multiprofessionale e multidisciplinare rappresenta un punto di forza del sistema sanitario che, nonostante la sua complessità, deve comunque garantire un elevato grado di soddisfacimento dell'utenza; tale assunto, pur logico, non è facile da conseguire per una serie di elementi facilmente percepiti ma difficili da correggere.

Il compito di approfondire le tematiche inerenti il governo clinico, l'anestesia e la medicina perioperatoria può risultare arduo anche per i professionisti di esperienza e per i cultori della materia. Come per tutte le imprese di rilevante importanza, è opportuno chiarire la necessità che un gruppo di lavoro, seppure affiatato, deve possedere una chiara visione sul da farsi, in accordo con gli obiettivi da raggiungere.

In particolare, questo progetto ha rischiato di naufragare, nelle fasi iniziali, essenzialmente perché, sebbene le tematiche selezionate risultassero di grande interesse, è risultato assai difficile finalizzare contributi che potessero rivelarsi di facile lettura: sia per i limiti non ben definiti della materia, sia per la vastità degli argomenti, spesso infarciti di vecchi e superati archetipi, non più attuali nell'era tecnologica e della simulazione avanzata. In altri termini, alcuni di noi hanno preso subito coscienza di trovarsi di fronte a una missione che appariva impossibile da realizzare.

Nei mesi seguenti, con l'approssimarsi della prima data proposta dall'editore per l'invio degli elaborati e grazie all'incremento delle comunicazioni, la fase di incertezza si è presto esaurita. Il nostro convincimento che il progetto sarebbe andato in porto ha preso corpo dopo la seconda data concordata con l'editore; infatti, l'attenta revisione del materiale disponibile, nel dicembre del 2011, e la felice intuizione sulla scelta degli argomenti concordati con i vari autori, hanno fatto da volano, permettendo in meno di sei mesi il completamento dell'opera, a giugno del 2012.

Una migliore organizzazione della medicina moderna e i frequenti richiami agli aspetti di etica professionale hanno finito per assumere un ruolo trainante per la decisiva collaborazione con i tutor delle diverse Scuole e per l'entusiasmo degli allievi, che hanno contribuito e reso possibile una proposta culturale epocale, finalizzata a gettare le basi per un decisivo e articolato progresso del sistema sanitario italiano. Gli aspetti decisivi sono risultati il frutto di una fisiologica competizione, che ha permesso di aprire nuovi orizzonti fino a poco tempo prima non ipotizzabili.

Gli studi e le ricerche sul governo clinico hanno stimolato un crescente interesse e la maturazione di nuovi cultori della materia in settori come l'anestesia e, più recentemente, della medicina perioperatoria; l'acquisizione di una più ampia visione nel rapporto medico-paziente è risultato un altro elemento decisivo; in particolare, nel percorso di maturazione di tale progetto si è venuto a realizzare un progressivo convincimento, divenuto poi certezza, che, al pari degli altri specialisti, il medico anestesista è uscito definitivamente da quel "recinto" che ne ha condizionato, ingiustamente e pesantemente, considerazione e visibilità anche in termini di autorevolezza.

Desideriamo esprimere gratitudine per gli importanti contributi offerti dai colleghi Marinella Astuto, Luigi Beretta, Edoardo Calderini, Raffaele De Gaudio, Francesco Giunta, Fulvio Iscra, Giovanni Li Volti, Carlo Ori, Francesco Oliveri, Vincenzo Parrinello, Paolo Pelaia, Paolo Pelosi, Flavia Petrini, Giuseppe Ristagno, Ida Salvo e da tutti i cultori della materia che hanno offerto i loro consigli o hanno suggerito indicazioni e obiettivi da perseguire; inoltre, un grazie, particolare, a tutti gli allievi che hanno collaborato e reso possibile un progetto foriero di ulteriori sviluppi.

Le carte vincenti si sono rivelate la spiccata predilezione a collaborare e la grande capacità e maturità dimostrata nel portare a termine un contributo di prestigio. Un altro elemento decisivo è stato la grande disponibilità di accettare e assorbire le critiche costruttive emerse nel corso della stesura del volume; infine, l'armonia e la giusta determinazione sono stati il suggello finale per il raggiungimento di questo importante obiettivo.

Catania, luglio 2012   Antonino Gullo
                                                                                                        Paolo Murabito

Elenco delle sigle

ABA	American Board of Anesthesiology
ABC	Airway, Breathing, Circulation
ABIM	American Board of Internal Medicine
ACCEP	American College of Chest Physicians
ACP	American College of Physicians
AMSA	Amplitude Spectrum Area
APQ	Analisi Partecipata della Qualità
APS	American Pain Society
APS	Acute Pain Service
ARQ	Agency for Health Care Research and Quality
ASA	American Society of Anesthesiology
BIS	Bispectral Index
BMI	Body Mass Index
BPCO	Broncopneumopatia Cronica Ostruttiva
CAAS	Cardiac Analgesia Assessment Scale
CARG	Cochrane Anesthesia Review Group
CHC	Commission for Health Care
CHEOPS	Children's Hospital of Eastern Ontario Pain Scale
CHIPPS	Children and Infant Postoperative Pain Scale
CIMS	The Critical Incident Monitoring in the Medicine Study
CINAHL	Cumulative Index to Nursing and Allied Health Literature
CMACE	Centre for MAternal and Child Enquiries
CMV	Citomegalovirus
CONSORT	Consolidated Standards of Reporting Trials
CPP	Coronary Perfusion Pressure
CPR	Cardiopulmonary Resuscitation
CRIES	Crying Requires oxygen Increased vital signs Expression Sleeplessness
CRM	Crew Resource Management
CRM	Crisis Resource Management
CSI	Centro Studi e Ricerche in Salute Internazionale e Interculturale
DPO	Dolore acuto Postoperatorio
DRG	Diagnosis Related Group

EBA	European Board of Anaesthesiology
ECG	Elettrocardiogramma
ECM	Educazione Continua in Medicina
EFQM	European Foundation for Quality Management
EPF	European Patients' Federation
ERAS	Enhanced Recovery After Surgery
ESA	European Society of Anaesthesiology
EtCO$_2$	End-tidal CO$_2$
EVAR	Endovascular Aneurysm Repair
FANS	Farmaci Antinfiammatori Non Steroidei
FLACC	Face, Leg, Activity, Cry, Consolability tool
GAS	Gainesville Anesthesia Simulator
GDG	Guideline Development Group
HPS	Human Patient Simulator
IASP	International Association for the Study of Pain
IMA	Infarto Miocardico Acuto
IOM	Institute of Medicine
IRA	Insufficienza Renale Acuta
IRC	Insufficienza Renale Cronica
JCAHO	Joint Commission on Accreditation of Organizations
JCI	Joint Commission International
JSA	Japanese Society of Anaesthesiologists
MAC	Minimal Alveolar Concentration
MCQ	Miglioramento Continuo di Qualità
MMORPG	Massive(ly) Multiplayer Online Role-Playing Game
MMS	Mini Mental State
MPQ	McGill Pain Questionnaire
NFSC	Number of Fluctuations of Skin Conductance
NHS	National Health Service
NICE	National Institute for Health and Clinical Excellence
NIV	Non Invasive Ventilation
NPSA	National Patient Safety Agency
NRS	Numerical Rating Scale
NTS	Non Technical Skills
OMS	Organizzazione Mondiale della Sanità
OPS	Orthogonal Polarization Spectral
PACU	Post Anesthesia Care Unit
PCA	Patient Controlled Analgesia
PIPP	Premature Infant Pain Profile
PNX	Pneumotorace
POCA	Pediatric Perioperative Cardiac Arrest
POCD	Perioperative Cognitive Dysfunction
PONV	Post Operative Nausea and Vomiting
PORC	Post Operative Residual Curarization
PRINCE	Pre-Resuscitation Intra-Nasal Cooling Effectiveness

$PtCO_2$	Pressione parziale tessutale di anidride carbonica
QA	Quality Assurance
QALY	Quality Adjusted Life Years
RADAR	Risultati Approccio Dispiegamento Accertamento Revisione
ROSC	Return Of Spontaneous Circulation
RR	Recovery Room
SBAR	Situation Background Assessment Recommendation/Request
SCI	Science Citation Index
SDF	Sidestream Dark Field
SHOT	Serious Hazard of Transfusion
SIAARTI	Società Italiana di Anestesia Analgesia Rianimazione e Terapia Intensiva
SMR	Standardized Mortality Ratio
SOPs	Standard Operating Procedures
SSH	Society for Simulation in Healthcare
SURPASS	Surgical Patient Safety System
TCA	Tempo Controllato dall'Anestesista
TCC	Tempo Controllato dal Chirurgo
TIPO	Terapia Intensiva Postoperatoria
TIVA	Total Intravenous Anaesthesia
TQM	Total Quality Management
UAEM	Universities Allied for Essential Medicines
VAS	Visual Analogical Scale
VIMA	Valutazione Implementazione Monitoraggio in Anestesia
VRQ	Verifica e Revisione della Qualità
VRS	Verbal Rating Scale
WFSA	World Federation of Societies of Anaesthesiologists
WHO	World Health Organization

Indice

Elenco degli Autori

E. Adrario Dipartimento di Scienze Biomediche e Sanità Pubblica, Laboratorio di Anestesia e Rianimazione, Università Politecnica delle Marche, Ancona

G. Arena UCO e Scuola di Specializzazione di Anestesia e Rianimazione, Università degli Studi di Catania, AOU Policlinico – Vittorio Emanuele, Catania

M. Astuto UCO e Scuola di Specializzazione di Anestesia e Rianimazione, Università degli Studi di Catania, AOU Policlinico – Vittorio Emanuele, Catania

S. Azzari Dipartimento di Anestesia e Rianimazione, Ospedale dei Bambini Buzzi ICP, Milano

L. Beretta UCO e Scuola di Anestesia e Rianimazione, IRCCS San Raffaele, Milano

S. Bevelacqua UCO e Scuola di Specializzazione di Anestesia e Rianimazione, Università degli Studi di Catania, AOU Policlinico – Vittorio Emanuele, Catania

A. Bonelli Dipartimento di Scienze della Salute, Sezione di Anestesiologia e Rianimazione, Università di Firenze

C. Brusasco Dipartimento di Scienze Chirurgiche e Diagnostiche Integrate, Sezione di Anestesia e Rianimazione, Università degli Studi di Genova

L. Buglioni Dipartimento di Scienze Biomediche e Sanità Pubblica, Laboratorio di Anestesia e Rianimazione, Università Politecnica delle Marche, Ancona

E. Calderini UCO Anestesia, Rianimazione e Medicina del Dolore, Fondazione IRCCS Ca' Granda, Ospedale Maggiore Policlinico, Milano

C.M. Celestre UCO e Scuola di Specializzazione di Anestesia e Rianimazione, Università degli Studi di Catania, AOU Policlinico – Vittorio Emanuele, Catania

A.R. De Gaudio Dipartimento di Scienze della Salute, Sezione di Anestesiologia e Rianimazione, Università di Firenze

M. Di Bella UCO e Scuola di Specializzazione di Anestesia e Rianimazione, Università degli Studi di Catania, AOU Policlinico – Vittorio Emanuele, Catania

M. Farina UCO e Scuola di Specializzazione di Anestesia e Rianimazione, Università degli Studi di Catania, AOU Policlinico – Vittorio Emanuele, Catania

A. Gambera UO della Formazione, AOU Policlinico – Vittorio Emanuele, Catania

F. Giunta UPO Anestesiologia, Dipartimento di Patologia Chirurgica, Medica, Molecolare e di Area Critica, Università degli Studi di Pisa

F. Guarneri Scuola di Specializzazione di Igiene e Medicina Preventiva, Dipartimento di Patologia Sperimentale, Università degli Studi di Pisa

A. Gullo UCO e Scuola di Specializzazione di Anestesia e Rianimazione, Università degli Studi di Catania, AOU Policlinico – Vittorio Emanuele, Catania

C. Gurrieri UCO e Scuola di Specializzazione di Anestesia e Rianimazione, Università degli Studi di Catania, AOU Policlinico – Vittorio Emanuele, Catania

A. Interlandi UCO e Scuola di Specializzazione di Anestesia e Rianimazione, Università degli Studi di Catania, AOU Policlinico – Vittorio Emanuele, Catania

F. Iscra Dipartimento di Medicina Perioperatoria, Terapia Intensiva ed Emergenza, AOU Ospedali Riuniti, Trieste

P. La Guardia Dept. of Anesthesiology, Waterlandziekenhuis, Purmerend, The Netherlands

L. Landi UCO Anestesia, Rianimazione e Medicina del Dolore, Fondazione IRCCS Ca' Granda, Ospedale Maggiore Policlinico, Milano

Y. Leykin Servizio di Anestesia Rianimazione e Terapia del Dolore, Azienda Ospedaliera Santa Maria degli Angeli, Pordenone

G. Li Volti Dipartimento di Scienze del Farmaco, Università degli Studi di Catania

S. Losappio UCO Anestesia, Rianimazione e Medicina del Dolore, Fondazione IRCCS Ca' Granda, Ospedale Maggiore Policlinico, Milano

E. Marco UCO e Scuola di Specializzazione di Anestesia e Rianimazione, Università degli Studi di Catania, AOU Policlinico – Vittorio Emanuele, Catania

L. Mattioli UCO e Scuola di Anestesia e Rianimazione, IRCCS San Raffaele, Milano

L. Miotto Servizio di Anestesia Rianimazione e Terapia del Dolore, Azienda Ospedaliera Santa Maria degli Angeli, Pordenone

P. Murabito UCO e Scuola di Specializzazione di Anestesia e Rianimazione, Università degli Studi di Catania, AOU Policlinico – Vittorio Emanuele, Catania

F. Oliveri UCO e Scuola di Specializzazione di Anestesia e Rianimazione, Università degli Studi di Catania, AOU Policlinico – Vittorio Emanuele, Catania

C. Ori UCO e Scuola di Specializzazione di Anestesia, Rianimazione e Terapia Intensiva, Dipartimento di Medicina, Università degli Studi di Padova

S. Pagliantini UO Innovazione Sviluppo e Analisi dei Processi, Azienda Ospedaliero-Universitaria Pisana

M. Parotto UCO e Scuola di Specializzazione di Anestesia, Rianimazione e Terapia Intensiva, Dipartimento di Medicina, Università degli Studi di Padova

V. Parrinello Unità Operativa per la Qualità e Rischio Clinico, AOU Policlinico – Vittorio Emanuele, Catania

L. Pasin UCO e Scuola di Anestesia e Rianimazione, IRCCS San Raffaele, Milano

G. Patané Unità Operativa per la Qualità e Rischio Clinico, AOU Policlinico – Vittorio Emanuele, Catania

P. Pelaia Dipartimento di Scienze Biomediche e Sanità Pubblica, Laboratorio di Anestesia e Rianimazione, Università Politecnica delle Marche, Ancona

P. Pelosi Dipartimento di Scienze Chirurgiche e Diagnostiche Integrate, Sezione di Anestesia e Rianimazione, Università degli Studi di Genova

M. Pessina Dipartimento di Anestesia e Rianimazione, Ospedale dei Bambini Buzzi ICP, Milano

F. Petrini UCO di Anestesia e Rianimazione, Università di Chieti, Ospedale S. Annunziata, Chieti, Scuola di Specializzazione di Anestesia, Rianimazione e Terapia Intensiva, Università di Chieti e di L'Aquila

F. Privitera UCO e Scuola di Specializzazione di Anestesia e Rianimazione, Università degli Studi di Catania, AOU Policlinico – Vittorio Emanuele, Catania

L. Restuccia Servizio di Anestesia Rianimazione e Terapia del Dolore, Azienda Ospedaliera Santa Maria degli Angeli, Pordenone

G. Ristagno Istituto di Ricerche Farmacologiche Mario Negri, Milano

G. Saglimbeni Unità Operativa per la Qualità e Rischio Clinico, AOU Policlinico – Vittorio Emanuele, Catania

I. Salvo Dipartimento di Anestesia e Rianimazione, Ospedale dei Bambini Buzzi ICP, Milano

C. Santonocito UCO e Scuola di Specializzazione di Anestesia e Rianimazione, Università degli Studi di Catania, AOU Policlinico – Vittorio Emanuele, Catania

M. Sardo UCO e Scuola di Specializzazione di Anestesia e Rianimazione, Università degli Studi di Catania, AOU Policlinico – Vittorio Emanuele, Catania

F. Scavonetto UCO e Scuola di Specializzazione di Anestesia e Rianimazione, Università degli Studi di Catania, AOU Policlinico – Vittorio Emanuele, Catania

V. Selmi Dipartimento di Scienze della Salute, Sezione di Anestesiologia e Rianimazione, Università di Firenze

F. Stimoli UCO e Scuola di Specializzazione di Anestesia e Rianimazione, Università degli Studi di Catania, AOU Policlinico – Vittorio Emanuele, Catania

A. Storm Faculty of Medicine, Rikshospitalet University Hospital, University of Oslo, Norway

S. Turi UCO e Scuola di Anestesia e Rianimazione, IRCCS San Raffaele, Milano

M. Vargas Dipartimento di Scienze Chirurgiche, Anestesiologiche, Rianimatorie e dell'Emergenza, Università degli Studi di Napoli "Federico II"

L. Vitali Dipartimento di Scienze della Salute, Sezione di Anestesiologia e Rianimazione, Università di Firenze

M. Zambon Dipartimento di Medicina Perioperatoria, Terapia Intensiva ed Emergenza, AOU Ospedali Riuniti, Trieste

Parte I
Governo clinico

Governo clinico, anestesia e medicina perioperatoria

Antonino Gullo, Chiara Maria Celestre, Carmelina Gurrieri, Paolo Murabito

1.1 Introduzione

Il sistema sanitario inglese, su iniziativa del governo laburista allora in carica, ha promosso nel 1997 il miglioramento della sanità di quel paese con una serie di iniziative e di provvedimenti legislativi indirizzati a cambiamenti radicali dell'organizzazione, della formazione del personale e dell'implementazione di linee guida, con l'obiettivo di migliorare la *qualità delle cure* e mirare al raggiungimento dell'*eccellenza*, concetto definito dal dipartimento della salute inglese come servizio di prima classe [1]. Tuttavia, sebbene il *governo clinico* si caratterizzi per le solide basi strutturali e organizzative assunte nell'ambito del sistema sanitario nazionale, e per le chiare connotazioni in termini di distribuzione dei servizi per tutta la comunità, a tutt'oggi i risultati appaiono di fatto inconsistenti [2].

Per *governo clinico* si intende la capacità di gestione di un sistema complesso come quello sanitario, i cui elementi chiave, oltre la *formazione medica continua* e l'*audit*, sono rappresentati da più fattori che richiedono una serie di interventi mirati, che hanno l'obiettivo di migliorare le prestazioni assistenziali, ridurre l'incidenza degli *errori in medicina*, implementare la *pratica clinica basata sull'evidenza*, sviluppare la *leadership*, la *qualità* e l'*appropriatezza* nel prendere decisioni, controllare il livello di *competenza* e la *performance* del personale sanitario, e, infine, soddisfare i bisogni dei pazienti. Un ruolo chiave per il raggiungimento di questi obiettivi è rappresentato dall'impegno globale delle parti sociali chiamate in causa. In particolare, è indispensabile poter contare sull'azione efficace di misure di carattere politico, amministrativo ed economico, al fine di favorire i livelli essenziali di assistenza e, non ultimo, il processo di *accreditamento* degli ospedali. In questo contesto è importante sostenere in modo continuativo i programmi di

A. Gullo (✉)
UCO e Scuola di Specializzazione di Anestesia e Rianimazione
Università degli Studi di Catania
AOU Policlinico – Vittorio Emanuele, Catania

A. Gullo e P. Murabito (a cura di), *Governo clinico e medicina perioperatoria*,
DOI: 10.1007/978-88-470-2793-0_1, © Springer-Verlag Italia 2012

educazione, formazione e *addestramento* del personale [3,4] e sensibilizzare la comunità per un uso appropriato delle risorse disponibili.

D'altro canto, è necessario garantire la corretta esecuzione degli audit per verificare la qualità degli standard clinici e controllare il loro miglioramento, senza il quale la qualità del sistema sanitario si caratterizzerebbe per una serie di punti critici e di debolezze, tale da determinare ripercussioni negative sulla salute pubblica.

Nel corso degli anni sono state date diverse definizioni di governo clinico, con l'obiettivo di integrare le strutture e le risorse necessarie per migliorarne il livello in termini sia di prevenzione sia di qualità delle cure, e in grado di rispondere concretamente ai reali bisogni dei pazienti. Un'ulteriore garanzia è rappresentata dalla creazione di appositi comitati e il loro coinvolgimento, a livello locale, nelle decisioni di pubblica utilità in termini di salute [5].

Appare chiaro come l'utilizzo pragmatico del termine *governo clinico* necessita di essere diffuso urgentemente nella *pratica professionale*. Sotto certi aspetti risulta evidente una simile opportunità [6], in quanto il presente e il futuro della medicina moderna si basano sui principi precedentemente espressi. È giunto il momento per sviluppare i processi per mezzo dei quali sarà possibile migliorare la qualità clinica e assistenziale per i pazienti [7,8].

1.2   Obiettivi del governo clinico

In sintesi, il governo clinico deve garantire *efficienza, qualità, efficacia, sicurezza* e *appropriatezza* delle prestazioni. Per realizzare ciò occorre creare un sistema di *governo* non imposto dall'esterno, ma che nasce dall'interazione e dalla reciproca collaborazione fra le sue componenti, al fine di integrare gli aspetti clinici, gestionali, economici in grado di indirizzare la ricerca e lo sviluppo del sistema sanitario, garantire la sicurezza dei pazienti e degli operatori, migliorare l'*informazione* e la *comunicazione*, valutare, selezionare e utilizzare l'appropriatezza delle tecnologie sanitarie disponibili.

Un'ampia definizione di governo clinico è stata data da Vanu Som [9], che lo ha definito come una serie di aspetti organizzativi descritti con il termine *management*. Management indica la struttura di governo clinico articolata in modo tale da implementare la performance del sistema, grazie alla continua revisione di protocolli e di linee guida valutati attraverso precisi audit clinici, e da evidenziare la tipologia del rischio e il feedback con i pazienti. Definizioni come *input* e *outcome* sono di frequente utilizzo per descrivere quanto riportato in precedenza.

In particolare, il termine input sta per le *risorse finanziarie* (investimenti), le *infrastrutture* (nel senso di nuove tecnologie, edifici e strumentazione) e le *risorse umane* (in termini di personale qualificato). Per outcome si intendono, per esempio, la riduzione delle liste d'attesa, la valutazione del grado di soddisfazione dei pazienti, la riduzione dell'incidenza degli errori, il miglioramento del *rapporto medico-paziente* e la comprensione della *mission* del manager e del suo staff, i cui obiettivi principali son quelli di soddisfare il concetto di medicina basata sull'evidenza (Fig. 1.1) che può essere espressa, in modo tangibile, con il rapporto *costo/efficacia*.

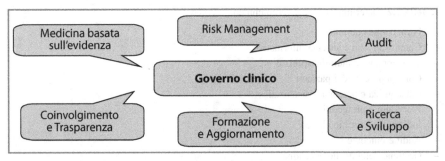

Fig. 1.1 Governo clinico e suoi componenti

1.3 Livelli di governo clinico e cultura organizzativa

La funzione di governo clinico è un processo articolato, che trova collocazione in un insieme organizzativo di tipo dipartimentale. Infatti, il *dipartimento* costituisce l'ambito ideale per la gestione del rischio clinico, l'adozione di linee guida e protocolli diagnostico-terapeutici, la misurazione degli esiti, la formazione continua, il coinvolgimento del paziente e l'informazione corretta e trasparente.

È necessario porre maggiore attenzione e migliorare l'efficacia e l'appropriatezza dell'intervento clinico, organizzativo e assistenziale, essendo tali elementi parte integrante nonché uno degli aspetti principali dell'attività istituzionale di diagnosi e cura. Il governo clinico è un processo dinamico che si caratterizza per la capacità di acquisire, in modo tempestivo, informazioni dettagliate sui livelli di assistenza erogati ai pazienti e sui risultati ottenuti in termini qualitativi e di outcome.

Queste informazioni possono essere utili per orientare le scelte verso una serie di provvedimenti a cascata, a livello decisionale e operativo. In particolare, i livelli di intervento decisionale sono fondamentalmente tre: il governo nazionale e/o regionale che emana le direttive ed eroga le risorse, l'ambito intra e interaziendale che ha il ruolo di controllo e di sostegno del sistema, il team di operatori che rappresenta la rete e il terminale di collegamento con il territorio (Tabella 1.1).

Tabella 1.1 Livelli di intervento

Ambito regionale	Sanità e altri settori sociali Medicina specialistica e generale Ospedale e territorio Prevenzione, cura e riabilitazione
Ambito intra e interaziendale	Tecnologia, formazione, progetti, adeguatezza ed efficienza degli interventi
Team degli operatori	Eccellenza dei singoli atti professionali, risultati quantificabili tramite studi epidemiologici, sociologici e ambientali Vantaggi dell'epidurale

Tabella 1.2 Determinanti del governo clinico

– Formazione continua
– Comunicazione e sistema informativo
– Collaborazione multidisciplinare
– Coinvolgimento dei pazienti
– Linee guida e percorsi assistenziali
– Procedure e protocolli
– Indicatori di rischio clinico
– Audit e outcome
– Gestione della documentazione
– Valutazione del personale
– Ricerca clinica e sviluppo

L'attuazione della politica del governo clinico richiede un approccio di sistema integrato, che può realizzarsi tramite una serie di interventi, interconnessi e complementari, qui rappresentati (Tabella 1.2).

1.4   Formazione, performance, eccellenza

Nel servizio sanitario moderno ogni professionista deve essere in grado di dimostrare il personale e continuo aggiornamento. Nel 1998 il Dipartimento della Salute inglese ha definito cosa si intende per *formazione continua*, ovvero "un processo di apprendimento rivolto agli individui e al team che interseca i bisogni dei pazienti, migliora gli esiti di salute e si focalizza sulle peculiarità e priorità del servizio sanitario pubblico che di regola sostiene e promuove le azioni dei professionisti più meritevoli".

Lo sviluppo in termini di qualità ed efficienza è un obbligo del medico, anche ai fini dei controlli e delle verifiche sul mantenimento degli standard. Un ruolo chiave assume il concetto di *performance* il cui livello può essere influenzato da molti fattori, quali l'età, gli aspetti organizzativi e amministrativi della struttura in cui si lavora [10-16].

Il miglioramento della qualità dell'assistenza non può non prescindere dall'acquisizione di informazioni scientifiche e dalla gestione delle conoscenze in grado di migliorare l'efficacia degli interventi. Le informazioni scientifiche non sono esclusive dei professionisti della classe medica, ma devono coinvolgere tutti gli operatori presenti nei diversi livelli del modello sanitario. Citiamo, per esempio, il *Rush Model of Professional Nursing Practice*, elaborato in un ospedale accademico di riferimento di Chicago [17]. Gli elementi chiave di questo modello sono la relazione con i pazienti (che include, a sua volta, il rispetto e la collaborazione), il pensiero critico, l'applicazione della pratica basata sull'evidenza e la competenza tecnica che riguarda anche l'educazione e la sicurezza del paziente.

1.4.1 Medicina basata sull'evidenza

Secondo la definizione di Sackett [18], le decisioni cliniche sono il risultato dell'integrazione tra l'esperienza del medico e l'utilizzo delle migliori evidenze scientifiche disponibili. Pertanto le organizzazioni sanitarie devono promuovere tale pratica, utilizzando una metodologia in grado di interpretare i dati disponibili e facilitare l'accesso da parte dei professionisti del sistema sanitario a tutti gli strumenti in essere, per migliorare gli standard di prevenzione e di cura. Le principali fonti scientifiche utilizzate sono: i database di letteratura biomedica, quali Medline, Embase, Cumulative Index to Nursing and Allied Health Literature (CINAHL); le revisioni sistematiche, quali la Cochrane Library; le pubblicazioni secondarie come l'American College of Physicians (ACP) Journal Club ed Evidence Based Medicine, che selezionano solo documenti che rispondano a stabiliti criteri di qualità. Sono anche disponibili compendi che raccolgono le migliori evidenze cliniche [19].

1.4.2 Ricerca e sviluppo

Ricerca e *sviluppo* sono parte integrante del governo clinico: la ricerca è associata al concetto di creazione di nuova conoscenza e di valutazione di quanto già esiste, mentre lo sviluppo riguarda le modalità di incremento del livello delle prestazioni sanitarie e degli outcome, attraverso l'applicazione dei risultati ottenuti dalla ricerca [20].

In un sistema di governo clinico è importante sostenere progetti di ricerca e favorire l'introduzione di nuove pratiche le quali, tuttavia, implicano il problema del governo delle innovazioni. Infatti, l'introduzione di nuove tecnologie richiede conoscenze specifiche e approfondite che possono esulare dalle competenze mediche e che richiedono l'intervento di altri specialisti (bioingegneria clinica, informatica ed economia).

Le soluzioni organizzative e gestionali che danno migliori risultati possono essere definite comparando, sulla base di standard condivisi, le proprie esperienze con quelle di altre realtà. Misurarsi, confrontarsi e migliorarsi sono alla base del concetto di *benchmarking*, ovvero un processo continuo di valutazione di servizi, prassi aziendali, condizioni organizzative ecc. mediante il confronto con sistemi che danno i risultati migliori con risorse equivalenti [21].

È dirimente, pertanto, mantenere adeguati standard qualitativi in grado di rendere più semplice il raggiungimento degli obiettivi prefissati. Il concetto di *responsabilità* si correla con la *performance* e l'associazione di questo binomio conduce alla necessità di ridefinire il rapporto tra il servizio sanitario e il *cittadino* che (secondo le normative vigenti) ha il diritto di disporre di un servizio sanitario di qualità e la necessità di documentare quanto si è fatto [22].

Tali responsabilità sono a carico non solo del *Collegio di Direzione* (secondo il DLgs. 229/99 che è l'organismo preposto alla realizzazione del governo clinico), ma anche della *Direzione sanitaria* e dei singoli *Direttori di dipartimento*. Questi tre livelli decisionali e di responsabilità hanno il compito di operare in maniera coordinata al fine di realizzare l'attività di audit.

L'obiettivo finale è rendere il monitoraggio nei diversi settori parte integrante per la valutazione oggettiva del funzionamento dei servizi e per acquisire informazioni effettive sulla qualità delle prestazioni erogate.

In particolare, al pari delle altre discipline, l'anestesia è coinvolta nell'attività di governo: è il requisito fondamentale senza il quale, per esempio, l'anestesia non avrebbe dignità di disciplina [23]. Tale concetto di governo clinico, definito mirabilmente da Smith come "movimento competente" che mira al raggiungimento dell'eccellenza, è stato ripreso da Wong che, in un recente articolo, sostiene l'importanza della formazione in anestesia che deve mirare all'eccellenza [24]. Infatti appare chiaro che tale disciplina risulta trasversale a una serie di settori di importanza cruciale nel sistema sanitario, quali per esempio medicina perioperatoria, terapia del dolore, terapia intensiva, emergenza intra ed extraospedaliera, ostetricia, pediatria, neurotraumatologia, trapianti, donazione d'organo ecc.

1.5   Governo clinico e medicina perioperatoria

Gli anestesisti hanno dimostrato, grazie alla trasversalità della disciplina, di poter migliorare la qualità delle cure dei pazienti nelle fasi pre, intra e postoperatoria. Tuttavia il raggiungimento di determinati obiettivi ha offerto una falsa percezione di sicurezza; in realtà resta ancora molto da fare; infatti il maggiore numero di pazienti anziani, le situazioni cliniche più critiche, gli interventi chirurgici più complessi, nuovi farmaci e la disponibilità di una serie di dispositivi di nuova generazione hanno determinato un aumento dei pericoli per il paziente.

Per questo motivo è stato prodotto un documento noto come *dichiarazione di Helsinki*, finalizzato alla sicurezza del paziente nel corso del procedimento anestesiologico. Tale documento è stato proposto dall'European Board di Anestesia (EBA), dalla Società Europea di Anestesia (ESA) e approvato dall'Organizzazione Mondiale della Salute (WHO), dalla Federazione Mondiale delle Società di Anestesia (WFSA), dalla Federazione Europea dei Pazienti (EPF), e presentato al congresso di Euroanestesia di Helsinki nel giugno del 2010 [25]. La dichiarazione di Helsinki è un documento unitario e condiviso nell'ambito della Comunità Europea, e appare meritevole di sostegno per ottimizzare la pratica clinica quotidiana nel corso delle procedure anestesiologiche.

La formazione ha un ruolo chiave nel documento e tutti dovrebbero partecipare allo sviluppo e alla diffusione capillare delle conoscenze necessarie a migliorare la sicurezza del paziente nel corso della sua degenza in ospedale [26]. La dichiarazione di Helsinki ha superato ogni previsione, tanto che il Consiglio degli Stati Europei ha stabilito che l'educazione alla sicurezza dei pazienti dovrebbe essere introdotta a tutti i livelli dei sistemi sanitari dei paesi membri.

Il Modello per l'Eccellenza è utilizzato per identificare i punti di forza e le aree carenti dell'organizzazione, incoraggiando le prassi migliori di management in un'ot-

Tabella 1.3 Valutazione della qualità del sistema sanitario

1. Accesso alle cure mediche della popolazione
2. Qualità delle cure
3. Prestazioni cliniche e assistenza conformi agli standard e agli audit
4. Costi
5. Stato funzionale del paziente
6. Soddisfazione del paziente

tica di perfezionamento continuo. Il concetto di *Total Quality Management* definisce la strategia della rete del sistema sanitario, che ha come obiettivo il continuo miglioramento della qualità. Tale indirizzo è adottato da diversi anni dai sistemi sanitari più progrediti del mondo occidentale, con lo scopo di controllare i crescenti costi della spesa sanitaria e migliorare la qualità delle prestazioni. L'orientamento preminente di questo modello organizzativo è indirizzato a una corretta gestione del budget e al contenimento dei costi, senza abbassare la qualità delle prestazioni (il che implica la necessità di misurarla). I metodi di valutazione e di miglioramento della qualità del sistema sanitario tendono a svilupparsi in determinate direzioni. Secondo la classica tripartizione di Avedis Donabedian, gli assi della qualità sono indirizzati alla *struttura* (qualità organizzativa), al *processo* (qualità professionale) e all'*esito* (qualità percepita) [27].

Quando si parla di processo si intendono il prodotto, le prestazioni, l'appropriatezza, la tempestività in merito alle decisioni di intervento per migliorare la qualità del sistema e per guidare a un uso appropriato degli aspetti di gestione finanziaria del sistema. Per esito, invece, si intendono la qualità percepita, intesa come aumento della sopravvivenza, riduzione della sofferenza e della disabilità, minori complicanze ed effetti iatrogeni, e gli interventi sanitari che possono modificare il livello delle condizioni di salute della popolazione (Tabella 1.3).

L'approccio alla qualità nel nostro Paese, fino a oggi, è caratterizzato da fattori decisionali di non semplice lettura; la qualità è stata infatti introdotta ufficialmente nel nostro sistema sanitario, ma in maniera approssimativa e con molte zone d'ombra.

Le normative sui metodi di approccio alla qualità sono poche e generiche, mentre le scuole di pensiero al riguardo sono molteplici: dalla certificazione ISO 9000 all'accreditamento di "eccellenza" statunitense (JCAHO), inglese (CPA) o olandese (CCKL), dalla "verifica e revisione della qualità" (VRQ) e dal "miglioramento continuo di qualità" (MCQ) all'"analisi partecipata della qualità" (APQ), dal Total Quality Management (TQM) al modello europeo di Qualità totale, sostenuto dall'European Foundation for Quality Management (EFQM) [28,29].

I canoni del TQM prevedono il superamento dei concetti di qualità del servizio (efficacia terapeutica) e di qualità del sistema (certificazione, accreditamento), per giungere al controllo degli aspetti organizzativi (qualità programmata e qualità erogata), dei rapporti con l'utente (qualità prevista e qualità percepita), ma anche per una valutazione di competitività operata attraverso tecniche di *benchmarking* (qualità paragonata) [30-32].

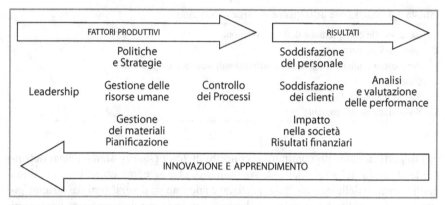

Fig. 1.2 Il modello EFQM per l'eccellenza, modificato

La promozione della qualità totale, in Europa, è incentivata dall'EFQM, che si propone di stimolare la diffusione dei progetti di qualità soprattutto attraverso l'assegnazione annuale dei premi europei: *European Quality Prizes*, *European Quality Award*. L'EFQM si occupa principalmente dell'assistenza alle organizzazioni che operano nella logica del miglioramento continuo della qualità, e del supporto ai dirigenti di tali organizzazioni per accelerare la diffusione del Total Quality Management. Il modello EFQM, a differenza dell'attuale sistema ISO 9000, si basa sui risultati conseguiti e non solo in termini di soddisfazione dei clienti.

La logica che sta a cuore al modello EFQM può essere riassunta dall'acronimo RADAR:

*R*isultati: un'organizzazione deve determinare i risultati raggiunti, in termini sia di prodotti (e in sanità anche di esiti), sia finanziari, sia di percezione da parte dei cittadini e dei dipendenti;

*A*pproccio: deve pianificare e sviluppare un insieme integrato di proposte valide per raggiungere i risultati attesi;

*D*ispiegamento: deve mettere in atto gli approcci suddetti in modo sistematico e completo;

*A*ccertamento e *R*evisione: deve applicare il monitoraggio, la verifica e l'analisi dei risultati ottenuti, in un atteggiamento di apprendimento continuo.

Il modello EFQM (Fig. 1.2) si fonda sull'assunto che i risultati di eccellenza, relativamente a performance, clienti, risorse umane e società, sono raggiunti attraverso un'azione di guida della leadership su politiche e strategie, personale, partnership e risorse, processi, e suggerisce un approccio all'eccellenza basato su otto concetti fondamentali:

• orientamento ai risultati;
• attenzione al cliente;
• leadership e coerenza negli obiettivi;
• gestione per processi e fatti;
• coinvolgimento e sviluppo delle persone;
• apprendimento, innovazione e miglioramento continui;

- sviluppo della partnership;
- responsabilità pubblica.

Tramite l'*auto-valutazione* si calcola il punteggio ottenuto dall'organizzazione riguardo ai 32 sottocriteri sui quali è misurata. L'auto-valutazione, quindi, rende possibile effettuare confronti (*benchmarking*) sia interni che esterni all'organizzazione. La cadenza con cui viene effettuata l'auto-valutazione è annuale [33].

La qualità totale indica una sequenza finalizzata e interconnessa di attività con lo scopo di fornire un prodotto all'utenza, sequenza che quasi sempre coinvolge più di un'unità organizzativa e varie figure professionali. Il modello proposto e adottato dalla Joint Commission on Accreditation of Organizations (JCAHO), denominato la "bussola del valore", è un'interessante applicazione del concetto di miglioramento della qualità [34].

Tale modello si sviluppa in quattro punti: condizione clinica, stato funzionale, soddisfazione e benefici percepiti, quantità delle risorse disponibili (costi). Il successo di tale modello si basa fortemente sulla reale fruibilità dei dati raccolti correttamente tramite la disponibilità di un sistema di informatizzazione. Ciò richiede l'utilizzazione di programmi specifici di raccolta e di messa in rete dei dati, la revisione statistica e le conseguenti indicazioni per un uso più razionale delle risorse [35].

In campo anestesiologico, per esempio, la creazione di una *workstation* d'anestesia informatizzata con l'archiviazione dei dati acquisiti durante le procedure di sala operatoria può consentire le verifiche necessarie a realizzare un continuo miglioramento della qualità in medicina. L'uso di record computerizzati permette, inoltre, l'identificazione di eventi critici che sarebbe estremamente problematico individuare se ci si affidasse soltanto a segnalazioni volontarie da parte degli operatori. Nel mondo della qualità industriale, ma anche nella sanità, si dà molto peso all'analisi dei processi come mezzo di miglioramento, soprattutto se ci si pone il problema dell'appropriatezza delle prestazioni.

Il termine *appropriatezza* è la misura di quanto una scelta o un intervento diagnostico o terapeutico siano adeguati rispetto alle esigenze del paziente e al contesto sanitario. Un intervento diagnostico o terapeutico risulta appropriato quando risponde il più possibile ai criteri di efficacia, sicurezza ed efficienza. Le prove di efficacia e sicurezza stanno alla base di linee guida cliniche e protocolli diagnostico-terapeutici che sono condivisi dal personale sanitario ma non hanno validità assoluta, bensì statistica; infatti, esiste una significativa variabilità individuale, da paziente a paziente, per quanto riguarda la risposta alle terapie, ancorché applicate in modo mirato [36].

I metodi utilizzati per monitorare l'appropriatezza presentano ancora molti limiti. Infatti, pur disponendo di report analitici dei "consumi" (farmaci; indagini di laboratorio, radiologiche e strumentali) dei vari centri di costo, non esiste attualmente la possibilità di consultare i vari archivi in modo incrociato alla ricerca di indicatori di appropriatezza, non essendo registrati i dati clinici dei pazienti. La realizzazione di database clinici, a eccezione di isolate esperienze, rappresenta ancora un lontano miraggio, e quindi la valutazione dell'appropriatezza professionale è legata, quasi esclusivamente, alla diffusione dell'audit clinico quale strumento per il controllo sistematico dei vari indicatori di *qualità professionale* [37].

1.5.1   Efficacia ed efficienza

Alla medicina spetta il compito di fissare e raggiungere gli *obiettivi programmati* (*efficacia*), alla *politica sanitaria* quello di applicare i propri principi (*efficienza*). La collaborazione tra le due entità è necessaria al fine di assicurare il benessere collettivo. L'efficienza può essere definita come la capacità di azione o di produzione con la massima efficacia e con il minimo di scarto di risorse e di tempo impiegati. L'efficienza è definita come il rapporto output/input e misura l'impiego economico di risorse nel processo produttivo.

In concreto l'efficienza è rappresentata dal numero di prestazioni realizzate da un'unità di fattore produttivo impiegato, per esempio il numero di visite per ora di lavoro oppure il numero di ricoveri annuali per posti letto e per intensità di cure [38]. L'efficacia misura il contributo dei servizi sanitari al miglioramento dello stato di salute ed è definita come rapporto prestazioni/salute. Per esempio, la riduzione del tasso di infezione (salute) in seguito all'assunzione di una terapia antibiotica (prestazione).

1.6   Sicurezza e "risk management"

La Società Americana di Anestesia (ASA) ha introdotto il concetto di *patient safety* nel 1986 [39]. Anche le società italiana ed europea di anestesia (SIAARTI, Società Italiana di Anestesia Analgesia Rianimazione e Terapia Intensiva; ESA, *European Society of Anaesthesiology*) hanno dato particolare rilevanza alla problematica della *sicurezza del paziente*. D'altronde, l'anestesista è il leader della sicurezza del paziente nel periodo perioperatorio, in quanto è interpellato da altri colleghi per situazioni critiche e in emergenza [40].

L'anestesista può essere definito lo "stratificatore" del rischio per eccellenza; infatti la classe ASA che viene assegnata a ciascun paziente prima di un intervento chirurgico è il più antico e riconosciuto indice di valutazione clinica in campo anestesiologico [41].

La stratificazione del rischio è uno dei principali compiti per l'anestesista, il quale decide l'operabilità del paziente prima di ogni intervento; valuta il grado della disfunzione d'organo e l'eventuale deficit degli apparati vitali allo scopo di permettere al malato di affrontare l'intervento chirurgico in condizioni di sicurezza. Basti pensare agli straordinari cambiamenti nella pratica anestesiologica tra gli anni Ottanta e Novanta, con l'introduzione dei sistemi di *monitoraggio intraoperatorio*, in particolare della *pulsossimetria* [42]; altri semplici esempi sono rappresentati dalla capnografia e dalla misurazione della pressione arteriosa non invasiva.

Il concetto di *patient safety* ha assunto un ruolo così importante nella pratica anestesiologica, che in alcuni ospedali sono stati creati addirittura i cosiddetti *error team*, veri e propri gruppi multidisciplinari con il compito di individuare nella pratica clinica eventuali errori in grado di mettere a rischio la sicurezza del paziente. Presso un ospedale americano, per esempio, è stato creato uno speciale software per ridurre rischi di depressione respiratoria da PCA (*Patient Controlled Analgesia*), che può verificarsi soprattutto in pazienti giovani e in buona salute. Sono state create pompe "intelligenti", che consentono il monitoraggio respiratorio continuo attraverso la capnografia e la pulsossimetria [43].

Il *risk management* rappresenta l'asse del governo clinico. La gestione del *rischio clinico* comprende un insieme di iniziative volte a ridurre il verificarsi di danni o eventi avversi correlati con gli interventi sanitari. Il miglioramento della qualità deve necessariamente passare attraverso la riduzione degli errori e ciò si può ottenere con piani multidisciplinari che presuppongono un forte cambiamento culturale. La gestione del rischio clinico, pertanto, richiede un approccio di sistema; la riduzione degli errori presuppone un miglioramento delle conoscenze e la capacità di mettere in atto misure protettive e di prevenzione all'interno dell'organizzazione. Alcuni provvedimenti da adottare per la riduzione degli errori in sanità sono di seguito riportati:
- linee guida;
- procedure standardizzate;
- analisi dell'errore;
- audit clinico;
- analisi dei contenziosi e dei reclami.

Le informazioni derivanti dall'analisi dei reclami e dei contenziosi costituiscono un'*indicatore di qualità* dell'organizzazione sanitaria, anche se con limiti evidenti.

1.6.1 Indicatori clinici in anestesia

La valutazione della performance del servizio sanitario richiede la definizione di *indicatori* correntemente misurati a livello nazionale, che riflettano in modo attendibile la qualità dell'assistenza. A seconda dell'obiettivo, gli indicatori possono riferirsi al miglioramento delle condizioni di salute della popolazione, all'accessibilità ai servizi, all'erogazione di prestazioni efficaci e appropriate, all'efficienza e infine agli esiti sanitari. Gli indicatori di esito misurano l'impatto degli interventi sanitari sulle condizioni di salute dei pazienti.

Le nuove strategie di controllo sulla qualità delle prestazioni ha fatto sì che le associazioni di anestesisti, come altre categorie professionali operanti nelle strutture sanitarie, abbiano adottato programmi di *quality assurance* (QA), che hanno l'obiettivo di assicurare elevati standard di cure mediche attraverso il monitoraggio e la valutazione della qualità delle pratiche anestesiologiche e delle performance cliniche dei componenti del servizio, l'identificazione e la promozione di strategie che hanno come obiettivo il miglioramento continuo degli interventi sanitari.

In ambito anestesiologico sono stati individuate diverse categorie di indicatori proposte dalla JCAHO negli Stati Uniti, utili alla verifica della qualità (QA) basandosi fondamentalmente su indicazioni derivanti dall'analisi della letteratura scientifica [44].

La QA dell'outcome viene misurata visitando e intervistando il paziente alcuni giorni dopo l'anestesia. Il termine *value-based anesthesia* (anestesia basata sul valore), coniato dall'ASA, sottolinea l'interdipendenza tra i costi delle metodiche anestesiologiche impiegate e la qualità della prestazioni offerte (rapporto qualità/costo). L'obiettivo è ottenere un outcome positivo a costi ragionevoli, sensibilizzando gli anestesisti al raggiungimento di un giusto equilibrio tra le necessità e le priorità per i pazienti da un lato, e le risorse disponibili dall'altro.

1.7   Audit clinico

L'audit clinico è un sistema critico di analisi della qualità delle cure volto a migliorare la pratica clinica. La sua principale caratteristica è quella di fondarsi sul confronto e sulla misurazione delle attività professionali secondo standard di riferimento. Tramite gli audit o, meglio, tramite la partecipazione agli audit da parte dei dipendenti, le aziende sanitarie sono riuscite a misurare la qualità delle cure [45].

L'audit e l'educazione medica continua rappresentano due degli undici elementi chiave identificati all'interno del governo clinico dall'Associazione Medica Inglese dei Manager; i rimanenti sono di seguito riportati:

- effettivo intervento sui medici che presentano un basso livello di performance;
- "management" del rischio;
- pratica clinica basata sull'evidenza, sviluppo di linee guida e protocolli;
- sviluppo della leadership nelle manualità cliniche;
- audit sul feedback dell'utenza;
- valutazione dei bisogni di salute;
- controllo della performance del personale sanitario, sviluppo di linee guida e protocolli;
- accreditamento degli ospedali e dei fornitori di interventi sanitari primari;
- sviluppo professionale continuo per tutto lo staff.

L'attuazione di un programma di audit comporta prima di tutto il riconoscimento degli standard, la misurazione della performance clinica rispetto agli standard e la loro revisione alla luce della performance. Il concetto di audit è diventato sempre più diffuso nel mondo sanitario e se, da una parte, i sanitari richiedono precisi riferimenti al fine di fornire cure appropriate, dall'altra i pazienti, sempre più informati, richiedono una qualità delle cure adeguata.

Per la realizzazione dell'audit è importante la disponibilità di una *road map*, utile guida per facilitare e rendere possibile il monitoraggio della qualità di un settore o del sistema sanitario nel suo complesso. I punti chiave vengono riportati nella Tabella 1.4.

1.8   Ambiente e collaborazione

Il governo clinico si propone di determinare le relazioni e sviluppare gli strumenti operativi che permettano l'interazione tra le varie componenti professionali. La

Tabella 1.4 Punti chiave dell'audit: road map

Inquadramento generale	Definire obiettivi, rischi e il piano d'azione nel processo di miglioramento della qualità
Potere decisionale	Definire i margini operativi e le decisioni da adottare
Ruolo dei componenti del gruppo	Definire il ruolo, le responsabilità del leader e di ciascun componente del gruppo e le relazioni all'interno del gruppo
Conduzione	Definire le modalità di gestione partecipativa basata sulla mobilitazione delle competenze, sulla fiducia e sulla responsabilità di ciascuno
Monitoraggio	Definire la tempistica, gli strumenti e i metodi nelle diverse fasi. È programmato dal leader, in collaborazione con il gruppo
Accessibilità delle informazioni	Le informazioni necessarie per la realizzazione delle attività prestabilite rese disponibili ai componenti del gruppo secondo modalità definite
Confidenzialità	Delle regole di riservatezza secondo la normativa vigente
Comunicazione	La comunicazione interna deve favorire la partecipazione, l'adesione alle attività e la motivazione dei professionisti. Viene inoltre promossa la comunicazione all'esterno del gruppo
Risorse	Risorse materiali (spazi e strumenti) e umane
Regole di comportamento	Precisi requisiti di comportamento e in conformità alle richieste (rispetto delle scadenze, conflitti di interesse ecc.)

qualità delle prestazioni, infatti, si lega all'attività di un insieme di professionisti che hanno sviluppato la capacità di interagire e integrarsi.

Questo obiettivo può essere raggiunto realizzando una politica di informazione che consta di diversi aspetti: comunicazione con l'esterno dell'azienda sanitaria per acquisire consapevolezza sulla tipologia dei servizi offerti; collaborazione tra medici, infermieri e pazienti al fine di assumere comportamenti tali da permettere il raggiungimento degli obiettivi clinici attesi, e favorire il malato nella scelta del percorso diagnostico-terapeutico che più si adegua ai bisogni personali. I pazienti richiedono con sempre maggiore frequenza risposte multiprofessionali, per le quali sono necessari il coordinamento e la collaborazione tra i diversi servizi disponibili nel corso dell'iter clinico.

1.9 Ruolo della simulazione

La simulazione nel settore sanitario è un prezioso strumento didattico per la formazione. È un mezzo sicuro che non danneggia il paziente. Grazie al progresso tecnologico la formazione è diventata la simulazione realistica.

La Society for Simulation in Healthcare (SSH) ha reso disponibili le norme di accreditamento dei centri di simulazione per la formazione e le modalità per creare e gestire possibili scenari [46]. In particolare, il ruolo degli anestesisti è unico e ha caratteristiche peculiari, considerando l'interazione medico-paziente, che risulta breve e intensa nella fase preoperatoria e prosegue, nelle fasi intra e postoperatoria, in perfetta armonia tra monitoraggio clinico e tecnologico (per questo aspetto si rimanda al Capitolo sulla simulazione in medicina).

1.10   Qualità dell'assistenza e professionalismo

La qualità dell'assistenza è il risultato finale di un complesso intreccio di fattori, che riassumono la capacità di gestione in ambito sanitario, la razionalità nell'uso delle risorse disponibili, le competenze nel governo delle innovazioni e, non ultima, la gestione del rischio in considerazione delle capacità di indirizzare il professionista verso scelte mirate.

La performance è indipendente dalla quantità di risorse che vengono investite, e ciò è stato documentato utilizzando, per esempio, la mortalità come indicatore [47].

Spesso si parla di "governo delle innovazioni", inteso come una fase storica nella quale vengono immesse nel sistema sanitario nuove tecnologie che non sempre sono fonte di maggiori guadagni in termini di risultati clinici e che, spesso, si associano a un incremento dei costi assistenziali e della gestione sanitaria in generale. Il tema del "governo delle innovazioni" deve tenere conto del rapporto tra ricerca e pratica clinica, e considerare che il meccanismo di trasferimento delle conoscenze scientifiche, dall'elaborazione all'applicazione tecnologica nella pratica quotidiana, richiede tempo e può risultare poco funzionale, per la lunga curva di apprendimento che richiede da parte dello staff. Ciò dimostra come la qualità dell'assistenza sanitaria non sia dipendente soltanto dalle risorse investite.

Infatti, la qualità dell'assistenza non è funzione solo della capacità degli operatori, ma è spesso il risultato di una politica sanitaria in grado di creare percorsi integrati, di trasferire e far assimilare le conoscenze scientifiche nella pratica clinica, di distinguere tra le innovazioni quelle che realmente rappresentano un vantaggio per l'utenza; infine, la capacità di documentare, classificare ed elaborare i risultati finali risulta decisiva nel funzionamento del sistema [48]. Nell'affrontare il termine e il significato di governo clinico è necessario definire l'importanza e il ruolo del *professionalismo*, che è stato indicato dall'ABA tra le "caratteristiche acquisite" nel sistema sanitario, con particolare riguardo al settore anestesiologico [49].

In particolare, per indicare il professionalismo occorre innanzitutto identificare le persone con cui l'anestesista si relaziona, cioè i pazienti, i chirurghi, i colleghi anestesisti e i membri del cosiddetto team di supporto (infermieri). Per quanto riguarda il rapporto con i pazienti, è di fondamentale importanza per l'anestesista essere in grado di rassicurare il malato, saper riconoscere il suo stato d'animo e l'entità della sua sofferenza, migliorare la comunicazione e il livello di collaborazione. Per quanto riguarda il rapporto con il chirurgo, il conflitto appare spesso inevitabile, sebbene le motivazioni non abbiano frequentemente solide basi per essere giustificate.

L'anestesista dovrebbe in tal senso, nel pieno rispetto professionale, operare innanzitutto per il bene del paziente e del team anestesiologico stesso. Ciò vale soprattutto quando la comunicazione con il team chirurgico avviene in maniera non
del tutto appropriata.

Nell'ambito del rapporto collegiale è fondamentale, infine, avere fiducia e rispetto del lavoro altrui. È necessario aiutare i componenti del team nella risoluzione di eventuali problematiche, evitando lamentele e controversie spesso poco
funzionali e raramente risolutive per il benessere del malato e dell'ambiente di lavoro. L'atteggiamento fiduciario tra le parti e un approccio onesto risultano basi-
lari per motivare e rendere più semplice il riconoscimento dell'importanza dei diversi ruoli chiamati a interagire per facilitare la convivenza civile e il rispetto delle regole.

1.11   Conclusione

Il governo clinico assume un ruolo centrale nel processo di sviluppo della politica
sanitaria e si pone l'obiettivo prioritario di rafforzare i legami tra formazione, organizzazione, ricerca e sviluppo, per migliorare la qualità dell'attività clinica e assistenziale. In un momento di profonda trasformazione della sanità italiana, numerosi Piani Sanitari Regionali fanno riferimento al governo clinico, quale elemento
di partenza e di messa in atto delle strategie utili per migliorare la qualità dei servizi. Da tempo si registra un consenso tra gli addetti ai lavori, in quanto il governo clinico costituisce il modello organizzativo più idoneo a rispondere efficacemente
alle esigenze dei pazienti in un processo di umanizzazione della medicina che vede i professionisti impegnati nelle cure dei malati.

Quanto sin qui riportato può apparire una sfida; tenendo conto del fatto che il
governo clinico comprende tutti gli elementi necessari per migliorare la qualità in
medicina e promuovere la ricerca clinica, il problema è la capacità di sapersi confrontare tra le varie discipline che partecipano a tale progetto, comprese le organizzazioni non sanitarie. A noi, in qualità di professionisti, il compito impegnativo
di saper scegliere le priorità e i percorsi necessari a garantire un elevato grado di
soddisfacimento delle cure da parte del paziente.

Bibliografia

1. Department of Health (1999) Clinical Governance: Quality in the New NHS. HSC 1999/065.
    NHS Executive, London
2. Lugon M (2006) Clinical governance – from rhetoric to reality. Clin Chem Lab Med
    44(6):683-687
3. Paris JAG, McKeown KM (1999) Clinical governance for public health professionals. Jour-
    nal of Public Health Medicine 21(4):430-434
4. Wilson J (1998) Clinical governance. Br J Nurs 7(16):987-988

5. Freedman DB (2006) Involvement of patients in clinical governance. Clin Chem Lab Med 44(6):699-703
6. Collo G, Bonasia DE, Castoldi F, Massazza G (2011) Clinical governance: myth, hurdle, or new opportunity? Aging Clin Exp Res 23(2 Suppl):15-16
7. Potash DL (2011) Accountable clinical management: an integrated approach. Health Financ Manage 65(10):94-8, 100, 102
8. Greenfield DR, Nugus P, Travaglia JF et al (2011) Interprofessional learning and practice can make a difference. Med J Aust 194(7):364-365
9. Vanu Som C (2004) Clinical governance: a fresh look at its definition. Clinical Governance: An International Journal 9(2):87-90
10. Caulford PG, Lamb SB, Kaigas TB et al (1994) Physician incompetence: specific problems and predictors. Academic Medicine 69(10):S16-18
11. Ely JW, Levinson W, Elder NC et al (1995) Perceived causes of family physicians' errors. Journal of Family Practice 40(4):337-344
12. Norton PG, Dunn EV, Soberman L (1994) Family practice in Ontario: how physician demographics affect practice patterns. Canadian Family Physician 40:249-256
13. Norton PG, Dunn EV, Soberman L (1997) What factors affect quality of care? Using the peer assessment program in Ontario family practices. Canadian Family Physician 43(10):1739-1744
14. McAuley RG, Paul WM, Morrison GH et al (1990) Five-year results of the peer assessment program of the college of physicians and surgeons of Ontario. Canadian Medical Association Journal 143(11):1193-1199
15. Norman GR, Davis DA, Lamb S et al (1993) Competency assessment of primary care physicians as part of a peer review program. Journal of the American Medical Association 270(9):1046-1051
16. Jansen JJ, Grol RP, Van Der Vleuten CP et al (2000) Effect of a short skills training course on competence and performance in general practice. Medical Education 34(1):66-71
17. Marcia Murphy M, Hinch B, Llewellyn J et al (2011) Promoting professional nursing practice: linking a professional practice model to performance expectations. Nurs Clin North Am 46(1):67-79
18. Sackett DL, Rosenberg WM, Gray JA (1996) Evidence based medicine: what it is and what it isn't. BMJ 312(7023):71-72
19. Ministero della salute. Analisi e condivisione delle esperienze di governo clinico, http://www.salute.gov.it/imgs/C_17_pagineAree_232_listaFile_itemName_0_file.pdf
20. Ramachandran SK, Kheterpal S (2011) Outcomes research using quality improvement databases: evolving opportunities and challenges. Anesthesiol Clin 29(1):71-81
21. Camp RC (1989) Benchmarking: the search for industry best practices that lead to superior performance. American Society for Quality Control Quality Press, Milwaukee
22. Solberg LI, Mosser G, McDonald S (1997) The three faces of performance measurement: improvement, accountability and research. Joint Commission Journal of Quality Improvement 23:135-147
23. Smith AF, Glavin R, Greaves JD (2011) Defining excellence in anesthesia: the role of personal qualities and practice environment. British Journal of Anesthesia 106(1):38-43
24. Wong A (2012) Review article: teaching, learning and pursuit of excellence in anesthesia education. Can J Anesth 59:171-181
25. Mellin-Olsen J, Staender S, Whitaker DK, Smith AF (2010) The Helsinki Declaration on Patients Safety in Anesthesiology 27(7):592-597
26. Rall M, van Gessel E, Staender S (2011) Education, teaching and training in patients safety. Best Pract Res Clin Anaesthesiol 25(2):251-262
27. Donabedian A (2005) Evaluating the quality of medical care. Milbank Q 83(4):691-729
28. Scrivens E (1997) Putting continuous quality improvement into accreditation: improving approaches to quality assessment. Qual Health Care 6(4):212-218
29. Loiudice M (1998) La gestione del cambiamento in sanità. Centro Scientifico Editore, Torino

30. Braccini M (1998) La qualità totale come strategia competitiva. Scuola Superiore G. Reiss Romoli, L'Aquila
31. Galgano A (1992) La qualità totale. Il Sole 24 Ore, Milano
32. Galgano A (1996) I sette strumenti della qualità totale. Il Sole 24 Ore, Milano
33. http://www.fig.net/pub/fig_2002/Ts1-1/TS1_1_watson.pdf
34. Nelson EC, Mohr JJ, Batalden PB et al (1996) Improving health care, Part 1: The clinical value compass. Jt Comm J Qual Improv 22(4):243-258
35. Ministero della Salute – Progetto "Mattoni SSN"; Mattone 07. Misure dell'appropriatezza. Riportato il 10 settembre 2010 http://www.salute.gov.it/imgs/C_22_AttivitaMattoni_4_documenti_documento_5_fileAllegato.pdf
36. Freundlich RE, Kheterpal S (2011) Perioperative effectiveness research using large databases. Best Pract Res Clin Anaesthesiol 25(4):489-498
37. Balinsky W, Berger R (1975) A review of the research on general health status indexes. Med Care13(4):283-293
38. Gaba D, Cooper J (2000) Landmark report published on patient safety. APSF Newsletter J Clin Monit Comput 16:231-232
39. Petrini F, Solca M, de Robertis E et al (2010) The Helsinki declaration on patient safety in Anaesthesiology: a way forward with the European Board and the European Society of Anaesthesiology. Minerva Anestesiol 76(11):971-977
40. Saklad M, Rovenstine EA, Taylor IB (1941) Grading of patients for surgical procedures. Anaesthesiology 2:281-284
41. Bause GS (2009) W.T.G. Morton's "Letheon" advertisement. Anesthesiology reflections. Anaesthesiology 110:486
42. Maddox RR, Oglesby H, Williams CK et al (2008) Continuous respiratory monitoring and a "smart" infusion system improve safety of patient-controlled analgesia in the postoperative period. Advances in Patient Safety: New Directions and Alternative Approaches,Vol 4. Technology and Medication Safety. Agency for Healthcare Research and Quality, Rockville
43. Joint Commission on Accreditation of Healthcare Organizations (JCAHO): Introduzione ai principi del miglioramento della qualità. Centro Scientifico Editore, Torino
44. Mills P, Newbury J (2012) Rural anaesthetic audit 2006 to 2010. Anaesth Intensive Care 40(2):328-332
45. Edelstein SB, Stevenson JM, Broad K (2005) Teaching professionalism during anesthesia training. Journal of Clinical Anesthesia 17:392-398
46. Nolte E, McKee M (2003) Measuring the health of nations: analysis of mortality amenable to health care. BMJ 327:1129-1133
47. Berwick D (1989) Continuous improvement as an ideal in health care. Sounding Board. NEJM 320:53-56
48. Dorotta I, Staszak J, Takla A et al (2006) Teaching and evaluating professionalism for anesthesiology residents. Journal of Clinical Anesthesia 18:148-160
49. http://www.aito.it/immagini/269.pdf

Professionalismo. Punto di vista anestesiologico

Antonino Gullo, Cristina Santonocito, Paolo Murabito, Flavia Petrini

2.1   Introduzione

Un acceso dibattito si sta svolgendo sul migliore modello di sistema sanitario rea-lizzabile per rispondere alle aspettative dei pazienti. L'opinione pubblica manifesta dubbi sulla capacità dei medici di preservare il loro ruolo attuale al servizio dei pa-zienti.

Non sorprende molto che si utilizzino parole simili per definire i termini pro-fessione, professionalismo e professionale. Il termine *professione* sta per un'occu-pazione che si caratterizza per un forte impegno a favore del benessere degli altri, per elevati livelli di moralità, per padronanza delle conoscenze e delle capacità ma-nuali, per elevato livello di autonomia. *Professione medica* significa sia la pratica della medicina sia il medico generalista; il medico deve agire incondizionatamen-te per l'esclusivo vantaggio del malato e mai per profitto personale [1].

Brevemente, si definisce *professionale*, in questo contesto, una persona che appartiene a un gruppo (una professione) che possiede conoscenze specializza-te, manualità e attitudini che sono state raggiunte dopo un lungo periodo di stu-dio e che sono utilizzate a beneficio dei membri della società [2]. Il termine *pro-fessionale* può essere usato come aggettivo, per esempio nelle espressioni "as-sociazione professionale", "condotta, mestiere o attitudine professionale" (o non professionale).

Il termine *professionalismo* ricorre frequentemente in letteratura e nei dibattiti relativi al metodo per raggiungere una migliore organizzazione del sistema sanita-rio. Le principali caratteristiche del professionalismo comprendono ordinati ed este-si contenuti teorici, una fonte autorevole per definire tutti gli aspetti inerenti al suo ruolo e ai necessari interventi, l'obbligo di ammettere e addestrare i propri membri,

A. Gullo (✉)
UCO e Scuola di Specializzazione di Anestesia e Rianimazione
Università degli Studi di Catania
AOU Policlinico – Vittorio Emanuele, Catania

A. Gullo e P. Murabito (a cura di), *Governo clinico e medicina perioperatoria*,
DOI: 10.1007/978-88-470-2793-0_2, © Springer-Verlag Italia 2012

la disponibilità di codici etici che mettono a confronto un servizio ideale rispetto ad altri, e infine una cultura di enorme rilevanza, necessaria per condurre a buon fine tutti i compiti inerenti [3].

Sebbene non vi sia consenso sulla definizione di *professionalismo*, il termine è strettamente correlato ai principi morali, tramandati da generazioni, che costituiscono i fondamenti della professione medica [4]. Il termine *professionalismo* rappresenta perciò la componente più importante del governo clinico. Il professionalismo evolve lungo tutta la carriera del medico, non riguarda quindi solo il periodo della formazione [5].

Professionalismo è anche l'immagine della condotta etica e morale di coloro che praticano la professione medica.

La pratica medica comprende una serie di esperienze, di percezioni e di interpretazioni dell'essere umano, spesso in situazioni straordinarie che sono causa di paura, dolore, ansia e dubbio. Tali condizioni conducono a una posizione di estrema vulnerabilità del malato; è in tale contesto che il professionalismo del medico si erge a sostegno della fiducia del paziente nei confronti dello staff sanitario, e in particolare di chi ha la responsabilità di averne cura. Una serie di appropriate riflessioni e di iniziative di educazione continua mettono in evidenza lo stretto legame tra professionalismo (cioè a dire la pratica della professione, l'essere professionale) e l'impegno a mantenere elevate capacità professionali [6] (Tabella 2.1).

Il rinnovamento della professione medica comporta in tal modo il miglioramento della qualità professionale, che procede di pari passo con il livello degli standard di cure, con la pratica clinica basata sull'evidenza, con l'etica e la moralità (Tabella 2.2).

Tabella 2.1 Generalità del comportamento professionale del medico

- Subordinare il proprio interesse all'interesse degli altri
- Aderire ai più alti standard etici e morali
- Rispondere alle esigenze della società: il suo comportamento rappresenta un contratto sociale con la comunità che si serve
- Rappresentare i valori umani, includendo onestà, cura per gli altri, compassione, altruismo, empatia, rispetto degli altri e attendibilità
- Essere responsabili per se stessi e per i propri colleghi
- Dimostrare una continua ricerca dell'eccellenza
- Avere interesse verso lo studio e l'aggiornamento nel proprio ambito
- Gestire situazioni con elevati livelli di complessità e di incertezza
- Riflettere sulle proprie azioni e decisioni

Tabella 2.2 Per risolvere ogni "dilemma clinico": i 4 punti cardinali dell'etica

Autonomia	Il diritto del paziente di accettare o rifiutare qualsiasi terapia
Non maleficenza	Non causare danno o, meglio, ulteriore danno
Beneficenza	Implica l'impegno del medico ad assicurare benefici nel miglior interesse del singolo paziente bilanciando rischio/beneficio
Giustizia	Implica l'interesse e il dovere nel distribuire le limitate risorse sanitarie equamente nella società (imparzialità ed equità)

Il professionalismo si sviluppa in accordo con i principi tramandati da Ippocrate e l'acquisizione, anche grazie all'era della tecnologia, delle conoscenze in funzione del paziente e senza specifico interesse diretto o indiretto da parte del medico. La corretta applicazione di tutti questi elementi richiede il ricorso a un processo solido e dinamico di *Educazione Continua in Medicina* e la specializzazione nei vari settori di competenza che, se saldamente sostenuti, rappresentano l'unica via per il miglioramento della professione medica [7,8].

Il termine *professionalismo* implica il concetto di "buona pratica medica", che deriva dal processo di formazione lungo e impegnativo che questa professione richiede. La richiesta pressante di una migliore definizione di professionalismo è il risultato dei cambiamenti continui e significativi che si registrano nella nostra società e della crescente necessità di garantire alla comunità una migliore qualità dei servizi sanitari [9]. Si potrebbe identificare con il termine *professionalismo* l'essenza dell'umanizzazione, della competenza e della specializzazione [10,11]. L'importanza del fattore umano nella gestione dei pazienti critici rimane fondamentale. L'analisi dei fattori umani offre un quadro utile per comprendere e correggere la causa dell'errore e dell'inaffidabilità, in particolare nei sistemi complessi, come nella medicina del malato critico, che richiede l'intervento contemporaneo o in successione di competenze multidisciplinari e multiprofessionali e dove, comunque, non è facile stabilire l'evidenza nella scelta degli interventi o delle cure necessarie per la sopravvivenza del malato.

2.2   Carta del medico

Il termine di professionalismo esprime il concetto di "contratto" tra medicina e società. Il fattore umano è rappresentato dall'interazione, nel rapporto medico-paziente, in cui l'obiettivo principale per il medico è fare il meglio per il paziente, in termine di migliore performance e sicurezza, di qualità della vita e grado di soddisfacimento delle cure da parte del paziente stesso [12].

Il ruolo del medico è universale, ma il professionalismo varia tra differenti Paesi e culture, in seguito ai diversi contratti sociali e in relazione alle tradizioni e ai valori etici [13].

Infatti, l'integrità in campo medico può essere influenzata da vari fattori. Un solido contratto sociale è uno dei requisiti su cui poggiano i principi del professionalismo, in quanto tale concetto è la base su cui si fondano le aspettative della società, contrastando le influenze negative che si possono manifestare nell'era attuale, in cui l'ambiente dove il medico pratica la sua professione si caratterizza sempre più per consumismo, per aspetti di tipo commerciale, burocratici e industriali, con impoverimento dell'immagine del medico e conseguente riduzione della fiducia tra il malato e la classe medica in genere: ecco, sono questi gli aspetti che si pongono in totale contrapposizione con il termine di professionalismo. Per questo motivo appare importante, se non imperativo, che il medico riconosca di essere in una posizione in cui la sua attività professionale non può essere associata ad aspetti personali, al di fuori delle regole, bensì deve essere regolata sempre nel rispetto del contratto morale medico-paziente [12,14].

La mancanza di fiducia dei cittadini nella professione medica ha condotto a un'attenzione maggiore verso le caratteristiche che dovrebbero essere proprie di questa professione: abilità, onestà, disponibilità, responsabilità, affidabilità, altruismo, cura e attenzione per il paziente, e poi essere al servizio degli altri, aderire al codice professionale, essere giusti, avere rispetto per tutti, possedere capacità di autocontrollo, acquisire profonde conoscenze scientifiche, avere carisma, assumere la leadership e proporsi obiettivi di eccellenza al servizio del paziente. Questi sono gli elementi cardine riportati nella *Carta del medico* proposta nel 2002 dall'American Board of Internal Medicine (ABIM) con l'obiettivo di aprire una nuova era nel rapporto tra medico e paziente [12].

Il professionalismo non deve rimanere un concetto astratto, ma entrare nella pratica medica quotidiana; occorre riconoscerlo come un potente strumento per migliorare la professione e la mission del medico, qualunque sia la sua posizione all'interno del sistema sanitario. È infatti evidente dalla letteratura come vi sia uno stretto legame tra professionalismo inteso come corretta condotta del medico e migliore outcome dei pazienti; un altro aspetto cruciale è rappresentato dalla formazione e dall'insegnamento delle nozioni di base del professionalismo e dalla disponibilità di programmi per la formazione in medicina e nelle discipline specialistiche [15].

2.3   Insegnamento, formazione e curriculum

Come affermato da Bahaziq e Crosby, si evince che vi è una carenza di programmi di formazione degli studenti, dei medici specializzandi e dei corsi di laurea per gli infermieri, con particolare riguardo all'anestesia [15]. Tale lacuna va sanata in tempi brevi.

C'è una stretta correlazione tra comportamenti scarsamente professionali e insoddisfazione del paziente, denunce e azioni legali; anche le condizioni di salute dei medici e le relazioni tra colleghi sul posto di lavoro risentono negativamente di comportamenti non professionali. In Canada, i direttori di scuola riconoscono la necessità di organizzare programmi di insegnamento sul professionalismo durante il percorso formativo dei medici, basandosi sull'utilizzo di schemi che definiscano i comportamenti consoni e auspicabili, nell'ambito dell'attività clinica in affiancamento, dove il tutor altamente professionale ha la possibilità di valutare l'allievo e insegnargli gli aspetti teorici, l'approccio clinico e la presa di decisioni, a tutto vantaggio delle aspettative dei pazienti. Importante risulta la valutazione finale, in cui si deve tenere conto della documentazione relativa al miglioramento della condotta clinica nel tempo, grazie all'attività di affiancamento con il tutor, che deve saper modulare in modo sapiente la solidità delle basi teoriche e l'acquisizione del livello di *tecnical skills* quale presupposto necessario di buona pratica clinica.

Da tempo, l'insegnamento del professionalismo è stato inserito nei programmi didattici per medici in formazione in anestesia. Occorre, comunque, riconoscere che ciò non è sufficiente per ottenere risultati tangibili, in quanto gli studenti e gli specializzandi imparano da due fonti: un "curriculum dichiarato" e un "curriculum nascosto". Il "curriculum dichiarato" è costituito dal programma presentato nei percorsi didattici organizzati dall'ospedale, il "curriculum nascosto" rappresenta invece le azioni, le parole e i comportamenti che gli specializzandi possono osservare e pianificare essi stessi nella pratica clinica quotidiana. L'impatto di questi esempi sul comportamento professionale degli specializzandi è notevole [16].

I modelli educativi presenti durante il percorso formativo degli studenti e degli specializzandi sono di fondamentale riferimento per l'acquisizione di un atteggiamento professionale. Per esempio, Curry et al. hanno studiato il comportamento dei tutor in sala operatoria durante l'attività di routine; è stato richiesto agli studenti di osservare e riferire in relazione a diverse tematiche, quali interazione medico-paziente (calma, comunicazione, conforto), lavoro di squadra, rispetto per il paziente e per i colleghi. L'evidenza al riguardo mostra che l'atteggiamento professionale dei tutor è inevitabilmente emulato dagli studenti [17].

2.4   Standard di eccellenza e qualità professionale

In ambito medico e, in particolare, nel settore anestesiologico, per intraprendere un percorso di continuo miglioramento occorre non solo raggiungere standard minimi ma andare oltre, aspirando all'eccellenza nella pratica clinica, eccellenza che si raggiunge per gradi e dopo un lungo tirocinio teorico-pratico.

È necessario spiegare le definizioni di *esperienza, eccellenza, competenza* nell'ambito del professionalismo, in quanto si tratta di concetti complessi e strettamente collegati tra loro e a cui spesso viene attribuito, erroneamente, lo stesso significato. Viene definito *esperto* chi ha particolari conoscenze in determinati settori, tanto da essere considerato uno "specialista"; e ciò non solo include la conoscenza di fatti e l'acquisizione di abilità pratiche, ma considera anche un processo di interazione all'interno di un determinato contesto sociale in cui si acquisisce conoscenza. Il professionalismo medico è stato anche definito come "un insieme di valori, comportamenti e relazioni in funzione della fiducia che il paziente ha nel medico". In particolare, Smith e Greaves hanno condotto una review investigando sul concetto di *eccellenza* in relazione alla pratica medica e, in particolare, all'ambito anestesiologico. Se il termine *competenza* è definito come il raggiungimento di uno standard minimo, l'*eccellenza* è semplicemente l'estensione del significato del termine *competenza*, o implica qualcosa che è non solo superiore ma anche qualitativamente differente? Non dovrebbe essere sufficiente riuscire a eseguire performance soddisfacenti, ma servirebbe piuttosto orientare gli studenti al raggiungimento dell'eccellenza [18].

La medicina accademica è il "motore" del miglioramento degli standard di cure, come è riferito nel Report del Royal College of Anaesthetists' Academic Strategy già nel primo paragrafo: "L'attività clinica accademica gioca un ruolo essenziale nell'evoluzione e nel mantenimento della migliore pratica medica attraverso la ricerca, i trial clinici, l'insegnamento e il percorso formativo" [19].

L'ideale sarebbe provare ad acquisire e integrare la conoscenza magistrale e le abilità manuali con un forte senso morale. Il Royal College of Physicians and Surgeons canadese ha sviluppato una serie di tipologie di competenze proprie di ogni medico, di cui la prima consiste nell'essere un medico esperto e insieme comunicatore, collaboratore, direttore, sostenitore della salute, studioso e in possesso di elevate doti professionali. Il termine *professionale* è definito come l'impegno per la salute e il benessere degli individui e della società attraverso la pratica dell'etica medica, la regolamentazione della professione e la capacità di sapere assumere e mantenere elevati standard di comportamento [20].

2.4.1 Ruolo e rapporti all'interno del team

Appartengono all'ambito anestesiologico virtù quali la compassione verso i pazienti, il rispetto per i colleghi e l'abilità nella comprensione dei fatti, la padronanza dei concetti e la capacità di sintesi per favorire le decisioni cliniche; le abilità manuali rappresentano il completamento del percorso professionale [21] (Tabella 2.3).

L'anestesista si trova in una posizione particolare rispetto ai colleghi di altre specialità, poiché la sua interazione con il paziente è breve e le discussioni relative alle sue condizioni devono essere rapide ed efficienti. Invece, le interazioni sono notevolmente più lunghe con lo staff della sala operatoria, rappresentato da chirurghi, infermieri e personale tecnico, medici specializzandi. Questa componente dei rapporti con i colleghi è parte integrante del professionalismo in anestesia, tanto quanto lo è il rapporto medico-paziente [22,23].

L'ambiente in cui lavora l'anestesista ha molto in comune con altri ambiti lavorativi caratterizzati da alta tecnologia e sicurezza, come per esempio il settore dell'aeronautica, contraddistinto da elevati dinamismo, incertezza e tensione, tempi brevi per prendere decisioni critiche, complessa interazione uomo-macchina e alto rischio [24].

Tabella 2.3 Qualità su cui è fondata la pratica anestesiologica

- Precedenti conoscenze
- Capacità organizzativa
- Flessibilità
- Vigilanza
- Prudenza
- Buone maniere
- Buona capacità di gestione
- Risolutezza
- Buona capacità di comunicazione

Tabella 2.4 Principali elementi che non favoriscono il lavoro in team

– Egoismo (causa di disaccordo per controllo e competizione)
– Mantenimento di una rigida e poco funzionale gerarchia
– Differenti valori culturali ed empirismo poco funzionale
– Differenti atteggiamenti sull'appropriatezza delle cure
– Disaccordo sui principali obiettivi della terapia

2.4.2 Comunicazione

L'anestesista per esercitare la miglior cura verso i pazienti, quindi principalmente nel loro interesse, deve essere capace di comunicare in maniera efficace, chiara e semplice con i colleghi e il team di sala operatoria. Possiamo considerare la comunicazione un aspetto importante della professionalità dell'anestesista, poiché su questa capacità si basa, per esempio, la miglior riuscita di una procedura chirurgica per mezzo di una migliore comunicazione con il chirurgo; il miglior outcome del paziente può essere garantito, nel periodo preoperatorio, comunicando ai colleghi eventuali punti critici che potrebbero causare problemi durante l'induzione dell'anestesia, come nel caso di eventuali intubazioni difficili; oppure, nel periodo postoperatorio, mediante una chiara comunicazione con gli infermieri relativamente, per esempio, alla gestione del dolore postoperatorio con l'utilizzo di sistemi di infusione dell'analgesia attraverso cateteri posti nello spazio epidurale, o alla gestione di farmaci vasopressori o vasodilatatori in caso di instabilità emodinamica; infine, è fondamentale la chiarezza anche tra colleghi anestesisti durante, per esempio, il passaggio di consegne per il trasferimento del paziente dalla sala operatoria alla terapia intensiva. Se durante gli interventi in elezione è importante la comunicazione tra i diversi componenti dello staff medico, questo aspetto assume un ruolo chiave nel corso della gestione di situazioni di emergenza. Infatti, in queste circostanze l'anestesista assume il ruolo di team leader, impartisce chiare e semplici istruzioni ai diversi collaboratori e colleghi, agli infermieri e al personale di supporto per coordinare la gestione del soccorso in modo da evitare ritardi negli interventi, errori nella somministrazione di farmaci, confusione in situazioni critiche che, essendo causa di stress per il personale sanitario, possono facilitare l'incidenza di cause definite di *malpractice*. È necessario che vi sia un'adeguata comunicazione tra il team leader e gli altri componenti della squadra, perché occorre organizzare gli interventi evitando che, per esempio, più unità eseguano le stesse procedure, oppure che nessuno esegua la somministrazione di farmaci a causa di incomprensioni e di indicazioni errate. La difficoltà nel lavoro di squadra può essere identificata in diversi aspetti elencati nella Tabella 2.4.

2.5 Conclusione

Possiamo identificare l'anestesista, metaforicamente, come ruolo chiave, poiché il suo contributo è fondamentale per garantire la coordinazione e la buona organizzazione delle cure, non solo all'interno dei blocchi operatori, ma più in generale della medicina perioperatoria e del malato critico. Anche in qualità di team leader assume un ruolo centrale nel pianificare il rapporto medico-paziente utilizzando le sue capacità umane, le abilità tecniche e quanto è necessario per garantire un rapporto fiduciario con il malato. Come è stato precedentemente evidenziato, il professionalismo non rimane un concetto astratto ma ha un impatto concreto sul miglioramento dell'outcome e della soddisfazione del paziente. È, quindi, auspicabile che nel curriculum formativo del medico, e in particolare dell'anestesista intensivista, venga inserito, nei programmi di formazione, l'insegnamento relativo al professionalismo e alla capacità di comunicazione, il cui obiettivo è di soddisfare le aspettative del paziente.

Bibliografia

1. Starr P (1982) The social transformation of american medicine. Basic Books, New York
2. Wennberg JE (1999) Understanding geographic variations in health care delivery. NEJM 340:52-53
3. Krause EA (1996) Death of the Guilds. Yale UP, New Haven
4. Gullo A (2005) Professionalism, Ethics and Curricula for the Renewal of the Health System. In: Gullo A, Berlot G (eds) Perioperative and Critical Care Medicine. Educational Issues. Springer-Verlag, pp 1-13
5. Johnston S. (2006) See One, Do One, teach One: developing professionalism. Across generation. Clin Orthop Rel Res 449:186-192
6. Gullo A, Murabito P, Besso J (2009) Professionalism. World Federation Societies of Intensive and Critical Care Medicine 3:29-40
7. Lubahan JD (2005) Professionalism: the essence of competence. J Surg Orthop Ad 14(2):53-58
8. Lippert FK, Raffay V, Georgiou M, Steen PA, Bossaert L (2010) European Resuscitation Council Guidelines for Resuscitation 2010, Section 10. The ethics of resuscitation and end-of-life decisions. Resuscitation 81:1445-1451
9. Gullo A, Santonocito C, Astuto M (2010) Professionalism as a pendulum to pay for performance in the changing world. Ann Intern Med, published online May 10
10. Lubahan JD (2005) Professionalism: the essence of competence. J Surg Orthop Ad 14:53-58
11. Bion JF, Abrusci T, Hibbert P et al (2010) Human factors in the management of the critically ill patients. British Journal of Anaesthesia 105:26-33
12. ABIM, Foundation American Board of Internal Medicine (2002) Medical professionalism in the new millennium: a physician charter. Ann Int Med 136:243-246
13. Cruess SR, Cruess RL, Steinert Y (2010) Linking then teaching of professionalism to the social contract: a call for cultural humility. Med Teach 32(5):357-359
14. Cruess SR, Cruess RL (2000) Professionalism: a contract between medicine and society. CMAJ 162:668-669
15. Bahaziq W, Crosby E (2011) Physician professional behaviour affects outcomes: a framework for teaching professionalism during anaesthesia residency. Can J Anaesth 58:1039-1050
16. Gaiser RR (2009) The teaching of professionalism during residency: why it is failing and a suggestion to improve its success. Anaesth Analg 108:948-954
17. Curry SE, Cortland CI, Graham MJ (2011) Role-modelling in the operating room: medical student observations of exemplary behaviour. Med Educ 45:946-957
18. Smith AF, Greaves JD (2010) Beyond competence: defining and promoting excellence in anaesthesia. Anaesthesia 65:184-191
19. Pandit JJ (2005) A National Strategy for Academic Anaesthesia. Royal College of Anaesthetists, London. http:// www.niaa.org.uk/docs/Academic_full.pdf

20. Frank JR (2005) The CanMEDS physician competency framework. The Royal College of Physicians and Surgeons of Canada, Ottawa. http://rcpsc.medical.org/ canmeds/index.php
21. Gravenstein JS (1988) Training devices and simulators. Anesthesiology 69:295-297
22. Kearney RA (2005) Defining professionalism in anaesthesia. Medical Education 39:769-776
23. Edelstein SB, Stevenson JM, Broad K (2005) Teaching professionalism during anesthesia training. Journal of Clinical Anesthesia 17:392-398
24 Woods D (1988) Coping with complexity: the psychology of human behaviour in complex systems. In: Goodstein LP, Anderson HB, Olsen SE (eds) Tasks, errors and mental models. Taylor & Francis, New York, pp. 128-148

Medicina basata sull'evidenza e anestesia

3

Antonino Gullo, Federica Scavonetto, Paolo Murabito,
Fortunato Stimoli

3.1   Introduzione

Il termine *medicina basata sulle evidenze* (*Evidence Based Medicine*, EBM) è stato coniato alla McMaster University in Ontario, Canada, dove David Sackett la definì come "l'uso giudizioso e coscienzioso delle migliori evidenze disponibili per prendere decisioni riguardo alla cura del paziente" [1]. Archie Cochrane (1909-1988), nel Regno Unito, fu il primo a promuovere la necessità di dare vita a nuovi principi sui quali basare la cura dei pazienti. L'epidemiologo britannico, sulla scia di tale bisogno, pubblicò nel 1972 *Effectiveness and Efficiency,* opera il cui merito non fu pienamente riconosciuto all'epoca ma che gettò le basi per l'odierno concetto di medicina basata sulle evidenze [2].

Le Società di anestesiologia hanno a lungo tentato di applicare i principi della medicina basata sulle evidenze per incrementare i risultati riguardanti la cura dei pazienti. La principale difficoltà riscontrata consiste nel fatto che l'*anestesiologia* è una specialità unica, in quanto da sempre considerata una disciplina non terapeutica ma finalizzata a facilitare altri interventi. Inoltre, in questa disciplina la letteratura scientifica, volta alla valutazione dei risultati e degli obiettivi raggiunti per il singolo paziente, è spesso insufficiente [3].

Nel corso della trattazione di un tema fondamentale per il progresso della medicina, saranno descritti in modo essenziale quali sono i principi e il metodo per valutare validità, applicabilità e utilità della medicina basata sull'evidenza, in particolare nel settore anestesiologico.

A. Gullo (✉)
UCO e Scuola di Specializzazione di Anestesia e Rianimazione
Università degli Studi di Catania
AOU Policlinico – Vittorio Emanuele, Catania

A. Gullo e P. Murabito (a cura di), *Governo clinico e medicina perioperatoria*,
DOI: 10.1007/978-88-470-2793-0_3, © Springer-Verlag Italia 2012

3.2   Definizione

Sackett, nella sua opera *Evidence Based Medicine: how to practice and teach* [4], spiega come applicare la medicina basata sulle evidenze.

Il procedimento può essere riassunto in cinque punti:
1) convertire le nostre informazioni in un quesito clinico a cui dare una risposta;
2) cercare le evidenze disponibili che possono derivare dall'esame clinico, dai dati di laboratorio, dalla letteratura scientifica, dai database elettronici e da altre fonti;
3) analizzare criticamente i dati così ottenuti e valutarne la validità, l'utilità, l'applicabilità;
4) integrare questa valutazione con la propria esperienza e con le preferenze del paziente;
5) valutare l'efficacia degli interventi suddetti e cercare continuamente strade per migliorare la performance.

Secondo il medico canadese, mettere in atto la medicina basata sulle evidenze significa integrare la propria esperienza personale con le evidenze cliniche che ci pervengono dalla *letteratura* e dalla *ricerca*. La medicina basata sulle evidenze, come dice lo stesso Sackett, però, non può e non deve essere considerata come un "ricettario" [2] della medicina, in quanto comunque richiede un'attiva integrazione da parte del medico dei due elementi suddetti e la decisione riguardo all'applicabilità delle conoscenze acquisite nel singolo paziente. La paura avanzata da molti studiosi è che la pratica della medicina basata sulle evidenze possa essere strumentalizzata, con lo scopo di ridurre al minimo i costi della sanità pubblica.

3.3   Principi e raccomandazione dell'Evidence Based Medicine

Appare chiaro come il punto cruciale stia nella validità dei *lavori scientifici* che il medico prende in considerazione e in una corretta strategia di ricerca. Infatti, la letteratura scientifica produce ogni anno circa 6 milioni di articoli, ma solo il 15% di essi è talmente valido da essere utilizzabile.

Ma cosa significa "ricerca"? In senso lato si può definire come l'informare qualcuno su un argomento sconosciuto, generalmente prendendo informazioni da più fonti. La ricerca è un processo sistematico di collezione e analisi dei dati, condotto in modo da incrementare le conoscenze disponibili su un campo specifico [5].

L'intero processo presenta sette caratteristiche:
1) domanda o problema;
2) obiettivo;
3) procedura specifica;
4) divisione del problema principale in "sottoproblemi";
5) accettazione dei presupposti;
6) collezione e interpretazione dei dati;
7) carattere ciclico.

Gli strumenti da usare per compiere questi sette punti sono parecchi. Generalmente ne vengono identificati quattro:
1) librerie;
2) informatica;
3) statistiche;
4) abilità nel linguaggio.

La ricerca della letteratura è oggi resa più semplice e accessibile grazie alla pubblicazione in rete. Molte organizzazioni si sono occupate di sintetizzare la letteratura su un determinato argomento attraverso la pubblicazione on line di *revisioni sistematiche*. Fra queste spiccano la *Cochrane Collaboration* e la *National Health Service Centre for Reviews and Dissemination* dell'Università di York.

Le riviste che offrono revisioni sistematiche di alta qualità sono: *ACP Journal, Cochrane Library* e *Evidence Based Medicine*. Per quanto riguarda i database, i più usati sono Medline, accessibile attraverso PubMed, ed Embase. Per usarli correttamente, è utile pianificare una strategia di ricerca. PubMed, per esempio, ha una schermata iniziale in cui è possibile stabilire i limiti (cliccando su "limits") della ricerca; dispone, inoltre, di una finestra in cui sono presenti tutti gli articoli trovati, una storia completa della strategia di ricerca e il "MeSH", un vocabolario elettronico che facilita la ricerca di un determinato argomento.

Ma una volta che abbiamo trovato le informazioni cercate in letteratura, come possiamo essere sicuri della loro validità? La prima cosa da valutare è rappresentata dal tipo di studio (*study design*) [6] che è stato condotto. Ne esistono vari tipi (vedi Fig. 3.1).

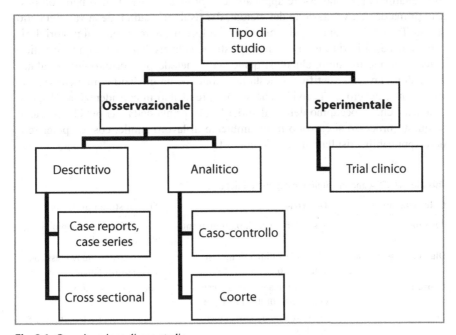

Fig. 3.1 Organizzazione di uno studio

Tra gli *studi sperimentali* vi sono i trial clinici, pianificati e progettati in modo rigoroso. La *randomizzazione* e il doppio cieco sono le metodiche più valide secondo tutte le società scientifiche. Doppio cieco significa che sia gli arruolati che il ricercatore non sanno quale intervento verrà fatto su un soggetto; randomizzazione significa che il ricercatore non ha influenza nel decidere quale soggetto riceverà il trattamento e quale no; controllato significa che è presente un gruppo controllo (sul quale non viene fatto l'intervento in studio). Questi tre elementi costituiscono il *gold standard* nella *ricerca scientifica*, ovvero la ricerca clinica randomizzata.

In genere, in base allo scopo dell'articolo, viene usato un disegno di studio preferito (Tabella 3.1).

Lo scopo della randomizzazione è ottenere due gruppi di pazienti omogenei, che verranno in seguito paragonati per provare l'efficacia di un determinato intervento. Uno dei momenti più importanti nella pianificazione dei trial è rappresentato dalla selezione dei soggetti e dalla scelta dei criteri di inclusione e di esclusione. Il ricercatore deve, in questa fase, avere in mente due obiettivi: reclutare uno dei soggetti rappresentativi della popolazione che si vuole studiare; reclutare un numero di soggetti adeguato. Seguono quindi le altre fasi del trial: definire le variabili in studio; specificare gli interventi, raccogliere i dati, analizzarli e interpretarli. Una valutazione della *significatività statistica* viene fatta attraverso il calcolo del valore p. Il valore è fissato al di sotto di 0,05 (significa che si ammette un rischio del 5% che le differenze fra i due gruppi siano dovute al caso).

Ma è chiaro che per poter dire con certezza se un lavoro scientifico ha ottenuto risultati che possono essere applicati nella *pratica clinica*, non si può non passare prima da una valutazione dei metodi, dei risultati e quindi della validità dello studio. Tra i milioni di articoli facilmente e velocemente reperibili sui motori di ricerca è necessario riuscire a districarsi distinguendo risultati validi e meno validi. È lecito, a questo punto, chiedersi quale sia il metodo più corretto per la valutazione di un lavoro scientifico. Questa fase contiene un giudizio critico che riguarda la fonte, ovvero, se la rivista che stiamo prendendo in considerazione dispone di addetti che si occupino dell'analisi del lavoro prima della sua pubblicazione, e se questo processo si è svolto in un ambiente di lavoro simile, così da poter rendere applicabili i risultati al proprio contesto.

Tabella 3.1 Disegno di studio e categorie cliniche

Categoria clinica	Descrizione	Tipo di studio preferito
Terapia	Testa l'efficacia di un trattamento	Randomizzato, a doppio cieco, placebo-controllo
Diagnosi e screening	Misura la validità di un test diagnostico	Comparazione nuovo test con quello di riferimento
Causalità	Valuta se una sostanza è causa di sviluppo di una patologia	Coorte, caso-controllo
Prognosi	Definisce l'outcome di una patologia	Studio di coorte longitudinale

Bisogna, inoltre, tener presente eventuali sponsor che possano aver influenzato in qualche modo gli intenti e i risultati. Per poter dire che la nostra fonte è valida, va altresì analizzato se gli interventi o i test che vengono proposti possono essere messi in pratica nel proprio ospedale, sulla base dei mezzi disponibili, e, se questo può essere fatto, in che modo può essere cambiato l'approccio a un determinato problema.

L'orientamento attuale è quello di fornire al medico una *flowchart* che renda semplice tale valutazione e che contemporaneamente gli consenta di interpretare il linguaggio statistico. Il lettore dovrebbe, durante e dopo la lettura, porsi delle domande, grazie alle quali potrà ponderare la validità della rivista e la rilevanza dell'argomento trattato, determinare lo scopo dell'articolo e valutarne la validità sulla base del suo intento.

Al termine della lettura il medico dovrebbe essere in grado di rispondere a quattro quesiti fondamentali:
1) Qual è lo scopo dell'articolo?
2) Quali metodiche sono state usate?
3) I risultati giustificano le conclusioni?
4) I risultati possono essere applicati ai miei pazienti?

Per quanto riguarda gli *studi integrativi*, e in particolare le rassegne sistematiche, nella loro valutazione il lettore dovrebbe porsi cinque domande [7]:
1) Riusciamo a estrapolare il quesito clinico a cui la rassegna vuole rispondere?
2) La ricerca effettuata è stata accurata e quali sono state le fonti considerate?
3) È stata stabilita la qualità metodologica ed è stata applicata ai diversi studi presi in considerazione?
3) I risultati sono stati condizionati dall'impostazione della rassegna?
4) I risultati numerici sono stati interpretati e ponderati in base al quesito clinico?

Attualmente, le fonti utilizzabili per una rassegna sistematica sono parecchie e comprendono:
• Medline database;
• Cochrane database;
• altri database;
• letteratura di altri paesi;
• "letteratura intermedia" (comprendente: report interni, riviste mediche senza addetti alla revisione degli studi, file di case farmaceutiche);
• bibliografia degli studi primari;
• dati non pubblicati ma raccolti da esperti nel settore;
• dati di *trial pubblicati*.

3.4 Livelli di evidenza e classificazione delle raccomandazioni

Dal tipo di studio clinico che è stato condotto derivano i *livelli di evidenza* i quali, a loro volta, danno un'indicazione sulla cosiddetta *forza delle raccomandazioni*. I livelli di evidenza, quindi, possono essere considerati come una misura della credibilità di un lavoro scientifico che prende in esame e ha l'intento di mostrare l'efficacia e la validità di un determinato intervento.

La definizione dei livelli di evidenza è stata più volte rivisitata. Una delle ultime è la seguente:

Ia: evidenza derivata da metanalisi di studi controllati randomizzati;

Ib: evidenza derivata da almeno uno studio randomizzato;

IIa: evidenza derivata da almeno uno studio controllato ben progettato non randomizzato;

IIb: evidenza derivata da almeno un altro tipo di studio quasi-sperimentale ben progettato;

III: evidenza derivata da studi descrittivi ben progettati come gli studi comparativi, gli studi correlativi e gli studi di casi;

IV: evidenza derivata da relazioni preparate da comitati di esperti, o da opinioni o esperienze cliniche di autorità riconosciute.

Le raccomandazioni si basano sul livello di evidenza presentato a sostegno e sono classificate di conseguenza.

Grado A: raccomandazioni basate su informazioni supportate da studi di livello Ia o Ib.

Grado B: raccomandazioni basate su informazioni scientifiche supportate da uno studio di livello I.

Grado C: raccomandazioni basate su informazioni supportate da studi con evidenza di grado II.

Grado D: raccomandazioni supportate da almeno uno studio con evidenza di grado III.

Grado E: richiede evidenze di categoria IV in assenza di studi clinici applicabili direttamente [8,9].

È chiaro che lo scopo della medicina basata sulle evidenze è fornire *raccomandazioni* o *linee guida* che possano quotidianamente indirizzare le scelte del clinico, tenendo conto di standard riconosciuti a livello internazionale.

Le linee guida, quindi, possono essere considerate la traduzione pratica dell'EBM, la quale ha lo scopo ultimo di fornire una base scientifica alle nostre azioni e decisioni quotidiane, senza però dimenticare l'esperienza clinica e l'autonomia decisionale del medico [10].

3.5   Medicina basata sulle evidenze in anestesiologia

Le Società di anestesiologia hanno a lungo tentato di applicare i principi della medicina basata sulle evidenze per incrementare i risultati riguardanti la cura dei pazienti. La principale difficoltà riscontrata, come già osservato in precedenza, consiste nel fatto che l'anestesiologia è una specialità unica, in quanto da sempre considerata una disciplina non terapeutica ma finalizzata a facilitare altri interventi. Inoltre, in questa disciplina, la letteratura scientifica volta alla valutazione dei risultati e degli obiettivi raggiunti per il singolo paziente è spesso insufficiente [3].

Gli outcome intermedi o quelli sostitutivi, come per esempio i risultati di laboratorio o la misurazione dei parametri vitali, sono predominanti, e ciò probabilmente riflette l'enfasi data alle scienze di base durante la formazione dell'anestesista. L'uso di questa tipologia di dati ha reso difficile l'applicazione della medicina basata sulle evidenze per prendere decisioni cliniche, ma ciò, invece di essere considerato una debolezza, ha spinto gli specialisti a incoraggiare questo tipo di approccio.

Nonostante, quindi, il termine "medicina basata sulle evidenze" sia comparso nella letteratura medica quasi due decenni fa [11], è ancora da considerare innovativo in anestesiologia.

A causa della scarsità di validi *trial clinici controllati*, molte decisioni in sala operatoria sono basate sulle evidenze derivate da ragioni fisiopatologiche o ottenute da studi sperimentali (animali), su volontari sani, o da studi osservazionali focalizzati su parametri biologici (pressione arteriosa, frazione d'eiezione, pressione d'occlusione dell'arteria polmonare e altri) o dalla valutazione dei risultati ottenuti nel paziente prendendo in considerazione mortalità e morbilità. Un'insufficiente ricerca e dati scientifici spesso dispersi nella letteratura aumentano il bisogno della medicina basata sulle evidenze in anestesiologia. Al contrario, la necessità di prendere decisioni cliniche in condizioni critiche, sotto la pressione del tempo, risulta essere la maggiore difficoltà e uno dei limiti dell'applicazione dell'EBM da parte dell'anestesista [12].

Un grande merito ha avuto in tal senso la fondazione della *Cochrane Collaboration in Anesthesia*. La Cochrane Collaboration è un'organizzazione internazionale che ha lo scopo di aiutare i medici a prendere decisioni sulla cura preparando, mantenendo e promuovendo l'accessibilità di revisioni sistematiche su svariati argomenti clinici.

Per compiere questa impresa, sono stati formati 51 gruppi di lavoro, ognuno dei quali si occupa di una specifica area medica. Uno di questi ha l'arduo compito di analizzare le *review* in campo anestesiologico. L'idea di fondare il *Cochrane Anesthesia Review Group* (CARG) è nata nell'autunno del 1997. In quel periodo, l'anestesiologia era ancora una delle poche aree non rappresentata nella Cochrane Collaboration.

Un gruppo di anestesisti dell'Università di Bispebjerg a Copenhagen, in Danimarca, ha per primo pensato di formare un gruppo di review per questa area. Il primo meeting si tenne durante il sesto incontro annuale della Società Europea di Anestesiologia nel 1998, e iniziò così la prima collaborazione. In seguito si tennero altri meeting di informazione e reclutamento insieme alla Società Americana di Anestesiologia durante il sesto "Cochrane Colloquium" del 1998, che si svolse a Baltimore. Dopo questi incontri, si giunse alla conclusione di fondare il CARG durante una riunione tenutasi ad Amsterdam nel 1999. Il gruppo entrò ufficialmente a fare parte della Cochrane Collaboration l'8 febbraio del 2000 [13]. Il principale prodotto della Cochrane Collaboration è la *Cochrane Library* [14]: si tratta di un database che raccoglie tutte le revisioni sistematiche fatte dai componenti della collaborazione, i protocolli e le revisioni in corso.

Le revisioni sistematiche sono veri e propri progetti di ricerca che sintetizzano e valutano criticamente tutte le prove disponibili in letteratura riguardo all'efficacia

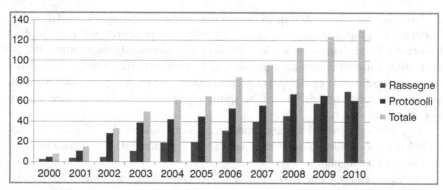

Fig. 3.2 The Cochrane Anaesthesia Review Group's publication in *The Cochrane Library 2000 to 2010.* (Da [15])

degli interventi sanitari. Si tratta di un'efficiente e valida fonte di informazione per professionisti impegnati in scelte di *governo clinico*, utili a orientare le attività mediche e infermieristiche, per l'educazione continua e l'organizzazione dei servizi. Oltre ai full text delle revisioni e dei protocolli Cochrane, la Cochrane Library include:

- valutazioni e abstract strutturati di revisioni sistematiche pubblicate sulle maggiori riviste;
- informazioni bibliografiche su oltre 533.000 studi clinici controllati;
- un manuale, un glossario e altre referenze sulla metodologia delle revisioni sistematiche;
- informazioni sui Gruppi Collaborativi di Revisione e altre entità della Cochrane Collaboration;
- riferimenti a Internet per ulteriori informazioni sull'efficacia degli interventi sanitari.

L'ambito del CARG è molto ampio, in quanto si occupa di anestesia, medicina perioperatoria, terapia intensiva, emergenza. Dal 2000, anno della sua nascita, fino al 2010, il CARG ha elaborato un numero sempre crescente di protocolli e revisioni, come dimostra il grafico presentato nel report annuale del 2010 (Fig. 3.2) [15].

Gli argomenti trattati sono molteplici. Quelli che sono stati sottoposti a revisione da parte del gruppo riguardano [16]:

- anestesia ambulatoriale e anestesia al di fuori della sala operatoria;
- anestesia e patologie internistiche;
- farmaci in anestesia e terapia intensiva;
- medicina perioperatoria;
- postanestesia e terapia intensiva;
- emergenze e rianimazione;
- anestesia regionale;
- tecnologia in anestesia e terapia intensiva.

3.6   Governo clinico e medicina basata sull'evidenza

Il concetto di *medicina basata sull'evidenza*, e, ancora di più, il concetto di pratica basata sull'evidenza (*evidence based practice*) sono strettamente legati a quello di *governo clinico*, costituendone uno dei pilastri. Il governo clinico (dall'inglese *clinical governance*) è una politica sanitaria, nata nel Regno Unito, con lo scopo di responsabilizzare le organizzazioni sanitarie sia riguardo al miglioramento continuo della qualità dei servizi, sia per facilitare il raggiungimento e mantenimento di alti standard assistenziali [17].

Le condizioni indispensabili affinché tale concetto possa essere realizzato sono essenzialmente tre:
1) condivisione multidisciplinare;
2) responsabilizzazione;
3) partecipazione.

Il governo clinico non deve, invece, essere erroneamente considerato come il governo dei manager o dei clinici, né uno strumento che le aziende possano utilizzare come "autodifesa", né tantomeno una sorta di "ghettizzazione" della qualità assistenziale all'interno degli uffici [18].

Le fondamenta del concetto di governo clinico sono rappresentate da cinque elementi [19]:
1) formazione;
2) audit clinico;
3) efficacia clinica;
4) risk management;
5) ricerca.

Quest'ultimo elemento è, come noto, uno dei capisaldi della medicina basata sull'evidenza ed è chiaro quindi come i termini *Clinical Governance* ed *Evidence Based Medicine* siano indissolubilmente legati tra loro. Sia la messa in atto del concetto di governo clinico sia la pratica della medicina basata sull'evidenza enfatizzano non solo il ruolo della ricerca nel prendere decisioni riguardo alla cura del paziente, ma anche l'importanza della formazione e in particolare dell'educazione continua in medicina [20]. Gli strumenti di cui si avvale il governo clinico per raggiungere l'ambizioso scopo di mantenere elevati i livelli assistenziali sono:
• pratica basata sull'evidenza;
• scambio di informazioni e gestione dei dati;
• linee guida e sviluppo di percorsi clinico-assistenziali;
• audit clinico;
• gestione del rischio clinico;
• educazione continua in medicina, training e accreditamento;
• ricerca e sviluppo;
• gestione dello staff;
• coinvolgimento dell'utente.

Possiamo concludere dicendo che la medicina basata sulle evidenze e il miglioramento della qualità assistenziale che il governo clinico si propone sono legati indissolubilmente tra loro, essendo l'una al servizio dell'altro.

3.7   Applicazione pratica della medicina basata sull'evidenza

Sembra opportuno, a questo punto della trattazione, riportare alcuni esempi clinici di medicina basata sull'evidenza in anestesia, per rendere palese come essa possa influenzare la pratica clinica del medico anestesista. Come è noto, le linee guida nascono dalla ricerca scientifica e dall'analisi della "migliore evidenza disponibile". Il medico che intende applicare i principi dell'EBM deve essere disposto a mettere da parte i dogmi della medicina e a cambiare le proprie decisioni se non supportate da una forte evidenza.

3.7.1   EBM nella gestione delle vie aeree difficili

Com'è noto, una delle maggiori cause di morbilità in corso di anestesia è dovuta alle complicanze legate alla *gestione delle vie aeree*. Le raccomandazioni e le linee guida in tale settore sono spesso fornite sottoforma di flow-chart che rendono le decisioni più rapide e più semplici durante la pratica clinica quotidiana. Vi sono numerosi studi clinici che si occupano di *vie aeree difficili*; essi hanno focalizzato maggiormente la propria attenzione sull'intubazione tracheale, sulla ventilazione in maschera e sui numerosi dispositivi utilizzabili. Questi studi hanno di certo dato un contributo fondamentale per capire quali siano i criteri per prevedere un'intubazione difficile [20,21] e gli strumenti da usare quando questa sia stata o non sia stata prevista, offrendo la possibilità di creare algoritmi decisionali [22].

Nel corso di questa breve discussione si cercherà di spiegare come è possibile applicare la medicina basata sulle evidenze alla gestione delle vie aeree difficili, data la difficoltà di realizzare trial controllati e randomizzati su tale argomento.

Definizione
In letteratura non vi è una definizione standard di vie aeree difficili, in quanto tale situazione è la somma di caratteristiche fisiche del paziente, esperienza e conoscenze dell'operatore, ambiente di lavoro. Secondo la Task Force dell'American Society of Anesthesiology (ASA) si parla di vie aeree difficili quando uno specialista in anestesia ha difficoltà obiettive durante ventilazione, intubazione o entrambe [20].

Problemi attuali nella gestione delle vie aeree difficili
Il Royal College of Anaesthetists e la Difficult Airway Society hanno recentemente pubblicato dati riguardanti le complicanze in corso di anestesia, tra le quali hanno evidenziato quelle che concernevano la gestione delle vie aeree difficili, mostrando che tale gestione poteva essere definita buona nel 16% dei casi, discreta nel 43%, scarsa nel 35%; una buona percentuale di problemi erano legati all'educazione e al training [23].

Nonostante le complicanze si siano presentate con una percentuale di 46 su 1 milione di anestesie, spesso si trattava di complicanze gravi che si presentavano in pazienti senza fattori di rischio e che non avrebbero dovuto subire alcun danno.

Secondo l'ASA gli interventi dell'anestesista sono, in una percentuale di casi che sfiora il 50%, al di sotto degli standard, a causa dell'abitudine di persistere con la laringoscopia diretta nonostante l'evidenza dimostri in modo chiaro che i ripetuti tentativi non fanno altro che diminuire la possibilità di successo [24]. Un altro problema cruciale in questo campo è quello del training. Spesso, infatti, durante la specializzazione i giovani anestesisti hanno poche opportunità di fronteggiare tali problematiche e molti studi hanno dimostrato che alla fine del corso di studi vi è poca conoscenza dei dispositivi quali il fibroscopio [25]. Alcuni studi hanno inoltre dimostrato che spesso, anche se un'intubazione difficile è già prevista, molti anestesisti non modificano il loro modo di procedere o sono disposti a utilizzare un dispositivo con il quale non hanno compiuto un training adeguato [26].

La tecnologia, infatti, ha fatto notevoli passi avanti e oggi sono molti i dispositivi a nostra disposizione per la gestione delle vie aeree difficili, riguardo ai quali si accumula un numero sempre maggiore di dati che analizzano l'uso dell'uno o dell'altro. Nessuno di essi è però sostenuto da un grado di evidenza 1A. Infatti, l'*evidenza scientifica* ci dice che con dispositivi alternativi al laringoscopio si ottengono buoni risultati e che quindi il loro uso è giustificato, ma solo se l'operatore ha una buona esperienza con il dispositivo scelto [27].

Linee guida e raccomandazioni

Negli ultimi 20 anni le società europee e nordamericane di anestesiologia hanno pubblicato linee guida riguardanti la gestione delle vie aeree difficili e, contemporaneamente, la tecnologia ha fatto progressi tali da rendere arduo il compito di restare al passo coi tempi delle linee guida stesse [28].

Come detto in precedenza, l'anestesiologia è una specialità unica nel suo genere in quanto da sempre considerata come "supporto" ad altri specialisti e non finalizzata a diagnosi e cura. Questo spiega solo in parte la mancanza di grandi trial clinici controllati e randomizzati. Come sottolineato nelle Linee guida della Società Italiana di Anestesia Analgesia Rianimazione e Terapia Intensiva (SIAARTI) del 2005, se si pensa al problema della gestione delle vie aeree difficili bisogna considerare altre criticità, e in particolare: le difficoltà sono rare e individuali; pochi anestesisti hanno una casistica molto ampia; i rapidi progressi tecnologici rendono datati dispositivi ben noti e sui quali è disponibile una grande quantità di articoli scientifici; vi è riluttanza da parte dell'operatore ad ammettere un fallimento nell'intubazione [29].

Per quanto riguarda sia le Linee guida dell'ASA sia quelle della SIAARTI si è seguito un processo sistematico di analisi della migliore evidenza disponibile utilizzando la Cochrane Library, PubMed ed Embase, prendendo in considerazione in particolare review sistematiche e seguendo i principi dell'EBM già enunciati in precedenza.

Facendo riferimento alle Linee guida SIAARTI, viene sviscerato il topic delle vie aeree difficili in tutte le sue componenti e, grazie alla migliore evidenza disponibile, vengono emanate delle raccomandazioni e un algoritmo decisionale di indubbia utilità.

Inoltre, sono esplicitamente citati il *grado delle raccomandazioni* e la *forza dell'evidenza*. Tutte le raccomandazioni hanno un grado di evidenza variabile da C a E, nessuna vanta un grado A (almeno due grossi trial randomizzati e controllati) o B (almeno un trial randomizzato).

È comune il desiderio di compiere azioni con solide basi di evidenza, ma spesso gli esperti riescono a colmarne la mancanza con la loro esperienza anche se, come si è detto, l'EBM non si propone di dare regole fisse e di applicarle meramente, ma ha lo scopo di fornire un sostegno scientifico alla pratica clinica che va adeguato al paziente e alla propria esperienza [30]. Nonostante le linee guida sulla gestione delle vie aeree difficili non siano sostenute dai massimi livelli di evidenza, hanno il grande merito di fornire algoritmi che aiutano l'anestesista in tale difficile e talora severa situazione, e sono in grado quindi di migliorare l'outcome e rendere possibili rapide decisioni, talora salvavita.

3.7.2 EBM e dolore acuto postoperatorio

Le linee guida e le raccomandazioni sul trattamento del *dolore acuto postoperatorio* (DPO), sono un buon esempio di medicina basata sull'evidenza in anestesiologia. Le linee guida evidence-based ci consentono di tradurre la ricerca scientifica in pratica clinica quotidiana. In questo breve capitolo si prendono in considerazione le Linee guida sulla gestione del dolore acuto postoperatorio emanate dalla SIAARTI del 2009 e quelle dell'ASA – Task force on Acute Pain Managament.

Definizione
Il dolore postoperatorio (DPO) viene definito come il dolore che viene avvertito da un paziente sottoposto a intervento chirurgico. Questa spiacevole sensazione può essere dovuta sia alla procedura chirurgica sia alla condizione preesistente, nonché alla presenza di drenaggi, sondini o complicanze [31].

Linee guida e raccomandazioni
Le Linee guida della SIAARTI e dell'ASA si propongono fondamentalmente quattro obiettivi: rendere più efficace la gestione del dolore nel periodo postoperatorio; ridurre il rischio di complicanze; assicurare al paziente un benessere sia fisico che psicologico. Com'è noto, sono molte le complicanze legate a un inadeguato trattamento del dolore, tra le quali ricordiamo il maggior rischio di complicanze respiratorie e tromboemboliche, il prolungamento della degenza ospedaliera, la maggiore probabilità di un secondo ricovero in ospedale, il peggioramento della qualità di vita [31].

Sia le linee guida americane che quelle italiane sono state emanate dopo un lungo e laborioso processo di analisi della letteratura, prendendo in considerazione soprattutto *reviews* e *metanalisi* [32]. Le Linee guida SIAARTI introducono, rispetto alle precedenti del 2002 [33], i livelli di evidenza e la forza delle raccomandazioni che dalla sua analisi derivano (Tabella 3.2). Come si può notare leggendo le

Tabella 3.2 Livelli di evidenza nel periodo perioperatorio

Tipo di intervento	Forza dell'evidenza
Mobilizzazione precoce e fisiokinesiterapia	
Il dolore deve essere periodicamente valutato, misurato e trascritto nella diaria clinica come quinto segno vitale	
L'associazione di paracetamolo e antinfiammatori non steroidei (FANS) o paracetamolo e morfina riduce la richiesta di antidolorifici	
L'infusione continua di farmaci per via endovenosa va fatta solo in presenza di monitoraggio	GRADO A
Gli oppioidi sono i farmaci di scelta per il trattamento del DPO moderato-grave	
La ketamina somministrata nel perioperatorio è in grado di ridurre: l'intensità del dolore e il consumo di morfina	
Vantaggi dell'epidurale	

raccomandazioni, sono molti gli interventi che vantano un livello di evidenza di tipo I e, quindi, una forza delle raccomandazioni di massimo grado [34].

Si può dunque affermare che la gestione del dolore postoperatorio è un ottimo esempio di applicabilità della medicina basata sull'evidenza.

3.8. Conclusioni

La medicina basata sull'evidenza ha fatto notevoli passi avanti da quando per la prima volta Sackett ne diede la definizione. La medicina basata sull'evidenza dà spazio alla ricerca scientifica, che viene posta in un ruolo di primo piano nella pratica clinica quotidiana. È grazie alla ricerca, all'analisi della letteratura e della migliore evidenza disponibile che è possibile dar vita a una nuova concezione sulla sicurezza e sulla qualità dell'assistenza, non più solo basata su dogmi imposti da eminenti esperti.

Ciò non significa che bisogna abbandonare le vecchie conoscenze. Al contrario, l'EBM necessita di nuove nozioni, che devono essere integrate con l'esperienza personale e adattate alla propria realtà e al paziente. Al medico che intende praticare la medicina basata sull'evidenza sono quindi richieste nuove conoscenze, tra cui essere in grado di effettuare una ricerca della letteratura usando il database on line, saper determinare criticamente la validità dei risultati della propria ricerca e decidere, quindi, se possano essere applicati alla propria realtà. Per rendere il *decision making* quotidiano più immediato e semplice ci vengono in aiuto le linee guida e le raccomandazioni, che rappresentano la traduzione pratica dell'EBM.

La medicina basata sull'evidenza è, inoltre, strettamente connessa al concetto di governo clinico, in quanto anche il miglioramento degli outcome e della qualità clinico-assistenziale non può prescindere dalla ricerca su basi scientifiche.

Il clinico che intenda basare su questi principi la propria professione deve dunque essere disposto all'aggiornamento continuo, a mettersi in discussione, infine a cambiare un proprio convincimento se tale concetto non è supportato dalla letteratura di riferimento, dall'esperienza, dai dati clinici e dalle evidenze scientifiche.

Bibliografia

1.   Sackett DL, Rosenberg WM, Gray JA et al (1996) Evidence based medicine: what it is and what it isn't. BMJ 312:71-72
2.   Cochrane A (1972) Effectiveness and efficiency. Random reflections on Health Services. Nuffield Provincial Hospital Trust, London
3.   Schulman SR, Schardt C, Erb TO (2002) Evidence-based medicine in anaesthesiology. Curr Opin Anaesthes 15:661-668
4.   Sackett DL, Straus SE, Richardson WS et al (2000) Evidence based medicine: how to practice and teach EBM. Churchill Livingstone, New York
5.   Martins Sb, Zin WA (2002) Planning and Designing Clinical Research. Vol 1. Springer-Verlag, pp 1-15
6.   Martins SB, Zin WA (2004) Study design. In: Gullo A (ed) A.P.I.C.E. Vol 19. Springer-Verlag, pp 720-745
7.   Pedersen T, Moller M (2001) How to use evidence-based medicine in anaesthesiology. Acta Anaesthesiologica Scandinavica 45:268-274
8.   Gruppo Italiano per la Medicina basata sulle evidenze (2009) Livelli di evidenza e classificazione delle raccomandazioni. Disponibile su: http://www.gimbe.org
9.   Grade Working Group (2004) Grading quality of evidence and strength of recommendations. British Medical Journal 328:1490-1497
10. Mazzon D (2000) Le linee guida nella pratica clinica. Riflessioni bioetiche. Minerva Anestesiologica 66:487-493
11. Evidence-based Medicine Working Group (1992) Evidence-based medicine: a new approach to teaching the practice of medicine. JAMA 268:2420-2425
12. Pronovost PJ, Berenholtz SM, Dorman T et al (2001) Evidence-based medicine in Anesthesiology. Anesth Analg 92:787-794
13. Moller AM, Smith AF, Pedersen T (2000) Evidence-based medicine and the Cochrane Collaboration in anaesthesia. British Journal of Anaesthesia 84:655-658
14. Pedersen T, Moller AM, Cracknell T (2002) The mission of the Anesthesia Cochrane Review Group: preparing and disseminating systematic reviews of the effect of Health Care in Anesthesiology. Anesth Analg 95:1012-1018
15. Cochrane Anesthesia Review Group (2011) CARG annual report. Disponibile su www.carg.cochrane.org
16. Centro Cochrane Italiano (2009) Disponibile su: http://www.cochrane.it
17. Gruppo Italiano per la Medicina basata sulle evidenze (2009) Il governo clinico nelle aziende sanitarie. Disponibile su www.gimbe.org
18. Degeling PJ, Maxwell S, Iedema R et al (2004) Making clinical governance work. BMJ 329: 79-81
19. Pridmore JA, Gammon J (2007) A comparative review of clinical governance arrangements in UK. Br J Nurse 16:720-723
20. Shiga T, Wajima Z, Inoue T, Sakamoto A (2005) Predicting difficult intubation in apparently normal patients: a meta-analysis of bedside screening test performance. Anesthesiology 103:429-437

21. Kheterpal S, Martin L, Shanks AM, Tremper KK (2009) Prediction and outcomes of impossible mask ventilation: a review of 50.000 anesthetics. Anesthesiology 110:891-897

22. American Society of Anesthesiologists Task Force on Management of the difficult airway (2003) Practice guidelines for management of the difficult airway: an updated report by the ASA task force on management of the difficult airway. Anesthesioloy 98:1269:1277

23. Cook TM, Woodhall N, Frerk C, on behalf of the Fourth National Audit Project (2011) Major complications of airway management in the UK: results of the Fourth National Audit Project of the Royal College of Anaesthetists and the Difficult Airway Society. Part 1: Anaesthesia. British Journal of Anaesthesia 106:617-631

24. Peterson GN, Domino KB, Caplan RA et al (2005) Management of the difficult airway. A closed claims analysis. Anesthesiology 103:33-39

25. McNarry AF, Dovell T, Dancey FML, Pead ME (2007) Perception of training needs and opportunities in advanced airway skills: a survey of British and Irish trainees. European Journal of Anaesthesiology 24:498-504

26. Ezri T, Szmuk P, Warters RD et al (2003) Difficult Airway Management. Practice patterns among anesthesiologists practicing in the United States: have we made any progress? Journal of Clinical Anesthesia 15:418-422

27. Mihai R, Blair E, Kay H, Cook TM (2008) A quantitative review and meta-analysis of performance of non-standard laryngoscopes and rigid fiberoptic intubation aids. Anaesthesia 63:745-760

28. Henderson JJ, Popat MT, Latto IP, Pearce AC (2004) Difficult Airway Society guidelines for management of the unanticipated difficult intubation. Anaesthesia 59:675-694

29. Gruppo di Studio SIAARTI "Vie Aeree Difficili" (2005) Recommendations for airway control and difficult airway management. Minerva Anestesiologica 71:617-657

30. Isono S, Greif R, Mort TC (2011) Airway research: the current status and future directions. Anaesthesia 66:3-10

31. American Society of Anesthesiologists Task Force on Acute Pain Management (2004) Practice guidelines for acute pain management in the perioperative setting: An updated report by the American Society of Anesthesiologists Task Force on Acute Pain Management. Anesthesiology 100:1573-1581

32. Hannes K, Van Royen P, Aertgeerts B et al (2005) Systemic validation of clinical practice guidelines: the AGREE network. Rev Med Liege 60:949-956

33. Savoia G, Ambrosio F, Paoletti F et al (2010) SIAARTI Study Group for Acute/Chronic Pain. SIAARTI recommendations for the treatment of postoperative pain. Minerva Anestesiologica 68:735-750

34. Savoia G, Alampi D, Amantea B et al (2008) SIAARTI recommendations for the treatment of postoperative pain. Minerva Anestesiologica 76:657-667

Buona pratica medica

4

Ida Salvo, Serena Azzari, Matteo Pessina

4.1 Introduzione

"I pazienti hanno bisogno di buoni medici. Per i buoni medici la cura dei pazienti è la prima preoccupazione: sono competenti, aggiornano le proprie conoscenze, stabiliscono e mantengono buone relazioni con pazienti e colleghi, sono onesti e affidabili e agiscono con integrità" [1].

Cosa si intende oggi per *buona pratica medica*? Secondo la definizione del General Medical Council inglese del 2006 un buon medico è un esperto ("persona con specifiche conoscenze che gli conferiscono autorità in un determinato ambito") [2], che opera con professionalità. Per professionalità medica si intende "l'insieme di valori, comportamenti e relazioni che rafforzano la fiducia dei pazienti nei medici" [3].

La *buona pratica medica* non può però prescindere dal sistema nel quale un professionista opera, in particolare quando si fa riferimento ai medici ospedalieri. In Italia, questo aspetto ha assunto grande rilevanza dopo la recente riforma del sistema sanitario, basata sul principio di "aziendalizzazione". Nelle nuove Aziende Ospedaliere il *medico* è responsabile della corretta esecuzione della prestazione sanitaria, mentre l'organizzazione e la gestione economica sono demandate al personale amministrativo.

Il medico si assume quindi la responsabilità della qualità delle cure fornite e della *sicurezza del paziente*, benché l'organizzazione del sistema in cui opera e l'allocazione delle *risorse economiche* non dipendano direttamente da lui. Questo è un aspetto critico di un sistema sanitario di tipo aziendale, soprattutto in caso di evento avverso: è come se in un'azienda che non compra o non posiziona correttamente gli estintori, il dipendente fosse responsabile dei danni causati dal mancato spegnimento di un incendio.

Bisogna però precisare che il buon funzionamento di un sistema dipende non solo da chi lo gestisce, ma anche dai singoli che operano nel sistema stesso. In particolare,

I. Salvo (✉)
Dipartimento di Anestesia e Rianimazione
Ospedale dei Bambini Buzzi ICP, Milano

A. Gullo e P. Murabito (a cura di), *Governo clinico e medicina perioperatoria*,
DOI: 10.1007/978-88-470-2793-0_4, © Springer-Verlag Italia 2012

dal punto di vista economico, un medico deve essere consapevole che dispone di risorse limitate, garantirne una distribuzione corretta e limitare gli sprechi. È evidente che trovare il giusto equilibrio tra qualità delle cure e *budget ospedaliero* non è facile e ha notevoli implicazioni non solo mediche, ma anche giuridiche, etiche e sociali.

In un contesto di *risorse sanitarie* sempre più limitate, i futuri medici potranno avere una reale autonomia professionale e garantire quindi l'eccellenza delle prestazioni sanitarie? O il loro ruolo sarà necessariamente sommerso da, o secondario a, considerazioni burocratiche e amministrative? [4] In ambito medico e sociale sta emergendo un crescente dibattito riguardo a questi problemi, che potrebbe portare a cambiamenti nell'apparato organizzativo del sistema sanitario.

Nel frattempo, cosa può fare un medico per operare secondo i principi di *buona pratica medica* e garantire l'eccellenza delle proprie prestazioni, all'interno di questo sistema? Un sistema attento agli aspetti economici e burocratici della prestazione sanitaria e che spesso appesantisce l'attività del medico, invece di facilitarla? E un sistema che, di fronte all'evento avverso, riferisce la responsabilità al medico?

Un aiuto in questo senso va ricercato nella comunità scientifica, che attraverso studi e stesura di linee guida fornisce al medico strumenti autorevoli per tutelare la propria attività a fronte delle imposizioni delle Aziende Ospedaliere.

La *medicina basata sull'evidenza* (*Evidence based medicine*, EBM) e le *linee guida* (LG, *Clinical guidelines*) (vedi definizioni) ci consentono di definire i presidi, i limiti, necessari e indispensabili per determinate attività mediche. È questo il caso, per esempio, delle raccomandazioni della Società Italiana di Anestesia Analgesia Rianimazione e Terapia Intensiva (SIAARTI) sul monitoraggio di minima intraoperatorio, che alla fine degli anni Ottanta hanno consentito l'implementazione del monitoraggio dei parametri vitali (elettrocardiogramma, ECG; pressione non invasiva; saturimetria; temperatura) nelle sale operatorie italiane.

Il consenso e quindi la penetranza, anche in mancanza di prove certe che il monitoraggio aumenti la sicurezza in sala operatoria (quello delle evidenze insufficienti nella nostra disciplina è un problema costante, legato alla difficoltà di individuare reali *endpoint*, e non surrogati, per la *ricerca clinica*), è stato in questo caso altissimo (questionario VIMA, Valutazione Implementazione Monitoraggio in Anestesia; SIAARTI). Non così è stato per molte altre raccomandazioni stilate "dall'alto" senza il coinvolgimento e il consenso necessari dei clinici.

L'*evidenza scientifica*, insieme al consenso di coloro che ogni giorno affrontano i problemi clinici, sono quindi gli strumenti che ci consentono di migliorare gli standard di diagnosi e cura. Studi clinici hanno dimostrato che l'applicazione di LG e di protocolli, basati sull'evidenza scientifica e la condivisione, migliora sia la qualità delle cure sia l'outcome, soprattutto in settori quali il nostro, *anestesia* e area critica [5].

4.2   Definizioni

Medicina basata sull'evidenza: uso coscienzioso, preciso e ponderato delle evidenze scientifiche nel prendere decisioni riguardo alla cura dei pazienti. Praticare l'EBM significa integrare la propria esperienza clinica con la migliore evidenza clinica proveniente da ricerche sistematiche [6].

Linee guida: indicazioni sviluppate in modo sistematico per assistere professionisti o pazienti nelle decisioni riguardanti le cure più appropriate per specifiche condizioni cliniche [7].

Protocolli (Clinical protocols): criteri rigidi e dettagliati per la gestione di specifiche condizioni cliniche o aspetti organizzativi.

4.3 Linee guida ed Evidence Based Medicine

Il concetto di LG risale all'inizio del 1900, quando l'Ufficio di Salute Imperiale di Berlino introdusse nella propria attività delle "indicazioni economiche e ragionevoli per la qualità delle cure" [8]. Per giungere a ciò che oggi intendiamo LG, ovvero un'indicazione sistematica per guidare i processi diagnostico-terapeutici, era necessaria l'integrazione con un altro concetto: l'EBM.

L'EBM ha origine dal concetto di *critical appraisal* ("valutazione critica"), introdotto all'inizio degli anni Settanta da David Sackett (McMaster University of Ontario, Canada) e definito come "l'applicazione di evidenze scientifiche ai processi diagnostici e terapeutici" [6].

Gli studi del gruppo di epidemiologi guidati da Sackett portarono alla fondazione di una rivista medica dedicata alla corretta lettura degli articoli scientifici e, dieci anni più tardi, presso la stessa Università, all'introduzione di un "approccio scientifico-medico" all'educazione universitaria dei futuri medici. A partire dagli anni Novanta, anche al di fuori degli ambienti accademici cominciò a emergere un crescente interesse per l'EBM, intesa come processo di integrazione delle conoscenze scientifiche con l'attività pratica di ogni giorno [9].

Un "nuovo paradigma per la pratica medica" stava emergendo: l'applicazione di LG basate sull'evidenza avrebbe ridotto la variabilità nelle cure, migliorato gli outcome, razionalizzato le risorse e ridotto i costi [10]. L'EBM avrebbe avuto anche implicazioni legali, in termini di definizione di *standard di cure* e di *competenza/negligenza* [11].

Questo crescente interesse portò alla fondazione di organizzazioni internazionali dedicate alla promozione dell'EBM. Tra queste ricordiamo:

1) La *Cochrane Collaboration*, nata nel 1993 con l'obiettivo di aiutare il personale sanitario, i pazienti, gli uomini politici ecc. a prendere decisioni riguardanti la salute in modo informato, attraverso revisioni aggiornate della letteratura disponibili online [12].

2) Il *National Institute for Health and Clinical Excellence* (NICE), con sedi a Londra e Manchester, che dal 1999 si occupa di realizzare LG e definire standard di qualità per la prevenzione e per le cure mediche, con l'obiettivo di un trattamento medico di alta qualità per tutta la popolazione [13]. La trasposizione nella pratica clinica dei concetti di EBM e LG ha fatto emergere una serie di limiti e barriere al cambiamento [8].

Un primo limite è emerso nel processo di sviluppo delle LG, inizialmente affidato a epidemiologi e studiosi accademici, senza coinvolgere esperti clinici. Questo approccio ha portato allo sviluppo di LG poco aderenti alla realtà clinica, a volte di difficile applicazione, viste dai clinici più come imposizioni che come "indicazioni per assisterli nelle decisioni riguardanti le cure più appropriate", dotate di scarsa autorevolezza.

Oggi è chiaro che prima ancora di iniziare la stesura di una LG, sono fondamentali "la selezione degli argomenti, la composizione di un gruppo di lavoro, la definizione di un progetto, la ricerca di evidenze scientifiche e il coinvolgimento di esperti clinici", oltre a "un piano di implementazione" della LG nel contesto in cui verrà applicata [13], perché anche la migliore LG è inutile se non raggiunge il letto del malato [8].

Esistono poi una serie di barriere all'applicazione clinica dell'EBM, che sono complesse e multifattoriali (Tabella 4.1): dagli interessi politici, amministrativi, finanziari, culturali e scientifici, al parere dei clinici riguardo alla qualità di una LG, alla mancanza di tempo per l'aggiornamento scientifico (è stato calcolato che un medico internista dovrebbe leggere circa 20 articoli al giorno per mantenere un adeguato livello di aggiornamento) [14].

4.4   Linee guida NICE per la sedazione nei bambini

Abbiamo scelto le recenti linee guida NICE (del Royal College of Physicians, UK) per la sedazione nei bambini [15] come esempio di corretta stesura e applicazione dell'EBM in ambito clinico.

Tabella 4.1 Barriere all'implementazione delle linee guida nella pratica clinica

Barriere strutturali

Risorse
    Mancanza di servizi/risorse economiche/staff/tempo
    Scarsa disponibilità/accesso alle linee guida
    Tecnologie inadeguate
    Risorse insufficienti per l'apprendimento
Organizzazione
    Linee guida insufficienti per la variabilità dei problemi clinici
    Inadeguata divulgazione all'interno del team
    Aderenza alle linee guida richiede troppo tempo
    Applicazione difficoltosa per il tipo di disegno/impostazione delle linee guida
Leadership
    Mancanza di una leadership per l'implementazione/opinioni differenti fra i leader
    I leader non supportano chi lavora secondo le linee guida
    Mancanza di incentivi e di controlli

(cont. →)

Tabella 4.1 (*continua*)

Barriere scientifiche

Linee guida dotate di scarsa evidenza
Bassa attendibilità e validità
Differenti standard di sviluppo
Non tutte le raccomandazioni sono applicabili

Barriere individuali

Intellettuali
    Non si è a conoscenza dell'esistenza della linea guida
    Non si hanno le conoscenze necessarie per applicare determinate risorse
    Scarse conoscenze mediche per giudicare la qualità di una linea guida
    Difficoltà nel comprendere le raccomandazioni
    Resistenza nell'applicare linee guida imposte, rispetto al personale pensiero clinico
    Scarsa fiducia rispetto alla qualità della ricerca scientifica
Percezione delle linee guida
    Semplificazioni di un contesto clinico complesso
    Non individualizzabili per il singolo paziente/troppo rigide
    Motivate da interessi politici e/o economici
    Non rispettano i desideri del paziente, che vuole essere curato in modo tradizionale
Attitudini/aspetti psicologici
    "Cavallo che vince non si cambia"
    Dubbi che una nuova linea guida possa migliorare gli outcome
    Outcome negativi non dipendono dal nostro controllo
    La vecchia routine rende più sicuri/paura delle novità
    La ricerca non ha la stessa importanza per tutto il team
Motivazioni
    Carico di lavoro supplementare per l'implementazione delle linee guida
    I leader non seguono le linee guida
    Lavorare secondo le linee guida non porta a nessun beneficio (finanziario/sociale)

Barriere ambientali

Politiche
    Mancanza di consenso internazionale
    Relazione di potere tra organizzazioni/associazioni
    Paura di conseguenze medico-legali
Economiche
    L'implementazione costa (staff/farmaci/servizi)
    Pressioni delle compagnie farmaceutiche
    Persuasioni economiche
Culturali
    Norme culturali che impongono di lavorare in un determinato modo
Sociali
    Pressioni dei colleghi per lavorare come il gruppo (vecchie abitudini)
    Il team non condivide le stesse ambizioni
    Insicurezza nel comunicare nuove linee guida

Riprodotta da [8], con autorizzazione di Elsevier BV

All'interno di queste LG vengono chiaramente definiti: "la selezione degli argomenti, la composizione di un gruppo di lavoro, la definizione di un progetto, la ricerca di evidenze scientifiche e il coinvolgimento di esperti clinici", oltre a "un piano di implementazione" della LG nel contesto in cui verrà applicata [13].

4.4.1 Selezione degli argomenti

Negli ultimi venti anni i progressi della medicina hanno determinato un aumento del numero di procedure diagnostico-terapeutiche (imaging e chirurgia minore), anche in ambito pediatrico. Rispetto agli adulti, i bambini non necessitano solo di rassicurazioni e di controllo del dolore, ma anche di sedazione o anestesia. Per sedazione si intende una depressione del livello di coscienza, attraverso l'uso di farmaci; secondo le definizioni dell'American Society of Anesthesiologists (ASA) esistono tre livelli di sedazione: minima (ansiolisi senza nessun effetto sulle funzioni vitali), moderata (il paziente respira spontaneamente e risponde a stimoli verbali o tattili) e profonda (il paziente non è facilmente risvegliabile, ma risponde a stimoli ripetuti o dolorosi; può essere necessaria l'assistenza respiratoria).

La sedazione durante procedure diagnostico-terapeutiche consente di ridurre la paura e l'ansia, migliorare il controllo del dolore ed evitare movimenti. Il principale problema legato alla sedazione in ambito pediatrico è la difficoltà di definire un livello adeguato: da un lato bisogna evitare la soppressione del *drive* respiratorio e dei riflessi di protezione delle vie aeree; dall'altro lato la sedazione non deve essere inadeguata, perché potrebbe lasciare un ricordo traumatico al bambino e/o rendere necessaria la conversione ad anestesia generale.

4.4.2 Composizione del gruppo di lavoro, con coinvolgimento di esperti

Il Guideline Development Group (GDG) ha incluso medici anestesisti, chirurghi e internisti, infermieri, dentisti, radiologi e uno psicologo, tutti esperti in ambito pediatrico. Sono stati coinvolti anche i rappresentanti dei genitori, per garantire che il punto di vista del paziente venisse sempre preso in considerazione.

4.4.3 Definizione del progetto

Il gruppo di lavoro si è focalizzato su due obiettivi: a) definire l'efficacia e la sicurezza dei farmaci comunemente utilizzati, attraverso una review della letteratura scientifica; b) definire le risorse necessarie sia in termini di equipaggiamento e personale, sia di training dello staff per garantire un adeguato livello di conoscenze e abilità.

Visto che differenti procedure necessitano di differenti tecniche di sedazione, in questa LG sono state scelte le 4 procedure più frequenti: piccoli interventi chirurgici in reparti di emergenza, endoscopie gastro-enteriche, interventi odontoiatrici e procedure radiologiche di imaging. Infine è stato definito il gruppo di pazienti da valutare: neonati, bambini e giovani ragazzi di età inferiore a 18 anni.

4.4.4 Ricerca di evidenze scientifiche

Per guidare la ricerca bibliografica, il gruppo di lavoro ha innanzitutto definito una serie di domande cliniche cui dare risposta (Tabella 4.2). Per alcuni argomenti

Tabella 4.2 Sviluppo delle raccomandazioni attraverso domande pratiche

Domande, metodo e raccomandazione

Valutazione presedazione, comunicazione, consenso informato   *Consenso*
- quali fattori motivano la scelta della sedazione piuttosto che l'anestesia generale o nessuna sedazione?
- quali strumenti supportano la valutazione presedazione?
- chi deve fare la valutazione e come va registrata?
- come va ottenuto il consenso?

Digiuno   *Evidence based*
- il digiuno è necessario per evitare eventi avversi?

Preparazione psicologica   *Evidence based*
- quale preparazione psicologica andrebbe adottata?

Personale e formazione   *Consenso*
- quali abilità sono richieste per i differenti membri del team e per differenti livelli di sedazione?
- che tipo di formazione e competenze sono richieste?

Ambiente e monitoraggio   *Consenso*
- quali monitoraggi ed equipaggiamenti sono necessari per ridurre il rischio di complicanze?
- quando viene sospeso il monitoraggio?

Criteri per la dimissione   *Consenso*
- quali sono i criteri di dimissibilità?

Efficacia e sicurezza del midazolam   *Evidence based*
- il midazolam è efficace per la sedazione rispetto ad altri sedativi, ad analgesici, a tecniche psicologiche o all'anestesia generale?
- il midazolam è sicuro nei diversi scenari?

Efficacia e sicurezza della ketamina   *Evidence based*
- la ketamina è efficace per la sedazione rispetto ad altri sedativi, ad analgesici, a tecniche psicologiche o all'anestesia generale?
- la ketamina è sicura nei diversi scenari?

Efficacia e sicurezza del cloralio idrato   *Evidence based*
- il cloralio idrato è efficace per la sedazione rispetto ad altri sedativi, ad analgesici, a tecniche psicologiche o all'anestesia generale?
- il cloralio idrato è sicuro nei diversi scenari?

Efficacia e sicurezza dell'ossido nitrico   *Evidence based*
- l'ossido nitrico è efficace per la sedazione rispetto ad altri sedativi, ad analgesici, a tecniche psicologiche o all'anestesia generale?
- l'ossido nitrico è sicuro nei diversi scenari?

Efficacia e sicurezza degli oppioidi   *Evidence based*
- gli oppioidi sono efficaci per la sedazione rispetto ad altri sedativi, ad analgesici, a tecniche psicologiche o all'anestesia generale?
- gli oppioidi sono sicuri nei diversi scenari?

Efficacia e sicurezza del propofol   *Evidence based*
- il propofol è efficace per la sedazione rispetto ad altri sedativi, ad analgesici, a tecniche psicologiche o all'anestesia generale?
- il propofol è sicuro nei diversi scenari?

Efficacia e sicurezza del sevoflurane   *Evidence based*
- il sevoflurane è efficace per la sedazione rispetto ad altri sedativi, ad analgesici, a tecniche psicologiche o all'anestesia generale?
- il sevoflurane è sicuro nei diversi scenari?

Riduzione quantità sedativi   *Evidence based*
- la combinazione di tecniche psicologiche e sedative consente di ridurre la quantità di sedativi utilizzati

Riprodotta da [15], con autorizzazione di National Clinical Guideline Centre (valutazione presedazione, comunicazione con il paziente, consenso informato; abilità, competenze e formazione del personale; monitoraggio dei parametri vitali; criteri di dimissibilità) le raccomandazioni sono state formulate attraverso il consenso dei membri del gruppo di lavoro.

Tutte le altre raccomandazioni (in particolare quelle riguardo all'efficacia e alla sicurezza dei sedativi più utilizzati) sono state formulate dopo attenta revisione della letteratura. La ricerca delle evidenze scientifiche è avvenuta attraverso la consultazione dei maggiori database: Medline, Embase, CINAHL e la Cochrane Library (aggiornata al 18 gennaio 2010); sono stati valutati solo studi randomizzati controllati per quanto riguarda l'efficacia dei farmaci sedativi, mentre per i dati sulla sicurezza la valutazione è stata estesa anche a studi di coorte.

Gli outcome valutati sono stati: successo della procedura diagnostico-terapeutica, in termini di numero di procedure portate a termine (*outcome primario*); dolore, stress e ansia percepiti, durata della sedazione e della procedura (*outcome secondari*). Sono stati inoltre valutati gli eventi avversi: vomito/aspirazione, desaturazione, necessità di assistenza respiratoria, eventi cardiaci. Per ogni outcome è stato definito *un grado di evidenza* (alto, moderato, basso), in base al *disegno di studio* (per eventuali bias), alla qualità metodologica, alla consistenza (concordanza in più studi) e alla capacità di rispondere in modo diretto alle domande iniziali.

Infine, attraverso review della letteratura scientifica, sono stati valutati gli aspetti economici in termini di rapporto costo-efficacia: tra diverse tecniche di sedazione, dotate di equivalenti *efficacia* e *sicurezza*, sono state ritenute ottimali quelle con più basso costo per paziente.

4.4.5 Piano di implementazione

Per favorire l'applicazione clinica delle LG, sono state scelti gli argomenti che potevano soddisfare i seguenti requisiti: avere un alto impatto sull'outcome e sulla variabilità delle cure, favorire una migliore allocazione delle risorse, promuovere la scelta consapevole del paziente e promuovere l'uguaglianza.

Sono state inoltre individuate le raccomandazioni che potevano necessitare di un piano di supporto all'implementazione, in modo da poterlo prevedere:
- relative a interventi che non rientrano nell'abituale piano di cure;
- che richiedono cambiamenti nei servizi forniti;
- che richiedono l'acquisizione di nuove abilità e competenze, o aggiornamento;
- che fanno emergere la necessità di cambiamenti nella pratica clinica;
- che necessitano di complesse interazioni per l'implementazione;
- che possono far emergere contenziosi.

4.5 Accreditamento come strumento per migliorare la qualità delle prestazioni sanitarie

Uno strumento fondamentale, per far sì che le LG stilate dalle Società scientifiche e da organismi governativi quali il NICE vengano adottate e fatte proprie da coloro che hanno la responsabilità economico-organizzativa delle strutture, è costituito dai sistemi di accreditamento, in particolare quelli indirizzati "all'eccellenza".

Per accreditamento si intende il processo attraverso cui un'organizzazione pubblica o un'agenzia privata valuta e riconosce che un'istituzione corrisponde a standard predefiniti.

In ambito sanitario si possono distinguere due diverse tipologie di accreditamento:

- *accreditamento istituzionale delle strutture sanitarie* (DPR n. 37 del 14/1/97);
- *accreditamento all'eccellenza degli enti di certificazione* (UNI EN ISO 9000, Joint Commission).

L'*accreditamento istituzionale* segue norme obbligatorie emesse dalla Pubblica Amministrazione e ha lo scopo d'inserire, nelle varie attività, alcuni requisiti minimi atti a salvaguardare salute, ambiente e sicurezza dei pazienti.

L'accreditamento da parte di Enti Certificatori segue invece norme volontarie, riconosciute a livello nazionale e internazionale e consigliate per migliorare la qualità delle prestazioni, quest'ultime definite anche "eccellenti".

La Joint Commission on Accreditation of Healthcare Organization (JCAHO) è attualmente la più grande organizzazione di accreditamento sanitario non profit negli USA e nel mondo [16,17]. La qualità ricercata dalla JCAHO si basa soprattutto sulle prestazioni erogate ai pazienti e sulla professionalità del personale sanitario; questo approccio clinico ha fatto sì che l'impatto a livello aziendale del modello JCAHO sia stato fin da subito molto positivo, molto più di quanto fosse accaduto con il sistema ISO, avvertito come "lontano" dal mondo sanitario.

Le caratteristiche di questo sistema di accreditamento all'eccellenza sono, oltre alla volontarietà dell'adesione, la presenza di osservatori esterni (commissione costituita da un medico, un infermiere e un amministrativo per le rispettive aree di competenza) per una valutazione oggettiva, la revisione periodica dei criteri che costituiscono il punto di riferimento di tutto il processo, la periodicità della procedura di accreditamento (di norma rilasciata su base triennale).

Il sistema di accreditamento all'eccellenza secondo JCAHO si basa sul rispetto di 354 standard. Gli standard abbracciano tutto l'ambito aziendale, riferendosi a temi come il *governo del personale*, la *leadership*, la *sicurezza* e aspetti di tipo clinico e organizzativo. Questo approccio si basa sulla consapevolezza che le prestazioni erogate sono il risultato di un sistema integrato di servizi, di professionisti sanitari e non sanitari, e che l'obiettivo cui tendere è la convergenza tra i bisogni sanitari del paziente e le risorse disponibili. Ogni criterio è misurabile e riproducibile. Le macrofunzioni di riferimento sono:

- funzioni riguardanti il paziente: diritti del paziente ed etica dell'organizzazione; valutazione clinica; trattamento; educazione; continuità del trattamento;
- funzioni organizzative: miglioramento delle prestazioni organizzative; leadership; gestione dell'ambiente ospedaliero; gestione delle risorse umane; gestione delle informazioni; sorveglianza, prevenzione e controllo delle infezioni;
- funzioni di struttura: direzione, gestione, personale medico, personale infermieristico.

In un momento così difficile per la Sanità pubblica, in cui i tagli dei fondi rischiano di penalizzare pesantemente la qualità delle nostre prestazioni, sfruttare le opportunità che derivano dall'applicazione di sistemi qualità diventa di fondamentale importanza. Anche se il loro utilizzo comporta un carico di lavoro supplementare, tali sistemi vanno portati avanti con convinzione e interpretati come occasioni per difendere il livello di professionalità raggiunto dal nostro lavoro. ISO e JCAHO sono strumenti che consentono di introdurre nella propria realtà ospedaliera la "cultura della qualità" e di applicare standard e protocolli condivisi, realizzati sulla base delle evidenze scientifiche e delle più recenti LG.

Le Regioni non obbligano gli ospedali a certificarsi, ma possono prevedere incentivazioni economiche importanti per le Aziende che seguono questo percorso e che, quindi, garantiscono alti standard qualitativi che non sono esclusivamente i requisiti minimali previsti per legge. Si tratta quindi di un'occasione per introdurre, con l'aiuto che le LG stilate dalle società scientifiche mettono a disposizione, i principi ritenuti fondamentali per la sicurezza dei pazienti in ospedale: chissà che, poi, questi principi non diventino in seguito norme obbligatorie.

4.6 Conclusioni

Come evidenziato in un recente articolo di R.D. Miller [18], negli ultimi dieci anni la *pratica medica* sembra avvicinarsi sempre più a una *trade union* (insieme di abili lavoratori che forniscono un servizio o un prodotto) piuttosto che a una *professione*, ovvero un insieme di individui che non solo forniscono un prodotto, ma si occupano anche dello sviluppo di quel prodotto (attraverso la ricerca) e decidono le modalità con cui quel prodotto andrà fornito.

Storicamente la pratica della medicina si è sempre caratterizzata per un'*autonomia professionale* derivante da specifiche conoscenze scientifiche e cliniche. A partire dagli anni Ottanta e Novanta, questa posizione di autonomia all'interno della società ha cominciato a essere limitata, perché percepita dai governi di molti paesi come un ostacolo all'interno di un sistema sanitario sempre più attento agli aspetti economici. Abbiamo visto in questo capitolo che i vari sistemi di controllo dell'attività medica possono in realtà diventare strumenti per migliorare gli standard di cura (vedi Joint Commission).

Tuttavia, questi sistemi di controllo non incoraggiano la creatività e la ricerca dell'eccellenza nella pratica clinica; sono sistemi attenti alla soluzione dei problemi attuali, ma non favoriscono una "visione a lungo termine". Come medici, e in particolare come anestesisti, dovremmo tenere sempre in considerazione quest'ultimo aspetto: non solo fornire un buon servizio, ma ricercare l'eccellenza. Parafrasando Oscar Wilde: stiamo tutti cercando la nostra via, ma alcuni di noi lo fanno guardando alle stelle [8].

Bibliografia

1. General Medical Council (2006) Good Medical Practice. http://www.gmc-uk.org/static/documents/content/GMP_0910.pdf
2. Eraut M (2005) Expert and expertise: meanings and perspectives. Learning Health Soc Care 4:173-179
3. Royal College of Physicians (2005) Doctors in society: medical professionalism in a changing world. http://www.rcplondon.au.uk/pubs/books/docinsoc
4. Gullo A (2005) Professionalism, ethics and curricula for the renewal of the health system. In: Gullo A (ed) (2005) Perioperative and Critical Care Medicine. Educational Issues, Springer-Verlag
5. Grimshaw JM, Russel IT (1993) Effect of clinical guidelines on medical practice: a systematic review of rigorous evaluation. Lancet 342:1317-1322
6. Sackett DL, Rosenberg WM, Gray JA et al (1996) Evidence based medicine: what it is and what it isn't. Brit Med J 312:71-72
7. Field MJ, Lohr KN (1990) Guidelines for clinical practice: from development to use. National Academy Press, Washington
8. Bosse G, Breuer JP, Spies C (2006) The resistance to changing guidelines – what are the challenges and how to meet them. Best Pract Res Cl An 20:379-395
9. Guyatt G, Haynes RB, Jaeschke R (2001) Introduction: the philosophy of evidence based medicine. In: Guyatt G, Rennie D (eds) Users guide to the medical literature. AMA Press, Chicago
10. Stockall CA (1999) Evidence-based medicine and clinical guidelines: past, present and future. Can J Anesth 46:105-108
11. The Cochrane Collaboration. http://www.cochrane.org/
12. National Institute for Health and Clinical Excellence. http://www.nice.org.uk/
13. Wollersheim H, Burgers J, Grol R (2005) Clinical guidelines to improve patient care. Neth J Med 63:188-192
14. Shaneyfelt TM (2001) Building bridges to quality. JAMA 286:2600-2601
15. National Clinical Guideline Centre, Royal College of Physicians (2010) Sedation in children and young people. Sedation for diagnostic and therapeutic procedures in children and young people. http://www.nice.org.uk/nicemedia/live/13296/52130/52130.pdf
16. Joint Commission On Accreditation Of Healthcare Organizations (1998) Introduzione ai principi del miglioramento della qualità. Centro Scientifico, Torino
17. Joint Commission On Accreditation Of Healthcare Organizations (1999) La realizzazione di un programma di miglioramento della qualità. Centro Scientifico Editore, Torino
18. Miller RD (2009) The pursuit of excellence. Anesthesiology 110:714-720

Procedure e governo clinico: come conciliare il fine con il mezzo

5

Vincenzo Parrinello, Giuseppe Saglimbeni, Gabriella Patané

5.1 Introduzione

La definizione di *governo clinico* [1] ai più risulta ermetica e il suo significato è comprensibile a pochi esperti di management sanitario, mentre spesso lascia disorientati o disinteressati gli operatori sanitari e i pazienti, in quanto non ne comprendono il senso e, quindi, il valore e il ruolo che esso svolge nella pratica clinica quotidiana.

Sembra infatti paradossale che un sistema sanitario debba essere esplicitamente definito come "il sistema attraverso il quale le organizzazioni sanitarie si rendono responsabili per il miglioramento continuo dei loro servizi e garantiscono elevati standard di performance assistenziale, assicurando le condizioni ottimali nelle quali viene favorita l'eccellenza clinica", caratteristiche queste considerate obiettivi primari, impliciti e normalmente ovvi di un'organizzazione sanitaria.

Tale definizione di governo clinico, e la consapevolezza della necessità della sua attuazione nelle organizzazioni sanitarie, suscita, infatti, alcune domande inquietanti: quali sono oggi gli obiettivi primari delle nostre organizzazioni sanitarie tanto da richiedere esplicitamente che cambino rotta e si orientino verso il miglioramento della qualità delle prestazioni? Il contesto organizzativo dei nostri ospedali a che cosa è orientato, tanto da rendere necessario che si adegui a nuovi modelli per favorire l'eccellenza clinica?

In effetti la sensazione che oggi avvertono in tanti, operatori sanitari e cittadini, è che nelle organizzazioni sanitarie il paziente, la malattia e la salute siano il "pretesto" grazie al quale possono essere giustificati sistemi organizzativi finalizzati a creare, esercitare e mantenere posizioni di potere. Tanto che quanti si ostinano a progettare modalità di erogazione delle prestazioni sanitarie centrati prioritariamente sul soddisfacimento del bisogno di salute dei cittadini vengono considerati idealisti utopici o non considerati affatto dal sistema.

V. Parrinello (✉)
Unità Operativa per la Qualità e Rischio Clinico
AOU Policlinico – Vittorio Emanuele, Catania

A. Gullo e P. Murabito (a cura di), *Governo clinico e medicina perioperatoria*,
DOI: 10.1007/978-88-470-2793-0_5, © Springer-Verlag Italia 2012

I principi del governo clinico, infatti, fanno fatica a diventare strumenti di gestione routinaria da parte del management sanitario, restando confinati in ristretti
ambiti culturali e comunque lontano dai luoghi dove vengono prese le decisioni e
viene governato l'ospedale.

Mentre, poi, nel nostro Paese gli strumenti della qualità sono stati scoperti, almeno a livello culturale e speculativo, in ragione della necessità di governare la domanda e l'offerta con lo scopo di razionalizzare la spesa sanitaria, nel Regno Unito, patria del governo clinico, la necessità di dotarsi di un nuovo modello di gestione delle organizzazioni sanitarie è emersa dopo una serie di gravi disfunzioni
del National Health Service (NHS) [2-5].

Dovendo sintetizzare il modello di gestione delle organizzazioni sanitarie come
governo clinico, si può senz'altro affermare che esso rappresenta il tentativo di con-
testualizzare nel mondo sanitario il modello dei sistemi di gestione per la qualità,
che nelle sue molteplici espressioni (TMQ, EFMQ, UNI EN ISO 9001, Six sigma,
accreditamento ecc.) sono stati implementati, con risultati dubbi, nelle organizzazioni sanitarie [1].

Tutti i modelli di sistemi di gestione per la qualità, pur con sfumature e accen-
tuazioni diverse, si ispirano ad alcuni elementi fondamentali esemplificati dal ciclo di Deming, che pone la pianificazione all'inizio dell'attività di miglioramento
continuo (*plan-do-check-act*).

Pertanto, tra gli strumenti indispensabili del governo clinico vi sono i documenti
di pianificazione delle attività, e tra questi, prioritariamente, le procedure.

5.2   L'organizzazione sistematica delle informazioni necessarie per supportare il funzionamento e il monitoraggio dei processi: il sistema documentale

Esistono un pregiudizio di fondo e una diffidenza diffusa nei confronti dei sistemi
di gestione per la qualità, e quindi anche del sistema *governo clinico*, in relazione
all'enfasi e al valore che questi danno ai documenti, cioè alla cosiddetta "carta".
Spesso infatti i professionisti sanitari contrappongono la "qualità di carta" alla "qualità professionale", cioè quella concreta, pratica, che agisce e guarisce, che risolve
i problemi e supera gli ostacoli che i sistemi organizzativi frappongono tra l'operatore e il corretto agire.

Per sfatare questo diffuso pregiudizio occorre considerare che uno dei requisiti generali dei Sistemi di Gestione per la Qualità, e quindi anche del *governo clinico* che ne rappresenta il modello di contestualizzazione in ambito sanitario, è l'organizzazione sistematica "delle informazioni necessarie per supportare il funzionamento e il monitoraggio" [6] dei processi del Sistema di Gestione per la Qualità
medesimo.

Per comprendere ed esemplificare questo concetto occorre confrontare l'organizzazione ospedaliera con altre organizzazioni complesse ad alta affidabilità [7],
come per esempio il settore aeronautico, che spesso viene considerato un contesto

che presenta diverse analogie, pur con molte differenze, con il settore sanitario (elevato ruolo della componente umana, utilizzo di tecnologie sofisticate, elevata specializzazione richiesta agli operatori, bassa soglia di tolleranza all'errore) [8,9].

Chi vuole affrontare un viaggio aereo, sa già il percorso organizzativo che dovrà affrontare, in qualunque parte del mondo si trovi, dalla prenotazione all'arrivo. Per non parlare dell'omogeneità dei sistemi interni di gestione delle attività aereonautiche, dall'addestramento dei piloti alle procedure standard di volo, dalla gestione delle manutenzioni degli aeromobili alle verifiche prima del decollo.

Viceversa, l'organizzazione del percorso del paziente e le stesse modalità di erogazione delle prestazioni variano da ospedale a ospedale e spesso, all'interno di uno stesso ospedale, da unità operativa a unità operativa.

Tale variabilità, spesso giustificata, fraintendendo, dall'impossibilità di standardizzare il percorso assistenziale per l'unicità delle problematiche cliniche e assistenziali presentate dal singolo paziente, ha diverse cause e ragioni. È esperienza comune che di fatto gli ospedali siano realtà profondamente diverse tra loro, per dotazione strutturale, tecnologica e di risorse umane e ciò può condizionare modelli organizzativi diversi. Ma questo non basta.

Quello che manca, rispetto ad altre organizzazioni complesse, è proprio l'organizzazione sistematica delle informazioni necessarie per supportare il funzionamento e il monitoraggio dei processi, anzi spesso, nel contesto sanitario, il funzionamento dei processi è affidato alla libera interpretazione del singolo operatore e a consuetudini, per non parlare del monitoraggio dei processi che è profondamente carente.

In altri termini, la modalità di esecuzione di un'attività clinica o assistenziale spesso "dipende da chi c'è" e non dalle esigenze organizzative o dal bisogno oggettivo di salute del singolo paziente. La variabile indipendente è l'operatore, e non il contesto clinico espresso dalle condizioni del paziente e dalle sue peculiari caratteristiche e aspettative.

Il modello organizzativo ispirato ai principi del *governo clinico* deve innanzitutto stabilire quali sono le informazioni necessarie per eseguire un'attività assistenziale e, quindi, garantire che tali informazioni siano omogeneamente conosciute e applicate nelle varie articolazioni organizzative dell'ospedale. A tal punto, si rende indispensabile cercare uno strumento per veicolare queste informazioni.

I supporti cartacei e/o informatici che veicolano le informazioni necessarie per eseguire un processo, costituiscono il sistema documentale, in accordo con quanto contenuto nella norma UNI EN ISO 9000:2005, che definisce il documento come "informazioni con il loro mezzo di supporto" [6].

Ecco, quindi, che nelle organizzazioni complesse, le cosiddette "carte" (regolamenti, procedure, istruzioni operative ecc.), cioè le informazioni in essa trascritte, e la loro gestione assumono, nel contesto del *governo clinico*, una particolare rilevanza strategica, in quanto strumenti in grado di superare le interferenze individuali dei professionisti coinvolti nella complessa articolazione delle attività che compongono i processi clinico-assistenziali (conoscenze, abilità, esperienze ecc.) e prevenire le conseguenze che può comportare un errore dovuto a informazioni carenti o non condivise.

Per queste ragioni, la gestione efficace delle informazioni relative alle modalità di svolgimento delle attività e dei processi, mediante la loro formalizzazione scritta, rappresenta uno strumento fondamentale e insostituibile di *governo clinico*, in quanto la gestione del sistema documentale attraverso un processo rigoroso di:

- redazione condivisa, che tenga conto delle migliori evidenze scientifiche, di modelli di buona pratica clinica e organizzativa;
- approvazione da parte di chi ha l'autorità;
- diffusione tra gli operatori;
- monitoraggio dei risultati;

rappresenta uno strumento idoneo alla prevenzione dell'inappropriatezza e degli errori dovuti a difetti di pianificazione o all'interpretazione soggettiva nell'esecuzione delle attività, per la mancanza di informazioni autorizzate e condivise.

5.3   La finalità del sistema documentale

La costruzione del *sistema documentale* di gestione dei processi e delle attività e la definizione delle modalità per tenerlo sotto controllo è quindi finalizzata alla *gestione delle informazioni* e delle registrazioni necessarie per supportare il funzionamento e il monitoraggio dei processi necessari per il *governo clinico*.

Pertanto un'organizzazione che vuole implementare un sistema di *governo clinico*, deve trasformarsi da organizzazione *informale* a organizzazione *formale*.

Tale trasformazione è finalizzata all'identificazione delle modalità sicure e appropriate di esecuzione di un'attività clinica e assistenziale con l'obiettivo di:

- rendere il più possibile oggettivo, sistematico e verificabile lo svolgimento di un processo;
- garantire la stabilità del risultato delle attività;
- fornire una piattaforma per il miglioramento continuo;
- rendere comprensibili e chiari i compiti, gli ambiti di competenza e le responsabilità degli operatori coinvolti in un processo;
- definire le modalità corrette di esecuzione di un'attività e di utilizzo delle risorse disponibili, gli obiettivi e i risultati attesi.

Le istruzioni scritte quindi assicurano che lo svolgimento dei processi e delle attività non sia affidato all'interpretazione soggettiva, bensì sia il risultato di un percorso ragionato, talora condiviso e comunque sempre autorizzato.

Tale approccio *formale*, permettendo inoltre la standardizzazione dei processi e delle attività, garantisce la costanza dei risultati, rende possibile la valutazione dell'efficacia e dell'efficienza dei processi, nonché l'individuazione di criticità e di scostamenti dalla *buona pratica* individuata dalla *procedura scritta*.

Tale approccio fornisce anche gli strumenti con i quali realizzare i principi del *ciclo del miglioramento continuo della qualità* e della gestione del rischio clinico attraverso la pianificazione di un'attività, l'esecuzione, il controllo e le azioni correttive.

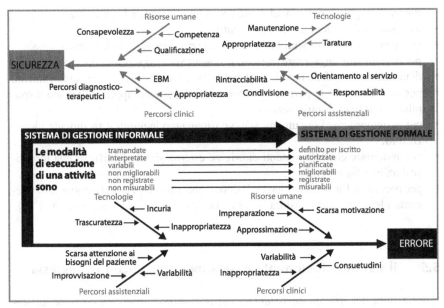

Fig. 5.1 Il modello di gestione "formale" delle organizzazioni sanitarie: dall'errore alla sicurezza

Ulteriore punto di forza del sistema documentale è la sistematica e corretta trasmissione del *know how* e, pertanto, la formalizzazione dei processi con procedure scritte (Fig. 5.1) costituisce un insostituibile strumento per l'addestramento del personale, specie di quello neoassunto [10].

5.4   La gestione del sistema documentale

La gestione del sistema documentale consiste nel garantire che le modalità di esecuzione di un processo clinico-assistenziale siano oggettive, sistematiche e verificabili e che quindi nei luoghi di lavoro siano presenti le versioni pertinenti e aggiornate delle procedure.

La rilevanza del problema di una corretta gestione delle informazioni necessarie a svolgere un'attività clinico-assistenziale e, quindi, delle procedure che le descrivono, è tale che tutti i modelli dei sistemi di gestione per la qualità richiedono una procedura scritta che descriva in che modo l'organizzazione tiene sotto controllo il proprio sistema documentale.

Sia la norma UNI EN ISO 9001:2008 sia il manuale degli standard Joint Commission International (JCI) per l'accreditamento degli ospedali, per citare i più noti, richiedono infatti che si debba predisporre una procedura scritta, ovvero una politica che definisca i requisiti per lo sviluppo e la gestione di politiche e procedure.

Più in dettaglio si richiede che tale procedura definisca le modalità:
- di gestione dell'identità dei documenti;
- per approvare i documenti circa l'adeguatezza, prima della loro emissione;
- per riesaminare, aggiornare (quando necessario) e riapprovare i documenti stessi;
- di identificazione delle modifiche e dello stato di revisione corrente dei documenti;
- per assicurare che le pertinenti versioni dei documenti applicabili siano disponibili sui luoghi di utilizzazione;
- per assicurare che i documenti siano e rimangano leggibili e facilmente identificabili;
- per assicurare che i documenti di origine esterna siano identificati e la loro distribuzione sia controllata;
- per prevenire l'uso involontario di documenti obsoleti e adottare una loro adeguata identificazione qualora siano da conservare per qualsiasi scopo [11,12].

5.5   Il sistema documentale nel governo clinico in anestesia

L'architettura del *sistema documentale* per il governo clinico nel contesto anestesiologico dovrebbe innanzitutto prevedere una serie di procedure, di solito condivise con tutto il resto dell'ospedale, che definiscono le modalità per tenere sotto controllo la documentazione (come descritto al punto 5.4), per comunicare e gestire gli eventi avversi e i mancati incidenti, e che indicano come e quando svolgere *root cause analisys* e *audit* clinici.

L'esigenza della documentazione specifica deve nascere dalla pianificazione esaustiva dei processi assistenziali [13] e dovrebbe comprendere:
- il percorso organizzativo della valutazione preanestesia;
- le modalità e i criteri per la valutazione preanestesia [14,15];
- le modalità e i criteri della rivalutazione preinduzione [16];
- le modalità di registrazione delle valutazioni e rivalutazioni;
- le modalità per fornire informazioni al paziente per l'acquisizione del consenso informato [17];
- le verifiche sulle apparecchiature e i presidi prima dell'inizio dell'anestesia [18];
- le modalità di registrazione del monitoraggio dell'anestesia [19,20];
- le modalità di gestione della postanestesia e di registrazione dei monitoraggi;
- le modalità di gestione del dolore [21];
- i criteri di dimissione dalla *Recovery Room* [22,23];
- i criteri di ammissione in Terapia Intensiva [22].

L'*attività anestesiologica* è costituita da processi tanto comuni quanto complessi all'interno di un ospedale. Le procedure che governano tali processi devono nel complesso prevedere una valutazione completa ed esaustiva del paziente, la pianificazione integrata delle cure e dell'assistenza, il monitoraggio continuo del paziente e il trasferimento dalle aree chirurgiche a quelle postanestesia e, da queste, alla degenza o alla terapia intensiva, sulla base di criteri prestabiliti ai fini del proseguimento delle cure (Fig. 5.2).

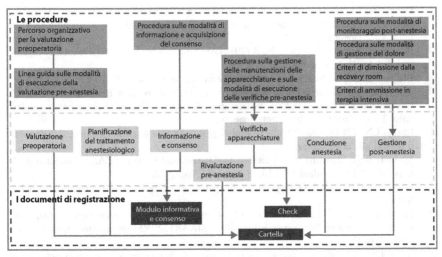

Fig. 5.2 Processi, procedure e documenti di registrazione in anestesia

5.6 Conclusioni

Il modello di gestione delle organizzazioni secondo i principi del *governo clinico* richiede un salto culturale e forse, nel nostro Paese, anche di qualche generazione. Esso richiede un ripensamento delle professionalità, dell'approccio ai processi clinico-assistenziali, dei modelli organizzativi, del rapporto con i pazienti e del management sanitario. Non è pensabile che la semplice predisposizione di alcuni documenti scritti possa determinare quella rivoluzione culturale che richiede il modello *governo clinico* a tutti gli *stakeholders* delle organizzazioni sanitarie, medici, infermieri, pazienti, management, università, istituzioni.

Purtuttavia, la condivisione formale dei processi di lavoro è il primo e indispensabile passo per strutturare un'*organizzazione* orientata all'appropriatezza, clinica e organizzativa, e quindi anche alla *sicurezza del paziente*.

Bibliografia

1. Scally G, Donaldson LJ (1998) Clinical governance and the drive for quality improvement in the new NHS in England. BMJ 317:61-65
2. Malcolm AJ (1995) Enquiry into the bone tumour service based at the Royal Orthopaedic Hospital. Birmingham Health Authority, Birmingham
3. NHS Executive South Thames (1997) Review of cervical cancer screening services at Kent and Canterbury hospitals. NHS Executive, London
4. Smith R (1998) Regulation of doctors and the Bristol inquiry. Both need to be credible to both the public and doctors. BMJ 317:1539-1540

5. Donaldson LJ (1994) Doctors with problems in an NHS workforce. BMJ 308:1277-1282
6. Norma UNI EN ISO 9000:2005. Sistemi di gestione per la qualità. Fondamenti e vocabolario. 3.7.2 Documento, p 32
7. Bagnara S, Parlangeli O, Tartaglia R (2010) Are hospitals becoming high reliability organizations? Applied Ergonomics 41:713-718
8. Bhagwat M (2012) Simulation and anaesthesia. Indian J Anaesth 56:14-20
9. Toff NJ (2010) Human factors in anaesthesia: lessons from aviation. Br J Anaesth 105:21-25
10. Norma UNI EN ISO 9000:2005. Sistemi di gestione per la qualità. Fondamenti e vocabolario. 2.7.1 Valore della documentazione, p 12
11. Norma UNI EN ISO 9001:2008. Sistemi di gestione per la qualità. I requisiti. 4.2 Requisiti relativi alla documentazione
12. Manuale degli Standard Joint Commission International (JCI) per l'Accreditamento degli Ospedali (2011) Standard MCI.18. 4ª edizione. Progea, Milano
13. Gullo A (2003) Medicina perioperatoria, terapia intensiva, emergenza. Springer-Verlag Italia, Milano
14. Calderini E, Adrario E, Petrini F et al (2004) Indications to chest radiograph in preoperative adult assessment. Recommendations of the SIAARTI-SIRM commission. Minerva Anestesiol 70:443
15. ASSR (2005) Valutazione preoperatoria del paziente da sottoporre a chirurgia elettiva. Linee guida nazionali di riferimento. Agenas, Roma; http://www.brandianestesia.it/File%20PDF/chirurgia_elettiva.pdf
16. Manuale degli Standard Joint Commission International (JCI) per l'Accreditamento degli Ospedali (2011) Standard ASC.5.2. 4ª edizione. Progea, Milano
17. http://www.siaarti.it/pazienti/pazienti.php?page=pazienti&sub=anestesia
18. SIAARTI. Gruppo di Studio Gestione Rischio Clinico. Gestione del rischio clinico: prevenzione dell'errore in ambito anestesiologico-rianimatorio. Check list per la registrazione delle attività di verifica preventiva. http://www.siaarti.it/scientifica/pdf_img/checklist.pdf.
19. SIAARTI Study group for safety in anesthesia and intensive care (2002) Guidelines for completing the Perioperative Anesthesia Record. Minerva Anestesiol 68:879-904
20. Manuale degli Standard Joint Commission International (JCI) per l'Accreditamento degli Ospedali (2011) Standard ASC.5.3. 4ª edizione. Progea, Milano
21. Gruppo di Studio SIAARTI per la Sicurezza in Anestesia e Terapia Intensiva (2010) Linee-guida del dolore postoperatorio. http://www.siaarti.it/lineeguida/lineeguida.php?page=lineeguida&sub=
22. Gruppo di Studio SIAARTI per la Sicurezza in Anestesia e Terapia Intensiva (2010) Raccomandazioni per l'area di recupero e l'assistenza post-anestesiologica. http://www.siaarti.it/lineeguida/pdf_img/file_33.pdf
23. Manuale degli Standard Joint Commission International (JCI) per l'Accreditamento degli Ospedali (2011) Standard ASC.6. 4ª edizione. Progea, Milano

Comunicazione in medicina

6

Francesco Oliveri, Paolo Murabito, Fortunato Stimoli

> *You can have brilliant ideas,*
> *but if you can't communicate them,*
> *your ideas won't get you anywhere.*
> Lee Iacocca

6.1   Introduzione

Si noti la forte carica comunicativa del messaggio. La *comunicazione* sta diventando oggi uno degli oggetti di maggiore interesse, soprattutto della letteratura manageriale, ma non solo. Non sorprenda dunque che sia proprio una delle frasi più celebri di un noto manager statunitense ad aprire la discussione. E non sorprenda neppure che una frase, o più in generale una competenza quale quella comunicativa, siano applicate a un ambito sanitario, apparentemente lontano da logiche manageriali. Non è così, soprattutto se si pensa che di qualsiasi organizzazione si tratti, pubblica o privata, l'unico punto d'incontro è rappresentato sempre da un gruppo di persone che lavorano insieme per raggiungere uno scopo comune. In quest'ottica, conoscenze tecniche e pratiche sono sicuramente importanti, ma rischiano di restare inutilizzate se non sono accompagnate da adeguate capacità comunicative. È chiaro che, come ogni competenza, anche quella comunicativa è fortemente dipendente da doti naturali e influenzata dalle esperienze, ma è anche possibile, in una certa misura, un miglioramento delle proprie capacità. Tale miglioramento diventa poi un imperativo a cambiare quando ci si trova a dover affrontare errori medici, il più delle volte (nel 70-80% dei casi) connessi a cattiva comunicazione interpersonale [1].

6.1.1   Definizione

Per far ciò è necessario prima di tutto definire che cosa si intende quando si utilizza il termine comunicazione. La comunicazione è spesso intesa come "trasferimento di informazioni da un emittente a un destinatario". Questa è forse la prima e più

F. Oliveri (✉)
UCO e Scuola di Specializzazione di Anestesia e Rianimazione
Università degli Studi di Catania
AOU Policlinico – Vittorio Emanuele, Catania

A. Gullo e P. Murabito (a cura di), *Governo clinico e medicina perioperatoria*,
DOI: 10.1007/978-88-470-2793-0_6, © Springer-Verlag Italia 2012

elementare definizione, coniata da Shannon e Weaver nel 1949 [2], due scienziati americani che si occupavano di circuiti telefonici, il primo spesso definito "padre della teoria dell'informazione". Dell'informazione appunto, perché, se ci fermassimo alla semplice definizione, la comunicazione verrebbe a coincidere con la mera informazione, un po' riduttivo se si pensa che spesso, nonostante si diano determinate informazioni, la risposta che si ottiene non sempre è correlata al loro significato. Emerge così un aspetto estremamente importante della comunicazione, che è rappresentato dal feedback, ovvero dalla risposta che si ottiene indipendentemente dal significato del messaggio che è stato inviato. Anche questa potrebbe essere una definizione di comunicazione.

Alla luce di quanto detto quindi, la comunicazione non si può basare semplicemente su un modello lineare che vede il passaggio di un messaggio dal mittente al destinatario, ma si tratta invece di un processo più complesso che, sulla base di un modello circolare, vede sì il passaggio di un'informazione dal mittente al destinatario, ma anche che a ciò segue la generazione di una risposta che dal destinatario tornerà al mittente. Il significato della parola comunicare è quindi già implicito nel termine stesso e indica piuttosto un mettere in comune, uno scambio di idee per arrivare a un'intesa. Si può così definire comunicazione, come non è raro trovare in letteratura, quel processo che porta alla costruzione di significati comuni. Ciò non significa affatto che il bravo comunicatore sia colui che riesca a convincere l'altro della propria idea, ma significa, una volta individuati quali sono gli obiettivi comuni, lavorare insieme per raggiungerli. La comunicazione diventa così il mezzo indispensabile attraverso cui è possibile conseguire un obiettivo comune. Soltanto non perdendo di vista gli obiettivi, che rappresentano comunque un punto esterno al processo, sarà possibile alla fine valutare se quella comunicazione è stata efficace o meno.

6.1.2 Comunicazione efficace

Partendo dal presupposto che la comunicazione, più che una trasmissione a senso unico, indichi uno scambio di informazioni tra almeno due persone, che contiene al suo interno anche una proposta di relazione, e riconoscendo l'inevitabilità di questo scambio, vale il primo assioma della comunicazione secondo cui "non si può non comunicare" [3]. Pertanto, occorre focalizzare l'attenzione su un punto fondamentale, ovvero se il modo in cui si comunica sia efficace o meno. Un giudizio di efficacia potrà essere espresso soltanto al raggiungimento degli obiettivi comuni.

Perché la comunicazione sia efficace occorre analizzare gli aspetti fondamentali del processo, iniziando con l'imparare ad aver cura dei rapporti che si instaurano, orientandoli alla collaborazione. Sarà altresì necessario individuare tutte le barriere comunicative che, soprattutto in ambito sanitario, sono causa di cattiva comunicazione. Soltanto risalendo alla fonte del problema sarà possibile costruire soluzioni condivise, come per esempio un approccio standardizzato alla comunicazione, che siano da guida nel difficile percorso che è il processo comunicativo.

6.2   Comunicazione interpersonale

6.2.1   Collaborazione

Come tutte le organizzazioni pubbliche, anche quella sanitaria si basa su rapporti di collaborazione. Una buona collaborazione è il risultato della capacità d'integrazione tra comunicazione, coordinamento e cooperazione. Un'organizzazione, di qualsiasi natura essa sia, viene meno nel momento in cui manca anche un solo componente della collaborazione [4]. Ma se, osservando dall'esterno, l'importanza della collaborazione è un dato facilmente oggettivabile, non sempre all'interno delle organizzazioni essa viene facilmente accettata. La questione nasce fondamentalmente da un'idea sbagliata, secondo cui spesso il gruppo viene visto come una negazione dell'individuo. Questo spiega perché, nonostante molti riconoscano l'importanza della collaborazione, oppongano poi una certa resistenza nell'atto pratico. In questo caso la collaborazione va costruita lavorando sulle proprie capacità e sulle competenze che ciascuno mette in gioco nei rapporti interpersonali.

Presupposto fondamentale per una buona qualità della collaborazione è infatti costituito dalla capacità di saper gestire i rapporti interpersonali. La trascuratezza nei rapporti è spesso causa di malfunzionamento dei gruppi di lavoro, e in questo caso la comunicazione è l'elemento chiave su cui agire per gestire e superare i conflitti. Il più delle volte, infatti, i conflitti nascono non tanto per ciò che si è detto, ma per il modo in cui lo si è detto, cioè per il modo in cui si comunica. Si tratta quindi di una questione di stile comunicativo.

6.2.2   Stili comunicativi

Gli stili comunicativi sono rappresentati dall'atteggiamento che si adotta in un rapporto e sono fondamentalmente di tre tipi: passivo, aggressivo e assertivo.

Chi adotta un *atteggiamento passivo* riesce a evitare o far cessare un conflitto e può essere lodato dagli altri per il fatto di essere una persona che non crea mai problemi; in questo modo però inibisce le proprie emozioni e difficilmente riesce a soddisfare un suo bisogno o un suo desiderio, a instaurare rapporti con gli altri, a dire la sua opinione, esprimere un dissenso, o ad accettare un complimento senza sminuirlo. Spesso si sente intimorito dagli altri e si scusa anche quando non è il caso, ha paura di sbagliare, ritiene che gli altri siano migliori di lui, ha bisogno dell'approvazione altrui, ha paura di essere giudicato male e teme le critiche. Inoltre, prova disagio in presenza di persone che non conosce bene, ha difficoltà nel prendere decisioni e spesso lascia che siano gli altri a decidere restando in disparte. La frustrazione provata nelle relazioni lo porta a sentirsi impotente e a sviluppare un'immagine di sé negativa; tutto ciò lo spingerà a isolarsi sempre più, a mantenere una bassa autostima e di conseguenza a continuare a comportarsi in maniera passiva. È possibile comunque, quando ci si riconosce in alcune delle caratteristiche citate, modificare i propri atteggiamenti al fine di eliminare il disagio provato.

Chi adotta un *atteggiamento aggressivo*, al contrario, tende a prevaricare e a condizionare gli altri. Un atteggiamento del genere però permette il più delle volte di ottenere ciò che si vuole. La persona aggressiva non riconosce facilmente l'inadeguatezza del suo comportamento, spesso non si rende conto del disagio che crea negli altri. Vuole imporre la sua leadership nel gruppo, non mette mai in discussione la propria opinione su qualcuno o qualcosa, decide per gli altri senza ascoltare il parere degli interessati, non accetta di poter sbagliare, non chiede mai scusa, non ascolta gli altri mentre parlano e interrompe frequentemente, critica ed emette sentenze. Costantemente concentrata su di sé e quindi profondamente egocentrica, la persona aggressiva si considera migliore, lascia poco spazio agli altri, giudicandoli inetti e sminuendone i meriti. Essenzialmente, considera i suoi giudizi alla stregua di leggi universali e con i propri criteri l'aggressivo giudica anche per gli altri. Queste persone con il tempo però pagano le conseguenze del loro modo di comportarsi: quanto più sono aggressive tanto più si circondano di persone passive, mentre gli altri tenderanno a evitare la loro compagnia.

Nello *stile assertivo*, infine, l'atteggiamento non è né di inferiorità né di superiorità. Ponendosi sullo stesso piano degli altri, l'assertivo rispetta se stesso e gli altri nella stessa misura ed è in grado di gestire le relazioni interpersonali senza provare disagio. Nell'affrontare situazioni di disagio l'assertivo si focalizza su se stesso, laddove il passivo e l'aggressivo si focalizzano sugli altri per diminuire il proprio disagio. L'assertivo parla dei suoi sentimenti personali, non di cose oggettivamente giuste, si concentra sulle proprie inclinazioni personali senza considerarle regole universali. Non si mette sulla difensiva, non giustifica troppo le proprie emozioni, ma può comunque fornire ragioni. Critica i comportamenti, non le persone, e sa quali sono i suoi scopi, chiede cambiamenti specifici di comportamento, esprime esattamente cosa si aspetta dall'altro, consapevole che le sue richieste possano essere rifiutate. Se l'altro protesta l'assertivo resta semplicemente sulla sua posizione, continuando a non perdere di vista il suo obiettivo, in altre parole ascolta, sa rifiutare senza essere aggressivo, ammette i propri errori e accetta le critiche, si assume le proprie responsabilità.

Tutti hanno il diritto ma non l'obbligo di essere assertivi. Le persone che esitano perché non sanno cosa dire scoprono che la pratica dell'esprimere i propri sentimenti sul momento è un apprezzabile gradino verso una maggiore assertività. Alcune persone, però, non possono scegliere di essere assertive a causa di scarse abilità sociali o di rigide convinzioni su ciò che è giusto e ciò che è sbagliato; la meta finale deve comunque restare quella di esprimere se stessi onestamente e spontaneamente e, allo stesso tempo, incoraggiare e accettare questo tipo di comportamento negli altri.

Un aspetto fondamentale nella gestione dei rapporti è proprio rappresentato dal fatto che molto spesso si fa confusione tra comunicazione e rapporto, attribuendo a entrambi un significato comune. In quest'ottica saper comunicare sembra coincidere con il saper convincere, e si attribuisce così a un difetto di comunicazione un eventuale rifiuto, perdendo di vista quello che è il punto fondamentale, ovvero il rispetto della libertà dell'altro di essere d'accordo o meno con quanto si è detto, presupposto su cui si basa la costruzione di un rapporto solido. Anche in questo caso, come in precedenza, la comunicazione sarà il mezzo necessario attraverso cui costruire il rapporto, e la sua efficacia sarà valutata dal risultato, ovvero dalla qualità e dalla prosecuzione del rapporto stesso.

6.2.3 Ascolto attivo

La competenza fondamentale nella cura dei rapporti però non è rappresentata solo dalla capacità di comunicazione, ma anche da quella di ascolto, non meno importante. Così come non può esistere comunicazione se non c'è il ricevente, allo stesso modo non ci sarà rapporto se manca chi ascolta. Nel rapporto, infatti, entrambe le parti svolgono due attività diverse ma complementari, per esempio uno parla e l'altro ascolta, indirizzate entrambe allo stesso scopo. Non si cada nell'errore di pensare che l'ascolto implichi l'assunzione di una posizione passiva rispetto a chi parla. L'ascolto è attivo tanto quanto il parlare, se non di più. Ascoltare implica un'agire, implica prima di tutto essere consapevoli del fatto che si ha la libertà di decidere se accettare o rifiutare ciò che l'altro sta proponendo. Tre, in particolare, sono le possibili risposte che si possono dare: accettare o rifiutare la comunicazione, oppure sminuire e squalificare l'altra persona. Le prime due indicano che l'interlocutore viene comunque ascoltato, anche se con esiti differenti (ciascuno ha la libertà di essere d'accordo o meno con quanto ascoltato), la terza invece si manifesta con un comportamento che apparentemente sembrerebbe non fornire alcuna risposta, ma che per il primo assioma (non si può non comunicare) è in esso stesso una risposta e rappresenta una forte nota negativa, una squalifica per l'interlocutore perché equivale a dire: "qualunque cosa tu stia dicendo, per me non conti niente, non esisti nemmeno"; questo messaggio può trasparire da alcuni comportamenti, come parlare con qualcun altro, cambiare argomento, fare qualcos'altro, guardare altrove. Questo atteggiamento non solo non è corretto, ma anche improduttivo e fa nascere tensioni tra le persone.

Quanto detto può essere applicato alla stessa relazione medico-paziente, in cui capacità comunicative e di ascolto sono fondamentali per la riuscita della terapia [5]. In questo caso il buon esito si sostiene sulla capacità di ascolto del paziente, ma il paziente non è il solo a cui è richiesta questa capacità. È stato dimostrato che la capacità di ascolto di un medico non durerebbe in genere più di 18 secondi, allo scadere dei quali il paziente viene puntualmente interrotto [6]. Un atteggiamento molto diffuso è quello di affermare che non c'è abbastanza tempo per ascoltare, e pertanto si tende ad attribuire questo comportamento a necessità organizzative e a logiche manageriali, piuttosto che a una capacità personale poco sviluppata.

Ma l'ascolto non deve essere finalizzato solo alla raccolta di informazioni; l'ascolto è soprattutto lo strumento che ciascuno ha a disposizione per manifestare rispetto e interesse e per valorizzare l'altro.

La comunicazione interpersonale rappresenta pertanto una dinamica fondamentale del lavoro di squadra, e ancor più in ambito sanitario, in cui il lavoro sul paziente è essenzialmente un lavoro di équipe (basti pensare a quanto si verifica giornalmente in una sala operatoria, in cui il lavoro sul paziente è il risultato della collaborazione tra chirurgo, anestesista e infermieri). Interessante risulta a tal proposito il contributo di uno studio canadese, secondo cui il ruolo del medico si divide tra due aspetti fondamentali: quello di comunicatore da un lato e quello di collaboratore dall'altro [7]. Dall'intrecciarsi di queste due qualità nasce il lavoro di squadra, che non andrà quindi contro l'individualità del singolo medico, ma che, al contrario, permetterà a ciascuno di esprimere le proprie potenzialità all'interno di uno sforzo condiviso. Riconoscersi all'interno di un gruppo significa impegnarsi personalmente a fare proprie le decisioni del gruppo e a condividere le responsabilità. In questo modo nel gruppo non si realizzerà la negazione dell'individuo, ma si tratterà semplicemente di riconoscere il contributo individuale al suo interno.

6.3   Trappole della comunicazione

La particolare attenzione alla comunicazione in ambito sanitario nasce dalla sempre crescente consapevolezza che sia l'errore umano, molto spesso, a contribuire al cattivo esito dell'assistenza terapeutica al paziente. Prima di analizzare, però, le cause che più frequentemente pongono il paziente potenzialmente a rischio, è necessario procedere con un'analisi un po' più dettagliata di alcuni elementi che costituiscono il processo comunicativo.

6.3.1   Componenti del processo comunicativo

- Emittente: è la fonte del messaggio, colui che avvia la comunicazione e che ne determina anche aspetti peculiari, quali il contenuto del messaggio e il canale attraverso cui questo viene inviato, ovvero il mezzo fisico attraverso cui possono essere ricevuti i messaggi, come l'udito, la vista, il tatto, l'olfatto.
- Codice: è rappresentato dalla forma di comunicazione, che permette la traduzione del messaggio in elementi fisici (parole, scritti, gesti o azioni).
- Canale: consiste fondamentalmente nella scelta del modo attraverso cui si vuole inviare il messaggio (essenzialmente orale o scritto); tale scelta è importante soprattutto alla luce del problema delle barriere.
- Ricevente: è fondamentale ai fini della ricezione del messaggio, che si avrà solo se il destinatario riceve il messaggio, se ciò non avviene non ci sarà una vera comunicazione; questo aspetto ha un ruolo condizionante per il meccanismo di feedback descritto in precedenza, ma può a sua volta essere condizionato dalle barriere, che possono costituire un ostacolo anche per la ricezione.
- La decodifica del messaggio: messa in atto dal ricevente, consiste nell'attribuire un significato al messaggio interpretando il codice con cui era stato trasmesso; questo implica anche la possibilità che, una volta decodificato, il messaggio assuma un significato diverso da quelle che erano le intenzioni dell'emittente, dando luogo a fraintendimenti.
- Il feedback: è la risposta che manda il ricevente alla fonte e rispecchia il tipo di decodifica che ha operato.

La suddivisione del processo comunicativo nelle sue componenti rappresenta un ottimo punto di partenza per rivedere le proprie modalità di comunicazione ed eventualmente individuare quali sono i momenti in cui è maggiore il rischio che barriere comunicative si inseriscano nella comunicazione, ostacolando l'intesa.

6.3.2 Comunicazione non verbale

Il processo comunicativo non si esplica soltanto attraverso il linguaggio parlato o scritto. Da una serie di studi condotti negli anni Sessanta è emerso che le parole, o in generale il linguaggio parlato, pesano nella trasmissione di un messaggio soltanto per il 7%; maggiore importanza viene, invece, attribuita alla mimica facciale e ai gesti, che riescono a trasmettere da soli il 55% del messaggio, mentre il restante 38% viene trasmesso con l'inflessione e il tono della voce [8,9]. La comunicazione non verbale, pertanto, è costituita essenzialmente dal linguaggio del corpo, cioè da tutti i segnali che vengono inviati dal corpo, come l'espressione del volto, lo sguardo, l'atteggiamento, i gesti, ma anche dal paralinguaggio, ovvero dal modo in cui si parla, attraverso il tono della voce, il volume e l'altezza del suono, la rapidità nell'esprimersi. Importante è anche il contesto in cui avviene la comunicazione, cioè il linguaggio degli oggetti, che molto spesso possono rivelare anche alcuni aspetti della personalità dell'interlocutore.

Prestare attenzione ai messaggi che si inviano attraverso il linguaggio del corpo può essere utile nel momento in cui non ci si riesce a spiegare il perché di un esito sfavorevole della propria comunicazione, soprattutto in rapporto al contenuto del messaggio inviato. La comunicazione non verbale ha, in genere, la funzione di accompagnarsi a quella verbale, rafforzandola o in alcuni casi sostituendosi a essa; ma a volte può arrivare anche a contraddirla, generando confusione in chi ascolta. Il problema consiste soprattutto nel fatto che non sempre il linguaggio del corpo può essere facilmente controllabile; molto spesso espressioni e gesti sono involontari e non prevedibili. In questi casi ci si può rendere conto di un'eventuale contraddizione dal feedback che rimanda l'interlocutore.

Essere comunicatori efficaci implica inevitabilmente l'aver cura anche dei messaggi che si inviano attraverso il corpo.

6.3.3 Trappole della comunicazione

Capire quali sono le cause che più frequentemente pongono in uno stato di rischio potenziale il paziente rappresenta un passo importante verso un miglioramento delle prestazioni mediche, anche attraverso lo sviluppo e l'applicazione di misure di contenimento che abbiano come meta finale una maggiore salvaguardia della sicurezza del paziente.

Da uno studio della Joint Commission, condotto su una casistica di 8000-9000 eventi sentinella tra il 1995 e il 2003 negli USA, è emerso che il 63% di tutti gli eventi sentinella è dovuto a errori di comunicazione tra il personale sanitario [1].

Un risultato del genere non deve certo sorprendere, dal momento che errori di comunicazione implicano inevitabilmente un'interruzione nel passaggio dell'informazione, con conseguenze anche importanti per la vita dei pazienti. Gli ostacoli alla comunicazione vengono definiti barriere.

6.3.3.1 Fenomeno della dispersione

Le prime difficoltà possono sorgere già nel momento stesso in cui viene formulato il messaggio. Paragonando a 100 ciò che si vuole dire, mediamente ciò che
si riesce a trasmettere non supererà l'80%. Tale dispersione è dovuta alla traduzione del pensiero in parole; in questo passaggio il significato esatto di ciò che si
desidera dire spesso si perde dietro la ricerca di parole adeguate, l'attenzione alla
fluidità del discorso.

Anche la ricezione del messaggio da parte del destinatario risente di alcune limitazioni che portano alla perdita di parti importanti di esso; tali limitazioni possono essere di ordine fisico, come per esempio la presenza di un rumore eccessivo, che ostacolano la trasmissione stessa del messaggio, oppure strettamente legate al ricevente stesso, dovute a una difficoltà di attenzione, a un momento di
distrazione, o meglio legate a un'attenzione selettiva, ovvero alla tendenza a prestare attenzione soltanto a idee già accettate. Anche in questo passaggio viene per-
sa una parte consistente del messaggio, cosicché la ricezione sarà al massimo del
50% di ciò che si intendeva comunicare.

Una volta recepito, però, il messaggio va anche decodificato, cioè va compreso. La comprensione di ciò che è appena stato trasmesso spetta al ricevente, che
può però attribuire al messaggio un significato anche del tutto diverso rispetto a
quelle che erano le intenzioni del mittente; in questo caso la comprensione del messaggio scenderà al 30%, rispetto al punto di partenza.

Infine, al termine della comunicazione, il ricordo di ciò che è stato detto sarà
fortemente condizionato dalla tendenza a ricordare soltanto le informazioni che hanno colpito maggiormente l'interlocutore, dimenticando tutto il resto. Pertanto, al termine del discorso, non si riuscirà a ricordare più del 10% di quanto si è ascoltato.

Quello appena descritto prende il nome di fenomeno della dispersione [10]. Ogni
comunicazione, di qualsiasi natura essa sia, risente inevitabilmente di tale limitazione, cui si aggiungono, in ambito sanitario soprattutto, tutta una serie di ulteriori barriere comunicative. Si tratta essenzialmente di disguidi nella ricezione dei
messaggi, che possono essere dovuti a difetti organizzativi o culturali del personale sanitario [11,12].

6.3.3.2 Barriere organizzative

Barriere organizzative sorgono soprattutto nelle organizzazioni caratterizzate da
una struttura particolarmente complessa (e le organizzazioni sanitarie non fanno
certo eccezione), in cui un messaggio deve spesso passare attraverso vari livelli
gerarchici prima di giungere a destinazione. Ciò implicherà il manifestarsi di quanto appena visto, cioè una dispersione di parti più o meno consistenti del messaggio, il cui contenuto potrà subire anche non poche distorsioni, in quanto il messaggio transita per molte persone, ognuna delle quali potrà apportare modifiche

più o meno radicali, con tagli o aggiunte. Non solo, ma con il passaggio da un livello gerarchico all'altro il messaggio impiegherà molto tempo prima di poter arrivare a destinazione, e ciò porterà inevitabilmente a un ritardo nei trattamenti. Il passaggio delle consegne rappresenta un momento fondamentale nell'assistenza al paziente, e spesso errori di comunicazione, soprattutto tra i medici stessi, quindi tra pari, sono dovuti a un'organizzazione inadeguata che determina, per esempio, discontinuità dell'assistenza al paziente tra un turno e l'altro, con scarsa disponibilità di informazioni critiche sul paziente [13].

Infatti, uno dei maggiori problemi con cui ci si trova a doversi confrontare non è rappresentato tanto dai numerosi livelli gerarchici, quanto piuttosto dalla carenza di personale, che comporta un aumentato carico di lavoro, sia per i medici che per gli infermieri. È chiaro che una sproporzione tra carico di lavoro e numero di lavoratori, soprattutto in un reparto di emergenza, può portare a conseguenze prevedibili in termini di sicurezza del paziente [14]. Per esempio, si risponderà in ritardo alle chiamate, si daranno consegne affrettate, si lavorerà di fretta e con superficialità, sarà dedicato poco tempo al paziente; con il tempo il personale tenderà ad accumulare stress e fatica, che alimenteranno ancora di più la trascuratezza nello svolgimento delle proprie mansioni, e tutto questo influirà negativamente sulla qualità dell'assistenza prestata. Anche la qualifica del personale, la preparazione e gli anni di servizio influiscono notevolmente sulla qualità del servizio prestato, in particolare numero e qualifica del personale sono strettamente correlati a una riduzione significativa di degenza e mortalità per complicanze [15,16].

6.3.3.3 Barriere culturali

Più frequentemente, cause di cattiva comunicazione sono rappresentate da barriere culturali tra il personale sanitario. Si tratta principalmente di barriere di specializzazione, che costituiscono un ostacolo all'intesa, soprattutto nel passaggio di consegne da medici a infermieri. Una delle principali cause di errori, infatti, è rappresentata dall'uso di un linguaggio non sempre comprensibile da parte degli altri operatori sanitari; questa, che è un'abitudine tra l'altro abbastanza consolidata tra i medici, non consiste solamente nell'utilizzo di termini tecnici, bensì anche di tutti quegli acronimi, sigle e abbreviazioni che molto spesso possono essere causa di errori, per esempio nella somministrazione di farmaci, e a cui va posta particolare attenzione, oltre che alla scrittura, spesso poco chiara. Basti pensare a tutte quelle volte in cui si preferisce dire *Hgt* al posto di glicemia o *EGA* invece di emogasanalisi. Dietro ogni inutile tecnicismo si nascondono vere e proprie trappole linguistiche che, se non evitate, possono portare alla distorsione già vista in precedenza e alle sue prevedibili conseguenze.

Ma se da un lato l'uso di un linguaggio eccessivamente tecnico può essere causa di errori, non meno importanti sono le imprecisioni di linguaggio. Parlare lingue diverse può essere sicuramente fonte di incomprensioni, ma non bisogna necessariamente pensare solo a questo quando si parla di barriere linguistiche. Volendosi riferire in particolar modo alla pratica clinica, imprecisioni sono spesso rappresentate da tutti gli ordini generici che sono fonte di disorientamento e confusione e che facilmente possono esitare in errori [17,18]. Non è raro per esempio, a proposito di ordini generici, sentir dire "fai un bolo di 500 cc di..." senza specificare però in quanto tempo. Molto spesso, inoltre, non sono solo gli ordini a essere generici, ma anche le informazioni. Quante volte è capitato di sentir dire, con un certo allarmismo tra l'altro, "il paziente sanguina", senza specificare in che quantità e soprattutto in quanto in tempo! Sono solo alcuni esempi per illustrare quanto sia facile cadere in errore nella pratica clinica di tutti i giorni.

6.4 Comunicazione efficace

Da quanto analizzato finora, nonostante si comunichi continuamente, comunicare in maniera efficace non è affatto semplice. Normalmente le conversazioni non mettono in gioco la vita o la morte, ma nel contesto dell'assistenza sanitaria ogni conversazione può avere un grande impatto. Sarà necessario allora, una volta individuate le cause di cattiva comunicazione, attuare un approccio standardizzato alla comunicazione al fine di evitare tutti gli errori che inevitabilmente ne conseguono.

6.4.1 Metodo SBAR

Un modello di comunicazione standardizzato è rappresentato dal metodo SBAR [19]. Si tratta in realtà di un metodo inventato per i sommergibili americani allo scopo di fornire informazioni critiche al comandante, ma che può essere facilmente applicato a qualsiasi contesto, e quello sanitario non fa certo eccezione. SBAR è un acronimo dato da:
Situation: chi, dove, cosa succede al paziente;
Background: qual è il contesto clinico;
Assessment: breve esposizione di ciò che si pensa stia accadendo;
Recommendation/Request: cosa si ritiene necessario fare per risolvere il problema.

6.4.2 Possibili applicazioni del metodo SBAR

Il metodo SBAR rappresenta un'utile guida nella costruzione di un discorso organizzato e volto soprattutto a una più funzionale (efficace, appunto) comunicazione. Di seguito sono riportati alcuni esempi di possibili applicazioni del metodo ad alcune situazioni cliniche. Si noti la particolare versatilità del metodo e la possibilità di applicazione a qualsiasi contesto, anche del tutto estraneo a un'unità di crisi.

6.4.2.1 Metodo SBAR nella comunicazione telefonica in situazioni di crisi
Situation: identificarsi, descrivere il luogo in cui ci si trova e quello che sta accadendo al paziente.
Background: descrivere il contesto clinico.

Assessment: fornire la propria opinione circa il problema del paziente e i parametri clinici, e anche i risultati di eventuali indagini diagnostiche.

Recommendation/Request: cosa si richiede o si ritiene necessario.

6.4.2.2 Metodo SBAR nel passaggio delle consegne

Situation: identificare il paziente e descrivere le sue condizioni.

Background: descrivere il contesto clinico.

Assessment: fornire la propria opinione, le indagini che ha effettuato il paziente e gli eventuali risultati.

Recommendation/Request: cosa si raccomanda.

6.4.2.3 Metodo SBAR nel trasferimento/dimissione

Situation: identificare il paziente e descrivere le sue condizioni al momento del trasferimento/dimissione; indicare la diagnosi.

Background: descrivere il contesto clinico, anamnestico e obiettivo.

Assessment: fornire la propria opinione circa il problema del paziente e i risultati di eventuali indagini diagnostiche.

Recommendation/Request: cosa si raccomanda (follow-up, indagini di laboratorio, terapia).

Seguire queste indicazioni può costituire un utile ausilio nella costruzione di un discorso organizzato, soprattutto in termini di contenuto; ma non può essere sufficiente, dal momento che il contenuto non è il solo aspetto principale nella trasmissione di un messaggio.

6.4.3 Comunicazione a circuito chiuso

Molto spesso una cattiva comunicazione nasce non tanto dal contenuto di ciò che è stato detto, ma dal modo in cui è stato detto. Essere assertivi in questo caso è fondamentale [20].

Una maggiore assertività implica parlare a voce alta e chiara evitando la timidezza, guardando l'interlocutore negli occhi e chiamandolo per nome. Significa anche dare direttive chiare, evitando ordini generici e spiegando sempre ciò che si vuole venga fatto, perché e quando. Quando necessario, può essere anche utile fermarsi a dare istruzioni precise e, se vengono assegnati più compiti, è importante anche definirne le priorità.

È fondamentale prestare attenzione a tutte le trappole linguistiche che possono essere causa di errore, evitando per esempio il ricorso ad abbreviazioni e acronimi, e spostando la propria preferenza verso termini condivisi.

Alla fine di una richiesta è sempre importante chiedere all'operatore se ha compreso ciò che è stato chiesto, se ci sono problemi, e possibilmente di ripetere ciò che è stato detto.

Quest'ultimo passaggio è volto fondamentalmente ad assicurarsi che ci sia un ascolto attivo dall'altra parte. Come già anticipato, infatti, l'ascolto non pone in una posizione passiva, al contrario chi ascolta è impegnato attivamente nella comunicazione e l'unico mezzo di cui si dispone per accertarsi che sia così, in questi casi, è rappresentato essenzialmente dal feedback. Nel momento in cui il messaggio torna al punto di partenza è possibile individuare ed eventualmente correggere dispersioni e distorsioni che si sono verificate durante la trasmissione, non solo, ma il feedback costituisce anche un utile ausilio per chi ascolta, perché aiuta a ricordare meglio ciò che è stato chiesto di fare. Il feedback è un importante componente della comunicazione perché permette di chiudere il cerchio e pone in essere quello strumento fondamentale del lavoro di squadra che è la comunicazione a circuito chiuso. Nella comunicazione a circuito chiuso emittente e destinatario hanno ruoli diversi ma complementari e stanno entrambi sullo stesso piano. Se all'emittente viene chiesta una maggiore assertività nel dare il comando, al destinatario sarà chiesto un ascolto attivo, che si tradurrà nella ripetizione del comando, controllandone possibilmente il significato per quella circostanza, e nell'attesa di un ulteriore feedback da parte dell'emittente prima di agire. L'emittente, pertanto, non si limiterà soltanto a dare il comando, ma dovrà anche accertarsi che questo sia stato recepito dal destinatario, capito, ma soprattutto eseguito. È sempre importante verificare che il compito assegnato sia stato portato a termine. La comunicazione dunque è fondamentalmente data da un continuo scambio di feedback tra emittente e destinatario [21].

6.5   Conclusioni

In conclusione non si può che chiudere il cerchio tornando al punto di partenza.

Erano state ipotizzate varie definizioni di comunicazione, ma alla luce di quanto ribadito più volte si ritiene sufficientemente persuasiva quella che definisce la comunicazione come "la risposta che si ottiene indipendentemente dal significato del messaggio inviato".

Il fatto che risposta e significato del messaggio possano non coincidere è plausibile in una qualsiasi comunicazione, ma non sarà accettabile qualora ci si voglia riferire a una comunicazione efficace, e, ancor più, in ambito sanitario, in cui comunicare con efficacia è assolutamente prioritario. Pertanto, è la congruenza tra risposta e significato che definisce una comunicazione efficace. A tal proposito, era stata proposta un'altra definizione che si adatta perfettamente al concetto di comunicazione efficace, ovvero il processo che porta alla costruzione di significati comuni. Per costruire significati comuni è indispensabile approcciarsi in maniera standardizzata alla comunicazione. Il metodo SBAR, supportato da una *comunicazione* a circuito chiuso, entrambi pari per importanza, costituisce un prezioso alleato nell'eliminazione di tutti gli errori che nascono da una cattiva comunicazione.

Non si vuole certo riproporre in questa sede tutte le cause di errori nella comunicazione, peraltro già ampiamente analizzate in precedenza, né tanto meno i metodi proposti per fronteggiarle. Si vuole però concludere ribadendo un concetto fondamentale: quello del feedback. La comunicazione è uno strumento efficace nella pratica di tutti i giorni, ma può diventare totalmente inutile se non lo si sa usare. Ogni volta che si vorrà comunicare qualcosa, pertanto, sarà necessario accertarsi che il messaggio sia stato recepito, capito, eseguito. Chiedere al destinatario se ha capito, se è tutto chiaro, se ci sono problemi, o semplicemente di ripetere quanto detto, è la regola. Soprattutto, ricordandosi sempre che:

"inteso" non significa "detto"

"detto" non significa "sentito"

"sentito" non significa "capito"

"capito" non significa "fatto".

Bibliografia

1. The Joint Commission, http://www.jointcommission.org/sentinel_event.aspx
2. Shannon CE, Weaver W (1949) The mathematical theory of communication. The University of Illinois Press, Urbana, 1949
3. Watzlawick P, Beavin JH, Jackson DD (1967) Pragmatics of human communication. A study of interactional patterns, pathologies, and paradoxes. WW Norton, New York, 1967 (trad. it. Watzlawick P, Beavin JH, Jackson DD (1971) Pragmatica della comunicazione umana. Studio dei modelli interattivi, delle patologie e dei paradossi. Astrolabio, Roma)
4. Turati C (1998) L'organizzazione semplice. La sfida alla complessità inutile. Egea, Milano
5. Virzì A (2007) La relazione medico-paziente, come riumanizzare il rapporto: manuale introduttivo. Franco Angeli, Milano
6. Beckman HB, Frankel RM (1984) The effect of physician behavior on the collection of data. Ann Int Med 101:692-696
7. Royal College of Physicians and Surgeons of Canada, http://www.royalcollege.ca/public/canmeds/framework
8. Mehrabian A, Ferris SR (1967) Inference of attitudes from nonverbal communication in two channels. J Consult Psychol 31:248-252
9. Mehrabian A, Wiener M (1967) Decoding of inconsistent communications. J Personal Soc Psychol 6:109-114
10. Rotondi P, Saggin A (2004) Comunicare con efficacia, Protocollo N. 837. SDA Bocconi School of Management, Milano
11. Glavin RJ (2011) Human performance limitations (communication, stress, prospective memory and fatigue). Best Pract Res Clin Anaesthesiol 25:193-206
12. British Medical Association, National Patient Safety Agency, NHS Modernisation Agency (2011) Safe handover: safe patients. Guidance on clinical handover for clinicians and managers. British Medical Association
13. Emergency Department Overload (2002) A growing crisis, the results of the AHA survey of Emergency Department (ED) and hospital capacity. http://www.aha.org
14. Krapohl GL, Larson E (1996) The impact of unlicensed assistive personnel on nursing care delivery. Nursing Economics 14:99-110; 122
15. Needleman J, Buerhaus P, Mattke S et al (2002) Nurse-staffing levels and the quality of care in hospitals. N Engl J Med 346:1715-1722
16. Tarnow-Mordi WO, Hau C, Warden A, Shearer AJ (2000) Hospital mortality in relation to staff workload: a 4-year study in an adult intensive-care unit. Lancet 356:185-189
17. Pezzolesi C, Schifano F, Pickles J et al (2010) Clinical handover incident reporting in one UK general hospital. Int J Qual Health Care 22:396-401
18. Australian Council for Safety and Quality in Health Care (2005) Clinical handover and patient safety literature review report. http://www.safetyandquality.org/clinhovrlitrev.pdf

19. Leonard M, Graham S, Bonacum D (2004) The human factor: the critical importance of effective teamwork and communication in providing safe care. Qual Saf Health Care 1:i85-90
20. Flin R, O'Connor P, Crichton M (2008) Safety at the sharp end: a guide to non-technical skills. Ashgate, Aldershot
21. Smith AF, Mishra K (2010) Interaction between anaesthetists, their patients, and the anaesthesia team. Br J Anaesth 105:60-68

Errore in medicina

Fulvio Iscra, Marco Zambon

> *Il solo vero errore è quello dal quale non si impara nulla.*
> John Enoch Powell

7.1 Definizione

È opinione comune che medici, farmacisti e infermieri non debbano commettere errori; negli ultimi anni lo sviluppo di idee sull'*errore in medicina*, supportato da numerosi articoli ed editoriali, ha modificato questa concezione. Oggi l'errore medico è considerato l'evento conclusivo di una catena di fattori, nel quale l'individuo che l'ha commesso è solamente l'anello finale e non necessariamente il maggior responsabile. Reason definisce l'errore medico come il fallimento di una strategia terapeutica che non viene portata a termine come era stata progettata (*errore in esecuzione*) o come la scelta di una strategia terapeutica sbagliata o inadatta (*errore di pianificazione*) [1]. L'*incidente terapeutico* è definito come un danno o un evento avverso che si verifica in conseguenza delle cure sanitarie, non connesso con la malattia del paziente; viceversa, per *errore medico* si intende un fallimento nel processo di trattamento che porta, o potrebbe portare, danno al paziente [2].

Viene definito *evento avverso* qualsiasi evento indesiderato e imprevisto, connesso alla fase delle cure, che può provocare la trasmissione di una malattia o la morte del paziente o pericolo di vita, invalidità o incapacità, o che determina o prolunga il ricovero o la patologia.

Si può classificare l'errore come:

- *errore*: fallimento nella pianificazione e/o nell'esecuzione di una sequenza di azioni che determina il mancato raggiungimento, non attribuibile al caso, dell'obiettivo desiderato;
- *errore medico*: omissione di intervento o intervento inappropriato a cui consegue un evento avverso clinicamente significativo;
- *evento sentinella*: evento avverso di particolare gravità, potenzialmente indicativo di un malfunzionamento del sistema che, indipendentemente dal danno provocato, determina una perdita di fiducia dei cittadini nei confronti del sistema;

F. Iscra (✉)
Dipartimento di Medicina Perioperatoria, Terapia Intensiva ed Emergenza
AOU Ospedali Riuniti, Trieste

A. Gullo e P. Murabito (a cura di), *Governo clinico e medicina perioperatoria*,
DOI: 10.1007/978-88-470-2793-0_7, © Springer-Verlag Italia 2012

- *near miss*: errore che ha la concreta potenzialità di creare una reazione avversa grave, che non si verifica per caso fortuito o perché non provoca conseguenze
al paziente, al sistema o agli operatori.

In tale ottica non tutti gli eventi avversi sono dovuti a errori, ma solamente quelli potenzialmente evitabili.

7.2   Epidemiologia

L'idea generale che l'errore sia imputabile unicamente alla persona che lo commette genera due effetti negativi: il primo è che chi commette l'errore tende a nasconderlo e non a dichiararlo spontaneamente; il secondo è che, nella prevenzione degli errori, spesso si ignora la presenza di cause remote, come per esempio il
caso di un mancato soccorso a un paziente con fatale arresto cardiaco, dovuto a
una porta chiusa a chiave [3]. L'incidenza degli errori è difficile da valutare. L'o-
stacolo maggiore è il timore di conseguenze amministrative o medico-legali, che
spinge chi lo ha commesso a nasconderlo, a negarlo o comunque a non comuni-
carlo; è difficile da stabilire se un evento avverso avrebbe potuto essere evitato (e
dunque è imputabile a errore) oppure no. Le stime disponibili sono approssima-
te, potendo essere soggette a un bias sia per difetto (molti errori possono non essere svelati) sia per eccesso (eventi avversi giudicati evitabili potevano invece non
esser tali) [4].

Gli studi più vasti per entità e accuratezza metodologica, basati sull'incidenza
degli eventi avversi, sono due: il primo, condotto nel 1984 su 30.121 pazienti in 51
ospedali di New York, ha evidenziato che nel 3,7% dei ricoveri eventi avversi iatrogeni prolungavano il tempo di degenza o provocavano disabilità permanente [5],
di questi il 51% erano considerati evitabili, il 13% causava disabilità permanente e
il 5% era a esito letale [6]; nell'altro, condotto in Colorado e Utah su 15.000 pazienti, l'incidenza di eventi avversi era del 2,9% nei soggetti anziani (65 anni o più),
di cui 2,96% fatali, e dell'1,58% nei non anziani, di cui 1,94% fatali [7]. Estrapo-
lando questi dati si stimava che su un numero annuo di 33,6 milioni di ricoveri negli Stati Uniti ci fosse una mortalità annua compresa fra 44.000 e 98.000 decessi
[8]. Per questo motivo l'allora presidente Clinton chiese alle Agenzie sanitarie fe-
derali un progetto che mirasse a dimezzare l'incidenza di errore medico nell'arco
di 5 anni [9].

Pochi sono gli studi che stimano la frequenza degli errori medici nella pratica
extraospedaliera, generalmente basati sull'incidenza di reazioni avverse evitabili a
farmaci. Le cifre variano dall'1 al 3% [6]. In un recente studio, 394 pazienti ambulatoriali di un campione random di 2248 pazienti (18%) riportarono di aver avuto "complicazioni da farmaci", di cui il 13% ritenute evitabili [10]. Il numero di ricoveri ospedalieri dovuti a errori è molto variabile (dal 5 al 36% dei ricoveri). In
terapia intensiva i ricoveri dovuti a errori rappresentano circa l'11-13% [6].

Gli studi sull'errore in medicina si concentrano prevalentemente sugli errori
terapeutici, ovvero su eventi avversi conseguenti a trattamenti inappropriati o

all'omissione di interventi necessari. Gli errori di diagnosi conducono a eventi avversi in maniera indiretta, per conseguenti interventi terapeutici sbagliati o per omissione o ritardo di interventi necessari; sono più difficili da evidenziare e i relativi dati sono più scarsi.

Le informazioni sulla frequenza degli errori diagnostici provengono da studi di confronto clinico-autoptici, e perciò sono applicabili a patologie potenzialmente fatali. In recenti casistiche autoptiche la prevalenza di diagnosi mancate o sbagliate in vita e riscontrate all'autopsia era del 14-20% [11,12]; circa nella metà dei casi una corretta diagnosi posta in vita avrebbe potuto aumentare la probabilità di sopravvivenza.

In uno studio inglese 10 errori su 14 si verificavano nel processo diagnostico (diagnosi sbagliate o tardive, 2 casi per complicanze di procedimenti invasivi eseguiti da personale inesperto); 4 erano dovuti a trattamenti [13].

Gli errori diagnostici si traducevano in decisioni terapeutiche tardive, in omissioni e in trattamenti inappropriati: sembrano essere frequenti come quelli terapeutici, anche se la decisione terapeutica conseguente alla diagnosi errata è la causa ultima dell'evento avverso.

7.3   Cause di errore: classificazione

Si possono dividere le cause degli errori in cause remote, cause immediate e insufficienza o fallimento dei meccanismi di controllo (che dovrebbero impedire le conseguenze negative dell'errore).

Le *cause remote* prendono in considerazione una carenza o un cattivo uso di risorse e una cattiva organizzazione delle condizioni di lavoro.

Un elenco delle principali cause remote di errore in medicina è il seguente:

• carico di lavoro eccessivo;
• supervisione inadeguata;
• carenze della struttura e tecnologie inadeguate;
• scarsa e inadeguata comunicazione fra operatori;
• ambiente di lavoro stressante;
• rapide e frequenti modificazioni dell'organizzazione del lavoro;
• conflitto di obiettivi (per esempio, limiti economici dell'assistenza ed esigenze cliniche) [14].

I turni di lavoro prolungati (24 ore o più), la privazione di sonno, l'interruzione dei cicli sonno/veglia contribuiscono in maniera significativa alla frequenza di errori medici nelle unità di *terapia intensiva* [15].

Per *cause immediate* si intendono le cause dovute all'errore del singolo operatore:

• omissione di un intervento necessario;
• negligenza;
• applicazione di un procedimento diagnostico o terapeutico inappropriato;
• inesperienza;

- difetto di conoscenza (per esempio di un nuovo trattamento di documentata efficacia, o dei rischi e degli effetti avversi di un trattamento in un particolare paziente);
- insufficiente competenza clinica;
- errori di prescrizione:
  a) ricetta illeggibile, spiegazione insufficiente;
  b) mancanza di coordinamento delle prescrizioni dei vari specialisti e non esame delle possibili interazioni positive e negative [14].

L'errore può essere distinto in "attivo" o "potenziale". Si definisce "attivo" quando commesso dalla persona che è a diretto contatto con il paziente; solitamente le conseguenze sono pressoché immediate e facilmente evidenziabili [1]. Si tratta per lo più di errori di prescrizioni mediche, farmaci prescritti con dosaggio sbagliato o farmacisti che consegnano medicinali diversi da quelli indicati nella ricetta. Si tratta di errori evidenti, la persona responsabile può essere facilmente identificata e punita. La ricerca di un singolo individuo responsabile è una condotta che si è dimostrata inefficace a prevenire il verificarsi dell'errore: sarebbe auspicabile capire le circostanze che hanno indotto la persona all'errore e trovare una possibile soluzione a esse.

Uno studio australiano ha messo in evidenza che molti errori "attivi" erano conseguenti a problematiche organizzative: mancanza di personale, personale costretto a operare in un ambiente di lavoro ostile o in condizioni di emergenza [16]. Fattori predisponenti trasformano un errore da "potenziale" ad "attivo". Purtroppo identificare e perseguire il responsabile finale è più facile che non modificare l'organizzazione del lavoro, spesso causa latente dell'errore.

Autori inglesi fanno distinzione tra errori dovuti a pianificazione, a processo diagnostico e terapeutico sbagliato (*mistake*) e quelli conseguenti a un difetto di esecuzione di un processo pianificato per altro corretto (sviste e mancanze), come per esempio la somministrazione di un farmaco senza stabilire se un paziente è allergico allo stesso, o la somministrazione di farmaci a dosaggi errati o attraverso vie di somministrazione sbagliate [17].

Sviste e mancanze sono errori d'esecuzione, accadono quando viene compiuto un atto diverso da quello che si intendeva compiere; mentre la svista è un errore oggettivabile (per esempio errori di copiatura della terapia giornaliera), la mancanza invece non lo è (per esempio il non ricordarsi il dosaggio corretto di un farmaco).

7.4   Errore di diagnosi

Errori correlati a diagnosi ritardate o mancate sono una causa frequente e sottostimata di danno per il paziente; l'esatta prevalenza dell'errore diagnostico rimane sconosciuta, mentre i dati derivanti da autopsie effettuate nell'arco di diversi decenni rilevano tassi del 14-20%. È stato sottoposto un questionario a un gruppo di medici, cui veniva chiesto di esporre casi di errori diagnostici, descrivendone le cause, la gravità e la frequenza [18].

È stato definito errore diagnostico "qualsiasi errore o mancanza del processo diagnostico che porta a una diagnosi sbagliata, mancata o ritardata". Ai medici è stato chiesto di descrivere gli errori diagnostici clinicamente significativi
riportando la diagnosi corretta, l'errore o il fallimento che si è verificato e i fattori che hanno contribuito all'insorgenza dell'errore. Per ogni errore è stato chiesto il tipo di impatto clinico o l'esito: nessun impatto, impatto minore, moderato o maggiore. È stato chiesto di valutare con quale frequenza sia stato osservato quel tipo d'errore: raramente (1-2 casi in tutto); sporadicamente (1 caso in
pochi anni); occasionalmente (pochi casi all'anno); frequentemente (diversi casi
al mese).

Trecentodieci medici hanno segnalato 669 casi: dopo che sono stati esclusi i
report che mancavano di sufficienti informazioni o di una chiara descrizione del-
l'errore diagnostico (86 casi), per l'analisi dettagliata sono stati selezionati i rimanenti 583 casi, riportati da 283 medici. In questo gruppo il 47% si è identificato come medico di medicina generale, il 22% come specialista, l'11% come
"altro", mentre il 20% non ha fornito informazioni degne di rilievo. La professione era praticata per un periodo medio di 9 anni, con il 75% che stava prati-
cando da 15 anni.

Dei 583 errori riportati:
- il 28% è stato descritto come di grado severo, il 41% moderato e il 22% meno
  severo, mentre nei restanti casi l'impatto non era noto o era assente;
- tra tutti gli errori, soltanto l'8% era considerato frequente, il 35% occasionale,
  il 26% sporadico e il 27% raro (nel 4% dei casi non veniva riportata la frequenza);
- di tutti gli errori ritenuti di gravità superiore, soltanto il 5% era considerato frequente, il 25 occasionale, il 30% sporadico e il 40% raro;
- tra gli errori di moderata gravità, il 10% era considerato frequente, il 40% occasionale e il 28% sporadico;
- tra quelli di minore gravità, il 10% era considerato frequente, il 42% occasionale e il 24% sporadico.

Le diagnosi omesse con maggiore frequenza erano rappresentate dall'embolia
polmonare (4,5%) e dalle reazioni avverse a farmaci (4,5%, overdose e avvele-
namento inclusi), seguite dal tumore del polmone (3,9%) e dal cancro del colon-
retto (3,3%).

Lo studio presenta bias di selezione, di *self-reporting*, di ambiguità di classificazione, anche perché non sono state revisionate indipendentemente le cartelle cliniche dei casi riportati e ci si è basati acriticamente sulle risposte.

Le valutazioni dei medici circa la gravità dell'errore erano soggettive e probabilmente dipendevano dalla gravità dell'esito; era presente una significativa dif-
ferenziazione nella qualità e nei dettagli delle descrizioni dei casi forniti da coloro che avevano risposto al questionario, che variavano da descrizioni dettagliate dell'errore e delle sue potenziali cause multifattoriali a solo pochi elementi
introdotti per riportare le circostanze che si erano ritenute responsabili dell'errore diagnostico.

7.5   Errori di terapia

Per incidente terapeutico si intende un danno o un avvento avverso verificatosi in seguito a cure sanitarie. Nel 2007 nel Regno Unito la National Patient Safety Agency (NPSA) ha riportato un numero di 86.058 incidenti. Si stimava che il 7% delle prescrizioni, il 2% di tempo complessivo delle degenze e il 50% dei ricoveri fossero dovuti a errori [19].

Lazarou afferma che circa 106.000 pazienti all'anno muoiono negli Stati Uniti per errori medici, che perciò possono essere considerati come la quarta causa di morte [20].

Nel Regno Unito l'errore medico è la terza causa di morte dopo il cancro e le cardiopatie e implica per il Sistema sanitario inglese una spesa annua di circa 2 miliardi di sterline.

Sebbene la maggior parte degli errori sia il risultato di azioni non intenzionali, alle volte accade che si intraprenda deliberatamente una strada diversa da quella raccomandata dalla buona pratica medica. In questi casi si parla di "trasgressione": chiaramente non vi è un intento volontario di praticare un danno, ma piuttosto la volontà di aggirare un ostacolo o di guadagnare tempo [21]. Un esempio di trasgressione potrebbe essere la somministrazione in bolo rapido di farmaci endovenosi, anziché procedere a un'infusione lenta protratta nell'arco di 3-5 minuti come invece viene raccomandato [22].

Il processo che coinvolge la somministrazione dei farmaci è senza dubbio una grande fonte di errori; può essere diviso in diverse fasi (prescrizione, somministrazione, preparazione del farmaco e osservazione dei suoi effetti), ognuna delle quali è passibile di errore.

La prescrizione può essere errata (scelta del farmaco e del dosaggio), ambigua o difficilmente leggibile; nella somministrazione può avvenire che un farmaco sia scambiato con un altro con nome o etichettatura simile, oppure somministrato per vie non corrette.

Nel 2007 nel Regno Unito sono stati identificati circa 35.000 errori di somministrazione, i più pericolosi dei quali erano quelli che comprendevano somministrazioni di farmaci per via parenterale. Il 62% degli incidenti che hanno portato al decesso del paziente riguardavano proprio somministrazioni endovenose. Prima di somministrare un farmaco sarebbe corretto applicare di volta in volta un semplice schema: identificare il paziente, il tempo, il farmaco, il dosaggio e la via di somministrazione [23].

Fase finale del processo è il corretto monitoraggio degli effetti del farmaco, per quanto riguarda sia l'insorgenza di possibili effetti avversi, sia la valutazione degli effetti terapeutici (per esempio il monitoraggio della pressione arteriosa dopo somministrazione di farmaci antipertensivi). Infine, per i farmaci con indici terapeutici bassi (digitale, anticoagulanti orali) è corretto procedere a dosaggi sierici o test di laboratorio per modificare il dosaggio [24].

7.6   Eventi avversi ed errori nella medicina dei trapianti

Il processo di donazione e trapianto di organi e tessuti è un processo articolato e complesso che si completa in tempi brevi, in cui sono coinvolti mediamente 150 operatori sanitari con molteplici professionalità afferenti a diverse discipline. Il verificarsi di un evento avverso nel percorso donazione-trapianto può avere ripercussioni anche gravi sui riceventi. La tempestiva segnalazione può contribuire in modo significativo alla limitazione delle conseguenze cliniche. Per arrivare al *governo clinico* di un processo complesso, in tutti i suoi aspetti organizzativi, gestionali e clinici, è necessario partire dalla rilevazione di tutti gli eventi avversi che avvengono nelle singole fasi.

Gli eventi avversi sono eventi inattesi, correlati al processo assistenziale, che possono comportare un danno al/ai pazienti, non intenzionale e indesiderabile. I sistemi di segnalazione rappresentano uno strumento indispensabile per aumentare la conoscenza delle cause e dei fattori contribuenti e, in base al principio di "imparare dall'errore", consentono la predisposizione di strategie preventive ed azioni atte a migliorare la sicurezza.

È importante sottolineare che l'errore nella *pratica clinica* è un elemento che è possibile contenere, ma non eliminare completamente. Chi segnala più eventi avversi non è chi commette più errori, ma chi è maggiormente sensibilizzato al problema. A tale proposito il Centro Nazionale Trapianti italiano ha redatto nel corso degli anni diversi documenti per il monitoraggio e la segnalazione rapida degli eventi e delle reazioni avverse e recentemente ha proposto un sistema a punteggio per la valutazione delle reazioni avverse e le azioni da intraprendere sulla base dello score [25].

Per *reazione avversa* si intende una reazione oggettiva non voluta, compresa una malattia trasmissibile del donatore, eventualmente connessa a qualunque fase del processo che va dalla donazione al trapianto, che provochi la morte, metta in pericolo di vita, procuri l'invalidità o l'incapacità dell'interessato, o che modifichi il ricovero o la patologia. Tra le reazioni avverse rientrano:

- infezioni primarie inattese trasferite dal donatore al ricevente (per esempio virali, batteriche, parassitarie, fungine, da prione);
- infezioni trasmesse (virali, batteriche, parassitarie, fungine, da prione), plausibilmente dovute alla contaminazione o contaminazione incrociata da un agente infettivo su materiali associati sia al momento del prelievo che al trapianto;
- reazioni di ipersensibilizzazione, incluse allergie, reazioni anafilattoidi o anafilassi, che modificano o peggiorano lo stato di salute del paziente;
- neoplasia maligna plausibilmente trasmessa dall'organo trapiantato o insorta de novo dopo trapianto;
- reazioni immunologiche inattese dovute a *mismatch* donatore/ricevente che procurano la perdita dell'organo o la morte del paziente.

L'obbligatorietà di segnalazione degli eventi o delle reazioni avverse viene stabilita in base alla potenziale gravità procurata o che potrebbe procurare e/o alla probabilità di ripetizione in altro luogo o momento temporale. Più nello specifico:

- evento o reazione *non serious* (lievi conseguenze clinico/psicologiche, nessuna ospedalizzazione, nessuna conseguenza/disabilità a lungo termine): non viene segnalato;

- *serious* (l'evento o la reazione avversa ha avuto come conseguenza l'ospedalizzazione o il prolungamento dell'ospedalizzazione e/o una disabilità o inabilità persistente o significativa, oppure un intervento medico o chirurgico per impedire un danno permanente o l'accertata trasmissione di un'infezione): viene segnalato;
- *pericolo per la vita* (si è reso necessario un intervento importante per impedire il decesso oppure c'è evidenza di trasmissione di una malattia infettiva tale da causare pericolo di vita): viene segnalato;
- *morte*: viene segnalato.

L'evento o la reazione avversa vengono classificati in funzione di due variabili: gravità e probabilità di ripetizione e successivamente vengono processati:

1. la *gravità* dell'evento o della reazione avversa:
- *insignificante*: nessun impatto o danno sul paziente, sul sistema o sugli operatori (*non serious*);
- *minore*: qualsiasi non conformità gestionale e procedurale che non abbia ricadute dirette sul sistema, sugli operatori o sul paziente (*non serious*);
- *moderata*: danni minori al paziente (clinici o psicologici), ma danno al sistema, che genera sfiducia nei cittadini e negli operatori per un periodo limitato (*serious*);
- *maggiore*: conseguenze dirette sul paziente che richiedono ospedalizzazione e/o prolungamento della degenza e/o intervento medico o chirurgico per impedire un danno permanente; danno serio al sistema, che ne compromette la credibilità e che richiede tempo perché sia riacquistata (*serious*);
- *severa*: decesso e/o qualsiasi danno che provochi lesioni o invalidità permanente al paziente o che metta lo stesso in pericolo di vita (evidenza di trasmissione di malattia infettiva o neoplastica) e/o danni irreparabili alla credibilità del sistema (*serious*);

2. la *probabilità di ripetizione*:
- *improbabile*: ripetizione pressoché esclusa e/o straordinaria per le misure in essere (*non serious*);
- *rara*: evento possibile ma non probabile, se capitasse susciterebbe sorpresa e sarebbe a seguito di circostanze sfavorevoli (*non serious*);
- *possibile*: situazioni in cui il sistema presenta oggettive non conformità di base che rimangono latenti fino a quando un errore dell'operatore non le rende manifeste (*serious*);
- *molto probabile*: nel sistema e nelle procedure operative in essere si evidenziano carenze di impostazione e gestionali che favoriscono il ripetersi di situazioni a rischio; se non si interviene, la probabilità che ciò possa provocare danni molto gravi è elevata (*serious*);
- *pressoché certa*: evidenti e continue criticità gestionali intrinseche all'assetto organizzativo a cui non si fa fronte con interventi preventivi o correttivi, la possibilità di ripetizione è inevitabile (*serious*).

A ognuna di queste due variabili viene assegnato un punteggio che va da 1 a 5 (per la gravità si avrà: insignificante = 1, minore = 2, moderata = 3, maggiore = 4, severa = 5).

Lo stesso principio viene adottato per la probabilità di ripetizione (improbabile = 1, rara = 2, possibile = 3, molto probabile = 4, pressoché certa = 5). Il prodotto di queste due variabili permette di definire uno score che identifica il peso, e cioè l'entità, dell'evento o della reazione avversa rilevata.

Per minimizzare la soggettività, che può influenzare l'attribuzione dello score a ogni singolo evento o reazione avversa, il Centro Nazionale Trapianti ha creato un social network informatico dove un gruppo di esperti clinici si interfacciano durante il processo di donazione e trapianto, condividono l'analisi dell'evento e ne determinano insieme la valutazione e lo score. Discusso l'evento o la reazione avversa, e classificatili sulla base di uno score, il caso viene inserito online nello strumento informatico e condiviso con tutta la rete nazionale dei trapianti. L'obiettivo di questa diffusione è sensibilizzare e diffondere una cultura preventiva dell'evento e la conoscenza di tutti i possibili correttivi che possono essere applicati al processo di donazione e trapianto.

Il peso dei singoli score viene classificato su una scala a 4 colori (verde, giallo, arancione e rosso) che ne identifica il peso (Fig. 7.1). Nella fascia verde si identificano tutti gli eventi che non riportano come conseguenze danni al paziente e che evidenziano elementi di non conformità rispetto alle procedure circoscritte all'unità operativa coinvolta. Nella fascia gialla rientrano gli eventi che hanno una sola delle due variabili elevata, mentre l'altra è insignificante o rara.

La fascia arancione delinea una zona ben precisa di allarme, dove si deve intervenire con correttivi appropriati e tempestivi in quanto l'evento o la reazione avversa potrebbe riaccadere con una serietà maggiore. La fascia rossa include lo score più alto, dove l'evento ha causato una reazione avversa provocando gravi danni.

Di seguito vengono indicate le azioni e i correttivi che le strutture coinvolte devono intraprendere in base alla fascia colore di classificazione dell'evento stesso.

- *Verde*: la struttura sanitaria (azienda/coordinamento o centro trapianti) gestisce le azioni correttive e preventive e le segnala a titolo informativo e solo all'autorità competente regionale, che ne prende atto.
- *Gialla*: la struttura sanitaria coinvolta deve segnalare l'evento o la reazione avvenuta all'autorità regionale competente. Quest'ultima deve effettuare la verifica di quanto è accaduto, l'attribuzione delle responsabilità e l'analisi delle procedure. I correttivi devono essere operativi a medio termine.

Probabilità di ripetizione Gravità		Pressoché certa	Molto probabile	Possibile	Rara	Improbabile
	SCORE	5	4	3	2	1
SEVERA	5	25	20	15	10	5
MAGGIORE	4	20	16	12	8	4
MODERATA	3	15	12	9	6	3
MINORE	2	10	8	6	4	2
INSIGNIFICANTE	1	5	4	3	2	1
Legenda: ▇ rosso; ▇ arancione; ▢ giallo; ▨ verde						

Fig. 7.1 Matrice per la valutazione degli eventi/reazioni avverse

- *Arancione*: si richiede una rapida comunicazione tra il centro regionale e l'autorità competente nazionale, che può richiedere un'ispezione immediata per un'analisi dettagliata dei fatti. Le azioni preventive e i correttivi devono essere applicati immediatamente, incluso il monitoraggio degli stessi a breve e medio termine. È inclusa l'eventualità di richiamo effettivo. È appropriato l'invio di comunicazioni scritte ai professionisti del settore.
- *Rossa*: prevede una tempestiva comunicazione tra tutte le strutture coinvolte e l'autorità competente nazionale. Deve essere designata una task force per definire quelle che possono essere le implicazioni più ampie e le azioni da intraprendere nel brevissimo termine. Ispezioni, audit, comunicazioni scritte e, possibilmente, la notifica alle autorità sanitarie negli altri paesi sono compito dell'autorità nazionale competente.

A breve e medio termine, può essere valutata l'efficacia dei correttivi intrapresi riapplicando la matrice di impatto dopo l'attuazione delle azioni preventive. L'impatto può essere ridotto, oltre che dall'applicazione di misure preventive, anche da una più precisa individuazione del rischio e da una riduzione dì gravità delle conseguenze.

7.7   Trasfusione di emoderivati

La *trasfusione di sangue* è soggetta a un rischio significativo. I due elementi principali per una corretta e sicura trasfusione sono, da una parte, orientati a provvedere a un rifornimento di sangue sicuro e, dall'altra, atti a esercitare una buona pratica clinica.

La buona pratica clinica contribuisce alla sicurezza evitando le trasfusioni inutili, attraverso criteri decisionali per l'uso appropriato di emoderivati basati su reperti clinici e laboratoristici; prevede il monitoraggio del paziente trasfuso per constatare eventuali eventi avversi e il loro trattamento qualora si rendesse necessario. Sebbene siano stati raggiunti elevati livelli di sicurezza nella maggior parte dei paesi, gli eventi avversi continuano a essere sottostimati.

Nell'ultimo decennio il sistema di emovigilanza ha dimostrato di essere uno strumento efficace per ridurre il rischio clinico associato alle trasfusioni. I più avanzati programmi in Europa sono quelli sviluppati in Francia (Hemovigilance) e nel Regno Unito (Serious Hazard of Transfusion, SHOT) [26-29]; in Italia il sistema di emovigilanza, istituito nel 2004 per adempiere alle direttive europee 2002/98/CE, è coordinato dall'Istituto Superiore di Sanità [30]. Scopo comune di queste istituzioni è monitorare e raccogliere informazioni sugli eventi avversi e *near miss errors* nella terapia trasfusionale.

I *near miss errors* sono eventi che non hanno ripercussione sul paziente, poiché vengono intercettati dai sistemi di controllo dei centri trasfusionali e non hanno la possibilità di evolvere in errore concreto a danno del paziente. Avvengono per la presenza di punti critici nel sistema, per la non applicazione delle linee guida, per sistemi di comunicazione inadeguati, per la scarsa manutenzione delle apparecchiature. La raccolta e l'analisi degli avventi avversi e dei *near miss errors* sono ottimi strumenti per identificare quali siano i punti critici del sistema dove è più alta la probabilità di errore umano [5,31-33].

L'identificazione dei *near miss errors* presenta senza dubbio parecchi vantaggi rispetto allo studio degli eventi avversi che si verificano: il maggior numero di *near miss errors* permette analisi quantitative, la raccolta degli stessi presenta minori ostacoli in quanto la responsabilità dello staff medico risulta maggiormente limitata. Analogamente a quanto avviene per industrie non sanitarie, il sistema di emovigilanza inglese SHOT prevede la raccolta di rapporti su base volontaria dei *near miss errors* nel programma *transfusion safety*, concernente le complicanze non infettive della terapia trasfusionale, mentre il programma *blood safety* raccoglie le notifiche di complicanze infettive.

Il Servizio di Immunoematologia e Medicina Trasfusionale dell'Istituto Gaslini di Genova ha condotto, nel periodo 2005-2006, una raccolta dei *near miss errors* verificatisi, allo scopo di identificare gli strumenti utili a ridurre il rischio clinico [34]. Sono stati raccolti 318 casi, dei quali 215 erano rappresentati da richieste di emoderivati su documentazione non conforme. Ottantadue casi sono stati classificati come *near miss errors*, di cui 29 riguardavano l'accettazione di richieste non conformi, 32 riguardavano il processo di attribuzione degli emoderivati (unità con profilo antigenico inappropriato, errori analitici nei test pretrasfusionali), 19 riguardavano il trattamento degli emoderivati (mancata deplezione leucocitaria, irradiazione o lavaggio/risospensione) e 2 la consegna (unità consegnate al paziente errato). In quest'ultimo caso non si sono verificati eventi avversi, potenzialmente fatali, in quanto le Unità operative si erano accorte dell'errore al momento del controllo delle sacche. Le richieste non conformi comprendevano errori e omissioni nella compilazione delle stesse.

L'introduzione di campi obbligatori e di sistemi informatizzati per inoltrare la richiesta potrebbe facilitare l'azione correttiva, permettendo una consultazione, in tempo reale, della banca dati del servizio trasfusionale. L'emotrasfusione al paziente sbagliato rimane un importante rischio evitabile [35-40], e può essere il risultato di un errore in un punto qualunque del processo: dalla raccolta e trattamento del campione, ai test di laboratorio, alla consegna del sangue e infine al controllo finale a letto del paziente, immediatamente prima della trasfusione. Il rischio di una trasfusione sbagliata rimane molto più grande di quello di trasmissione di patologie infettive come HIV o HCV [35]. I programmi di emovigilanza di diversi paesi raccolgono su larga scala dati inerenti agli eventi avversi correlati alle trasfusioni. I dati di SHOT dal 1996 al 2008, per un totale di 5734 incidenti terapeutici, sono riportati nella Figura 7.2.

SHOT indica che la trasfusione di sangue non compatibile è la causa più frequente di evento avverso e la seconda causa di *morbilità* e *mortalità* associate alle trasfusioni [36-39]; l'errore più comune viene compiuto durante il controllo della sacca a letto del paziente [40]. Linden ha calcolato che il rischio di ricevere sangue AB0 non compatibile è di 1 caso ogni 12.000 trasfusioni [41]. I programmi di emovigilanza in Quebec e Francia hanno identificato nella trasfusione sbagliata la causa più comune di effetto avverso [42,43].

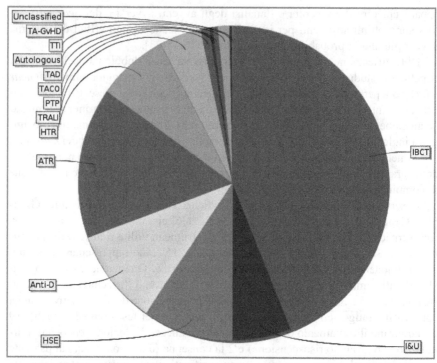

Fig. 7.2 Distribuzione degli incidenti riportati dal Serious Hazard of Transfusion (SHOT) nel Regno Unito dal 1996 al 2008 (su un totale di 5734 incidenti): IBCT, *not correct transfusion of blood component*, non corretta trasfusione di componenti del sangue (2355 casi); I&U, *inappropriate and unnecessary transfusions*, trasfusioni inappropriate o non necessarie (329 casi); HSE, *handling and storage errors*, errori di manipolazione e di magazzinaggio (507 casi); ATR, *acute transfusion reaction*, reazione acuta da trasfusione (834 casi); TRALI, *transfusion-associated lung injury*, lesione polmonare associata a trasfusione (236 casi); PTP, *post-transfusion purpura*, porpora post-trasfusione (49 casi); TACO, *transfusion-associated circulatory overload*, sovraccarico circolatorio associato a trasfusione (18 casi); TAD, *transfusion-associated dyspnoea*, dispnea associata a trasfusione (1 caso); TA-GvHD, *transfusion-associated graft-versus-host disease*, malattia trapianto-vs-ospite associata a trasfusione (13 casi); TTI, *transfusion-transmitted infection*, infezione trasmessa da trasfusione (66 casi); *autologous* (28 casi); *unclassified* (7 casi). Dati ripresi da [39]

Il collegio dei patologi americani ha pubblicato il risultato di due importanti *audit* osservazionali, che hanno valutato gli elementi base della verifica da compiere a letto del paziente: dalla corretta identificazione del paziente alla corrispondenza tra braccialetto identificativo ed etichetta di compatibilità della sacca. È stato segnalato un declino della percentuale di trasfusioni correttamente verificate tra il 1994 e il 2000: per esempio, su 4000 trasfusioni del 2000, nel 25% non è stata eseguita una procedura corretta di identificazione, con l'omissione del controllo di corrispondenza tra braccialetto ed etichetta di compatibilità [44].

L'errore più comune rimane la non corretta identificazione del paziente [38,39], ne sono esempi:

- al paziente (cosciente e collaborante) non vengono chiesti nome e data di nascita e/o queste informazioni non vengono confrontate con quelle riportate sul braccialetto identificativo e su altre documentazioni (cartella clinica e moduli di richiesta);
- il paziente non indossa un braccialetto identificativo;
- i dati del paziente riportati sul braccialetto risultano illeggibili;
- lo staff medico o infermieristico non controlla i dati del braccialetto;
- lo staff si fida di un'autoidentificazione del paziente;
- altri parametri vengono adoperati per identificare il paziente, come per esempio il numero del letto.

Caso di mancata identificazione (riportato dal *Washington Post*, 29/08/2003) è quello di una donna che, dopo aver scambiato il posto letto con un altro malato, è deceduta in seguito alla trasfusione di sangue non compatibile; la persona addetta al prelievo ha omesso il controllo del braccialetto identificativo e non ha chiesto il nome al momento della raccolta del campione per i test di compatibilità. SHOT rileva che il 29% delle trasfusioni non corrette sono dovute a errori di laboratorio, che hanno come risultato la *trasfusione* di sangue AB0 incompatibile [40].

Necessità cliniche possono richiedere procedure come l'irradiazione gamma, la negatività antigenica o l'uso di sangue citomegalovirus (CMV)-sieronegativo; il mancato utilizzo di queste procedure può portare a reazioni avverse, come la malattia *graft versus host*, le reazioni emolitiche trasfusionali o la trasmissione di CMV. La causa più comune della non corrispondenza alle esigenze cliniche del paziente è la mancata o l'inadeguata comunicazione tra il curante e il laboratorio.

La tecnologia può risultare utile a ridurre la frequenza di errori: sono disponibili sistemi basati sulla lettura di *codici a barre*, volti a implementare la sicurezza nell'identificazione del paziente. Gli operatori vengono dotati di computer palmari per la lettura dei codici riportati sui braccialetti dei pazienti e sulle etichette delle sacche in ogni fase del processo. In ogni fase è assicurata quindi una corrispondenza univoca tra la sacca e i dati del paziente contenuti nel codice a barre (cognome, nome, sesso, data di nascita e numero di cartella clinica). I *computer palmari* identificano gli operatori coinvolti in tutte le fasi del processo, attraverso la lettura del codice a barre del badge del personale [45].

Questi sistemi garantiscono al 100% la corretta identificazione del paziente, obbligando lo staff a sottostare alle azioni prescritte, e impediscono errori dovuti a distrazioni o interruzioni nella procedura (come per esempio rispondere al telefono o a domande del paziente e colleghi); gli operatori lo giudicano facile da usare e lo preferiscono ai sistemi standard. Dopo una fase pilota e di sviluppo durata 5 anni, che coinvolgeva aree critiche come l'ematologia, la cardiochirurgia e reparti d'emergenza, nel 2006 un sistema elettronico è stato adottato in 3 ospedali di Oxford [46].

Sistemi simili sono attualmente in uso in un ospedale di Hong Kong [47]. Grazie a essi, non è stato riportato alcun incidente riguardante trasfusioni errate o errori di etichettatura a fronte di circa 27.000 unità trasfuse e 41.000 prelievi; al contrario, nei 4 anni antecedenti alla sua introduzione si verificarono 13 incidenti dovuti a errori di etichettatura delle provette di sangue, nessuno dei quali però aveva comportato errori nella somministrazione di sangue.

Sistemi elettronici computerizzati non possono eliminare completamente l'errore umano, ma possono rendere meno complicata e più agevole la procedura d'*identificazione del paziente*. I vantaggi del loro utilizzo potrebbero venir applicati non solo nella pratica trasfusionale, ma in molti altri processi clinici, come la medicina di laboratorio, la somministrazione di farmaci, il monitoraggio di parametri, la chirurgia, e in processi amministrativi, ivi inclusi ammissione, dimissione e assegnazione del posto letto [48].

7.8   Errore in medicina d'emergenza

I *reparti di emergenza*, così come le *sale operatorie* e le *terapie intensive*, sono ad alto rischio di incidenti: il lavoro è complesso, frenetico e a un osservatore esterno può sembrare caotico. Il presentarsi improvviso e casuale di un ampio spettro di condizioni di varia gravità fanno della medicina di emergenza una realtà unica nel suo genere. In nessun altro contesto è richiesto di prendere decisioni in tempi rapidi anche con poche e incerte informazioni sulla storia del paziente. Seguire diversi pazienti contemporaneamente in un luogo di lavoro rumoroso e in continua evoluzione, con frequenti interruzioni, per accogliere un nuovo paziente o per l'improvviso aggravarsi delle condizioni cliniche di un paziente già ricoverato, può portare più facilmente all'errore.

Si stima che il 15-20% dei casi di *medicine malpractice* negli ospedali degli Stati Uniti avvenga proprio nei reparti di emergenza [49,50]. Uno studio australiano [51] ha evidenziato come la maggior parte degli errori verificatisi nei *reparti d'emergenza* fossero imputabili all'organizzazione del lavoro e che nella maggioranza dei casi si sarebbero potuti prevenire.

The Critical Incident Monitoring in the Medicine Study (CIMS) ha identificato i quattro fattori che sono maggiormente associati al verificarsi di errori: uno staff medico e infermieristico con poca esperienza; i turni di notte e nei weekend (turni nei quali non è possibile consultare un collega più esperto); il reparto sovraffollato; allorché si verifica una diminuzione relativa del numero di operatori esperti all'interno dello staff rispetto al numero dei colleghi giovani e con minor esperienza. L'intero processo che porta alla cura del paziente in un reparto d'emergenza può essere suddiviso in quattro fasi.

* La prima fase comprende il momento dell'ammissione, con il processo di *triage* e il *ricovero*; sottostimare la gravità di un paziente non solo ritarderà l'assistenza che gli verrà prestata, ma potrebbe anche causare l'assegnazione a un reparto inappropriato, dove lo staff potrebbe non rendersi conto delle gravi condizioni cliniche, con un ulteriore ritardo nelle cure che potrebbe risultare fatale.
* Nella seconda fase, dopo una rapida valutazione, inizia il trattamento vero e proprio: può spaziare dalla rianimazione all'accertamento delle patologie di cui è affetto il paziente, distinguendo tra condizioni croniche, stabili o non acute. Lo

staff, spesso incalzato dal poco tempo a disposizione, assume frequentemente decisioni diagnostiche e terapeutiche cruciali in una situazione di grande incertezza (anamnesi incomplete o mancanti) e pianifica al tempo stesso una strategia terapeutica.

- La terza fase è solitamente quella più lunga; il paziente, ormai stabilizzato, viene studiato, si ricorre alle consulenze specialistiche, la terapia viene rivalutata e ottimizzata. In questa fase intervengono gli operatori più esperti. L'ultima fase comprende la conclusione delle cure: la fase di trasferimento in altro reparto o ospedale e le dimissioni. Un trasferimento precoce, o in un reparto non adeguato alle esigenze del paziente, possono rivelarsi scelte che mettono a rischio la salute del paziente stesso. Ogni fase è condizionata dalle scelte effettuate nelle fasi precedenti, che possono pregiudicare l'intero processo di cura.

La gestione dell'anestesia e del paziente critico è avvantaggiata dalla disponibilità di nuovi farmaci, da strumentazioni, da sistemi di monitoraggio che offrono standard elevati. Tuttavia somministrazioni polifarmacologiche, condizioni di lavoro complesse, coinvolgimento a più livelli di figure professionali diverse rendono il processo particolarmente esposto al rischio d'errore, con conseguenze potenzialmente pericolose per la vita del paziente.

In uno studio osservazionale [52] sono stati intervistati 2266 membri della Società Canadese di Anestesiologia e nel 30% dei casi essi hanno ammesso di aver commesso almeno più di un errore nella corso della loro carriera. La Japanese Society of Anaesthesiologists (JSA) ha esaminato 27.454 procedure anestesiologiche in un periodo di 8 anni (dal 1999 al 2007), riscontrando un totale di 233 errori nella somministrazione di farmaci, il 6,2% dei quali erano riferiti a errori di trascrizione e per questa ragione esclusi dallo studio; nei casi rimanenti si trattava di sovradosaggi (25%), sostituzione di farmaci (23%) e omissioni (21%) [53]. L'89% degli anestesisti che risposero a uno studio di sorveglianza in Nuova Zelanda ha ammesso di aver effettuato un errore nella somministrazione di farmaci nel corso della carriera [54]. In Australia un'indagine retrospettiva su 2000 anestesie ha individuato 144 casi di somministrazione errata di farmaci [55].

Un altro studio, condotto su un numero di 55.426 anestesie in Norvegia, ha individuato 63 casi di errore di somministrazione, dei quali 3 sono stati classificati come gravi [56]. Per quanto riguarda i malati critici, il tasso di errori medici va da 1,2 a 947 errori ogni 1000 giorni di ricovero in *terapia intensiva*, con una mediana di 106 errori ogni 1000 giorni di ricovero [57,58], nel 40% dei casi si tratta di velocità di infusione errate [59]. Incidenti avvengono durante tutto lo svolgimento dell'anestesia, ma è stato riportato che essi incorrono maggiormente durante il mantenimento (42%), l'induzione (28%) e l'inizio della procedura (17%) [60].

Usando la *mortalità* come indicatore di outcome negativo si stima che il 65-87% delle morti durante anestesia sia imputabile a errore umano [61-64]. Attraverso un'analisi di incidenti anestesiologici, Cooper ha identificato diversi fattori di rischio: il maggior numero di errori era dovuto a inadeguata esperienza (16%) o a un'inadeguata familiarità con la strumentazione e le apparecchiature (9,3%), mentre la fretta, la disattenzione o la superficialità giocavano un ruolo nel 5,6% dei casi [65].

Mancanza di personale, ore di lavoro aggiuntive e straordinari, disattenzione, scarsa comunicazione, superficialità, fretta e stanchezza sono tutti fattori che vengono chiamati in causa come possibile fonte d'errore durante la conduzione dell'anestesia. Spesso i farmaci usati nell'induzione (tiopentone, ketamina, curari depolarizzanti e non depolarizzanti, stupefacenti, sedativi, agenti anticolinergici, anestetici locali) vengono scambiati l'uno con l'altro (etichettatura sbagliata, disattenzione, fretta), però nella maggior parte dei casi non vengono riportati incidenti con conseguenze importanti per il paziente [52,56,66]. Dopo un'attenta valutazione Jenson e colleghi raccomandano una strategia volta a prevenire gli errori di somministrazione durante l'anestesia e in terapia intensiva [67]:

- l'etichetta di ogni farmaco o siringa deve essere letta con attenzione prima che il farmaco venga somministrato;
- la leggibilità e i contenuti delle etichette devono essere ottimizzati secondo gli standard accettati, rispettando tipo di caratteri, grandezza, colore e informazioni;
- tutte le siringhe devono essere etichettate;
- l'organizzazione dei cassetti dei farmaci deve prestare attenzione all'ordine, alla posizione delle confezioni e delle siringhe, separando adeguatamente i farmaci *look-alike* (con aspetto simile), ed eliminando i farmaci pericolosi dalla sala operatoria;
- le etichette devono essere controllate con l'ausilio di una seconda persona o con specifiche apparecchiature (lettori di codici a barre) prima della somministrazione;
- eventuali errori di somministrazione devono essere prontamente riportati;
- la farmacia deve essere organizzata in maniera da limitare al massimo il rischio d'errore;
- farmaci *look-alike* devono essere evitati, se possibile;
- è preferibile usare siringhe preriempite piuttosto che fiale da aspirare;
- i farmaci devono essere aspirati ed etichettati dall'anestesista stesso;
- le etichette devono essere colorate differentemente per le diverse classi di farmaci, secondo gli standard nazionali e internazionali.

Nonostante l'incremento della tecnologia e degli standard di monitoraggio invasivo e non invasivo in sala operatoria e in terapia intensiva, l'errore medico continua a verificarsi. La vigilanza, l'uso di protocolli standardizzati e anche la correzione dell'azione sono i fattori chiave per evitare di incorrere in errore.

7.9   Conclusioni

La conoscenza degli errori, sia in termini di gravità che di frequenza, consentirebbe di selezionare strategie mirate di prevenzione. L'ostacolo alla dichiarazione degli errori è il timore di provvedimenti punitivi o di conseguenze medico-legali. Sarebbe necessario un sistema in grado di mantenerli confidenziali, come per esempio accade per gli errori del personale delle Compagnie Aeree, della NASA e dell'industria nucleare [4].

In questo senso si stanno muovendo le organizzazioni sanitarie, che mettono a punto ed elaborano sistemi per incoraggiare i propri operatori a riportare in maniera anonima i propri errori [9,68]. La prevenzione delle cause remote degli errori medici richiede interventi a livello politico e organizzativo, a monte degli operatori sanitari a diretto contatto con i pazienti. Si necessita di risorse economiche per l'adeguamento degli ambienti e della tecnologia, di un'organizzazione efficiente per appuntamenti, liste d'attesa e coordinamento fra territorio e ospedale. Deve essere realizzato un efficiente sistema di educazione continua e di aggiornamento.

Alcune semplici raccomandazioni potrebbero ridurre il rischio di commettere errori molto comuni, per esempio quelli imputabili a prescrizioni con grafia illeggibile (è stato riportato il caso di un farmacista che interpretando erroneamente la ricetta di un medico, scritta con grafia illeggibile, ha fornito al paziente un farmaco diverso da quello in realtà prescritto, con esito fatale) [69].

Molto frequente è anche l'insufficienza delle spiegazioni date ai pazienti sulla modalità d'assunzione della terapia, sulla necessità di fare attenzione a possibili iniziali eventi avversi e sui controlli da eseguire. Frequente è il caso di pazienti che ricevono prescrizioni da specialisti diversi, con possibili conseguenti interazioni sfavorevoli tra farmaci: il medico di medicina generale, alle volte in soggezione davanti alla prescrizione specialistica, spesso non sottopone a riesame le liste dei farmaci prescritti.

L'introduzione di sistemi informatizzati di prescrizioni eliminerebbe alla base il problema delle grafie illeggibili e, per mezzo di software specifici, tale sistema potrebbe essere in grado di segnalare le possibili interazioni negative e la compatibilità tra le caratteristiche cliniche del paziente e i farmaci prescritti [70,71].

Bibliografia

1. Reason JT (1990) Human error. Cambridge University Press, Cambridge, MA
2. Ferner RE, Aronson JK (2006) Clarification of terminology in medical errors: definitions and classifications. Drug Saf 29:1011-1022
3. Beaglehole R (2001) Uses of error: clinical and epidemiological. Lancet 357:140
4. Brennan TA. (2000) The Institute of Medical Report on Medical Errors – could it to harm? N Engl J Med 342:1123-1125
5. Brennan TA, Leap LL, Laird NM et al (2004) Incidence of adverse events and negligence in hospitalized patients – result of the Harvard Medical Practice Study. N Engl J Med 324:370-376
6. Weingart SN, McL Wilson R, Gibbend RW, Harrison B (2000) Epidemiology of medical error. West J Med 172(6):390-393
7. Thomas EJ, Brennan TA (2000) Incidence and types of preventable adverse events in elderly patients: population-based review of medical records. BMJ 320:741-744
8. Kohn L, Corrigan J, Donaldson M (2000) To err is human. National Academy Press, Washington
9. Mitchell P (1999) US urged to fight "unacceptable" rate of medical errors. Lancet 354:1980
10. Gandhi TK, Burstin HR, Cook EF et al (2000) Drug complications in outpatients. J General Internal Medicine 15:149-154
11. Kirch W, Schafii C (1996) Misdiagnosis at University Hospital in 4 medical eras. Medicine 75:29-43

12. Sonderegger-Iseli K, Burger S, Muntwyler S, Salamon F (2000) Diagnostic errors in three medical eras: a necropsy study. Lancet 355:2027-2031

13. Neale G (1995) Reducing risks in medical practice. In: Vincent C (ed) Clinical Risk Management. BMJ Publ Group, London, pp 253-275

14. Vincent C, Taylor D, Adams S, Stanhope N (1998) Framework of analysing risk and safety in clinical medicine. BMJ 316:1154-1157

15. Cristopher P et al (2004) Effect of reducing interns' work hours on serious medical errors in intensive care units. N Engl J Med 351:1838-1848

16. Nichols P, Copeland TS, Craib IA et al (2008) Learning from error: identifying contributory causes of medication errors in an Australian hospital. Med J Aust 188:276-279

17. Aronson JK (2009) Medication errors: definitions and classifications. Br J Clin Pharmacol 67:599-604

18. Gordon D et al (2009) Diagnostic error in medicine: analysis of 583 physician-reported errors. Arch Intern Med 169:1881-1887

19. Lewis PJ, Donan T, Taylor D et al (2009) Prevalence, incidence and nature of prescribing errors in hospital inpatients: a systematic review. Drug Saf 32:379-389

20. Lazarou J, Pomeranz BH, Corey PNl (1998) Incidence of adverse drug reactions in hospitalized patients: a meta-analysis of prospective studies. JAMA 279:1200-1205

21. Reason J (2001) Understanding adverse events: the human factor. In: Vincent C (ed) Clinical Risk Management. BMJ Books, London, pp 9-30

22. Taxis K, Barber N (2003) Causes of intravenous medication errors: an ethnographic study. Qual Saf Health Care 12:343-348

23. Langford NJ, Martin U, Kendall MJ, Fener RE (2001) Medical errors. Medical schools can teach safe drug prescribing and administration. Br Med J 322:1424

24. Langford NJ (2010) Therapeutic misadventure. Med Sci Law 50:179-182

25. Centro Nazionale Trapianti (2011) Monitoraggio e classificazione delle non conformità, degli eventi e reazioni avverse rilevati nel processo di donazione e trapianto

26. Recommendation N. R (95) 15 of the Council of Ministers of the Council of Europe. Il Sangue. Italian edition, Sapere 2001

27. Rouger P, Noizat-Pirenne F, Le Pennec PY (2000) Haemovigilance and transfusion safety in France. Vox Sang 78:278-279

28. Debeir J, Noel L, Aullen J et al (1999) The French haemovigilance system. Vox Sang 77:77-81

29. Williamson LM, Love EM (1998) Reporting serious hazard of transfusion: the SHOT program. Transfus Med Rev 12:28-35

30. Decreto Legislativo N. 191 del 19 agosto 2005 capo V. Gazzetta Ufficiale Serie Generale, N. 221 del 22/09/2005

31. Reason JT (2000) Human error models and management. BMJ 320:768-770

32. Walshe K (2003) Understanding and learning from organisational failure. Qual Saf Health Care 12:81-82

33. Vincent C (2003) Understanding and responding to adverse events. N Engl J Med 348:1051-1056

34. Ardenghi D, Martinengo M, Bocciardo L et al (2007) Near miss errors in transfusion medicine: the experience of the G. Gaslini Transfusion Medicine Service. Blood Transfus 5:210-216

35. Dzik WH (2003) Emily Cooley lecture 2002: transfusion safety in hospital. Transfusion 43:1190-1198

36. McClelland DBL, Phillips P (1994) Errors in blood transfusion in Britain: survey of hospital haematology departments. Br Med J 308:1205-1206

37. Sazama K (1990) Reports of 355 transfusion-associated deaths: 1976 through 1985. Transfusion 30:583-590

38. US Food and Drug Administration (2008) Fatalities reported to FDA following blood collection and transfusion. Annual summary for fiscal year

39. Serious Hazards of Transfusion: annual report 2008. Serious Hazards of Transfusion scheme, Manchester, 2009

40. Serious Hazards of Transfusion: annual report 2003. Serious Hazards of Transfusion scheme, Manchester, 2004

41. Linden JV, Paul B, Dressler KP (1992) A report of 104 transfusion errors in New York State. Transfusion 32:601-606

42. Teitel JM, Robillard P, Rock GA et al (2004) A review of research related to blood transfusion in Canada 2000-2002. Trans Med 14:195-203

43. Andreu G, Morel P, Forestier F (2002) Hemovigilance network in France: organization and analysis of immediate transfusion incident report from 1994 to 1998. Transfusion 42:1356-1364

44. Novis DA, Miller KA, Kowanitz PJ et al (2003) Audit of transfusion procedures in 660 hospitals. Arch Pathol Lab Med 127:541-548

45. Turner CL, Casbard AC, Murphy MF (2003) Barcode technology: its role in increasing the safety of transfusion. Transfusion 43:1200-1209

46. Murphy MF, Staves J, Davies A et al (2009) How do we approach a major change program using the example of the devolopment, evaluation, and implementation of an electronic transfusion management system. Transfusion 49:829-837

47. Chan JCW et al (2004) Use of an electronic barcode system for patient identification during blood transfusion: 3 year experience in a regional hospital. Hong Kong Med J 10:166-171

48. Murphy MF, Stanworth JJ, Yazer M (2011) Transfusion practice and safety: current status and possibilities for improvement. Vox Sang 100:46-59

49. Trautlein JJ, Lambert RL, Miller J (1984) Malpractice in the emergency department – review of 200 cases. Ann Emerg Med 13:709-711

50. Zarling EJ, Sexton H, Milnor P Jr (1983) Failure to diagnose acute myocardial infarction. JAMA 250:1177-1181

51. Vinem JD, Gaudry PL, Ashby R et al (1994) Critical incident monitoring study in emergency medicine (CIMS): interim report. Australasian College for Emergency Medicine and Commonwealth Department of Human Services and Health, Sydney

52. Orser BA, Chen RJ, Yee DA (2001) Medication error in anaesthetic practice, a survey of 687 practitioners. Can J Anesth 48:139-146

53. Yamamoto M, Ischikawa S, Makita K (2008) Medication errors in anesthesia: an 8-years retrospective-analysis at an urban university hospital. J Anesth 22:248-252

54. Merry AF, Peck DJ (1995) Anesthetists, errors in drug administration and the law. N Z Med J 108:185-187

55. Currie M, Mackay P, Morgan C et al (1993) The Australian Incident monitoring study. The "Wrong drug" problem in anaesthesia: an analysis of 2000 incident reports. Anaest Intensive Care 21:596-601

56. Fasting S, Gisvold SE (2000) Adverse drug errors in anaesthesia, and the impact of coloured syringe labels. Can J Anesth 47:1060-1070

57. Kane Gill S, Weber RJ (2006) Principles and practices of medication safety in ICU. Crit Care Clin 22:273-290

58. Donchin Y, Gopher D, Olin M et al (1995) A look into the nature and causes of human errors in intensive care unit. Crit Care Med 23:294-300

59. Calabrese AD, Erstad BL, Brandl K et al (2001) Medication administration errors in adult patient in the ICU. Intensive Care Med 27:1592-1598

60. Cooper JB, Newbower RS, Long CD, McPeek B (1978) Preventable anaesthesia mishap: a study of human factors. Anesthesiology 49:399-406

61. Dripps RD, Lamont A, Eckenhoff JE (1961) The role of anaesthesia in surgical mortality. JAMA 178:261-266

62. Clifton BS, Hotten W (1963) Deaths associated with anaesthesia. Br J Anaesth 35:200-259

63. Edwards G, Morton HJ, Pask EA, Wylie WD (1956) Deaths associated with anaesthesia, report of 1000 cases. Anaesthesia 11:194-220

64. Howel S, Driver RP (2008) Unintentional cerebroventricular administration of etomidate and rocuronium. Anesth Analg 106:520-252
65. Cooper L, Di Giovanni N, Schultz L et al (2009) Human factors contributing to medication errors in anaesthesia practice. ASA 2009:A614
66. Bowdle TA (2003) Drug administration errors from the ASA closed claims project. ASA Newsl 67:113
67. Jenson LS, Merry AF, Webster CS et al (2004) Evidence based strategies for preventing drug administration errors during anaesthesia. Anaesthesia 59:493-504
68. Hebert PC, Levin AV, Robertson G (2001) Bioethics for physicians: 23. Disclosure of medical errors. CMAJ 164:509-513
69. Charatan F (1999) Family compensated for death after illegible prescription. BMJ 319:1456
70. Wyatt J, Walton R (1995) Computer-based prescribing: improbe decision making and reduces costs. BMJ 311:1181-1182
71. Garibaldi RA (1998) Computer and the quality of care – a clinician's perspective. N Engl J Med 338:259-260

Ruolo della simulazione nella formazione in medicina

8

Antonino Gullo, Marco Farina, Paolo Murabito,
Francesco Oliveri, Angelo Gambera, Carlo Ori

8.1   Introduzione

Simulare, simulare, simulare! Sembra essere questo lo slogan che il mondo medico si è dato, quale *mission* e quale valore fondante – fra altri – per la formazione professionale nel sistema sanitario.

Questa tendenza è il risultato di una molteplicità di fattori etici, sociali e tecnologici che hanno pervaso il mondo del lavoro (non solo in medicina) negli ultimi decenni.

In questo contesto, in particolare, ci si vuole riferire alla necessità, da parte dei professionisti che operano nel *sistema sanitario*, di mantenersi aggiornati sulle nuove scoperte scientifiche e tecnologiche che migliorano la qualità clinica e assistenziale e che possono ridurre il numero e la gravità degli errori provocati anche nelle realtà cliniche più avanzate [1]. Per rispondere a queste esigenze i centri di formazione, le università, le strutture ospedaliere più accreditate e una pluralità di organizzazioni anche private hanno dato vita a un'importante attività di formazione teorico-pratica, grazie all'ausilio di tecniche di simulazione [2], su aspetti di tipo organizzativo e clinico-assistenziale, con l'obiettivo di migliorare la qualità delle cure. La diffusione e l'implementazione di nuove metodologie di insegnamento rappresentano un importante mezzo per l'uso della *simulazione come metodo didattico-formativo*.

All'interno di questo quadro la simulazione è definibile come un *metodo di formazione volto a riprodurre un "fenomeno", che si può avvalere, ma non è una condizione necessaria, di un simulatore tecnologico.*

Quali sono le caratteristiche che contraddistinguono l'utilizzo della simulazione in medicina? In primo luogo si può affermare che la simulazione sta diventando un *fenomeno pervasivo*. Nel corso dell'ultimo decennio, infatti, in

A. Gullo (✉)
UCO e Scuola di Specializzazione di Anestesia e Rianimazione
Università degli Studi di Catania
AOU Policlinico – Vittorio Emanuele, Catania

A. Gullo e P. Murabito (a cura di), *Governo clinico e medicina perioperatoria*,
DOI: 10.1007/978-88-470-2793-0_8, © Springer-Verlag Italia 2012

campo sanitario è divenuta una pratica condivisa quella di utilizzare la metodologia della simulazione, finalizzata all'apprendimento e al mantenimento del sapere esperto di tutte le professioni medico-sanitarie (medici, chirurghi, anestesiologi, ginecologi, infermieri ecc.). Mentre in passato (anni Ottanta) le attività di simulazione erano sporadiche e limitate a importanti centri, oggi (indicativamente a partire circa dal 2000) sono entrate a far parte delle tecniche di formazione numerosi Programmi di Educazione Continua, sia nazionali che internazionali (noti anche come ECM); elemento, questo, che ha contribuito alla loro legittimazione anche in termini istituzionali [3]. Si tratta, infatti, di attività formative che coinvolgono studenti, specializzandi, medici specialisti, docenti e il personale già strutturato all'interno degli ospedali, così come coloro che operano nel volontariato.

È di frequente riscontro che in numerose realtà e negli ospedali, compatibilmente con il budget di cui si dispone, viene svolta attività di formazione del personale con l'uso di tecniche di simulazione di diversa complessità, e con scenari anche di realtà virtuale in 3D[1] [4].

Lo studio della *simulazione* come modalità didattico-formativa, pertanto, deve tenere conto del contesto sociale, culturale e lavorativo in cui queste attività sono inserite. Tale metodo, infatti, si è diffuso in seguito a un processo di trasformazione delle pratiche di formazione sanitaria che devono tenere conto di vincoli etici, ossia di nuove sensibilità ed esigenze che hanno messo in discussione l'abitudine di "fare pratica solamente sui *pazienti*".

Si è aperta in questo modo la strada per la ricerca di soluzioni alternative, ossia momenti di formazione *sicura* che non mettano in pericolo l'incolumità e la vita stessa dei pazienti.

La simulazione è stata quindi considerata come la via "alternativa" indispensabile e necessaria per poter sperimentare *concretamente* quanto appreso dai libri e dal progresso scientifico, in particolare gli aspetti difficili, inusuali e potenzialmente pericolosi.

Questa metodologia, infatti, permette di rendere più agevoli e sicure le manovre necessarie alle cure dei pazienti, con la possibilità del medico di provare e riprovare procedure e manovre, annullando i rischi di complicanze serie e, in ultima analisi, migliorando l'esperienza e la manualità dell'operatore anche nella gestione di possibili situazioni di stress e di errore in condizioni di crisi.

L'uso di *manichini* umani provvisti di caratteristiche anatomiche altamente realistiche (conformazione delle vie aeree superiori, capacità di interagire ai comandi dell'operatore, reattività delle pupille, rumori cardiaci, possibilità di simulare un

---

[1] Il termine *realtà virtuale* venne coniato nel 1986 da Jaron Lanier, che la definì come un insieme di dispositivi tecnologici in grado di creare una visualizzazione 3D interattiva. La rappresentazione grafica a video consiste in una serie di operazioni in grado di riprodurre un flusso di immagini a una velocità tale che l'occhio umano percepisce una vera e propria animazione. Da un punto di vista strettamente tecnologico possiamo definire la realtà virtuale come un insieme di strumenti "in grado di acquisire informazioni sulle azioni del soggetto (strumenti di input) che vengono integrate e aggiornate in tempo reale dal computer in modo da costruire un mondo tridimensionale dinamico" (Riva, 2007:20 [4]).

intervento chirurgico e il mantenimento dei *livelli di anestesia*, controllo di una tecnica di *anestesia locoregionale*, utilizzo di particolari farmaci nel corso delle procedure chirurgiche ecc., che sono, tutti, elementi di particolare importanza nel campo della *simulazione in medicina*), è particolarmente importante per la possibilità di effettuare un'esercitazione individuale e in *team*.

L'apprezzamento relativo all'utilizzo delle tecniche di simulazione deriva principalmente dal fatto che ogni possibile scenario è frequentemente sovrapponibile a quanto accade nella pratica clinica quotidiana [5], e dalla consapevolezza che l'apprendimento vero e proprio avviene lavorando, ossia partecipando e (ri)producendo quanto il medico, l'infermiere o il volontario *mette in atto nel corso del turno di lavoro* [6].

È sulla base di queste condizioni e riflessioni che la simulazione (basata sui manichini/simulatori) rivolta alla formazione professionale nel settore sanitario rappresenta *un campo di ricerca* per indicare le migliori metodologie di formazione e far assumere la convinzione e l'evidenza di come l'*esperienza simulata* (formativa) si avvicini alla *pratica clinica* quotidiana sul paziente.

La ricerca, pertanto, tende a rispondere alla seguente domanda: *in che modo i soggetti che gestiscono le simulazioni (docente, formatore o tutor) scelgono di simulare una procedura in un determinato contesto clinico?*

Come afferma, infatti, Zucchermaglio [5], se consideriamo la formazione (in questo caso la simulazione) come un contesto organizzativo situato, "caratterizzato culturalmente e socialmente da pratiche definite", è importante prima di tutto selezionare la *procedura*, consultarne le fonti per poterla illustrare in modo essenziale e comprensibile, stabilire lo *scenario* (in elezione, in urgenza, in emergenza ecc.), e successivamente ripetere la procedura scelta grazie agli ausili tecnologici disponibili e guidando l'allievo a cimentarsi nella riproduzione delle manovre, fino a quando non abbia acquisito la giusta padronanza di esecuzione di una tecnica e/o procedura.

Un altro aspetto importante è quello di far emergere *come si fa formazione in un contesto simulato*; ovvero quali siano gli elementi che spesso non vengono considerati o si danno per scontati nella formazione, e che sono invece centrali affinché la simulazione sia considerata realistica, credibile e utile.

Partendo da queste critiche, però, la *simulazione*, proprio per la possibilità di affiancare alle lezioni teoriche anche momenti di simulazione pratica, risulta un contesto interessante da studiare in quanto mima ciò che accade nella realtà della pratica clinica e assistenziale. Questa osservazione aprirà, a sua volta, alla discussione sul rapporto tra simulazione e realtà, e al concetto di *patto di verosimiglianza*, come chiave di lettura per spiegare come si fa simulazione e si mantiene la credibilità di un'esperienza simulata rispetto alla realtà. Oggi in Italia esistono diversi centri che fanno uso delle tecniche di simulazione per la formazione professionale; le differenze tra le suddette realtà possono essere rilevanti, a causa dell'ampia gamma di applicazioni che questa metodologia didattica può offrire. Per esempio, l'individuazione del campo con un'unità di *simulazione avanzata* per la *formazione anestesiologica*, che dovrà avere l'obiettivo di rispondere ad alcuni criteri: tipo di *organizzazione*, presenza di un *simulatore* e di un ambiente riprodotto "tecnologicamente avanzati", con utilizzo del metodo didattico dello scenario e degli attori necessari per condurre le sessioni di simulazione.

L'*Unità di Simulazione Avanzata* si basa su alcune dimensioni organizzative, tra le quali: le diverse attività formative proposte, i destinatari dei corsi, i tutor che lavorano nell'unità, i luoghi e gli strumenti che caratterizzano le simulazioni e, infine, il metodo e la didattica che sono applicati allo scopo di realizzare un particolare scenario, che deriva dall'attività di addestramento clinico del *medico in formazione* o dello specialista di *anestesia*.

Il *tutor* assume un ruolo centrale in questo tipo di attività formativa e sarà coadiuvato da altri docenti che si avvarranno di tecnologia avanzata e di manichini/simulatori con diverse caratteristiche tecniche, in relazione al programma di simulazione; i simulatori, a loro volta, sono inseriti in un ambiente "pensato" per riprodurre dettagliatamente il luogo di lavoro.

8.2 Definizione e ruolo della simulazione nella formazione in medicina

Obiettivo di questo capitolo è definire il termine *simulazione*, considerandolo come un metodo didattico-formativo.

Verranno definiti i concetti di *simulazione* e di *simulatore* e si illustreranno le possibili aree di applicazione.

La simulazione è oggi argomento di discussione in numerose discipline.

La tendenza generale è quella di considerarla un insieme eterogeneo e piuttosto confuso di metodi, riguardo ai quali generalmente si dà più importanza all'aspetto tecnologico piuttosto che a quello didattico o formativo [7].

Come afferma Landriscina [8], all'interno della confusione concettuale che è venuta a crearsi, la simulazione molto spesso viene associata unicamente al gioco, ai *videogame*, che peraltro risultano mezzi necessari per comprendere al meglio gli aspetti tecnologici alla base delle soluzioni applicabili alle esigenze formative. Si tratta, quindi, di un concetto che necessita di essere chiarito.

La simulazione è definibile come *una tecnica o un metodo per riprodurre in modo artificiale le condizioni di un fenomeno*. In altre parole, può essere considerata come il tentativo di riprodurre, anche grazie alla tecnologia, un ambiente o un sistema reale o immaginario, nonché i comportamenti che all'interno di tale sistema sono attivati, e di osservarne i cambiamenti nel tempo [9].

La caratteristica fondamentale della simulazione è quindi quella di poter verificare in tempo reale le conseguenze delle azioni dei soggetti; tuttavia un fraintendimento piuttosto diffuso porta a sovrapporre la simulazione alla tecnologia.

La tecnica della simulazione si può avvalere del supporto tecnologico (*hardware* e *software*), denominato simulatore; attraverso il software si rappresenta, quindi, un sistema, partendo da un modello matematico, un algoritmo, con un grado

variabile di realismo[2] [10]; il termine "simulazione" è un concetto multidisciplinare, poiché entra a far parte di campi applicativi molto diversi tra loro.

Considerata la varietà degli usi possibili, è utile suddividere il materiale che si
può raccogliere sull'argomento in macro-categorie, per comprendere al meglio le
motivazioni per le quali la simulazione è appunto utilizzata. In termini generali, si
può affermare che ciò avviene quando vi sono motivi validi e profondi che non permettono l'esperienza diretta sul campo: gli alti costi, il tempo richiesto dall'esperienza, l'inaccessibilità dell'esperienza stessa, oppure la possibilità di scontrarsi con
i vincoli etici, morali e legali.

Per semplificare il ventaglio dei possibili utilizzi delle simulazioni, si possono identificare tre macro-finalità: le simulazioni possono essere realizzate per fare ricerca e/o previsioni, per scopi ludici e/o culturali e per motivi educativi e/o
formativi. Come si vedrà, la separazione tra i tre "campi" non è assoluta, poiché
uno stesso caso di simulazione può rientrare in diversi ambiti e perché all'interno
di ogni categoria che verrà presentata si possono individuare ulteriori specializ-
zazioni. L'utilizzo della simulazione come *tecnica di ricerca* è una pratica molto
diffusa. L'esperto e il cultore della materia, dopo aver formulato una teoria e aver-
la trasformata in un programma, la fa *girare* nel computer; i risultati ottenuti dalla simulazione sono le predizioni empiriche che derivano dalla teoria incorporata
nella simulazione.

Le simulazioni per la ricerca si compongono di situazioni eterogenee (dalla simulazione psicologica a quella economica e delle scienze della natura), ma hanno
in comune l'obiettivo di stabilire e/o riformulare teorie esistenti; forniscono uno
strumento computerizzato che facilita lo studio dei sistemi del mondo reale e offre
la possibilità di predire i comportamenti in una grande varietà di condizioni. Questa tecnica di ricerca è molto conosciuta nelle scienze sociali, dalla psicologia alla
sociologia, e in quelle economiche.

In ambito economico, per esempio, uno dei principali motivi alla base dell'utilizzo delle simulazioni è la previsione dell'andamento dei mercati: è proprio nel
mondo del *business* che le simulazioni hanno trovato una forte espansione[3] [11].

Nell'ambito psicologico, invece, i ricercatori [12], grazie alla collaborazione di
alcuni volontari, riproducono un *set* di situazioni da studiare; isolano alcune variabili per osservare la dinamica degli scenari e delle relazioni riprodotte in funzione
della loro variazione. In molti casi ai volontari viene richiesto di immaginarsi in situazioni specifiche e di attenersi alle regole della simulazione.

Modificando le regole e i dati iniziali, si osservano i cambiamenti dei comportamenti dei soggetti negli esiti degli esperimenti, traendo conclusioni e, se necessario, confutando teorie.

---

[2] Per questo motivo le simulazioni, secondo Parisi [10], sono "modelli teorici di determinati aspetti
della realtà che, diversamente dai modelli o dalle teorie tradizionali della scienza, non sono formulati a parole o con i simboli della matematica, ma sono espressi con programmi per computer".
[3] Le compagnie petrolifere, per esempio, usano le simulazioni per capire come potrebbero cambiare le loro strategie se il prezzo del petrolio dovesse improvvisamente diminuire, o se fossero
scoperte nuove forme di energia.

La simulazione è anche utilizzata come metodo di ricerca in campo organizzativo, dove essa, come sostiene Strati, è "un metodo capace di generare dati attivando uno o più corsi d'azione organizzativa che sono artificiali e posti entro un contesto artificiale anch'esso" [13].

La simulazione nasce come strumento nelle mani degli esperti, ma si diffonde anche grazie al suo *potenziale ludico e/o culturale*. Sfruttando gli sviluppi tecnologici e informatici, infatti, è possibile per tutti guidare una macchina da corsa, una moto, un carro armato o un aereo, senza bisogno di complessi e costosissimi macchinari, ma utilizzando semplici videogiochi.

Inoltre, con lo sviluppo delle tecnologie, la simulazione si è trasferita anche nel mondo *on line*, dove si possono trovare simulazioni ludiche di ogni genere.

Il potenziale più prettamente culturale della simulazione si esplica, poi, nel campo delle opere d'arte, dei musei o delle città virtuali.

Accanto all'utilizzo della simulazione per scopi di ricerca e per motivi ludici e culturali, troviamo l'ultima macro-categoria, che vede la simulazione utilizzata nelle *attività educative e formative*.

Le simulazioni formative/educative sono pensate per insegnare ai soggetti gli elementi fondamentali di un sistema, osservando i risultati delle azioni o delle decisioni svolte, attraverso un processo di *feedback* generato dalla simulazione stessa.

La metodologia didattico/formativa basata sulla simulazione si pone come la più coinvolgente tra le metodologie cosiddette "attive", poiché richiede ai soggetti di "giocare" e "recitare" in prima persona una situazione di gestione di fenomeni e/o relazioni complesse.

La metodologia attiva è una modalità didattica, approfondita in ambito pedagogico e formativo, che consiste nel presentare i contenuti dell'insegnamento come problemi concreti da risolvere, fornendo a colui che apprende tutte le informazioni e i mezzi necessari per gestire la situazione. Questa tecnica si fonda sul principio dell'apprendimento attraverso il fare (*learning by doing*) e sulla sperimentazione di situazioni o attività che stimolano la riflessione sia del singolo che del gruppo. Si tratta, quindi, di un processo che si basa sull'interazione con il gruppo attraverso uno scambio continuo di *input* e *feedback*. La simulazione crea, pertanto, un "clima protetto" all'interno del quale è possibile apprendere e insegnare sfruttando gli errori come risorse per l'azione; inoltre coinvolge le percezioni sensoriali, come tutte le situazioni che implicano un coinvolgimento psico-corporeo, ma contemporaneamente, proprio perché è considerata come un gioco (serio), dovrebbe tutelare i partecipanti dagli stati emotivi di paura o di timore legati alla possibile penalizzazione per gli eventuali errori commessi. Queste caratteristiche hanno fatto sì che la simulazione divenisse una tecnica utile e affermata sia per l'insegnamento[4] nei diversi gradi dell'istruzione scolastica [10], sia nella formazione,

---

[4] La simulazione in ambito educativo trova il suo fondamento teorico nella letteratura di stampo psicologico e pedagogico che si è interessata di gioco e apprendimento esperienziale. I riferimenti più significativi sono quelli di Piaget, Bruner, Dewey, oltre alle scuole non cognitiviste contemporanee come la psicologia ecologica di Gibson, secondo il quale l'apprendimento è il risultato delle interazioni e del ruolo attivo dell'organismo nei riguardi dell'ambiente.

per quelle professioni in cui è richiesta una formazione continua e la consapevolezza che gli errori commessi possono tradursi in perdita di vite umane o arrecare gravi danni alle organizzazioni.

Analizzando la letteratura sulla simulazione professionale, si può vedere come esistano differenze a seconda delle aree in cui viene utilizzata. Infatti, se la simulazione per la formazione professionale si è sviluppata in campo militare (agli inizi del ventesimo secolo), da lì si è poi diffusa ad altri settori, specialmente quelli della gestione economico-aziendale nel mondo del business (anni Cinquanta) e in quello della gestione delle risorse umane con il teatro d'impresa (anni Ottanta). Successivamente, uno dei contesti organizzativi dove la simulazione ha trovato, negli ultimi anni (a partire dal 2000), un largo consenso e utilizzo è quello medico-sanitario: in questo caso la tecnica della simulazione è, generalmente, basata sull'uso di manichini umani (parziali o totali) o di simulatori tecnologicamente più avanzati.

8.3 Approdo nel campo sanitario: i simulatori umani

Se il campo dei software di guerra ha trovato una notevole diffusione in ambito economico e aziendale, gli sviluppi dei simulatori di volo e, in parte, anche l'aspetto scenografico del teatro d'impresa hanno invece aperto la strada alle recenti forme di simulazione sanitaria.

Ripercorrendo la storia dell'utilizzo delle simulazioni in medicina, si può vedere come questa tecnica si sia diffusa piuttosto tardi, in particolare se confrontata con l'esperienza in campo aeronautico e militare. In ambito medico, infatti, si inizia a parlare di simulazioni solo a partire dagli anni Settanta e limitatamente a particolari centri universitari; ma è solamente alla fine degli anni Ottanta e all'inizio degli anni Novanta che questa pratica si diffonde negli ospedali e nei centri di formazione.

Il vero utilizzo delle simulazioni in medicina avviene a partire dal 2000[5], quando aumentano i centri che ne fanno uso, gli studi che le testano, e quando, grazie agli sviluppi tecnologici e all'abbattimento dei costi, le simulazioni divengono una pratica legittimata e istituzionalizzata degli ECM. Si diffonde, in particolare, l'utilizzo dei manichini umani conosciuti come simulatori, degli attori che recitano la parte di malati, ma anche l'uso di sistemi di realtà virtuale 3D, che riproducono su computer o in ambienti dedicati interventi di vario tipo.

Perché l'utilizzo delle simulazioni in medicina si diffonde così tardi? A quali richieste fa fronte questa forma pedagogica di insegnamento e formazione?

Per rispondere a queste domande si deve partire dal tipo di formazione che coinvolge i professionisti sanitari e dalle trasformazioni che essa ha subito negli ultimi decenni.

---

[5] Nascono in questo periodo società nazionali e internazionali che promuovono e studiano questa tematica, come per esempio la Society for Simulation in Healthcare (www.ssih.org), la Society in Europe for Simulation applied to Medicine.

Fin dall'antichità le diverse professioni appartenenti alla sfera sanitaria hanno esercitato le proprie conoscenze teoriche e le abilità pratiche esercitandosi su cadaveri, su animali e sperimentando gradualmente le procedure durante le operazioni con l'aiuto di esperti.

Oggi, invece, per motivi di tempo, di sicurezza del paziente, di qualità della cura e per questioni medico-legali, la sperimentazione pratica, specie per i novizi, risulta una via impraticabile (nel caso specifico dell'Italia, per esempio, la legislazione non consente l'uso di cadaveri per le esercitazioni, fatta eccezione per precedenti specifiche donazioni "in vita").

Questa situazione ha messo, quindi, in difficoltà il modello di apprendimento/ insegnamento basato sulla sperimentazione pratica, in particolare per l'ambito chirurgico [14-19].

Oggi, come sostengono Lane e collaboratori [19], ogni medico ha bisogno di sperimentare in pratica il proprio lavoro per apprendere e/o mantenere le competenze centrate sul paziente (cura, *comunicazione*, raccolta di informazioni), sul processo (gestione del gruppo, delle informazioni) e sull'ambiente (competenze culturali, amministrative e di *leadership*).

A questo si devono poi aggiungere anche l'aggiornamento ciclico delle procedure sanitarie, l'aumento di conoscenze mediche e la forte diffusione delle tecniche chirurgiche mininvasive.

Queste, per esempio, se da un lato hanno garantito il miglioramento della qualità della cura, dall'altro hanno determinato una crescita della complessità delle tecniche di intervento e un conseguente aumento del tempo necessario per apprendere le procedure. Inoltre, il tempo di evoluzione delle tecnologie mediche è così veloce, che viene richiesto un aggiornamento costante degli operatori affinché possano mantenere elevati standard di qualità.

È all'interno di questo contesto di trasformazione della formazione sanitaria, delle sensibilità sociali e delle tecnologie mediche che si diffonde l'utilizzo della simulazione per l'insegnamento, la formazione e l'aggiornamento professionale.

8.4   Metodologia ed esperienze di simulazione in medicina

Dopo avere delineato come la simulazione in medicina sia nata piuttosto recentemente e come abbia preso spunto dagli altri settori professionali, obiettivo del presente contributo è classificare la letteratura prodotta sulla simulazione per la formazione di base e per il perfezionamento professionale.

Digitando su un motore di ricerca la scritta *medical simulation* (ma anche termini simili), appare subito una vastissima quantità di materiale, composto sia da articoli scientifici, sia da documenti divulgativi e pubblicitari.

Analizzando i testi, ci si rende subito conto che la maggior parte dei lavori sulla simulazione come tecnica formativa provengono direttamente da riviste medicosanitarie (chirurgia, anestesia, scienze infermieristiche ecc.), oppure da riviste che si occupano di informatica e tecnologia[6,7] [20-24]. Per definire il materiale disponibile, è utile selezionare i cinque argomenti che si riscontrano con maggiore frequenza in letteratura.

Nel primo punto si evidenzia come la simulazione in medicina si concretizzi in una *pluralità di forme* a seconda che si considerino il tipo di corso (finalità e obiettivi), i destinatari (studenti, professionisti, ambiti professionali coinvolti) oppure la presenza o meno della tecnologia.

Considerando la larga diffusione delle tecnologie di simulazione, nel secondo punto saranno approfondite le *differenti forme tecnologiche di mediazione:* la simulazione in realtà virtuale e la simulazione basata sull'utilizzo di manichini/simulatori.

La terza parte è dedicata all'analisi della letteratura che si è concentrata prevalentemente sulla *valutazione delle tecnologie di simulazione,* per testare le performance raggiunte dai discenti e la validità della tecnologia stessa nei processi di apprendimento.

Nel quarto punto viene descritto come le tecnologie di simulazione siano oggetto di studio anche di quel gruppo di ricerche interessate a verificare il *grado di fedeltà e realismo che si può raggiungere* e produrre attraverso l'utilizzo delle diverse tecnologie.

L'ultima parte fa riferimento alla scelta e alla valutazione del simulatore da utilizzare in campo medico e alla *metodologia didattica* da affiancare alla tecnologia e con cui condurre la simulazione, nonché lo scenario nel quale sviluppare la rappresentazione.

Uno dei primi aspetti che si deve chiarire quando si parla di simulazioni per la formazione medica è l'esistenza di una *pluralità di forme* attraverso le quali si può realizzare un'esperienza simulata. Quando si parla di simulazioni per l'educazione e la formazione sanitaria, infatti, si deve tenere in considerazione il fatto che si tratta di un campo molto eterogeneo, tuttora in forte trasformazione.

Come afferma Gaba [25], negli ultimi anni l'imperativo di garantire la sicurezza, la cura del paziente e la riduzione degli errori medici si è trasformato in un aumento delle tipologie di simulazione. Pertanto, per comprendere le diverse applicazioni delle simulazioni in campo sanitario, l'autore ha classificato l'esperienza della simulazione utilizzando undici dimensioni che contraddistinguono le attività simulate (Tabella 8.1): ogni dimensione rappresenta un *continuum* sul quale si posizionano le diverse attività simulate.

Le simulazioni, oltre a essere utilizzate per l'educazione e il training, servono anche per stabilire e valutare la *performance* individuale e di gruppo, per prepararsi a interventi particolarmente complicati, oppure per studiare la validità dei protocolli e le modalità di utilizzo degli strumenti medici. Va da sé, quindi, che la simulazione si

---

[6] Se si guarda, inoltre, al periodo in cui la simulazione diviene un oggetto di studio, tranne qualche caso sporadico, i lavori sono pubblicati a partire dal 2000. Da ricordare, a riguardo, è un numero speciale sulla simulazione in medicina apparso nel 2001 sulla rivista "Simulation Gaming" e quello apparso su Medical Education (www.biomedcentral.com) nel 2003, che hanno contribuito a diffondere e legittimare il campo di studi e ricerca.

[7] Al loro interno emergono solo alcuni lavori di stampo femminista (Johnson [20-24]) che, superando la concezione deterministica della tecnologia e oggettivistica della conoscenza, si sono concentrati sul tema del corpo nelle simulazioni mediche.

Tabella 8.1 Le dimensioni che contraddistinguono le realtà simulate (riprodotta con autorizzazione da [25], modificata)

Obiettivi	Formazione	Educazione	Training	Performance	Ricerca
Unità	Individuale	Gruppo	Team	Organizzazione	
Esperienza	Scuola	Università	Educazione professionale	Training sul lavoro	ECM
Dominio	Immagini	Intervento	Assistenza	Monitoraggio	Protocolli
Professioni	Volontari	Infermieri	Specializzandi	Medici	Tutor
Skills	Manualità	Tecnica	Decision-making	Lavoro in team	
Paziente	Neonato	Bambino	Ragazzo	Adulto	Anziano
Tecnologia	Sim. Verbale	Task-trainer	Software	Manichini	Simulatori
Luoghi	Uffici	Scuole	Laboratori	Cliniche	Ospedali
Partecipazione	Osservazione	Interazione	Partecipazione immersiva	Partecipazione manuale	
Feedback	Nessuno	Analisi e Critiche		Correzioni	Debriefing

può rivolgere al singolo individuo oppure, come vedremo successivamente, al team (o ai team multiprofessionali) attraverso la strategia del *Crew Resource Management* (CRM), cercando di risolvere in gruppo uno specifico problema.

Il termine *Crew Resource Management* ha preso spunto da specifiche situazioni nel campo dell'aviazione. Successivamente tale dizione è stata modificata in ambito medico in *Crisis Resource Management* (CRM), che sta a indicare le possibili strategie proposte nelle linee guida per lo svolgimento delle sessioni simulate (da Gaba [26]).

L'esperienza della simulazione, inoltre, risulta essere particolarmente importante non solo per i soggetti che sono nelle prime fasi di avvicinamento e sperimentazione delle professioni sanitarie, ma anche per i membri "esperti".

Vengono affinate, per esempio, le competenze tecniche e procedurali, la capacità di leggere le immagini, così come le pratiche comunicative e relazionali con i pazienti. La scelta e il grado di approfondimento di uno o dell'altro aspetto varia a seconda dei destinatari e delle attività: possono essere infatti coinvolte tutte le professioni sanitarie (medici, infermieri e il personale che ricopre funzioni manageriali).

La simulazione in ambito sanitario, inoltre, per essere definita tale, coinvolge anche il paziente, dal neonato fino al malato anziano, simulati per opera di attori[8] [27], oppure, a seconda delle possibilità, si può adottare una tecnologia che può andare dai manichini/simulatori (interi o parziali) fino all'utilizzo della realtà virtuale.

In aggiunta, a seconda dello sviluppo tecnologico della simulazione, questa può avvenire in luoghi diversi (dalla postazione del computer di casa, fino ai laboratori che simulano ambienti di lavoro), può richiedere diversi gradi di partecipazione (dalla semplice visione, fino alla co-costruzione della realtà virtuale) e, infine, può presentare differenti gradi di riflessione sulle attività svolte (definiti come *debriefing*). Durante quest'ultima fase tutto quanto accaduto (filmato e registrato) durante la prestazione simulata è riproposto ai discenti e discusso in modo interattivo.

---

[8] Questo tipo di simulazione è denominata "simulated patient" e spesso si contrappone un *human simulator* (manichino) sulla base di questioni pedagogiche. Per una disquisizione in materia si veda per esempio Valcanover, Sartori, Colorio [27].

8.5   Scelta delle tecnologie di simulazione

Mentre Gaba[9], come è noto, si è interessato di molteplici aspetti delle simulazioni, la maggior parte degli altri studi [25-34] che verranno esposti nel corso della trattazione, partendo dal predominio delle simulazioni tecnologiche, si interessano prevalentemente di quest'ultima dimensione.

Infatti, per comprendere gli sviluppi delle tecnologie di simulazione in ambito sanitario è bene fare un passo indietro tenendo, per un momento, il concetto delle tecnologie educative e formative.

Diversi autori hanno proposto le loro classificazioni [35-43] per spiegare la diffusione del fenomeno in campo medico. Uno dei lavori più noti e citati è quello proposto da Vozenilek e colleghi [42] dal titolo *See one, do one, teach one: advanced technology in medical education*. Gli autori si concentrano sull'evoluzione delle tecnologie informatiche, nate per superare le problematiche emerse con le restrizioni alla sperimentazione per l'educazione e la formazione medica [44-46]. La tripartizione delle tecnologie educative che gli autori propongono si sovrappone, quasi completamente, alla classificazione delle tecnologie di simulazione, ed è così composta:

* *web-based education*;
* *virtual reality*;
* *human patient simulation*.

La *web-based education*[10] oggi conosciuta anche come *e-learning*, risulta essere uno strumento utile, non solo per mantenersi aggiornati sulle nuove "evidenze cliniche", ma anche per ottenere informazioni immediate e gestire così le situazioni critiche che si possono presentare nel corso dell'attività intra ed extraospedaliera. Rientra in questo gruppo, per esempio, l'utilizzo del *world wide web*, delle riviste elettroniche e dei motori di ricerca. Con lo sviluppo del web si è allargato il raggio di azione di queste nuove tecnologie, permettendo ai soggetti di partecipare anche a corsi interattivi a distanza.

La *web-based education* rientra nell'ambito delle simulazioni nei contesti in cui il web diviene il luogo delle esperienze simulate: è il caso per esempio dell'utilizzo di *Second Life*[11] [45] per i corsi di formazione sanitaria [42,47,48].

---

[9] Mentre Gaba (2004), come abbiamo visto, analizza tutte le possibili forme di attività simulata presenti in medicina con l'obiettivo di fornire una visione complessiva del fenomeno, la maggior parte degli altri autori si sono concentrati, invece, solo sulla presenza o assenza della dimensione tecnologica in campo medico (Lane et al. 2001 [19]; Streufert et al. 2001 [28]; Alinier 2007 [29]), infermieristico (Nehring et al. 2009 [30]), anestesiologico (Doyle 2002 [31]), chirurgico (Dunkin et al. 2007 [32]; Dutta et al. 2006 [14,15]), psichiatrico (McNaughton et al. 2008 [33]) e nella medicina dell'urgenza/emergenza (Lighthall e Barr 2007 [34]).

[10] Le potenzialità della web-based education sono quelle di garantire un utilizzo differenziato a seconda delle esigenze temporali e spaziali dei soggetti e di offrire un aggiornamento costante delle conoscenze, che si può presentare sotto forma di semplici file di testo oppure in formato audio e video [42].

[11] *Second Life* è un mondo virtuale tridimensionale multiutente online (http://secondlife.com/whatis) che rientra nella categoria dei MMORPG (*Massive(ly) Multiplayer Online Role-Playing Game*).

Il secondo gruppo di tecnologie è rappresentato dalla *Virtual Reality* [49,50], ossia lo strumento che, grazie all'interazione tra soggetti e tecnologia, permette la co-costruzione di ambienti 3D dove si simula, in questo caso, il mondo lavorativo.

Voelter e Kraemer [51] individuano quattro differenti tipi di tecnologie virtuali che possono essere utilizzate in ambito sanitario: *immersiva, desktop, pseudo* e *inversa*.

La realtà virtuale *immersiva* integra completamente le persone nel mondo dei computer, determinando un alto livello di co-costruzione dell'esperienza simulata. Quando, invece, l'esperienza della simulazione è disponibile sotto forma di un programma da utilizzare su un computer e visibile quindi sullo schermo, allora si sta parlando di realtà virtuale *desktop*.

La realtà virtuale *pseudo*, invece, è rappresentata dai programmi di realtà virtuale al computer che, però, prevedono un livello molto basso d'interazione e manipolazione da parte dell'utente; esempi in campo medico sono i programmi di anatomia, che consentono di modificare l'angolazione della visione, ma non consentono di agire sulle immagini.

L'ultimo tipo di realtà virtuale proposta dai due autori è quella definita con il termine di *inversa*, ossia l'integrazione di un computer nel mondo dell'utente: si tratta di programmi che permettono, per esempio, alle persone quadriplegiche di sfruttare il movimento degli occhi per comunicare.

Studi successivi [52,53] hanno aggiunto alla precedente classificazione anche la realtà *virtuale aumentata*, ossia la tecnologia che sovrappone simultaneamente l'esperienza del mondo virtuale a quello reale.

In medicina la realtà virtuale aumentata si sta diffondendo rapidamente, in particolare in ambito chirurgico, dove, per esempio, il chirurgo, grazie all'utilizzo di un particolare casco dotato di occhiali tridimensionali, può visualizzare contemporaneamente il corpo umano del paziente e l'immagine virtuale delle sue strutture anatomiche. L'ultima categoria, in cui rientra anche il contesto di questa ricerca, è quella dei *high-fidelity human patient simulations* [53]. Si tratta di manichini interattivi che riproducono, più o meno fedelmente, il corpo umano e che in letteratura possono essere denominati in modi diversi: manichino, simulatore umano, *flight simulator for doctors, dummy* ecc. [42,54,55]. L'evoluzione dei manichini/simulatori in campo medico è illustrata da Cooper e Taqueti [56] nell'articolo *A brief history of the development of mannequin simulators for clinical education and training* e da Good [38] nell'articolo *Patient simulation for training basic and advanced skills*.

Come sostengono gli autori, il primo simulatore umano compare negli anni Sessanta, si tratta di *Resusci-Anne* e segna l'inizio dell'era delle simulazioni in ambito sanitario. Le principali caratteristiche del manichino erano quelle di garantire la simulazione dell'ABC (*Airway, Breathing, Circulation*) della rianimazione cardiopolmonare (*Cardiopulmonary Resuscitation*, CPR). Contemporaneamente nasce *Sim One*, il primo simulatore controllato da un *computer*: simula il respiro, apre e chiude gli occhi, può aprire e chiudere la bocca. In questo caso l'obiettivo delle simulazioni è allenare i praticanti all'intubazione endotracheale. Nonostante la versatilità del manichino, a causa degli elevati costi di produzione e mantenimento, il *Sim One* non è stato commercializzato. Nel 1968 viene presentato *Harvey*, un manichino in grado di simulare diversi segni fisiologici (l'auscultazione, la rivelazione della pressione ecc.) sincronizzati con la respirazione e il battito cardiaco; la variazione dei segnali permette la simulazione di varie disfunzioni cardiache.

Nel 1987 è stato messo a punto un manichino finalizzato allo sviluppo non tanto delle *skill* tecniche, ma piuttosto di quelle di *team*. Infatti, il simulatore denominato *Case 1.2 Comprehensive Anesthesia Simulation Environment*, risultando collegato a un MacIntosh Plus, era in grado di modificare i parametri posti in un *setting* reale animato dai gruppi di lavoro.

Contemporaneamente, verso la fine degli anni Ottanta nacque GAS, *Gainesville Anesthesia Simulator*, un manichino con l'obiettivo di formare gli anestesisti al riconoscimento degli errori di strumentazione. GAS venne, poi, sostituito da HPS (*Human Patient Simulator*), che fu commercializzato a partire dagli anni Novanta nella versione pediatrica (*Pediasim*) e agli inizi del 2000 nella versione portatile (*Emergency Care Simulator*) [56]; si tratta di manichini/simulatori altamente realistici e versatili che oggi vengono utilizzati nella maggior parte dei corsi di formazione sanitaria (Figg. 8.1-8.5).

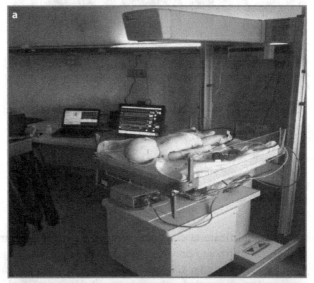

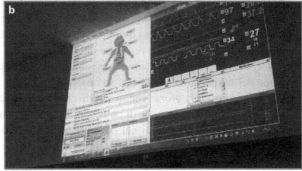

Fig. 8.1 Laboratorio Didattico e di Tecnologie Avanzate, Scuola di Specializzazione di Anestesia, Rianimazione e Terapia Intensiva, Università degli Studi di Catania

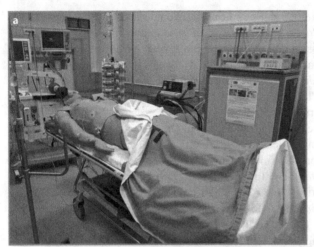

Fig. 8.2 Simularti: HPS
e Sala Regia. Scuola
di Specializzazione
di Anestesia e Rianimazione,
Università degli Studi
di Padova

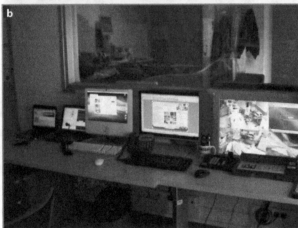

Per semplificare la classificazione delle tecnologie simulate, si può affermare che oggi si utilizzano prevalentemente queste macro categorie di simulatori:

- *Computer program simulations*: si tratta di computer sul cui schermo vengono riprodotti pazienti che rispondono agli interventi di chi li utilizza;
- *Instructor-driven simulators*: simulatori a fedeltà intermedia che utilizzano riproduzioni del corpo umano o di una sua parte; il simulatore può interagire con il discente, ma il *feedback* proviene dall'istruttore;
- *Model-driven simulators*: simulatori ad alta fedeltà che utilizzano una riproduzione del corpo umano o di una sua parte e non sono istruttore-dipendente;
- *Virtual reality simulators:* vengono utilizzate periferiche (guanti o occhiali 3D) che permettono al computer di comprendere i movimenti dell'utente e di generare le reazioni conseguenti nel paziente virtuale riprodotto in 3D.

La simulazione può essere programmata partendo dalla presentazione di un caso clinico, che può essere sviluppato in tre modalità lavoro diverse:

- *On the fly* (la più semplice ma meno avanzata), dove tutto il lavoro è sulle spalle dell'istruttore, in pratica si tratta di scenari in continua evoluzione;
- intermedia, *on the fly with trends & handlers*, dove il lavoro viene svolto dal simulatore;
- scenario (modalità più avanzata in assoluto).

Alla fine di ogni simulazione vi è un *debriefing*, nel corso del quale gli istruttori discutono insieme ai discenti del lavoro svolto.

8.6 Valutazione delle performance e dei simulatori

Insieme all'utilizzo e allo sviluppo delle simulazioni e dei simulatori, si è posto il problema di stabilirne l'affidabilità e di valutare le performance di apprendimento dei discenti e degli esperti. Ancora oggi, se si classificano i contributi più recenti sulle simulazioni mediche, si può vedere come il tema della valutazione sia un altro degli obiettivi prioritari del dibattito, che esamineremo nel corso della trattazione.

La valutazione, in particolare, si suddivide in due aspetti:
- testare le performance di apprendimento raggiunte da studenti e dalle diverse figure professionali;
- testare il simulatore come metodo di valutazione degli studenti /o specializzandi e valutare la performance della tecnologia.

Nel primo gruppo troviamo i lavori che hanno come obiettivo valutare quanto gli allievi abbiano appreso al termine delle sessioni simulate.

Come abbiamo visto nella classificazione delle tecnologie di apprendimento e, più in generale, delle simulazioni, ogni esperienza simulata è pensata per insegnare e praticare diversi tipi di situazioni, prima che sia sperimentata sui pazienti nel corso dell'attività clinica assistenziale. Secondo quanto emerge dalle ricerche, però, non basta predisporre la simulazione, bisogna anche sapere se effettivamente questa migliorerà la performance degli allievi.

Per rispondere a questo punto gli autori hanno raccolto le evidenze statistiche presenti in letteratura, o hanno eseguito esperimenti con gruppi di controllo, confrontando per esempio i risultati con e senza l'ausilio del simulatore [54], con l'obiettivo di misurare la qualità e la quantità dell'apprendimento. Ci si è chiesti poi quale tecnologia di simulazione aumenti maggiormente la curva di apprendimento [56-62]. Secondo questo insieme eterogeneo di studi, la simulazione faciliterebbe l'apprendimento delle *skill* di coordinamento motorio (occhi-mano), di lavoro e comunicazione in team; aumenterebbe il livello di confidenza dei praticanti; ridurrebbe il grado di errore in campo sanitario e, conseguentemente, ne aumenterebbe la performance.

Come afferma Liu [63], un'altra tematica che viene trattata è quella della trasferibilità all'attività professionale di ogni giorno delle conoscenze apprese durante la simulazione [58].

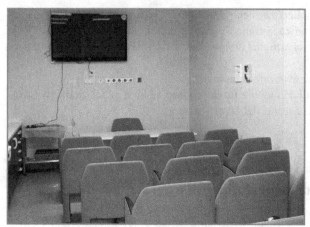

Fig. 8.3 Sala Debriefing del Centro di Simulazione dell'Azienda Policlinico Vittorio Emanuele di Catania

Alla base di tutte queste ricerche esiste quindi il presupposto che la conoscenza sia un bene oggettivabile e quindi misurabile. Solamente un ridotto numero di lavori si sono rifatti alle teorie del ciclo esperienziale dell'apprendimento, delle comunità di pratiche e della partecipazione legittima e periferica di Lave e Wenger [64]: tentativi che però alla fine non si sono distanziati molto dai lavori già segnalati. Dutta e Krummel [15], per esempio, sottolineano la vicinanza dell'esperienza simulata ai processi di apprendimento che comunemente avvengono nella vita lavorativa, descritti da Lave e Wenger. Secondo gli autori [15] la simulazione offre un "ambiente *simile* (a quello lavorativo) *in cui i discenti performano azioni e rispondono a conseguenze come farebbero nel mondo reale.* In tal senso sono partecipanti legittimi (come nelle comunità di pratica di cui parlano Lave e Wenger)". La simulazione risulta, quindi, essere un ambiente in cui i soggetti, ripetendo più volte le procedure alla base del proprio lavoro, migliorano le loro abilità tecniche e l'*expertise*. Al secondo gruppo appartengono, invece, gli studi che hanno testato i simulatori stessi.

Inoltre, è stata studiata la validità della simulazione per testare le competenze acquisite durante i corsi di laurea o specializzazione, o per selezionare studenti e studentesse da inserire in un corso piuttosto che in un altro e, inoltre, se i simulatori sono in grado di testare le conoscenze degli allievi [65]. Issenberg e collaboratori [66], invece, analizzando un insieme di articoli dal 1963 al 2003, hanno esposto gli elementi ritenuti più significativi per raggiungere elevate performance nelle simulazioni, in particolare:

- avere un *feedback* educativo;
- ripetere le azioni;
- integrare la simulazione nel curriculum di apprendimento;
- impostare diversi livelli di difficoltà;
- adattare la simulazione a strategie multiple di apprendimento;
- mettere in pratica condizioni cliniche diverse mantenendo un ambiente sicuro;
- essere i discenti partecipanti attivi e non passivi;

- avere scopi precisi e risultati misurabili;
- correlare la validità della simulazione e l'apprendimento effettivo[12].

Si è così diffuso un insieme di ricerche che hanno cercato di dimostrare la validità di uno strumento rispetto a un altro. Alcuni contributi si sono concentrati sul confronto tra due differenti tipi di simulatore, come la simulazione al computer *vs* la simulazione con il manichino/simulatore [73]. Altri studi, invece, hanno confrontato l'utilizzo di una simulazione tecnologica e di una senza supporto, confrontando manichino *vs* paziente simulato, simulazione al computer *vs* paziente simulato [74], manichino *vs* apprendimento basato su casi clinici [75], oppure manichino *vs* *problem-based learning* [76].

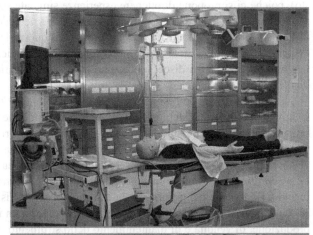

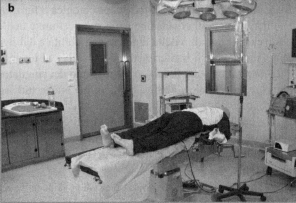

Fig. 8.4 HPS del Centro di Simulazione dell'Azienda Policlinico Vittorio Emanuele di Catania

---

[12] Secondo Vozenilek e colleghi [42], altre ricerche (Halamek [67]; Holzman [68]; Bond [69]; Barach e Small [70]; Dawson [71]; Gordon [72]) hanno valutato l'efficacia degli strumenti di simulazione e hanno evidenziato la possibilità che questi offrono di riprodurre scenari eterogenei, senza mettere in pericolo la vita dei pazienti.

8.7   Simulazione e realtà virtuale

Come si è accennato in precedenza, lo sviluppo tecnologico dei simulatori ha aperto la strada a un insieme di studi e di problematiche collegate al tema della rappresentazione della realtà lavorativa in un contesto simulato; un problema, questo, che ha coinvolto gli utilizzatori dei simulatori, ma anche i progettisti. Le diverse pubblicazioni sui simulatori si sono concentrate, infatti, in larga misura, sul livello di *fedeltà, realismo e autenticità* che la tecnologia è in grado di raggiungere.

I simulatori moderni, infatti, sono programmati per interagire con l'utente, rispondendo alle sue azioni e combinando sia gli stimoli visivi che quelli tattili (quelli visivi sono spesso realizzati con l'ausilio di uno schermo di un computer, mentre quelli tattili sono performati dal corpo del manichino/simulatore e/o da parti di questo), poiché ci si propone di ottenere esperienze simulate sempre più realistiche.

Secondo Dawson e Kaufman [65], la simulazione richiederebbe tre elementi fondamentali: "realismo, realismo e realismo". Con questa frase gli autori vogliono evidenziare che solo grazie a una rappresentazione realistica del corpo umano, dei luoghi e degli scenari i discenti potranno trasferire l'esperienza simulata alla pratica lavorativa quotidiana.

Il concetto di realismo si alterna spesso con quello di fedeltà: secondo Maran e Galvin [77], infatti, l'elemento della fedeltà costituirebbe uno degli argomenti di interesse maggiormente studiati quando si parla dell'esperienza simulata.

Attorno a questo concetto, però, si è creata molta confusione. Secondo Miller[13], per esempio, si deve distinguere la fedeltà "ingegneristica" da quella "psicologica". Con il termine "fedeltà ingegneristica" si intende il grado con il quale lo strumento o l'ambiente del training replica le caratteristiche fisiche del contesto reale.

Un aumento della fedeltà di riproduzione comporta un incremento dei costi di produzione, di vendita e di mantenimento dello strumento. Più importante sarebbe invece, secondo gli autori, la fedeltà psicologica o funzionale, ossia "il grado in cui le abilità inerenti alla mansione reale sono catturate nell'attività simulata" [75]. In questo caso il tipo di fedeltà dipende dall'abilità e dal livello di formazione del discente, facilitando il trasferimento delle abilità al luogo di lavoro.

La letteratura sulla fedeltà e sul realismo dei simulatori e delle simulazioni non coinvolge, però, solo l'ambito medico, ma anche tutti coloro che progettano, costruiscono e valutano i supporti tecnologici[14].

Liu [63] ha analizzato, per esempio, gli elementi tecnici che caratterizzano un simulatore al computer dedicato agli interventi chirurgici, fornendo la spiegazione dei modelli e degli algoritmi alla base del suo funzionamento e della programmazione

---

[13] Testo originale: "the degree to which the skill or skills in the real task are captured in the simulated task".
[14] Analizzando i dipartimenti di provenienza degli autori degli articoli, si può vedere come spesso i lavori siano il risultato di una collaborazione tra il personale sanitario ed esperti in ingegneria, informatica ed ergonomia. I lavori, infatti, da un lato mettono in luce l'importanza di mantenere una costante collaborazione tra la comunità degli esperti in tecnologia (modellatore 3D, grafico/a e programmatore) e la comunità sanitaria che utilizzerà la tecnologia e, dall'altro, offrono una serie di riflessioni sulle caratteristiche tecniche, ergonomiche e sul design del simulatore stesso.

della tecnologia in questione. Come nel caso del manichino, anche la simulazione al computer deve raffigurare fedelmente sullo schermo le caratteristiche dell'anatomia umana e, altrettanto realisticamente, deve far sì che i tessuti e gli organi rappresentati si deformino conseguentemente alla collisione con gli strumenti medici, alla pressione degli oggetti, alle normali azioni di sutura, taglio ecc.

La velocità con la quale si deve poter vedere la rappresentazione delle proprie azioni sullo schermo non sarebbe da sottovalutare, poiché essa contribuisce ad aumentare il livello di realismo dell'esperienza. Il livello di realismo, inoltre, aumenta quando, oltre alla dimensione visiva, entra in gioco anche quella tattile. A tal proposito, infatti, chi utilizza lo strumento, grazie a particolari sensori posizionati sulle dita, riceve un *feedback* sensoriale.

Un altro gruppo di autori si è interessato all'aspetto ergonomico della simulazione e del simulatore. Dare importanza all'ergonomia significa focalizzare l'attenzione, per esempio, sulle diverse esigenze professionali. Ciò non significa, però, solo fornire ambienti confortevoli e compatibili con le caratteristiche fisiologiche delle persone, ma anche, e soprattutto, favorire lo scambio comunicativo [78].

Gli studi ergonomici che si interessano di simulazioni hanno considerato, per esempio, la riproduzione dell'ambiente sanitario all'interno della realtà virtuale [79].

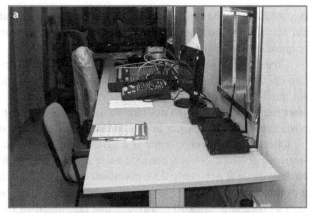

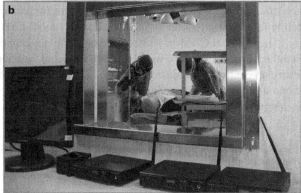

Fig. 8.5 Sala regia del Centro di Simulazione dell'Azienda Policlinico Vittorio Emanuele di Catania

Da questo punto di vista la riproduzione deve essere percettivamente simile a quella dell'ambiente lavorativo sanitario e permettere agli allievi e ai professionisti di comunicare e agire senza sforzo, rendendo naturale l'utilizzo delle tecnologie.

Un sistema con queste caratteristiche presuppone, quindi, la progettazione di metodologie di interazione, di pazienti virtuali molto realistici e, soprattutto, di tecniche che permettano ai soggetti di agire in modo naturale [78], aumentandone il grado di motivazione e di coinvolgimento.

Oltre al simulatore, anche il *setting* in cui avviene la simulazione diviene un elemento importante per aumentare il grado di realismo. Per rendere concreta l'esperienza si ricrea, infatti, l'ambiente di lavoro che è riprodotto in dettaglio: la sala operatoria, il pronto soccorso, la terapia intensiva o l'ambulanza ecc. È raccomandato uno scenario sovrapponibile a quello reale, per esempio l'utilizzo di *devices* come nella pratica quotidiana. Infatti la fedeltà dello scenario deve rispecchiare la realtà in cui operano gli allievi e i tutor.

8.8   Come si gestisce la simulazione?

Accanto alla scelta dei simulatori, al realismo del simulatore e dell'ambiente simulato, alla valutazione dell'apprendimento, un altro elemento pone un importante quesito: "come si gestisce la simulazione?".

Considerando la letteratura che si è occupata dell'aspetto organizzativo/formativo dei corsi di simulazione, si può notare come uno degli argomenti più discussi sia quello dell'utilizzo della strategia del *Crew Resource Management* [26], trasformata in ambito medico in *Crisis Resource Management*; strategia che viene proposta come linea guida per lo svolgimento delle sessioni simulate.

Questa strategia che, come si è visto, nasce in ambito aeronautico per addestrare il personale di volo, consiste nella simulazione di una situazione critica durante la quale il personale deve coordinarsi per gestire in modo corretto le risorse a disposizione.

La procedura standard consiste in una fase didattica frontale, seguita da esercizi e discussioni di gruppo, per arrivare poi alle simulazioni pratiche e concludere con la fase di discussione di quanto successo (*debriefing*).

L'ingresso del CRM in ambito medico si deve a David Gaba dell'Università di Stanford, il quale, assieme al suo gruppo di lavoro, negli anni Ottanta iniziò ad allestire un centro di simulazione con un simulatore robotizzato (CASE 1.3), con lo scopo di applicare alla medicina i processi di gestione della sicurezza evidenziati in ambito aeronautico[15].

---

[15] Secondo Helmreich [80] il CRM nasce in un convegno della NASA durante il quale si era sottolineato che gli errori umani, che causavano la maggior parte degli incidenti aerei, erano da imputare a fallimenti della comunicazione interpersonale, dei processi decisionali, e delle dinamiche di leadership.

Agli inizi degli anni Novanta il corso assunse il nome di *Anesthesia Crisis Resource Management*, per indicare, in primo luogo, l'ambito anestesiologico di riferimento e per sottolineare, in secondo luogo, l'esigenza di trasformare il termine *crew* in *crisis*, più familiare per gli operatori medico-sanitari. Dalla prima versione, il corso si è sensibilmente modificato, pur lasciando inalterate le premesse e i concetti di base, per poi estendersi alle altre discipline sanitarie.

Oggi, infatti, esistono curricula formativi adattati alle varie professionalità, pertanto si parla, più genericamente di *Crisis Resource Management*.

Il corso mira a insegnare la corretta gestione delle situazioni critiche, soprattutto attraverso la messa a fuoco delle abilità comportamentali e di gestione del team: ciò significa lavorare sia con persone dello stesso gruppo professionale, sia con professionisti appartenenti a diversi settori sanitari. Come sostengono Gaba e collaboratori [26], infatti, quando ci si trova in una sala operatoria si interagisce con il personale della chirurgia, dell'anestesia, con gli infermieri ecc., ossia il team. Fox-Robichud e Nimmo [81] sostengono che è proprio nel lavoro di team che si sviluppano e sono richieste le cosiddette skill non-tecniche "tra cui decision making, assegnazione dei compiti, lavoro in team, e consapevolezza della situazione, che si basano tutte su comunicazione, cooperazione e coordinazione"[16].

8.9 Conclusioni

Obiettivo di questo contributo è esplorare il vasto mondo della simulazione in medicina, cercando di trovare e conseguentemente classificare i documenti che risultano utili per offrire una lettura critica dell'oggetto di indagine. Si tratta di mettere insieme contenuti spesso molto eterogenei, che spaziano dalla filosofia alla matematica, dalla medicina all'ingegneria e che, per essere classificati, necessitano di una strategia operativa. Pertanto, è sembrato opportuno adottare quello che potremmo definire un "procedimento a imbuto": ossia partire dal generale per arrivare, gradualmente, al particolare.

Nella fase iniziale è stato affrontato il tema della simulazione definendola come *un metodo o una tecnica per riprodurre un fenomeno, che si può avvalere (ma non è una condizione imprescindibile) di un simulatore tecnologico*. Una volta chiariti questi elementi, è risultato ragionevole definire i possibili utilizzi della simulazione secondo alcune macro-categorie: a) per la ricerca, sia nelle scienze della natura sia nelle scienze sociali; b) per scopi ludici o culturali, come nel caso dei videogiochi o dei recenti utilizzi della realtà virtuale; c) infine, nel settore educativo e formativo. Considerando l'argomento della ricerca, il lavoro è proseguito con la possibilità di approfondire nel dettaglio la tematica delle simulazioni utili per la formazione di base e professionale in campo medico e sanitario

---

[16] Testo originale: "including decision making, task allocation, team working and situation awareness, all of which are underpinned by communication, cooperation and coordination".

in genere, analizzando in particolare l'evoluzione della simulazione nelle realtà organizzative dove si è diffusa maggiormente (il campo militare, il mondo del business, le risorse umane e le organizzazioni sanitarie).

Nello specifico si è visto: a) come in ogni settore la simulazione si sia differenziata assumendo denominazioni e caratteristiche particolari; b) come gli sviluppi informatici abbiano introdotto tecnologie sempre più sofisticate e interattive; c) e, infine, come questi strumenti siano stati applicati al settore della sanità solo recentemente. Nonostante questo ritardo, oggi le simulazioni dedicate alla formazione dei futuri professionisti, così come al mantenimento e all'aggiornamento del personale sanitario, rappresentano uno strumento diffuso in molte realtà (dall'Università ai centri di formazione e agli ospedali). L'analisi della letteratura nata sulla simulazione per la formazione professionale medico-sanitaria fa registrare un aumento di interesse e la certezza che tali strumenti appaiono sempre più insostituibili.

In particolare emergono alcuni importanti quesiti: *Che cosa scaturisce da questa analisi? Su cosa si stanno interrogando i cultori e il personale "laico", relativamente all'utilizzo delle simulazioni come modalità formative?*

Dal lavoro di classificazione sono emersi, da un lato, lo stato delle simulazioni in campo medico e, dall'altro, l'approccio teorico che la medicina adotta per affrontare la tematica della formazione.

In primo luogo si può affermare che in campo medico si assiste a un utilizzo sempre maggiore e capillare dei differenti sistemi tecnologici di simulazione.

In particolare, vengono utilizzati simulatori umani (manichini), programmi per informatici che simulano scenari clinici e, in misura minore a causa dei costi, sistemi complessi di realtà virtuale. Dal quadro generale emerge, inoltre, come in medicina ci si stia interrogando attivamente su questa tematica e, in particolare, sull'importanza di offrire scenari e simulatori sempre più sofisticati in grado di ricreare nei minimi dettagli parti del corpo umano e spazi di applicazione per migliorare le performance di apprendimento.

Un altro argomento in discussione è il processo organizzativo da utilizzare per realizzare gli scenari basati sulla simulazione, ossia la presentazione di casi clinici a differente complessità, e la cui soluzione richiede l'organizzazione di scenari simulati e sessioni simulate (da qui la gestione dei corsi in tre momenti, ossia lezione teorica, simulazione sul caso clinico e dibattito sull'esperienza).

La maggior parte degli studi condotti mirano, infatti, a raggiungere e misurare il grado di realismo ottenuto attraverso l'impiego di sofisticate apparecchiature software, che coinvolgono sia il simulatore umano, sia l'ambiente circostante (virtuale).

Tale situazione porta ad affermare la necessità di offrire un punto di vista alternativo rispetto a quelli esposti sino a ora, che miri non tanto a misurare o testare (conoscenze, tecnologie o livelli di realismo), quanto piuttosto a osservare come i soggetti preposti alla formazione (*tutor*) realizzino le "simulazioni-in-pratica".

Bibliografia

1. Kohn L, Corrigan J, Donaldson M (eds) (2000) To err is human. National Academy Press, Washington
2. Boldizzoni D, Nacamulli R (a cura di) (2004) Oltre l'aula. Strategie di formazione nell'economia della conoscenza. Apogeo, Milano
3. Powell W, Di Maggio P (1991) The new institutionalism in organizational analysis. The University of Chicago Press, Chicago (trad. it. Il neoistituzionalismo nell'analisi organizzativa. Edizioni Comunità, Torino, 2000)
4. Riva G (2007) "Cyberterapia: ambienti reali, emozioni virtuali". Psicologia Contemporanea 201:18-23
5. Zucchermaglio C (1996) Vygotskij in azienda. La Nuova Italia Scientifica, Roma
6. Gherardi S (2006) Organizational knowledge: texture of workplace learning. Blackwell Publishing, London
7. Aldrich C (2004) Simulations and the future of learning. Pfeiffer, San Francisco
8. Landriscina F (2005) Simulazioni e apprendimento: aspetti metodologici e concettuali. Form@Re 40
9. Alessi SM, Trollip SR (1991) Computer-based instruction: methods and development. Prentice Hall. Englewood Cliffs
10. Parisi D (2001b) Le simulazioni e la storia. Le simulazioni come ambienti di apprendimento per lo studio della storia. Td24 3:27-32
11. Schrage M (2000) Serious play. Harvard Business School Press, Harvard
12. Borghi AM (2006) Vita artificiale e comportamento: simulazione su categorizzazione e azione. Sistemi Intelligenti XVIII:125-132
13. Strati A (2004) L'analisi organizzativa. Paradigmi e metodi. Carocci, Roma
14. Dutta S, Gaba D, Krummel T (2006) To simulate or not to simulate. What is the question? Annals of Surgery 243:301-303
15. Dutta S, Krummel TM (2006) Simulation: a new frontier in surgical education. Advances in Surgery 40:249-263
16. Dent JA (2001) Current trends and future implications in the developing role of clinical skill centres. Med. Teacher 23:483-489
17. O'Neil A (2003) Preparation for practice: clinical skill (nurse education) project report. Education for Scotland, Edinburgh
18. Smith R (1998) All changed, changed utterly. British medicine will be transformed by the Bristol case. BMJ 316:1917-1918
19. Lane J, Slavin S, Ziv A (2001) Simulation in medical education: a review. Simulation Gaming 32:297-314
20. Johnson E (2004) Situating simulators. The integration of simulation in medical practice. Arkiv, Lund
21. Johnson E (2005) The ghost of anatomies past. Simulating the one-sex body in modern medical training. Feminist Theory 6:141-159
22. Johnson E (2007) Surgical simulators and simulated surgeons: reconstituting medical practice and practitioners in simulations. Social Studies of Science 37:585-608
23. Johnson E (2008a) Simulating medical patients and practices: bodies and the construction of valid medical simulators. Body and Society 14:105-128
24. Johnson E (2008b) Out of my viewfinder, yet in the picture: seeing the hospital in medical simulations. Science Technology Human Values 33:53-76
25. Gaba D (2004) The future vision of simulation in health care. Qual Saf Health Care 13:2-10
26. Gaba D, Howard S, Fish K et al (2001) Simulation in anesthesia crisis management: a decade of experience. Simulation Gaming 32:175-193
27. Valcanover F, Sartori N, Colorio P (2009) Simulated patient: a holistic approach like a bridge between theory in medical education. Wonca Conference

28. Streufert S, Satish U, Barach P (2001) Improving medical care: the use of simulation technology. Simulation Gaming 32:164-174
29. Alinier G (2007) A typology of educationally focused medical simulation tools. Medical Teacher 29:243-250
30. Nehring W, Lashley F (2009) Nursing simulation: a review of the past 40 years. Simulation Gaming 40:528-552
31. Doyle DJ (2002) Simulation in medical education: focus on anesthesiology. Med Educ Online 7:1-15
32. Dunkin B, Adrales G, Mellinger J (2007) Surgical simulation: a current review. Surg Endosc 21:357-366
33. McNaughton N, Ravitz P, Wadell A, Hodges B (2008) Psychiatric education and simulation: a review of the literature. The Canadian Journal of Psychiatry 53:85-93
34. Lighthall G, Barr J (2007) The use of clinical simulation systems to train critical care physicians. J Intensive Care Med 22:257:269
35. Christensen U, Heffernan D, Barach P (2001) Microsimulators in medical education: an overview. Simulation Gaming 32:250-262
36. Issenberg S, Gordon M, Gordon D et al (2001) Simulation and new learning technologies. Medical Teacher 23:16-23
37. Glavin R, Maran N (2003) Integrating human factors into the medical curriculum. Med Educ 37(Suppl 1):59-64
38. Good ML (2003) Patient simulation for training basic and advanced clinical skills. Med Educ 37:14-21
39. Liu A (2003) A survey of surgical simulation: applications, technology, and education. Presence 12: 599-614
40. Kneebone R (2003) Simulation in surgical training: educational issues and practical implications. Med Educ 37:267–277
41. Cooper JB, Taqueti VR (2004) A brief history of the development of mannequin simulators for clinical education and training. Quality and Safety Health Care 13:11-18
42. Vozenilek J, Huff SJ, Reznek M, Gordon JA (2004) See one, do one, teach one: advanced technology in medical education. Acad Emerg Med 11:1149-1154
43. Satava R (2008) Historical review of surgical simulation – a personal perspective. World J Surg 32:141-148
44. Dent JA (2001) Current trends and future implications in the developing role of clinical skill centres. Med Teacher 23:483-489
45. O'Neil A (2003) Preparation for practice: clinical skill (nurse education) project report. Education for Scotland, Edinburgh
46. Smith R (1998) All changed, changed utterly. British medicine will be transformed by the Bristol case. BMJ 316:1917-1918
47. Boulos M, Hetherington L, Wheeler S (2007) Second life: an overview of the potential of 3-d virtual worlds in medical and health education. Health Information and Libraries Journal 24:233-45
48. Berge Z (2008) Multi-user virtual environments for education and training? A critical review of second life. Educational Technology: The Magazine for Managers of Change in Education 48:27-31
49. Rogers L (2010) Developing simulations in multi-user virtual environments to enhance healthcare education. British Journal of Educational Technology
50. McCloy R, Stone R (2001) Virtual reality in surgery. BMJ 323:912-915
51. Voelter S, Kraemer K (1995) Virtual reality in medicine: a functional classification. In: Inamura K, Lemke HU, Jaffe CC, Vannier MW (eds) Computer assisted radiology. Springer-Verlag, New York, pp 1297-1298
52. Raposio E, Fato M, Schenone A (1997) An augmented-reality aid for plastic and reconstructive surgeons. In: Hoffman HM, Morgan KS, Stredney D, Weghorst SJ (eds) Medicine meets virtual reality. IOS Press, Amsterdam, pp 232-235

53. Wagner A, Rasse M, Millesi W, Ewers R (1997) Virtual reality for orthognathic surgery: the augmented reality environment concept. J Oral Maxillofac Surg 55:456-462
54. Friedrich M (2002) Practice makes perfect: risk free training with patient simulators. JAMA 288:2808-2812
55. Satava R (2008) Historical review of surgical simulation – a personal perspective. World J Surg 32:141-148
56. Cooper JB, Taqueti VR (2004) A brief history of the development of mannequin simulator for clinical education and training. Qual Saf Health Care Suppl 1:i11-i18
57. Hall R, Plant J, Bands C et al (2005) Human patient simulation is effective for teaching paramedic students endotracheal intubation. Academic Emergency Medicine 12:850-855
58. Grantcharov T, Kristiansen V, Bendix J et al (2004) Randomized clinical trial of virtual reality simulation for laparoscopic skills training. British Journal of Surgery 91:146-150
59. Gallagher A, Ritter E, Champion H et al (2005) Virtual reality simulation for the operating room proficiency-based training as a paradigm shift in surgical skills training. Ann Surg 241:364-372
60. Aggarwal R, Grantcharov T, Eriksen J et al (2006) An evidence-based virtual reality training program for novice laparoscopic surgeons. Ann Surg 244:310-314
61. Seymour NE (2008) VR to OR: a review of the evidence that virtual reality simulation improves operating room performance. World JSurg 32:182-188
62. Biese K, Moro-Sutherland D, Furberg R et al (2009) Using screen-based simulation to improve performance during pediatric resuscitation. Academic Emergency Medicine 16:71-75
63. Liu A (2003) A survey of surgical simulation: applications, technology, and education. Presence 12:599-614
64. Lave J, Wenger E (1991) Situated learning: legitimate peripheral participation. Cambridge University Press, Cambridge
65. Dawson S, Kaufman J (1998) The imperative for medical simulation. Proceedings of the IEEE 86:479-483
66. Issenberg S, McGaghie W, Petrusa E et al (2005) Features and uses of high-fidelity medical simulations that lead to effective learning: a BEME systematic review. Medical Teacher 27:10-28
67. Halamek LP, Kaegi DM, Gaba DM et al (2000). Time for a new paradigm in pediatric medical education: teaching neonatal resuscitation in a simulated delivery room environment. Pediatrics 106:E45
68. Holzman RS, Cooper JB, Gaba DM et al (1995) Anesthesia crisis resource management: real-life simulation training in operating room crises. J Clin Anesth 7:675-687
69. Bond WF, Kostenbader M, McCarthy JF (2001) Prehospital and hospital-based health care providers' experience with a human patient simulator. Prehosp Emerg Care 5:284-287
70. Barach P, Small SD (2001) Enhancing patient safety: beginning the dialogue in health services research. J Health Serv Res Policy 6:67-69
71. Dawson SL, Cotin S, Meglan D et al (2000) Designing a computer-based simulator for interventional cardiology training. Catheter Cardiovasc Interv 51:522-527
72. Gordon JA, Billings J, Asplin BR, Rhodes KV (2001) Safety net research in emergency medicine: proceedings of the Academic Emergency Medicine Consensus Conference on "The Unraveling Safety Net". Acad Emerg Med 8:1024-1029
73. Owen H, Mugford B, Follows V, Plummer J (2006) Comparison of three simulation-based training methods for management of medical emergencies. Resuscitation 71:204-211
74. Hawkins R, MacKrell Gaglione Ms et al (2004) Assessment of patient management skills and clinical skills of practising doctors using computer-based case simulations and standardised patients. Med Educ 38:958-968
75. Schwartz L, Fernandez R, Kouyoumjian S et al (2007) A randomized comparison trial of case-based learning versus human patient simulation in medical student education. Academic Emergency Medicine 14:130-137

76. Steadman R, Coates W, Huang Y et al (2006) Simulation-based training is superior to pro-
     blem-based learning for the acquisition of critical assessment and management skills. Crit
     Care Med 34:151-157
77. Maran NJ, Galvin RJ (2003) Low- to high-fidelity simulation – a continuum of medical edu-
     cation? Med Educ 37:22-28
78. Bagnara S (2002) Introduzione. In: Baglioni A, Tartaglia R (a cura di) Ergonomia e ospe-
     dale. Valutazione, progettazione e gestione di ambienti, organizzazione, strumenti e servi-
     zi. Il sole 24 ore, Milano, pp XV-XX
79. Castelnuovo G, Riva G, Mantovani F et al (2002) L'uso della realtà virtuale in medicina. In:
     Baglioni A, Tartaglia R (a cura di) Ergonomia e ospedale. Valutazione, progettazione e ge-
     stione di ambienti, organizzazione, strumenti e servizi. Il sole 24 ore, Milano, pp 296-317
80. Helmreich RL (2000) On error management lessons from aviation. BMJ 320:781-785
81. Fox-Robichud A, Nimmo G (2007) Education and simulation techniques for improving re-
     liability of care. Curr Opin Crit Care 13:737-741

Parte II
Medicina perioperatoria

Medicina perioperatoria

9

Francesco Giunta, Francesca Guarneri, Silvia Pagliantini

Hospitals are not the safe place we would like them to be [1]

9.1 Premessa

La sicurezza dei pazienti "rappresenta un aspetto fondamentale del *governo clinico* nell'ottica del miglioramento della qualità", nonché un diritto dei pazienti in quanto elemento strutturale dei Livelli Essenziali di Assistenza [2].

Sarà pertanto il punto di vista della sicurezza quello da cui verrà affrontato il tema della Medicina Perioperatoria, intesa come la cura medica del paziente chirurgico prima, durante e dopo l'effettiva procedura chirurgica [3].

9.2 La sicurezza in sala operatoria: Linee guida OMS e manuale ministeriale

Il tema della sicurezza in sala operatoria è attualmente considerato una priorità della sanità pubblica a livello mondiale, come testimoniato dalla campagna dell'Organizzazione Mondiale della Sanità "Safe Surgery Saves Lives", nell'ambito della quale sono state prodotte specifiche linee guida per la sicurezza in chirurgia [4], ed è stata implementata la *checklist* di sala operatoria (WHO Surgical Safety Checklist) [5], il cui utilizzo ha dimostrato di poter ridurre morbosità e mortalità correlate a chirurgia [6].

Le raccomandazioni dell'Organizzazione Mondiale della Sanità e la *checklist* sono state sottoposte a un processo di adattamento al contesto nazionale e pubblicate dal Ministero del Lavoro, della Salute e delle Politiche Sociali nel *Manuale per la sicurezza in sala operatoria: Raccomandazioni e Checklist* (ottobre 2009) [7].

Tale documento fornisce una serie di indicazioni sui comportamenti che i diversi attori del "teatro operatorio" devono adottare al fine di garantire qualità e

F. Giunta (✉)
UPO Anestesiologia, Dipartimento di Patologia Chirurgica, Medica, Molecolare e di Area Critica
Università degli Studi di Pisa

A. Gullo e P. Murabito (a cura di), *Governo clinico e medicina perioperatoria*,
DOI: 10.1007/978-88-470-2793-0_9, © Springer-Verlag Italia 2012

sicurezza delle prestazioni erogate, e individua nella *checklist* di sala operatoria un elemento indispensabile e irrinunciabile per la sicurezza del paziente, in quanto favorisce l'adesione alle raccomandazioni, migliora la comunicazione tra i professionisti e la capacità di lavorare in team.

La sala operatoria, in effetti, è uno scenario complesso dal punto di vista ambientale e relazionale. Vi si concentrano, nel tempo e nello spazio, un gran numero di azioni che possono essere critiche sia di per sé, sia nell'interazione/interferenza con altre, e che possono influenzare l'outcome della prestazione.

L'outcome del paziente, tuttavia, non dipende esclusivamente dal buon esito della prestazione. Alcuni studi hanno riportato che dal 53% al 70% degli eventi avversi correlati a chirurgia avviene al di fuori della sala operatoria, prima e dopo l'intervento chirurgico [1].

L'obiettivo da raggiungere deve essere, dunque, la messa in sicurezza dell'intero percorso chirurgico che dipende strettamente da una corretta gestione *perioperatoria* del paziente. Quest'ultima dovrà essere condivisa (sia nel senso di condivisione multidisciplinare del percorso e delle scelte assistenziali, sia nel senso di condivisione delle responsabilità), tracciabile, e supportata da processi di efficiente ed efficace comunicazione tra tutti gli operatori del "sistema perioperatorio".

Lo stesso *Manuale* sottolinea come il miglioramento della qualità e della sicurezza degli interventi chirurgici possa essere ottenuto mediante la diffusione di raccomandazioni e standard di sicurezza diretti a rafforzare i processi pre, intra e postoperatori [7].

Un ruolo strategico in tal senso sembra rivestire l'anestesista rianimatore, in qualità di medico di medicina perioperatoria, anche in virtù delle garanzie di qualità e sicurezza del percorso che una corretta documentazione anestesiologica potrebbe fornire, come il *Manuale* sottolinea all'obiettivo 15: *garantire una corretta documentazione anestesiologica.*

Nell'individuare i requisiti che questa ultima dovrebbe avere, il *Manuale* riprende le Raccomandazioni della Società Italiana di Anestesia Analgesia Rianimazione e Terapia Intensiva (SIAARTI) per la compilazione della *scheda anestesiologica perioperatoria* [8], concepita come strumento in grado di "consentire la tracciabilità, per le diverse attività svolte, di responsabilità delle azioni, cronologia delle stesse e modalità della loro esecuzione", uno strumento in grado di "facilitare l'integrazione di competenze multiprofessionali nel percorso diagnostico-terapeutico", e di "fornire una base informativa per le scelte assistenziali razionali, e per documentare la continuità assistenziale, descrivendo il quadro clinico, i processi diagnostico-terapeutici realizzati e i risultati conseguiti" [7].

9.3   Il processo assistenziale perioperatorio

Il processo assistenziale perioperatorio viene solitamente distinto in 3 fasi: periodo preoperatorio, intraoperatorio e postoperatorio, e può essere descritto da almeno tre punti di vista: 1) logistico/organizzativo, 2) competenze e professionalità coinvolte, 3) prevenzione dei rischi e miglioramento dell'outcome.

Dal punto di vista logistico è possibile individuare due macrosettori: la logistica del paziente, intesa come suo reale e individuale percorso fisico nel processo assistenziale, e la logistica degli approvvigionamenti, nel senso di area di gestione e organizzazione delle risorse che concorrono alla buona riuscita del processo, che si estende ben oltre i confini di un reparto, di una sala operatoria, di un dipartimento. Basti pensare alla gestione dei processi di sterilizzazione, al rifornimento di farmaci e dispositivi, alla gestione delle apparecchiature elettromedicali, all'igiene ambientale.

Dal punto di vista delle competenze e delle professionalità coinvolte, è possibile individuare due aree principali: infermieristica e medica, che insistono su almeno tre differenti scenari: ambulatori, degenza e reparto operatorio. Sarebbe troppo complesso, e forse perfino superato, addentrarsi in una descrizione dei differenti ruoli, delle responsabilità e degli specifici campi d'azione. L'attuale tendenza è quella di spostare l'attenzione verso una logica di processo in cui i diversi professionisti, considerati *attori equivalenti* [9], si integrano, a vari livelli e con gradi di complessità più o meno elevati, in un team. Team che vogliamo intendere nell'accezione più estensiva possibile del termine, ovvero *team di medicina perioperatoria*, fino ad arrivare a includervi il medico di medicina generale, il caregiver e il paziente stesso.

Dal punto di vista della gestione del *rischio clinico* è possibile individuare alcune aree che necessitano di particolare attenzione, per la gravità delle conseguenze derivabili da una cattiva gestione dei processi che vi sottendono e le azioni preventive che possono essere messe in atto per evitarle o contenerne gli effetti. A tale proposito può essere utile richiamare l'attenzione su alcuni strumenti cui gli operatori sanitari possono fare riferimento, oltre al già citato *Manuale per la Sicurezza in Sala Operatoria,* ovvero le *Raccomandazioni* [10], che sono state elaborate nell'ambito del piano di azione per la riduzione del rischio di eventi sentinella [11], ossia "quegli eventi avversi di particolare gravità, indicativi di un serio malfunzionamento del sistema, che causano morte o gravi danni al paziente e che determinano una perdita di fiducia dei cittadini nei confronti del Servizio Sanitario" [12].

Dall'elenco integralmente riportato (Allegato I) risulta evidente come molti di questi eventi attengano al processo perioperatorio; dunque le relative *Raccomandazioni* (Allegato II) dovranno essere costantemente seguite dai professionisti impegnati nell'assistenza perioperatoria del paziente, per garantirne qualità e sicurezza.

Si richiama l'attenzione in particolare sulle *Raccomandazioni*, N. 1, "Corretto utilizzo delle soluzioni concentrate di cloruro di potassio e altre soluzioni concentrate contenenti potassio", la N. 7, "Prevenzione della morte, coma o grave danno derivati da errori in terapia farmacologica" e la N. 12, "Prevenzione degli errori in terapia con farmaci *Look-alike/sound-alike,* ovvero quei farmaci che possono essere facilmente scambiati con altri per la somiglianza grafica e/o fonetica del nome e/o per l'aspetto simile delle confezioni" [13].

Si tratta di raccomandazioni che forniscono indicazioni indispensabili per prevenire eventi avversi correlati alla somministrazione di farmaci: corretto approvvigionamento e stoccaggio, preparazione ed etichettatura, modalità di prescrizione, documentazione dell'avvenuta somministrazione, doppio controllo prima della somministrazione, in particolare in caso di "farmaci ad alto livello di attenzione" [14].

Questi ultimi sono i "farmaci che richiedono *particolare attenzione* nella gestione e nell'uso, a causa della loro potenziale tossicità, del basso indice terapeutico e dell'alta possibilità di interazioni" [14]. Tra questi troviamo: "agonisti adrenergici, anestetici generali endovena, anestetici locali iniettabili, bloccanti neuromuscolari, anticoagulanti, eparina, warfarin, antiaritmici, antineoplastici, stupefacenti, oppioidi, benzodiazepine endovena, digossina, insulina, ipoglicemizzanti orali, sodio nitroprussiato, soluzioni concentrate di sodio cloruro, soluzioni concentrate di potassio cloruro, soluzioni concentrate di potassio, soluzioni di calcio, soluzioni di magnesio" [14,15]. Ovvero, gran parte del bagaglio farmacologico dell'anestesista-rianimatore.

Una delle possibili cause di eventi avversi correlati alla somministrazione di farmaci in area intensivista-anestesiologica è correlata allo scambio di siringhe e all'errata identificazione dell'etichetta [16]. A tale proposito il gruppo di lavoro SIAARTI ha elaborato un documento di riferimento che standardizza le caratteristiche delle etichette da applicare alle siringhe sulla base di codici colore conformi a standard internazionali, raccomandando che l'aspirazione dei farmaci nelle siringhe e l'applicazione delle etichette stesse venga effettuata da personale medico o "sotto la stretta supervisione del personale medico responsabile" [16].

La prevenzione del rischio di eventi avversi correlati ai farmaci interessa un aspetto trasversale del processo, che vede coinvolti diversi professionisti, in differenti momenti e luoghi.

Analoga considerazione può essere fatta per la prevenzione delle infezioni correlate all'assistenza, attuabile mettendo in pratica una serie di misure di tipo comportamentale, organizzativo e gestionale.

L'igiene delle mani, secondo le indicazioni dell'Organizzazione Mondiale della Sanità [17], l'utilizzo di idonei dispositivi di protezione individuale, le pratiche iniettive sicure sono alcune delle "precauzioni standard" che dovrebbero essere adottate per tutti i pazienti che ricevono assistenza, nella presunzione che qualunque soggetto possa essere potenzialmente infetto o colonizzato [18].

Precauzioni aggiuntive, basate sulle modalità di trasmissione degli agenti infettivi, potranno essere adottate in caso di sospetta o accertata infezione, e saranno distinte in precauzioni per microrganismi che si trasmettono *per contatto*, precauzioni per microrganismi che si trasmettono *per via aerea* e precauzioni per microrganismi che si trasmettono *per droplet* [18]. Tutti gli operatori devono essere adeguatamente formati in tema di rischio infettivo, e informati anche sugli eventuali rischi individuali, variabili in relazione allo stato immunitario e vaccinale.

La formazione degli operatori in tema di sicurezza e prevenzione rappresenta senza dubbio un aspetto fondamentale della gestione del rischio clinico.

Di pari importanza è l'aspetto organizzativo della sicurezza, che si esplica nell'analisi dei processi evidenziandone le criticità e approntando specifiche barriere che riducano il rischio di eventi avversi.

A questo proposito può essere utile fare riferimento al *Perioperative Protocol* dell'Institute for Clinical Systems Improvement [19]. Il richiamo a tale documento trova giustificazione nell'estrema chiarezza degli algoritmi proposti, dedicati alle tre fasi in cui classicamente viene distinto il processo perioperatorio: fase preoperatoria, intraoperatoria e postoperatoria. Ciascun algoritmo segmenta il processo in sottoprocessi, che devono essere gestiti in modo da garantire la sicurezza del percorso nel suo insieme. La suddivisione in fasi consente di porre degli *hard stop*, che interrompono il flusso ogniqualvolta ci si discosti dai comportamenti ritenuti in grado di garantire qualità e sicurezza al processo. In tali algoritmi sono anche indicate come *concurrent activities* tutte quelle *azioni* che garantiscono il contesto: per esempio i processi di sterilizzazione, la conta iniziale delle garze e via dicendo.

Il nostro intento è adottare l'impostazione concettuale di questo strumento come chiave interpretativa per analizzare il percorso perioperatorio fin dalle primissime fasi di accesso al sistema, concentrando l'attenzione sugli aspetti di competenza dell'anestesista rianimatore. Particolare rilievo sarà dato alla fase di valutazione precedente l'intervento, alla fase di rivalutazione immediatamente precedente l'intervento, alla gestione intraoperatoria, alla fase di risveglio e alla dimissione dal reparto operatorio.

9.4   Fase di valutazione precedente l'intervento

Il percorso perioperatorio del paziente chirurgico elettivo ha inizio nel momento in cui accede al sistema con un quadro clinico per il quale viene data indicazione al trattamento chirurgico, e viene formulata una specifica proposta di intervento che il paziente accetta (Fig. 9.1).

Ne consegue l'inserimento in una lista d'attesa e l'attivazione di un percorso diagnostico assistenziale di preospedalizzazione e di valutazione anestesiologica, che dovrà essere effettuato con un timing ottimale rispetto alla data prevista per l'intervento, in modo da consentire il rispetto del programma terapeutico, della classe di priorità chirurgica assegnata al paziente e di eventuali approfondimenti diagnostici di II livello richiesti in fase di valutazione preoperatoria.

È bene ricordare che "un'accurata valutazione anestesiologica preoperatoria è raccomandata prima di qualunque procedura diagnostico-terapeutica per la cui esecuzione è richiesta una prestazione anestesiologica" [20]. Nel caso di un paziente adulto candidato a chirurgia non cardiaca, un utile riferimento può essere rappresentato dalle Linee guida dell'European society of Anaesthesiology di recente pubblicazione (ESA 2011) [21].

La valutazione effettuata deve essere documentata in una scheda in cui il *Manuale* ministeriale indica che debbano essere riportate almeno le seguenti informazioni: anagrafica del paziente, anamnesi generale e anestesiologica, esame obiettivo, sintesi delle indagini preoperatorie, terapia farmacologica in atto, giudizio di idoneità alla procedura e consenso anestesiologico [7].

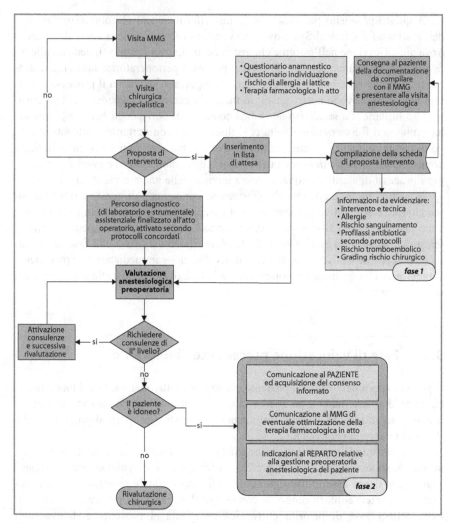

Fig. 9.1 Percorso preoperatorio (Documentazione aziendale, UO Innovazione Sviluppo Analisi dei Processi, AOUP)

9.4.1 Anagrafica

Nome, cognome e data di nascita sono le informazioni indispensabili per una corretta identificazione del paziente e dovranno essere riportate sulla documentazione anestesiologica avendo cura di confrontare i dati con ciascun documento sanitario del paziente (scheda proposta intervento, referti diagnostici), al fine di verificarne la corretta attribuzione.

9.4.2 Anamnesi anestesiologica e generale

Oltre a un inquadramento *generale* del paziente, ottenuto mediante raccolta dei dati anamnestici (eventualmente anche mediante questionario), la visita anestesiologica si concentra su alcuni aspetti strettamente finalizzati alla scelta della condotta anestesiologica che più si addice al caso specifico, anche indagando su anestesie precedentemente effettuate ed eventuali effetti collaterali o complicanze occorse in precedenti interventi chirurgici al paziente stesso o ai sui familiari.

L'anamnesi *anestesiologica* dovrà inoltre evidenziare eventuali controindicazioni all'utilizzo di anestetici alogenati e la presenza di allergie, in particolare ad anestetici locali, antibiotici, antinfiammatori non steroidei (FANS), lattice e allergie alimentari responsabili di fenomeni di cross-reazione.

Ogniqualvolta si identifichi una condizione di potenziale rischio il professionista dovrà documentare accuratamente l'informazione avendo cura di accertarsi che questa sia facilmente accessibile e che pervenga a tutti i soggetti potenzialmente coinvolti nel processo assistenziale.

L'utilizzo di questionari, appositamente formulati per la raccolta dei dati anamnestici e/o per effettuare uno screening iniziale di condizioni quali l'allergia al lattice o la sindrome delle apnee notturne, potrebbe costituire un importante ausilio in termini di più efficiente ed efficace reperimento delle informazioni e di riduzione del tempo dedicato a tale fase della valutazione anestesiologica. Qualora compilati col medico di Medicina Generale, potrebbero aumentare la garanzia di completezza e attendibilità delle informazioni in essi contenute e potrebbero rivelarsi particolarmente utili in caso di pazienti con deficit cognitivi.

9.4.3 Esame obiettivo anestesiologico

Al pari dell'anamnesi anestesiologica, anche l'esame obiettivo anestesiologico presenta aspetti del tutto peculiari, che andranno a integrare l'esame obiettivo *generale*: sarà prevalentemente finalizzato alla valutazione dei parametri predittivi di possibile difficoltà di gestione delle vie aeree (intubazione difficile e/o difficoltà a ventilare in maschera), come da specifiche Linee guida SIAARTI [22], all'identificazione di patologie osteoarticolari o di protesi che possano condizionare la posizione sul tavolo operatorio.

Un ulteriore aspetto che riveste particolare rilevanza per l'anestesista è la valutazione dello *stato vascolare*, che dovrà essere indirizzata a evidenziare la presenza di presidi quali port, cateteri venosi centrali a media o lunga permanenza, fistole artero-venose, oltre che possibili alterazioni a carico dei vasi, tali da far prevedere una possibile difficoltà a posizionare adeguati accessi vascolari nel perioperatorio.

Importante anche indagare circa la presenza di pacemaker e dispositivi antiaritmici, documentando in cartella la tipologia, la motivazione per cui sono stati impiantati, la modalità di programmazione, la data dell'ultima verifica effettuata sul dispositivo e richiedendo eventuale consulenza cardiologica per la corretta gestione intraoperatoria e/o l'eventuale riprogrammazione o disattivazione del device [23].

Infine, la valutazione dello stato nutrizionale è fondamentale anche al fine di una corretta stima del rischio di infezioni del sito chirurgico [19] e della classe ASA. Prevede la determinazione dell'indice di massa corporea (BMI), in base al quale i pazienti verranno classificati come sottopeso, normopeso, sovrappeso o obesi.

La presenza di obesità conduce a un aggravamento del rischio operatorio e condiziona la classificazione del paziente in una classe ASA più elevata, ASA II per obesità moderata, ASA III per obesità patologica [24].

9.4.4 Sintesi delle indagini preoperatorie

Un utile strumento di riferimento per la scelta delle indagini diagnostiche da effettuare è rappresentato dalle linee guida nazionali sulla valutazione preoperatoria del paziente da sottoporre a chirurgia elettiva, cui si rimanda integralmente [20], che fornisce anche utili algoritmi decisionali dedicati al paziente cardiopatico.

Di ogni referto dovrà essere accuratamente verificata l'appartenenza e qualunque difformità dovrà essere prontamente segnalata attivando un processo di verifica e audit di processo.

Benché si tratti di indagini finalizzate all'atto operatorio, laddove si riscontrino alterazioni meritevoli di approfondimento diagnostico queste dovranno essere portate all'attenzione del medico curante, cui il paziente dovrà essere indirizzato con copia degli eventuali referti.

Non sempre il processo di valutazione può concludersi in un unico accesso: talvolta l'anestesista potrà ritenere utile effettuare ulteriori approfondimenti diagnostici o richiedere consulenze specialistiche. In tal caso si raccomanda di rivolgere ai colleghi precisi quesiti finalizzati alla condotta anestesiologica e all'atto operatorio, avendo cura di precisare tipologia di intervento, grado di invasività, rischio di sanguinamento, e tipo di anestesia programmata.

9.4.5 Terapia farmacologica in atto

La terapia farmacologica in atto dovrà essere riportata in cartella precisando dosaggio e via di somministrazione, avendo cura di indagare anche l'utilizzo di fitoterapici e prodotti naturali che potrebbero interagire con anestetici e farmaci utilizzati per l'assistenza anestesiologica o che potrebbero comportare un aumentato rischio di sanguinamento. Anche in questo caso, l'utilizzo di appositi prestampati da consegnare al paziente per la compilazione a domicilio potrebbe facilitare la raccolta dell'anamnesi farmacologica. Eventuali modifiche, sospensioni o adeguamenti posologici delle terapie in atto, ritenuti utili ai fini dell'intervento, dovranno essere comunicate al medico di Medicina Generale e/o ad altri specialisti che abbiano in carico il paziente, al fine di garantire una gestione partecipata e condivisa del percorso assistenziale.

Particolare rilievo assumono il management dei farmaci cardiovascolari, quali betabloccanti e statine, che nei pazienti in terapia cronica dovrebbero essere continuati nel perioperatorio [21], e dei farmaci attivi sull'emostasi quali anticoagulanti e antiaggreganti.

È bene tenere presente che la valutazione preoperatoria, vista in un'ottica di Medicina Perioperatoria, va oltre la determinazione del rischio perioperatorio, l'espressione di un giudizio di idoneità o meno alla procedura, l'informazione e la raccolta del consenso. In un certo senso potrebbe essere considerata come la prima fase di presa in carico *medica* del paziente, e quindi l'effettiva *admission* al sistema.

La fase di valutazione preoperatoria può essere sfruttata come un'opportunità per ottimizzare le condizioni cliniche generali in vista dell'intervento, soprattutto nei pazienti con patologie croniche quali diabete, ipertensione, cardiopatia ischemica, broncopneumopatia cronica ostruttiva (BPCO), solo per citarne alcune. Sarebbero utili protocolli di gestione dei percorsi assistenziali concordati con la medicina territoriale, in modo da garantire una continuità terapeutica e assistenziale, non solo *dall'ammissione alla dimissione,* ma anche *dal domicilio al domicilio,* comprendendo, dunque, anche la gestione delle fasi che precedono e seguono la fase *ospedaliera* del percorso.

La valutazione anestesiologica si conclude con l'espressione di un giudizio sintetico di idoneità/non idoneità o necessità di rivalutazione dopo ulteriori approfondimenti diagnostici o consulenze specialistiche.

Il giudizio di idoneità alla procedura dipende dalla stratificazione del rischio anestesiologico del paziente, determinabile utilizzando la classificazione dello stato fisico secondo l'American Society of Anesthesiologists, del rischio cardiovascolare, stratificabile usando indici quali il *Revised cardiac index* di Lee [25], e del rischio chirurgico, correlato al grado di complessità delle procedure, determinabile utilizzando la classificazione del National Institute for Clinical Excellence [26] o il Johns Hopkins Risk Classification System [27].

Al giudizio di idoneità consegue l'informazione al paziente sui potenziali rischi perioperatori, sulle possibili alternative di condotta anestesiologica proponibili per la tipologia di intervento e le strategie di trattamento del dolore postoperatorio più indicate in relazione al dolore atteso nel postoperatorio. La programmazione e la condivisione con il paziente della gestione di questo aspetto dell'assistenza anestesiologica rappresenta senza dubbio uno dei cardini della medicina perioperatoria.

L'informazione dovrebbe essere ampliata anche a tutti quegli aspetti che possono avere un impatto sulla buona riuscita del processo: per esempio digiuno preoperatorio, astensione dal fumo, fisioterapia respiratoria, controllo glicemico. Le informazioni fornite integreranno quelle dello specialista chirurgo e del personale infermieristico incaricato del ricovero.

Il paziente dovrà inoltre essere informato sulla tipologia di monitoraggio intraoperatorio, specialmente in caso di pianificazione di un monitoraggio invasivo, e sulle modalità di assistenza postoperatoria, in particolar modo se ci si trovi di fronte a pazienti che potrebbero necessitare di sorveglianza o ricovero postoperatorio in ambiente a elevata intensità di cura.

Il processo di informazione relativa a tutti gli aspetti dell'assistenza anestesiologica si concluderà con la firma del consenso del paziente alle procedure specificate. L'anestesista avrà cura di verificare che il paziente abbia ben compreso le informazioni fornite, possibilmente utilizzando materiale informativo di cui dare una copia al paziente in modo da lasciar traccia del processo di informazione avvenuto.

In caso di pazienti che non vogliano essere informati dei rischi occorrerà formalizzare tale manifestazione di volontà.

Il giudizio di idoneità e la documentazione dell'acquisizione del consenso dovranno essere riportati sulla scheda di valutazione anestesiologica preoperatoria. Su tale scheda dovrà essere prevista anche la presenza di un campo note, in cui riportare eventuali indicazioni per il reparto inerenti la *gestione anestesiologica preoperatoria* del paziente [7].

Dalla conclusione della visita anestesiologica fino alla presa in carico finalizzata all'assistenza anestesiologica il paziente procederà in un percorso che vede più direttamente coinvolte le attività dell'unità operativa chirurgica: ricovero, raccolta e gestione della documentazione sanitaria, preparazione del paziente secondo protocolli specifici per tipologia di intervento.

In un certo senso, al momento in cui si conclude la visita anestesiologica è come se si verificasse un passaggio di consegne dall'anestesista al reparto chirurgico; questo passaggio dovrebbe essere quanto più possibile strutturato e codificato (fase 2 della *flow chart*).

Il tema della comunicazione e della corretta informazione sono a oggi considerati i punti cardine della sicurezza del processo perioperatorio. Per la precisione il primo reale passaggio di consegne (fase 1 nella *flow chart*) potrebbe essere considerato la trasmissione delle informazioni contenute nella scheda di proposta intervento, in cui dovrebbero essere precisati (DGRT 638/2009):

- dati anagrafici del paziente;
- descrizione diagnosi e relativa codifica ICD 9 CM;
- descrizione dell'intervento chirurgico proposto;
- codifica ICD 9 CM dell'intervento;
- codice di priorità;
- setting assistenziale appropriato (ricovero ordinario, week surgery, day surgery, chirurgia ambulatoriale);
- data di inserimento in lista di attesa;
- indicazione della data di intervento.

In un'ottica di gestione del rischio sarebbe altresì auspicabile che il clinico inserisse in tale scheda anche alcune informazioni inerenti il rischio tromboembolico del paziente, il rischio di sanguinamento, il grading del rischio chirurgico e la profilassi antibiotica programmata.

A riguardo di quest'ultimo aspetto sarebbe necessario che venissero redatti specifici protocolli messi a punto secondo le indicazioni contenute nelle Linee guida sull'antibioticoprofilassi perioperatoria nell'adulto [28], adattate in base all'epidemiologia della propria realtà assistenziale e alla diffusione di eventuali ceppi multiresistenti. Sarebbe inoltre opportuno che in fase preoperatoria venisse effettuata una valutazione del rischio specifico del paziente utilizzando sistemi a punteggio, come per esempio l'*Infection risk index* [29], che viene calcolato sulla base della durata dell'intervento, della classe ASA, della classe di contaminazione (pulito, pulito-contaminato, contaminato, sporco-infetto) e della tecnica chirurgica.

Per concludere possiamo dire che la fase di valutazione precedente l'intervento è costituita da una componente di relazione medico-paziente, e da una componente, non meno importante, gestionale e organizzativa che si esplica in: programmazione della *preparazione anestesiologica* del paziente, valutazione del migliore setting assistenziale, effettuata considerando specifici criteri di inclusione o esclusione [30], programmazione del migliore setting assistenziale per la fase di recupero postanestesiologico (eventuale programmazione di assistenza in un reparto di cure intensive).

Essa rappresenta inoltre l'occasione per la messa in atto di strategie proattive di *gestione del rischio* per i pazienti in cui vengano individuati specifici rischi, quali: allergia al lattice, sospetto di difficile gestione delle vie aeree, rischio tromboembolico, rischio di sanguinamento.

Tali evenienze dovrebbero comportare l'attivazione di specifici percorsi che prendano origine dalla preospedalizzazione e accompagnino il paziente in tutto il suo percorso di cura, e che prevedano modalità di trasmissione dell'informazione a tutto il team di assistenza perioperatoria, opportunamente strutturate e codificate.

9.5 Rivalutazione (valutazione immediatamente precedente l'intervento)

"Il giorno dell'intervento è necessario effettuare una rivalutazione delle condizioni del paziente, per escludere l'insorgenza di nuove modificazioni dello stato di salute" [7].

Alla rivalutazione potranno conseguire una modifica delle strategie di gestione dell'assistenza anestesiologica concordata con il paziente e, talora, una differente stratificazione del rischio.

L'anestesista dovrà provvedere a informare il paziente e procedere ad acquisire una dichiarazione che attualizzi la sua espressione di volontà nell'imminenza della procedura.

Tale rivalutazione dovrà essere documentata in cartella e, laddove fossero intervenute modificazioni tali da controindicare la procedura, il processo dovrà essere interrotto.

Nella fase di valutazione immediatamente precedente l'intervento l'anestesista dovrà anche verificare che il paziente abbia espresso il consenso all'atto chirurgico. Un valido consenso informato all'intervento chirurgico costituisce infatti la premessa indispensabile a qualunque procedura anestesiologica che non rivesta di per sé carattere terapeutico.

9.6 Gestione intraoperatoria

La gestione della fase operatoria del processo ha inizio al momento dell'accesso del paziente al reparto operatorio e si concretizza in un passaggio di consegne dagli operatori dell'area di degenza a quelli dell'équipe operatoria.

"L'équipe operatoria comprende chirurghi, anestesisti, infermieri, tecnici e tutto il personale di sala operatoria coinvolto nell'attività chirurgica" [7].

Il passaggio di consegne dovrebbe essere *strutturato*, *tracciabile* e possibilmente supportato da una documentazione della fase di preparazione del paziente, che deve seguire protocolli specifici in relazione alla tipologia di intervento.

In tal senso potrebbe essere conveniente l'utilizzo di una *checklist* che guidi gli operatori sanitari dell'area di degenza nelle verifiche da effettuare prima di trasferire il paziente all'*area operatoria:* somministrazione di farmaci, digiuno, marcatura del sito chirurgico[1], presenza della necessaria documentazione sanitaria (referti diagnostici, consensi, imaging).

Al momento della presa in carico del paziente da parte dell'équipe operatoria lo strumento che supporterà gli operatori nei controlli relativi alla sicurezza delle fasi di processo che si esplicano all'interno del reparto operatorio sarà la *checklist* di sala operatoria. Questo strumento contiene un numero limitato di controlli, finalizzati a verificare l'esito di quei processi che possono concorrere al realizzarsi di gran parte degli eventi avversi, considerati prevenibili, che possono accadere in sala operatoria.

Quindi: errori di sede, lato, procedura; errori di identificazione del paziente; mancanza di consenso informato alle procedure; inadeguata individuazione di specifici rischi del paziente quali vie aeree difficili, sanguinamento, allergie e conseguente mancata programmazione di una corretta gestione; errori nel posizionamento del paziente e inadeguata profilassi antibiotica con aumentato rischio di infezione del sito chirurgico; ritenzione di materiale estraneo per non corretta modalità di gestione di garze e taglienti al tavolo operatorio; errori di etichettatura e *gestione* del materiale bioptico, mancata prevenzione del tromboembolismo postoperatorio.

Esula dallo scopo della nostra trattazione addentrarsi oltre in questi aspetti, quindi concludiamo sottolineando come divenga probabilmente solo una questione di deontologia professionale, quando non di perizia, diligenza e prudenza, utilizzare tutti gli strumenti disponibili per garantire la sicurezza del percorso all'interno del reparto operatorio.

È bene ricordare che il *Manuale* sottolinea come la responsabilità della sicurezza e dell'esito degli interventi chirurgici non sia attribuibile al singolo chirurgo, ma a tutti i componenti dell'équipe [7], e individua come elemento strategico un'efficace ed efficiente comunicazione, nonché la messa in atto di strategie finalizzate a implementare le barriere del sistema per ridurre le condizioni favorevoli al verificarsi di errori o, se questi avvengono, per limitarne l'effetto.

Il cardine della sicurezza in sala operatoria è rappresentato dai processi di comunicazione di cui devono essere incentivati chiarezza, completezza e tracciabilità, garantita anche da una corretta redazione del registro operatorio e della documentazione anestesiologica. La stessa *checklist* rappresenta uno strumento che concorre a promuovere la comunicazione in sala operatoria coinvolgendo il team in momenti di briefing e debriefing, dedicati alla condivisione delle informazioni che ciascun professionista deve fornire riguardo agli aspetti della gestione del paziente di propria competenza [7].

---

[1] La raccomandazione ministeriale N. 3 per la corretta identificazione dei pazienti, del sito e della procedura specifica i casi in cui debba essere marcato il sito.

Dal momento che alla *checklist* di sala operatoria è dedicato il Capitolo 17, eviteremo di entrare nel dettaglio dei controlli da essa previsti, cui l'anestesista partecipa in quanto membro dell'équipe, soffermandoci invece su alcuni aspetti di verifica e gestione di rischi specifici nonché, più in generale, su alcuni aspetti dell'assistenza anestesiologica in senso lato.

L'assistenza prestata al paziente dovrà rispondere a precisi requisiti di sicurezza, in modo da garantire le funzioni vitali del paziente prevenendo danni correlabili alla gestione anestesiologica, e dovrà essere accuratamente documentata in un'apposita scheda intraoperatoria in cui dovranno essere indicati: tipo di anestesia praticata, presidi utilizzati, modalità di ventilazione scelta, monitoraggio effettuato, avendo cura di riportare i parametri rilevati, i farmaci somministrati e le infusioni praticate, e il bilancio idrico intraoperatorio [7].

In tema di sicurezza e gestione del rischio è bene sottolineare un ulteriore aspetto: le procedure anestesiologiche devono essere avviate solo dopo aver adeguatamente monitorizzato il paziente e aver verificato che tutti i controlli per la sicurezza abbiano avuto buon esito: presenza di farmaci, presidi di primo e secondo livello per la gestione delle vie aeree (in caso di difficoltà di gestione imprevista), controllo di ventilatore e gas medicali, verifica della disponibilità di dantrolene e della presenza in sala di un defibrillatore [7].

Una gestione sicura del paziente prevede inoltre il posizionamento di adeguati accessi vascolari. La scelta del calibro e del numero di essi varia in funzione del rischio di sanguinamento, dei farmaci che dovranno essere utilizzati durante l'intervento e di eventuali sistemi di monitoraggio invasivo. Adeguate modalità di inserzione dei presidi e idonee misure di gestione possono ridurre il rischio di infezioni correlate all'utilizzo di tali device, come sottolineano le Linee guida del Center for Disease Control riguardanti la Prevenzione delle infezioni catetere correlate [31].

Sempre in tema di rischio infettivo, vale la pena di richiamare l'attenzione sulla prevenzione delle infezioni del sito chirurgico che ha inizio già in fase preoperatoria, al momento dell'identificazione del rischio specifico e della prescrizione di un'eventuale profilassi antibiotica, e prosegue con l'igiene preoperatoria, l'invio in sala con un abbigliamento adeguato, l'antisepsi della cute e il rigido mantenimento delle norme di asepsi, cui concorrono principalmente i comportamenti degli operatori sanitari.

Questi dovranno filtrarsi opportunamente prima di accedere al reparto operatorio, rispettare i percorsi sporco-pulito, effettuare accurata igiene delle mani con modalità specifiche a seconda del ruolo dell'operatore stesso (distinguendo tra un lavaggio chirurgico, un lavaggio antisettico e un lavaggio sociale delle mani), utilizzare idonei dispositivi di protezione individuale, quali mascherina (che deve coprire adeguatamente bocca e naso dell'operatore) e copricapo.

L'anestesista può contribuire alla prevenzione delle infezioni del sito chirurgico e delle infezioni postoperatorie anche con un'attenta gestione intraoperatoria del paziente in relazione ad aspetti quali il controllo glicemico e il mantenimento della normotermia perioperatoria.

Le azioni che garantiscono il contesto – igiene dell'ambiente e delle superfici, adeguata sterilizzazione dello strumentario chirurgico e dei presidi critici – si collocano a fianco dei processi finora descritti e sono altrettanto cruciali.

Come già detto, la gestione intraoperatoria del paziente deve essere accuratamente documentata in un'apposita scheda, sulla quale dovranno essere riportate anche le specifiche consegne per la gestione postoperatoria del paziente, che dovranno essere dedicate e distinte a seconda che per il paziente sia stata programmata, oppure no, una fase di assistenza postoperatoria in un'area di cure intensive [7].

9.7   Risveglio, controllo postoperatorio, dimissione dal reparto operatorio

Al momento in cui il paziente esce dalla sala operatoria potrà essere indirizzato direttamente verso un reparto di cure intensive, o verso un'area dedicata al recupero postoperatorio (*Recovery Room*), in cui le sue condizioni cliniche verranno monitorizzate, eventualmente stabilizzate, e in cui verranno trattate condizioni quali brivido, nausea e vomito, dolore postoperatorio.

Il periodo di osservazione in tale area consente di individuare le necessità assistenziali del paziente per la fase di decorso postoperatorio, permettendo anche di programmare il tipo di monitoraggio (clinico o strumentale) più idoneo da effettuare nell'area di degenza.

I parametri rilevati durante l'osservazione nell'area di recupero postanestesiologica dovranno essere riportati sulla documentazione anestesiologica, insieme a farmaci somministrati e infusioni praticate [7]. Un apposito spazio dovrà essere dedicato alla documentazione del monitoraggio del dolore postoperatorio, che dovrà essere effettuato utilizzando apposite scale, al fine di verificare l'efficacia delle strategie intraprese per il suo controllo [32].

La dimissione dall'area di risveglio viene decisa dall'anestesista dopo aver verificato le condizioni cliniche del paziente, possibilmente utilizzando delle scale a punteggio quali l'Aldrete score, e riportando in cartella i parametri rilevati al momento della dimissione, le indicazioni per il reparto relative ai trattamenti terapeutici, alla terapia antalgica e, come già accennato, al monitoraggio postoperatorio più idoneo alle condizioni cliniche del paziente [7].

La fase di dimissione dal reparto operatorio chiude la fase intraoperatoria del processo perioperatorio e rappresenta un momento cruciale nel trasferimento dell'informazione, che, se carente o inefficace, potrebbe comportare conseguenze anche gravi per il paziente. Le possibili criticità della gestione postoperatoria dovrebbero essere evidenziate nella fase di debriefing che l'équipe dovrebbe effettuare prima dell'uscita del paziente dalla sala operatoria e che dovrebbe prevedere anche la condivisione di aspetti quali la gestione dei drenaggi e delle medicazioni, la profilassi antibiotica, la prevenzione del tromboembolismo postoperatorio [7].

Vale la pena, a nostro avviso, soffermarsi su questo ultimo aspetto.

La prevenzione del tromboembolismo venoso postoperatorio prevede che in fase preoperatoria venga effettuata una valutazione del rischio del paziente anche in relazione alla tipologia di intervento cui è candidato.

Il paziente dovrà essere *efficacemente* [7] informato sui possibili rischi di trombosi venosa profonda ed embolia polmonare, sugli eventuali sintomi che potrebbero insorgere nel postoperatorio e sui sistemi di prevenzione che possono essere messi in atto per ridurre il rischio. L'utilizzo di materiale informativo da distribuire al paziente ed eventualmente al caregiver potrebbe essere di ausilio per un coinvolgimento attivo nella prevenzione o per la tempestiva gestione dell'eventuale complicanza.

In fase preoperatoria chirurgo e anestesista concorderanno la profilassi più adeguata al paziente in relazione al rischio tromboembolico e alle esigenze di sicurezza correlate alla tecnica anestesiologica programmata per l'intervento. In caso di profilassi farmacologica la prescrizione dovrà specificare nome del farmaco, dosaggio, orario di somministrazione. Dovranno essere fornite anche opportune *allerte* per l'esecuzione in sicurezza di manovre anestesiologiche, quali l'estrazione del catetere peridurale.

In caso di profilassi meccanica mediante l'uso di calze a compressione graduata, queste dovranno essere correttamente posizionate, in modo da garantire una distribuzione uniforme della pressione sugli arti e solo dopo aver verificato l'assenza di condizioni cliniche che ne controindichino l'uso.

Prima dell'uscita del paziente dalla sala operatoria chirurgo e anestesista dovrebbero confrontarsi rispetto alle strategie di prevenzione del tromboembolismo, confermando o modificando l'eventuale profilassi predisposta in fase preoperatoria [7].

Nei pazienti a rischio la gestione postoperatoria dovrà prevedere, ove possibile, la mobilizzazione precoce, la somministrazione dei farmaci, dove prescritti, e un attento monitoraggio clinico al fine di evidenziare e trattare precocemente eventuali complicanze.

Adeguate istruzioni dovranno essere fornite al momento della dimissione, al fine di una corretta gestione in sicurezza della fase domiciliare del decorso postoperatorio.

Una gestione secondo protocolli validati e una corretta e completa comunicazione tra tutti gli operatori del team di medicina perioperatoria che preveda il coinvolgimento attivo del paziente possono costituire un sistema efficace di riduzione del rischio tromboembolico.

9.8 Conclusioni

Per concludere, riportiamo un paragrafo dell'obiettivo 12 del *Manuale per la sicurezza in sala operatoria* [7]:

"È sempre più forte l'evidenza che i fallimenti della comunicazione, quali omissioni di informazioni, errate interpretazioni, conflitti intercorrenti tra i componenti dell'équipe sono una frequente causa di errori sanitari ed eventi avversi che possono generare gravi danni ai pazienti, costituendo un rilevante ostacolo alla sicurezza e alla qualità dell'assistenza".

Il *governo clinico* del processo perioperatorio trova nel medico di medicina perioperatoria un prezioso alleato, soprattutto quando il professionista impronti il proprio agire a una logica di sicurezza e sappia promuovere un'efficace comunicazione con i colleghi, non solo in sala operatoria, ma anche al di fuori di essa.

Allegato I
Lista degli eventi sentinella
Integralmente riportata dal *Protocollo per il monitoraggio degli eventi sentinella* (luglio 2009)

    Procedura in paziente sbagliato

    Errata procedura su paziente corretto

    Strumento o altro materiale lasciato all'interno del sito chirurgico, che richiede un successivo intervento o ulteriori procedure

    Reazione trasfusionale conseguente a incompatibilità AB0

    Morte, coma o grave danno derivati da errori in terapia farmacologica

    Morte materna o malattia grave correlata al travaglio e/o parto

    Morte o disabilità permanente in neonato sano di peso >2500 grammi non correlata a malattia congenita

    Morte o grave danno per caduta di paziente

    Violenza su paziente

    Atti di violenza a danno di operatore

    Morte o grave danno conseguente a un malfunzionamento del sistema di trasporto (intraospedaliero, extraospedaliero)

    Morte o grave danno conseguente a non corretta attribuzione del codice triage nella Centrale operativa 118 e/o all'interno del Pronto Soccorso

    Morte o grave danno imprevisti conseguenti a intervento chirurgico

    Ogni altro evento avverso che causa morte o grave danno al paziente

Allegato II
Raccomandazioni agli operatori
N. 1: Raccomandazione sul corretto utilizzo delle soluzioni concentrate di cloruro di potassio e altre soluzioni concentrate contenenti potassio

N. 2: Raccomandazione per prevenire la ritenzione di garze, strumenti o altro materiale all'interno del sito chirurgico

N. 3: Raccomandazione per la corretta identificazione dei pazienti, del sito chirurgico e della procedura

N. 4: Raccomandazione per la prevenzione del suicidio di paziente in ospedale

N. 5: Raccomandazione per la prevenzione della reazione trasfusionale da incompatibilità AB0

N. 6: Raccomandazione per la prevenzione della morte materna correlata al travaglio e/o parto

N. 7: Raccomandazione per la prevenzione della morte, coma o grave danno derivati da errori in terapia farmacologica

N. 8: Raccomandazione per prevenire gli atti di violenza a danno degli operatori sanitari

N. 9: Raccomandazione per la prevenzione degli eventi avversi conseguenti al malfunzionamento dei dispositivi medici/apparecchi elettromedicali

N. 10: Raccomandazione per la prevenzione dell'osteonecrosi della mascella/mandibola da bifosfonati

N. 11: Morte o grave danno conseguenti a un malfunzionamento del sistema di trasporto (intraospedaliero, extraospedaliero)

N. 12: Prevenzione degli errori in terapia con farmaci "Look-alike/sound-alike"

N. 13: Raccomandazione per la prevenzione e la gestione della caduta del paziente nelle strutture sanitarie

Bibliografia

1. de Vries EN, Prins HA, Crolla RM et al (2010) Effect of a comprehensive surgical safety system on patient outcomes. N Engl J Med 2010;363:1928-1937
2. Sito web Ministero della Salute; http://www.salute.gov.it/qualita/paginaMenuQualita.jsp?menu=sicurezza&lingua=italiano- data ultimo accesso 12 dicembre 2011
3. Goldmann DR (1994) What is perioperative medicine? In: Goldmann DR, Brown FH, Guarnieri DM, eds. (1994) Perioperative medicine: the medical care of the surgical patient. 2nd edn. McGraw-Hill, Health Professions Division, New York, pp 3-7
4. Gawande AA, Weiser TG (2008) World health guidelines for safe surgery. World Health Organization, Geneva
5. http://www.who.int/patientsafety/safesurgery/en/index.html, data ultimo accesso 12 dicembre 2011
6. Haynes AB, Weiser TG, Berry WR et al (2009) A surgical safety checklist to reduce morbidity and mortality in a global population. N Engl J Med 360:491-499
7. Manuale per la Sicurezza in Sala Operatoria: Raccomandazioni e Checklist. http://www.salute.gov.it/imgs/C_17_pubblicazioni_1119_allegato.pdf, data ultimo accesso 12 dicembre 2011
8. Linee guida SIAARTI (2002) Guidelines for completing the perioperative anesthesia record. Minerva Anestesiologica 68:879-904
9. I Quaderni dei laboratori per la sicurezza del paziente. Buone pratiche per la sicurezza del paziente in ginecologia e ostetricia (2009). Seconda edizione. http://www.regione.toscana.it/regione/multimedia/RT/documents/2011/01/28/a204d6685e66e97ab30707fa81278003_labogweb.pdf Centro Gestione Rischio Clinico e Sicurezza del Paziente – GRC
10. Governo clinico, qualità e sicurezza delle cure, Raccomandazioni agli operatori. http://www.salute.gov.it/qualita/paginaInternaQualita.jsp?id=250&menu=sicurezza, ultimo accesso 12 dicembre 2011
11. Governo clinico, qualità e sicurezza delle cure, Sicurezza dei pazienti e gestione del rischio, http://www.salute.gov.it/qualita/paginaMenuQualita.jsp?menu=sicurezza&lingua=italiano ultimo accesso 12 dicembre 2011
12. Governo clinico, qualità e sicurezza delle cure. Sicurezza dei pazienti e gestione del rischio. Monitoraggio eventi sentinella. http://www.salute.gov.it/qualita/paginaMenuQualita.jsp?menu=sicurezza&lingua=italiano, data ultimo accesso 12 dicembre 2011
13. Raccomandazione N. 12, 2 agosto 2010: Prevenzione degli errori in terapia con farmaci "Look-alike/sound-alike", http://www.salute.gov.it/qualita/archivioDocumentiQualita.jsp?lingua=italiano&id=1307, data ultimo accesso 12 dicembre 2011
14. Raccomandazione N. 7, 31 marzo 2008: Raccomandazione per la prevenzione della morte, coma o grave danno derivati da errori in terapia farmacologica. http://www.salute.gov.it/qualita/archivioDocumentiQualita.jsp?lingua=italiano&id=675, data ultimo accesso 12 dicembre 2011

15. ISMP's List of High-Alert Medications (2012). Institute for Safe Medication Practices, Horsham, PA

16. Documento del Gruppo di studio SIAARTI sulla Sicurezza in Anestesia e Terapia Intensiva, Etichettatura delle siringhe in anestesia e terapia intensiva. http://www.siaarti.it/documenti/pdf_doc/file_3.pdf

17. Who Guidelines on hand hygien in healthcare (2009). http://whqlibdoc.who.int/publications/2009/9789241597906_eng.pdf

18. Siegel JD, Rhinehart E, Jackson M, Chiarello L, and the Healthcare Infection Control Practices Advisory Committee (2007) Guidelines for isolation precautions: preventing transmission of infectious agents in healthcare setting. http://www.cdc.gov/hicpac/2007IP/2007isolationPrecautions.html

19. ICSI (2010) Health Care Protocol: Perioperative Protocol. 3rd edn. www.icsi.org/perioperative_protocol./perioperative_protocol.html

20. Agenas (2005) Valutazione preoperatoria del paziente da sottoporre a chirurgia elettiva. Linee guida nazionali di riferimento. http://www.agenas.it/agenas_pdf/chirurgia_elettiva.pdf

21. De Hert S, Imberger G, Carlisle J et al (2011) Guidelines for preoperative evaluation of the adult non-cardiac surgery patient; The Task Force on Preoperative Evaluation of the Adult Patient of the European Society of Anaesthesiology. Eur J Anaesth 28: 684-722

22. Linee guida SIAARTI (2005) Recommendations for airway control and difficult airway management. Minerva Anestesiol 71:617-57

23. Linee guida SIAARTI (2000) Raccomandazioni per la gestione perioperatoria del cardiopatico da sottoporre a chirurgia non cardiaca. Minerva Anestesiol 66:85-104

24. Dripps RD (1963) New classification of physical status. Anesthesiol 24:111

25. Lee TH, Marcantonio ER, Mangione CM et al (1999) Derivation and prospective validation of a simple index for prediction of cardiac risk of major noncardiac surgery. Circulation 100:1043-1049

26. NHS, National Institute for Clinical Excellence (2003) Preoperative tests. The use of routine preoperative tests for elective surgery. London, UK

27. Canneti A (2009) Guida pratica di anestesia e rianimazione. 2ª edizione. MB Edizioni, Roma

28. SNLG (2008) Antibioticoprofilassi perioperatoria nell'adulto. http://www.snlg-iss.it/cms/files/LG_AntibioticoP_Unico_2008.pdf

29. Culver DH, Horan TC, Gaynes RP et al (1991) Surgical wound infection rates by wound class, operative procedure, and patient risk index. National Nosocomial Infections Surveillance System. Am.J Med 91:152S-7S

30. Linee guida SIAARTI (2000) Raccomandazioni clinico-organizzative per l'anestesia in day surgery. Minerva Anestesiologica 66:915-926

31. O'Grady NP, Alexander M, Burns LA et al; the Healthcare Infection Control Practices Advisory Committee (2011) Guidelines for the prevention of intravascular catheter-related infections. www.cdc.gov/hicpac/pdf/guidelines/bsi-guidelines-2011.pdf

32. Linee guida SIAARTI (2010) Raccomandazioni per l'area di recupero e l'assistenza postanestesiologica. Gruppo di lavoro per l'assistenza anestesiologica. http://www.siaarti.it/lineeguida/pdf_img/file_33.pdf

Etica e responsabilità professionale, codice deontologico e sviluppo sistemi di qualità

10

Antonino Gullo, Marco Di Bella, Alessandra Interlandi,
Emanuele Marco, Francesca Privitera

10.1 Introduzione

Il sistema sanitario è un apparato complesso, caratterizzato da un elevato numero di variabili e al cui interno interagiscono molteplici fattori, eterogenei e dinamici. La pluralità delle prestazioni sanitarie, le competenze specialistiche, i ruoli professionali e la varietà dei processi e dei risultati da conseguire rappresentano solo alcuni dei punti cardine. In tali condizioni è sempre possibile il verificarsi di incidenti e di errori che possono mettere a rischio la sicurezza dei pazienti [1] e che, quando accadono, possono esitare in ripercussioni legali sugli operatori sanitari.

La *sicurezza* dei pazienti rappresenta uno dei fattori determinanti la qualità delle cure, essa rientra pertanto tra gli obiettivi prioritari del Servizio Sanitario Nazionale [2]. Questo elemento si colloca, quindi, all'interno della prospettiva di miglioramento della qualità delle cure, che dipende dall'interazione di molteplici componenti. L'adozione di rigorose politiche di governo clinico hanno l'obiettivo di porre al centro della programmazione e della gestione dei servizi sanitari i bisogni dei cittadini e di valorizzare il ruolo delle figure professionali che operano nel sistema [3]. È necessaria, inoltre, la disponibilità di specifici modelli di controllo del rischio clinico, al fine di prevenire il verificarsi di un errore e, qualora questo accada, di contenerne le conseguenze.

Il medico in generale, e in particolare l'anestesista, data la criticità delle condizioni in cui frequentemente si trova a dover operare, si ritrova spesso a praticare, più che una *medicina curativa*, una *medicina difensiva*. Infatti, se da una parte è vero che gli *errori medici* provocano più vittime che gli incidenti automobilistici, il carcinoma della mammella o l'AIDS [4], è importante tenere conto che la propensione a commettere determinati errori è il prezzo che l'uomo paga per

A. Gullo (✉)
UCO e Scuola di Specializzazione di Anestesia e Rianimazione
Università degli Studi di Catania
AOU Policlinico – Vittorio Emanuele, Catania

A. Gullo e P. Murabito (a cura di), *Governo clinico e medicina perioperatoria*,
DOI: 10.1007/978-88-470-2793-0_10, © Springer-Verlag Italia 2012

la straordinaria abilità della mente nel pensare e agire intuitivamente; di conseguenza possiamo affermare che l'uomo è fallibile e gli errori sono da considerare eventi attesi. Le contromisure debbono partire dal presupposto che, sebbene non sia possibile modificare la condizione umana, è senz'altro possibile cambiare le condizioni in cui l'uomo lavora e costruire un sistema sanitario in grado di garantire una maggiore sicurezza [4,5].

Nel presente contributo, che rappresenta una sinossi su aspetti etici e responsabilità in ambito anestesiologico, vengono analizzati alcuni tra gli elementi riguardanti i fondamentali diritti e doveri del medico e del paziente, passando in rassegna questioni etiche, l'importanza del *consenso informato*, nonché alcune riflessioni sull'*accanimento terapeutico* e l'autodeterminazione nel disporre della propria vita; inoltre, sono valutate le possibili prospettive per prevenire e, qualora non sia possibile, gestire il rischio insito nel processo di cura, non perdendo di vista la possibilità dell'errore e la responsabilità a esso correlata.

10.2   Questioni etiche

Sulla relazione tra l'anestesista e il paziente ruotano importanti problematiche etiche e medico-legali. Troppo spesso, infatti, la routinarietà del lavoro del personale sanitario, i ritmi pressanti ed eventuali inconvenienti e incomprensioni portano a perdere di vista una prerogativa, che è al tempo stesso ricchezza e criticità del nostro mestiere, e cioè il fatto di interagire con pazienti. Ciascun malato è unico, con i suoi bisogni, valori, credenze, e altrettanto importante è il ruolo della famiglia, che spesso si ritrova obbligata a prendere decisioni di vitale importanza per il congiunto e che dovrà necessariamente fidarsi e affidarsi ai sanitari [6].

In un simile contesto la *comunicazione* col paziente e con i suoi familiari si dimostra un elemento imprescindibile per migliorare la qualità delle cure. Tuttavia, bisogna considerare la criticità delle situazioni in cui il medico si trova a operare e a prendere difficili decisioni, lungo una sottile linea di confine fra la vita e la morte. Non è raro che queste decisioni debbano essere assunte in tempi rapidi e senza disporre di tutte le informazioni necessarie relative alle condizioni del malato e alle sue capacità intellettive. Nonostante la criticità della situazione clinica il medico dovrà, comunque, assumersi la pesante responsabilità del rispetto dei fondamentali principi etici [7] che elenchiamo di seguito.

- *Autonomia*: è il diritto del paziente di autodeterminarsi in merito alle scelte sanitarie che lo riguardano. Ciò comporta l'obbligo di ricercare e ottenere il *consenso informato* per ogni trattamento d'elezione. In condizioni di urgenza può risultare impossibile ricercare e ottenere il consenso informato, a causa dello stato di incapacità in cui può trovarsi il paziente, data l'impossibilità di comunicare. Comunque, il paziente deve in ogni caso, per principio, essere considerato capace, anche se le condizioni cliniche possono potenzialmente inficiare l'espressione e la realizzazione del principio di autonomia [8-11]. Nelle fasi di malattia precedenti lo stato critico i curanti, in ambito domiciliare o specialistico, devono incoraggiare il paziente a formulare una pianificazione anticipata delle cure che può assumere una o più delle seguenti forme:

- *direttiva di istruzione*: formulazione esplicita da parte del paziente delle sue volontà e dei suoi desideri in relazione a stati patologici presenti o futuri, con indicazione, in particolare, dei tipi di trattamento che egli desidera ricevere o rifiutare in alcune situazioni cliniche specifiche;
- *direttiva di delega*: indicazione da parte del paziente di una o più persone (familiare, partner, amico, medico di famiglia) che godono della sua piena fiducia (fiduciario), e che possono rappresentare le sue volontà in caso di sopravvenuta incapacità mentale. Se il paziente è mentalmente incapace, le decisioni terapeutiche devono tener conto delle volontà precedentemente espresse dal paziente stesso o delle sue volontà presunte, facendo così riferimento ai due standard etico-giuridici tradizionali nel processo decisionale: il giudizio sostitutivo e il migliore interesse del paziente.

- *Beneficialità*: obbligo morale di agire per il bene del paziente. Il bene comprende la prevenzione del male o del danno, la rimozione del male o del danno e la promozione del bene o la sua effettuazione.
- *Non maleficialità*: obbligo morale di non infliggere intenzionalmente male o danno ad altri. Esso è generalmente associato alla tradizionale massima *primum non nocere*.
- *Giustizia distributiva*: il principio di giustizia impone che tutti i pazienti siano trattati in modo equo, senza influenze legate all'età, al sesso, al valore sociale, al credo religioso, alle inclinazioni sessuali, al censo. Gli unici criteri da utilizzare sono quelli dell'appropriatezza clinica e dalla liceità etica [11], definita dal consenso del paziente e/o dal rispetto del criterio di proporzionalità.

10.3 Responsabilità professionale

Per responsabilità professionale si intende una problematica legata al diritto del malato e all'operato del medico. Ciascuno è responsabile dei propri atti (legati all'attività professionale) e quindi la *responsabilità professionale* si configura allorché si è in condizioni di dimostrare gli estremi della *colpa professionale*.

Al medico sono richieste:

- *perizia*: bagaglio di conoscenze tecnico-pratiche alla base della validità dell'intervento sanitario e quindi dei presupposti per la sua riuscita, correlato al grado di specializzazione e di qualifica rivestita dall'operatore;
- *prudenza*: valutazione aprioristica del rischio/beneficio, inteso quest'ultimo come recupero dello stato di salute e di benessere da parte del malato;
- *diligenza*: scrupolosa e attenta applicazione di tutte le tecniche e i presidi terapeutici indispensabili al conseguimento del fine e alla prevenzione delle complicanze.

Nell'individuare la perizia di un medico si deve tener conto del bagaglio di conoscenze, correlato alla specializzazione e alle qualifiche tecniche e scientifiche.

La prudenza è la valutazione aprioristica (cioè quando ancora non è stato messo in atto alcun tipo di intervento medico) del rapporto rischio/beneficio; il beneficio deve essere inteso come la finalità dell'intervento medico, cioè il recupero della malattia e il miglioramento delle condizioni di salute del paziente.

Per diligenza deve intendersi la puntuale, scrupolosa e attenta applicazione di tutte le tecniche e di tutti i presidi terapeutici, per le cure da approntare, che sono quindi indispensabili al conseguimento del fine ultimo, cioè la salute del malato. In mancanza di uno di questi tre presupposti si può parlare di colpa, e quindi di responsabilità professionale. È difficile definire un medico imperito, perché i limiti della conoscenza medica sono estremamente variabili e difficilmente valutabili. Imprudenza e negligenza, invece, sono gli elementi nei quali spesso si individua la responsabilità della colpa professionale.

In particolare, per quanto riguarda i comportamenti diligenti, possiamo affermare quanto segue: il medico deve dimostrare che cosa ha fatto per impedire che quel determinato danno si verificasse, come si è comportato dal punto di vista della cura (non nel senso della terapia, ma di prendersi cura del malato), che cosa ha cercato di individuare nell'evolversi del processo di guarigione, se ha tenuto conto della possibilità che si verificassero complicanze e l'eventuale prevedibilità o imprevedibilità delle stesse. A questo punto entra in gioco l'imprudenza; infatti, se vi era la possibilità di prevedere le complicanze si configura la colpa di imprudenza, poiché il medico non ha valutato il rapporto rischio/beneficio. Vi sono poi la prevedibilità o la non prevedibilità delle complicanze: che cosa ha fatto quel medico per prevenire quella complicanza? Ha messo in atto tutti i mezzi necessari perché il danno non si verificasse?

La responsabilità professionale prevede, quindi, l'individuazione della colpa: questa è definita *colpa grave* se dovuta a imperizia, *colpa lieve* se dovuta a negligenza o imprudenza. In realtà questo discorso è semplicemente concettuale, non è pratico e non è attuabile: nel caso di un paziente che muore per negligenza, come si fa a definirla colpa lieve? Esiste una differenzazione tra colpa lieve e colpa grave? La differenza esiste solamente in sede civile, ai fini del risarcimento di un danno da parte del medico; in sede penale, invece, non esistono una colpa lieve e una colpa grave. Tale differenza è solo teorica, giuridica, ma di fatto non trova applicazione nel codice penale [12].

10.4 Appropriatezza delle cure e accanimento terapeutico

La salute, a differenza di altri valori costituzionalmente garantiti, è un valore a tutela assoluta, cioè da salvaguardare senza limiti economico-finanziari. Prescrivendo l'inviolabilità dei limiti imposti dal rispetto della persona umana, l'art. 32 della Costituzione esclude implicitamente la legittimità di una prescrizione di legge che escluda una determinata persona o categorie di persone dal novero dei fruitori di un trattamento terapeutico e, quindi, in definitiva, che preveda un sistema di selezione nel momento dell'accesso al trattamento stesso o nel momento della prosecuzione del trattamento. È giuridicamente lecito, per esempio, escludere l'accesso di un paziente alla Terapia Intensiva, e quindi agire con criteri di appropriatezza dell'uso delle risorse, se tale trattamento viene ritenuto dal medico inappropriato, cioè inutile o addirittura dannoso, e quindi inidoneo a tutelare il valore "salute" [13].

Per rimanere nell'ambito dei trattamenti anestesiologici e in terapia intensiva, l'incremento delle opportunità diagnostico-terapeutiche e il mutamento demografico tipico dei paesi occidentali ha innescato mutamenti sostanziali nel tipo di pazienti degenti nelle suddette aree. Questi reparti ricoverano sempre più spesso pazienti anziani, affetti da patologie croniche riacutizzate o da patologie acute che insorgono nel contesto di patologie croniche. La morte in questi casi non è mai un evento imprevisto, improvviso o di breve durata. È semmai un processo lento, progressivo e prevedibile, che la medicina intensiva talvolta è in grado di prolungare per periodi anche indefiniti, senza alcun evidente beneficio per il paziente. Non va poi trascurata la questione economica: l'applicazione dei moderni mezzi di sostegno delle *funzioni vitali* richiede un impegno di *risorse umane* ed economiche molto elevato, e ogni sistema sanitario, la cui offerta di servizi sia limitata da vincoli economici, può non essere in grado di rispondere ai bisogni del paziente in modo illimitato, per cui l'allocazione delle risorse diventa momento di importanza basilare. Insistere con atti superflui su pazienti non più responsivi ai trattamenti può rappresentare una potenziale sottrazione di risorse a coloro che invece ne possono beneficiare [14].

È indispensabile, altresì, sottolineare che l'attenzione verso l'inutile spreco di risorse non deve tramutarsi in un atteggiamento di sottrazione di cure necessarie. Un tale atteggiamento indurrebbe nella sostanza una pratica di *eutanasia passiva*, che non trova consenso nella coscienza dei medici e della maggioranza dei cittadini. Quindi, in base a un principio etico di giustizia, siamo legittimati a una rigorosa valutazione dell'appropriatezza delle indicazioni al trattamento intensivo, al fine di evitare il consumo di terapie ad alto costo in situazioni prive di ragionevole beneficio per il malato [15].

L'accesso alla Terapia Intensiva risponde al criterio di *appropriatezza* se è ragionevole attendersi da essa un esito positivo in termini di miglioramento della "salute" (intesa contemporaneamente come "durata di vita" e "qualità di vita") che non possa ottenersi in altri reparti. In altri termini, non andrebbero ammessi in Terapia Intensiva né i pazienti la cui prognosi è comunque infausta a breve termine, né i pazienti la cui prognosi sarebbe invece ragionevolmente favorevole anche se ricoverati in reparti a minor impatto assistenziale e tecnologico. L'uso corretto delle risorse presuppone necessariamente anche il rapido trasferimento dei pazienti in altri reparti non appena superata la fase acuta che ha determinato il ricovero.

Restringere la possibilità di cure a chi effettivamente ne ha necessità è, infatti, da porre sullo stesso piano di un ricovero inappropriato [16] e quindi perseguibile in termini legali. Il concetto di appropriatezza coinvolge anche la sospensione delle pratiche di terapia intensiva; in base ai principi fondamentali della *bioetica* ogni attività diagnostico-terapeutica deve trovare un equilibrio tra invasività e beneficio.

L'inevitabile sofferenza fisica e psicologica provocata dall'applicazione del trattamento intensivo deve essere proporzionata ai benefici verosimilmente previsti dall'esperienza clinica. Laddove questa proporzionalità venga a mancare e i costi umani siano sproporzionati rispetto ai benefici, si viene a configurare l'atteggiamento comunemente definito con il termine di "accanimento terapeutico", contro cui è cresciuto nella coscienza della società un senso di rifiuto, in quanto proseguire la terapia, concentrandosi sulla natura strettamente biologica della persona senza tener conto dei suoi valori, modifica il processo del morire, allungandolo e spesso togliendogli dignità. Anche in questo caso la decisione muove da criteri clinico-prognostici e dai principi di bioetica, che inducono a ricercare prioritariamente il bene del paziente e a evitare tutto ciò che risulta sofferenza ragionevolmente inutile. Quando la valutazione della diagnosi e della prognosi è chiara e siamo di fronte alla prospettiva di prolungare inutilmente il trattamento, si ritiene legittima la sospensione dello stesso da parte del medico. Nel caso dell'intensivista l'obiettivo principale è quello di sostenere temporaneamente le funzioni vitali per guadagnare tempo mentre si cerca di curare la malattia di base o la condizione acuta. Nella pratica, però, può accadere che quest'ultima non sia più curabile e ciò rende la sostituzione delle funzioni vitali progressivamente inefficace o futile, fino a che non se ne constata il sicuro insuccesso. Diviene allora doveroso desistere dai trattamenti che hanno l'unica conseguenza di prolungare inutilmente l'agonia del malato giunto alla fase terminale [17].

L'accanimento terapeutico è una problematica che, oltre a essere al centro della riflessione bioetica, riaccende periodicamente il dibattito su come valutare o definire meglio il concetto di "cure inappropriate". Il marcato aumento, almeno nella sanità dei Paesi industrializzati, della domanda di cura nelle Unità di Terapia Intensiva lascia prevedere che il fabbisogno di posti letto sia destinato a oltrepassare rapidamente la capacità di accoglienza dei reparti destinati a questo scopo, soprattutto se si considera che la maggior parte degli addetti ai lavori si trova d'accordo nell'affermare che lo spreco di risorse in questo campo sta assumendo proporzioni inimmaginabili, e che il risparmio ricavabile da una politica dei ricoveri più lungimirante potrebbe sanare – almeno in parte – la voragine che rischia di crearsi fra domanda e offerta. Secondo un sondaggio condotto in alcuni Paesi europei sul personale sanitario delle Unità di Terapia Intensiva, quasi il 75% degli intervistati ammette di aver ricoverato nel proprio reparto "pazienti con speranza di sopravvivenza non superiore a qualche settimana" e solo un terzo era pienamente convinto di dover assumere questo tipo di decisione. I timori su possibili azioni giudiziarie, uniti alla mancanza di un adeguato supporto legale, rappresenta un ulteriore deterrente alla discussione sull'opportunità o meno di adottare o di insistere su determinate soluzioni terapeutiche. In ogni caso, è necessario promuovere un maggiore dibattito, sia fra i laici sia fra gli addetti ai lavori, sul ruolo effettivo dei reparti di rianimazione e sulle ampie opportunità – spesso misconosciute – fornite dalle cure palliative, ricordando anche che è sempre più urgente procedere alla definizione di linee guida appropriate che regolino l'ammissione dei malati nei reparti di cure intensive [18,19].

10.5   Codice deontologico

Le fonti giuridiche e deontologiche di cui tener conto nel dibattito etico su questo argomento sono numerose, tanto da rendere necessaria una frequente consultazione per mantenere un aggiornamento continuo [20]; di seguito sono riportati alcuni degli articoli della Costituzione, del Codice Civile e di Deontologia medica, nonché il parere del Comitato nazionale di Bioetica.

Art. 32 della Costituzione:

La Repubblica tutela la salute come fondamentale diritto dell'individuo e interesse della collettività, e garantisce cure gratuite agli indigenti.

Art. 5 del Codice Civile "Atti di disposizione del proprio corpo":

Gli atti di disposizione del proprio corpo sono vietati quando cagionino una diminuzione permanente dell'integrità fisica, o quando siano altrimenti contrari alla legge, all'ordine pubblico o al buon costume.

Art. 12 del Codice di Deontologia Medica (edizione ottobre 1998) "Prescrizione e trattamento terapeutico":

Al Medico è riconosciuta autonomia nella programmazione, nella scelta e nell'applicazione di ogni presidio diagnostico e terapeutico, fatta salva la libertà del paziente di rifiutarle. Le prescrizioni e i trattamenti devono essere ispirati ad aggiornate e sperimentate acquisizioni scientifiche, anche al fine dell'uso appropriato delle risorse, sempre perseguendo il beneficio del paziente.

Art. 14 del Codice di Deontologia Medica "Accanimento diagnostico-terapeutico":

Il Medico deve astenersi dall'ostinazione in trattamenti in cui non si possa fondatamente attendere un beneficio per la salute del malato e/o un miglioramento della qualità della vita.

Art. 32 del Codice di Deontologia Medica "Acquisizione del consenso":

Il Medico non deve intraprendere attività diagnostica e/o terapeutica senza l'acquisizione del consenso informato del paziente. Il consenso è integrativo e non sostitutivo del processo informativo. In presenza di documentato rifiuto, il medico deve desistere, non essendo consentito alcun trattamento medico contro la volontà della persona.

Art. 34 del Codice di Deontologia Medica "Autonomia del cittadino":

Il Medico deve attenersi, nel rispetto della dignità e dell'indipendenza professionale, alla volontà di curarsi, liberamente espressa dalla persona. Il Medico, se il paziente non è in grado di esprimere la propria volontà, in caso di grave pericolo di vita, non può non tener conto di quanto precedentemente manifestato dallo stesso.

Art. 35 del Codice di Deontologia Medica "Assistenza d'urgenza":

Allorché sussistano condizioni d'urgenza e in caso di pericolo per la vita di una persona, che non possa esprimere, al momento, volontà contraria, il medico deve prestare l'assistenza e le cure indispensabili.

Art. 37 del Codice di Deontologia Medica "Assistenza al malato inguaribile":
In caso di malattia a prognosi sicuramente infausta o pervenuta alla fase terminale, il medico deve limitare le sue opere all'assistenza morale e alla terapia atta a risparmiare inutili sofferenze. In caso di compromissione dello stato di coscienza, il medico deve proseguire nella terapia di sostegno vitale finché ritenuto ragionevolmente utile.

Parere del Comitato Nazionale per la Bioetica – Questioni bioetiche relative alla fine della vita umana (Roma 14-7-1995) "Accanimento terapeutico":
Persistenza nell'uso di procedure diagnostiche come pure di interventi terapeutici, allorché è comprovata la loro inefficacia e inutilità sul piano di un'evoluzione positiva e di un miglioramento del paziente, in termini sia clinici sia di qualità della vita.

10.6 Sviluppo sistemi di qualità

L'accreditamento, come configurato dalla normativa nazionale, rappresenta un qualificato strumento di selezione dei soggetti erogatori per conto del Servizio Sanitario Nazionale, caratterizzato dalla necessaria corrispondenza a una serie di requisiti che sono direttamente correlati ai livelli di qualità attesi, nonché dalla temporaneità del riconoscimento di adeguatezza agli stessi, che richiede una periodicità di controlli. Si tratta di un sistema che mira a promuovere un processo di miglioramento continuo della qualità delle prestazioni, dell'efficienza dell'organizzazione, dell'uso delle risorse e della formazione. La "definizione" e "gestione" di questo complesso sistema (individuazione dei requisiti, definizione delle procedure e delle modalità di verifica e controllo ecc.), demandato alle Regioni, ha comportato una differente evoluzione dei percorsi normativi e l'adozione di diverse modalità di implementazione. A livello centrale si rileva la particolare attenzione posta alla tematica da alcuni importanti provvedimenti nazionali (Patto per la salute siglato il 28 settembre 2006; Legge finanziaria 2007; Legge N. 133 del 2008; Patto per la salute siglato il 3 dicembre 2009; Legge finanziaria 2010), che hanno contribuito a chiarirne alcuni aspetti, confermando la scelta fondamentale di un'adozione non meramente formale dell'accreditamento nelle realtà regionali.

Nell'attuale sistema sanitario italiano l'accreditamento delle strutture sanitarie è dunque il presupposto indispensabile perché una struttura sanitaria possa divenire erogatore effettivo di prestazioni remunerate, o rese per conto del Servizio Sanitario Nazionale. Nel 1992 alle Regioni è stato affidato il compito di disciplinare i procedimenti relativi all'autorizzazione e all'accreditamento delle strutture sanitarie (D. Lgs. N. 502 del 1992, art. 8). Il DPR 14 gennaio 1997 approva l'"Atto di indirizzo e coordinamento in materia di requisiti strutturali, tecnologici e organizzativi minimi per l'esercizio delle attività sanitarie da parte delle strutture pubbliche e private". Con il D. Lgs. N. 229 del 1999 e, infine, con la Legge costituzionale n. 3/2001 si è meglio dettagliato il quadro di riferimento normativo entro il quale le Regioni dovevano operare; tale indirizzo è stato confermato dall'Age.na.s nel 2011 (X), i cui punti essenziali sono di seguito riportati [21].

10.7   Modelli di accreditamento

Il modello di accreditamento dovrebbe dimostrare attenzione al raggiungimento dei criteri/fattori di qualità. I 7 criteri/fattori di qualità identificati possono essere concettualmente differenziati in 5 criteri "generali" (1°, 2°, 3°, 4°, 5°) e 2 criteri "specifici" (6° e 7°), che rappresentano una focalizzazione di alcuni ambiti considerati nel criterio n. 2.

Primo criterio/fattore di qualità

"Fornisce garanzia di buona qualità dell'assistenza socio-sanitaria, una gestione dell'organizzazione sanitaria che governi le dimensioni più fortemente collegate alla specifica attività di cura e assistenza, in un'ottica di miglioramento continuo".

Per corrispondere a tale criterio ogni Regione dovrà documentare che nel proprio sistema di autorizzazione e/o accreditamento siano presenti per il livello aziendale requisiti che evidenzino:

- le modalità di pianificazione, programmazione e organizzazione delle attività di assistenza e di supporto;
- la definizione delle responsabilità;
- le modalità e gli strumenti di gestione delle informazioni (sistemi informativi, documenti e dati);
- le modalità e gli strumenti di valutazione della qualità dei servizi;
- le modalità di gestione:
  - dei disservizi;
  - degli eventi avversi.

Secondo criterio/fattore di qualità

"È buona prassi che l'organizzazione descriva la tipologia e le caratteristiche delle prestazioni e dei servizi erogati e individui i metodi di lavoro da adottarsi, come pratica del governo clinico sui quali fondare azioni successive di valutazione della performance e della comunicazione con i pazienti e i cittadini."

Per corrispondere a tale criterio ogni Regione dovrà documentare che nel proprio sistema di autorizzazione e/o accreditamento siano presenti per le articolazioni organizzative requisiti che evidenzino:

- la tipologia delle prestazioni e dei servizi erogati;
- la presenza di protocolli che riguardino:
  - l'eleggibilità dei pazienti;
  - la responsabilità, le modalità di presa in carico;
  - la responsabilità e le modalità di passaggio in cura (continuità assistenziale);
  - le relative modalità di controllo;
- la modalità di gestione della documentazione sanitaria (per esempio: cartella clinica); essa deve essere redatta, aggiornata, conservata e verificata secondo modalità specificate, al fine di garantirne:
  - la completezza rispetto agli interventi effettuati;
  - la rintracciabilità;
  - la riservatezza (privacy);

- lo sviluppo di attività di valutazione delle prestazioni e dei servizi che devono:
  - basarsi su procedure che definiscano responsabilità, metodi, periodicità;
  - essere documentate.

Terzo criterio/fattore di qualità

"L'organizzazione cura l'idoneità delle strutture e la puntuale applicazione delle norme relative alla manutenzione delle attrezzature; è buona prassi che dia evidenza del contributo del personale nella gestione delle stesse."

Per corrispondere a tale criterio ogni Regione dovrà documentare che nel proprio sistema di autorizzazione e/o accreditamento siano presenti per il livello aziendale requisiti che evidenzino:

- l'idoneità all'uso delle strutture;
- l'esistenza di un inventario aggiornato delle attrezzature;
- l'esistenza di un piano per la manutenzione ordinaria e straordinaria delle apparecchiature biomediche in uso;
- tale piano è documentato per ciascuna apparecchiatura e reso noto ai diversi livelli operativi;
- il personale deve essere formato sull'utilizzo, la manutenzione e le procedure di dismissione.

Quarto criterio/fattore di qualità

"L'organizzazione deve curare che il personale possieda/acquisisca e mantenga le conoscenze e le abilità necessarie alla realizzazione in qualità e sicurezza delle specifiche attività."

Per corrispondere a tale criterio ogni Regione dovrà documentare che nel proprio sistema di autorizzazione e/o accreditamento siano presenti per il livello aziendale requisiti che evidenzino:

- la programmazione e la verifica della formazione necessaria e specifica;
- l'inserimento e l'addestramento dei nuovi addetti;
- la definizione e il monitoraggio delle competenze.

Quinto criterio/fattore di qualità

"Una buona comunicazione e relazione fra professionisti e con i pazienti garantisce allineamento ai comportamenti professionali attesi, aumento della sicurezza nell'erogazione delle cure, partecipazione dei pazienti nelle scelte di trattamento."

Per corrispondere a tale criterio ogni Regione dovrà documentare che nel proprio sistema di autorizzazione e/o accreditamento siano presenti per l'articolazione organizzativa requisiti che evidenzino:

- le modalità di comunicazione interna alla struttura, che favoriscano:
  - la partecipazione degli operatori;
  - la continuità nei percorsi di cura interni ed esterni (tra questa e altre istituzioni con cui si rapporta per garantire l'assistenza);
- le modalità di valutazione della relazione tra il personale e l'organizzazione (contesto organizzativo) attraverso l'analisi del clima organizzativo/soddisfazione degli operatori;

- le modalità e i contenuti delle informazioni da fornire (per esempio stato di salute, costi, modalità organizzative particolari ecc.) ai pazienti e/o ai caregiver;
- le modalità di partecipazione dei pazienti alle scelte clinico-assistenziali e le modalità di coinvolgimento dei pazienti e dei caregiver;
- le modalità di ascolto dei pazienti (per esempio reclamo, ascolto attivo, valutazioni della soddisfazione dei pazienti).

Sesto criterio/fattore di qualità

"L'efficacia, l'appropriatezza, la sicurezza sono elementi essenziali per la qualità delle cure e debbono essere monitorati."

Per corrispondere a tale criterio ogni Regione dovrà documentare che nel proprio sistema di autorizzazione e/o accreditamento siano presenti per il livello aziendale e per le articolazioni organizzative requisiti che evidenzino:

- un approccio alla pratica clinica secondo evidenze (per esempio linee guida, appropriatezza ecc.);
- l'attenzione alla promozione della sicurezza e della gestione del rischio (da struttura, per i lavoratori, clinico) in termini di:
  - organizzazione adottata per la promozione della sicurezza e la gestione dei rischi;
  - programma per la gestione del rischio contenente le procedure (di individuazione, analisi, trattamento e monitoraggio);
  - monitoraggio e valutazione del/dei programma/i e delle procedure per la promozione della sicurezza e la gestione del rischio.

Settimo criterio/fattore di qualità

"Il governo delle azioni di miglioramento, dell'adozione di innovazioni tecnologiche e organizzativo-professionali e la facilitazione della ricerca clinica e organizzativa esprimono la capacità dell'organizzazione di adattarsi a contesti nuovi assumendo comportamenti fondati eticamente, professionalmente adeguati, socialmente accettabili e sostenibili."

Per corrispondere a tale criterio ogni Regione dovrà documentare che nelle Aziende Sanitarie siano presenti evidenze (anche con riferimento a specifiche e distinte indicazioni e prassi regionali) relative a:

- progetti di miglioramento;
- esistenza e applicazione di modalità di valutazione delle tecnologie in uso o da acquisirsi;
- adozione di iniziative di innovazione tecnico-professionale e organizzativa.

Partendo dall'adozione di questi criteri, ogni unità operativa deve dotarsi di procedure interne al fine di migliorare la qualità delle cure.

I rischi vengono affrontati con una serie di procedure solitamente raggruppate in due fasi successive: l'*analisi del rischio* (*Risk Assessment*) e la *gestione del rischio* (*Risk Management*) [22-27]. La Joint Commission International (JCI) è una divisione della Joint Commission on Accreditation of Healthcare Organizzations (JCAHO), e fornisce assistenza tecnica e organizzativa per lo sviluppo di sistemi-qualità nei servizi sanitari mondiali, in quanto deputati a controllare il continuo miglioramento della sicurezza e della qualità delle cure erogate ai pazienti. Tale miglioramento si acquisisce attraverso l'accreditamento e i servizi correlati, che supportano l'ottimizzazione delle prestazioni delle organizzazioni sanitarie.

I progetti JCI sono attualmente attivi in più di 40 Paesi, sia in organizzazioni private che governative, inclusa l'Italia. La JCI si avvale della collaborazione di consulenti professionisti con significativa esperienza in campo sanitario, che operano in team multidisciplinari (medici, infermieri professionali, amministrativi) impegnati nell'individuazione dei meccanismi adeguati per la misurazione delle performance sanitarie. Per le strutture ospedaliere, i requisiti previsti (standard) dalla JCI sono stati raggruppati in capitoli di seguito elencati:

- accesso all'assistenza e continuità delle cure;
- diritti del paziente e dei familiari;
- valutazione del paziente;
- cura del paziente;
- assistenza anestesiologica e chirurgica;
- gestione e miglioramento della qualità;
- prevenzione e controllo delle infezioni;
- governo, leadership e direzione;
- gestione e sicurezza delle infrastrutture;
- qualifica e formazione del personale;
- gestione della comunicazione e delle informazioni;
- miglioramento della qualità e sicurezza del paziente.

Il vero obiettivo dell'identificazione e del perseguimento di tali standard è la riduzione del rischio iatrogeno per i pazienti. Tale riduzione è ottenibile tramite la valutazione dei sistemi e dei processi di un'organizzazione sanitaria per:

- identificare debolezze e condizioni di pericolo che potrebbero incidere sul rischio clinico, sulla sicurezza del paziente e sulla qualità delle cure;
- fornire elementi utili alla ridefinizione di sistemi e dei processi al fine di migliorare la sicurezza del paziente e la qualità del processo di cura.

Per esempio, è predisposto che i risultati delle valutazioni mediche e dei test diagnostici siano registrati nella cartella clinica del paziente prima dell'anestesia/sedazione o dell'intervento chirurgico. L'intento di questo standard prevede che il miglioramento della qualità e della sicurezza dei pazienti siano indirizzati dai dati raccolti; sebbene le organizzazioni abbiano solitamente risorse limitate, non sono in grado di raccogliere i dati per monitorare tutte le possibili aree di interesse. Ogni azienda deve scegliere i processi e i risultati clinici e manageriali più importanti da monitorare sulla base della propria missione, dei bisogni dei pazienti e dei servizi da essa erogati. Il monitoraggio è spesso focalizzato su quelle aree che sono ad alto rischio per il paziente, producono grandi volumi d'attività, oppure sono problematiche per natura. Per ciascuna di queste aree, i dirigenti decidono:

- il processo, la procedura o il risultato da misurare;
- la disponibilità di "ricerca" o "evidenza", che supportino la misurazione;
- come si svolgerà la misurazione;
- in che modo la misurazione sia in linea con il piano comprensivo dell'organizzazione per il monitoraggio della qualità e della sicurezza del paziente;
- la frequenza della misurazione.

Il passo più importante è evidentemente l'identificazione del *processo*, della *procedura* o del risultato da misurare. La misurazione deve focalizzare, per esempio, i punti a rischio nei processi, le procedure che spesso presentano problemi o che sono erogate in grande quantità, e i risultati che possono essere chiaramente definiti e controllabili dall'azienda. Per supportare conclusioni e consigli sono necessari i dati di tutti i casi o di un campione sufficiente. Quando una misura corrente non fornisce più i dati utili ad analizzare il processo, la procedura o il risultato, si selezionano misure nuove. Quindi, per l'area identificata, l'organizzazione deve mostrare di aver effettuato il monitoraggio in modo continuo nel tempo, nonostante le misure possano cambiare [28].

Nel caso specifico dell'uso dell'anestesia e della *sedazione*, l'organizzazione dovrebbe analizzare come sono stati identificati i processi, le procedure o gli *esiti* da misurare. Dovrebbero, per esempio, essere evidenziate le zone a rischio, o la presenza di un problema incombente, o ancora la frequenza di una procedura o di un processo e, per esempio, le complicazioni potenziali conseguenti la tecnica di sedazione o le procedure messe in atto nel corso dell'anestesia. Attenersi a determinati standard significa per una realtà sanitaria ricevere l'accreditamento da parte dell'ente per la sicurezza e, cosa ancor più importante, poter essere giudicata una realtà "a prova di errore". Per il raggiungimento di tale obiettivo è necessario, ancor prima che una gestione efficace e valida, un cambiamento nella cultura e nella mentalità del *personale sanitario*, dell'opinione pubblica e dell'utenza.

Il passaggio da un atteggiamento di colpevolizzazione e di accusa a uno di sana critica, finalizzata all'apprendimento dagli errori, è il passaggio necessario, o addirittura indispensabile, perché si possa raggiungere l'accreditamento. Da questa visione emerge la necessità di un impegno complessivo che supporti i clinici in questo processo, soprattutto attraverso la creazione di una mentalità e di un atteggiamento culturale che, in accordo a quanto diceva Lucien Leape, uno dei massimi esperti mondiali nello studio degli errori medici, deve passare da un atteggiamento punitivo a uno formativo: "non punire, ma formare" [29].

Punire il colpevole spesso si traduce in un incentivo a nascondere il più possibile l'errore commesso; inoltre la punizione è un intervento inevitabilmente reattivo, che sopraggiunge quando ormai il danno è stato fatto. Invece, addestrare e formare gli operatori sanitari a seguire protocolli che riducano il rischio, e quindi l'errore, significa agire in anticipo, impedendo, se è possibile, il verificarsi del danno. Tutto ciò tuttavia non deve far dimenticare al clinico uno degli aspetti fondamentali del suo mestiere: la *responsabilità professionale*.

10.8 Conclusioni

La cronaca di ogni giorno, purtroppo, ci dà il metro di misura per comprendere a che punto siamo nel cammino di crescita nell'ambito della gestione del rischio, della qualità e della sicurezza delle cure e quanta strada deve ancora essere fatta. Basti pensare che, nel periodo da aprile 2009 a settembre 2010, ogni mese sono stati 15 i casi di presunta malasanità rilevati dalla Commissione parlamentare d'inchiesta sugli errori in campo sanitario, ricavati da dati regionali. In poco più di un anno, si sono registrati 242 episodi di presunta malasanità, di cui 163 hanno causato la morte del paziente, o per errore diretto del personale medico e sanitario, o per disservizi o carenze strutturali. Di queste 163 vittime 88 – praticamente la metà – sono concentrate in due sole regioni: Calabria, con 50 vittime, e Sicilia, con 38. Lo spaccato dei dati evidenzia che, su 242 casi oggetto di rilevazione, ben 64 si sono verificati in Calabria, 52 in Sicilia, 24 nel Lazio, 15 in Campania, Puglia e Lombardia, 14 in Veneto, 12 in Toscana, 9 in Emilia Romagna, 8 in Liguria, 6 in Piemonte, 2 in Friuli Venezia Giulia e in Abruzzo, 1 in Trentino Alto Adige, Umbria, Marche e Basilicata [30].

La *sicurezza del paziente* è importante in termini numerici, economico-assicurativi, medico-legali ma, soprattutto, etici e professionali. Numerosi problemi sono ancora aperti, sia a livello teorico sia nella pratica quotidiana, e non sono facili da risolvere; questo, tuttavia, non deve impedire di passare dalla sperimentazione all'implementazione concreta di azioni che contribuiscano a migliorare le strategie di prevenzione e di intervento, con l'obiettivo di rendere le strutture sanitarie realtà sempre più sicure [31].

Bibliografia

1. Helmreich RL (2000) On error management: lessons from aviation. BMJ 320:781-785
2. Gawande A (2000) Error in medicine: what have we learned. Annals of Internal Medicine 132:736-766
3. Gosbee J (2002) Human factor engineering and patient safety. Qua Saf Health Care 11:352-354
4. Kohn LT, Corrigan JM, Donaldson MS (eds) (2000) To err is human: building a safer health system. Committee on Quality of Health Care in America, Institute of Medicine. National Academy Press, Washington
5. Reason J (1997) Managing the risks of organizational accidents. Ashgate Publishing, Farnham, UK
6. Penprase B, Elstun L, Ferguson C et al (2010) Preoperative communication to improve safety: a literature review. Nurs Manage 41:18-24
7. Luce JM, White DB (2009) A history of ethics and law in the intensive care unit. Crit Care Clin 25:221-237
8. Mallardi V (2005) The origin of informed consent. Acta Otorhinolaryngol Ital 25:312-327
9. Gullo A (2005) Professionalism, ethics and curricula for the renewal of the health system. In: Gullo A, Berlot G (eds) Perioperative and critical care medicine. Springer-Verlag, New York, pp 1-13
10. Valmassoi G, Mazzon D (2005) Informazione e consenso all'atto medico: recenti orientamenti della giurisprudenza. Minerva Anestesiologica 71:659-669
11. Task Force of the American College of Critical Care Medicine, Society of Critical Care Medicine (1999) Guidelines for ICU admission, discharge, and triage. Crit Care Med 27:633-638
12. Codice penale (2012) Altalalex e-book, www.altalalex.it
13. Iapichino G, Pezzi A, Borotto E et al (2005) Performance determinants and flexible ICU organisation. Minerva Anestesiol 71:273-280
14. Gristina G, Mazzon D (2006) Le cure di fine vita e l'anestesista-rianimatore: raccomandazioni SIAARTI per l'approccio al malato morente. Minerva Anestesiologica 72:927-963

15. Bone R, McElwee N, Eubanks D, Gluck E (1993) Analysis of indications for intensive care unit admission. Clinical efficacy assessment project: American College of Physicians. Chest 104:1806-1811
16. Siegel MD (2009) End-of-life decision making in the ICU. Clinical Chest Medicine 30:181-194
17. Reigner J, Dumont R, Katsahian S et al (2008) Patient-related factors and circumstances surrounding decisions to forego life sustaining treatment, including Intensive Care Unit admission refusal. Critical Care Medicine 36:2076-2083
18. Sibbald R, Downar J, Hawryluck L (2007) Perceptions of futile care among caregivers in intensive care units. Canadian Medical Association Journal 177:1201-1208
19. Palda VA, Bowman KW, McLean RF, Chapman MG (2005) "Futile" care: do we provide it? Why? A semistructured, Canada-wide survey of intensive care unit doctors and nurses. Journal of Critical Care 20:207-213
20. Codice di Deontologia Medica (2007) Fondazione Nazionale Ordine dei Medici e Odontoiatri (FNOMCEO)
21. Ricognizione delle norme regionali sull'accreditamento istituzionale in riferimento alla legge n. 296/2006 (dicembre 2011) (Legge finanziaria 2007), art. 1, comma 796, lettere o), s), t), u). A cura delle Sezioni Organizzazione dei Servizi Sanitari e Qualità e Accreditamento, Age.na.s
22. Kavaler F, Spiegel AD (2003) Risk management dynamics. In: Kavaler F, Spiegel AD (eds) Risk management in health care institutions: a strategic approach. 2nd edn. Jones & Bartlett, Burlington
23. Marcon G,, Ciuffreda C, Corrò P (2001) Errori medici e danni causati dalle cure. Professione 9: 34-41
24. Younghberg BJ (1990) Essentials of hospital risk management. Aspen, Gaithersburg
25. Ludwick S (2005) Surgical safety: addressing the JCAHO goals for reducing wrong-site, wrong-patient, wrong-procedure events. In: Henriksen K, Battles JB, Marks ES, Lewin DI (eds) Advances in patient safety: from research to implementation, Vol. 3. Agency for Healthcare Research and Quality (US), Rockville
26. Ernst DJ (2010) The Joint Commission cuts key patient-safety measure. MLO Med Lab Obs 42:48
27. Thomas EJ, Petersen L (2003) Measuring errors and adverse events in health care. Journal of General Internal Medicine 18: 61
28. Schmaltz SP, Williams SC, Chassin MR et al (2011) Hospital performance trends on national quality measures and the association with Joint Commission Accreditation. J Hosp Me 6:454-461
29. Leape LL (1994) Error in medicine. JAMA 272:1851-1857
30. Rischio clinico nelle strutture sanitarie della Regione Siciliana (2011) Gazzetta Ufficiale della Regione Siciliana 39:31-50
31. Adnkronos Salute (2010) Errori in sanità. Report della Commissione parlamentare. www.portal.federsanita.it

Consenso informato

11

Angelo Raffaele De Gaudio, Valentina Selmi, Luca Vitali,
Aurelio Bonelli

*La Repubblica tutela la salute come fondamentale diritto dell'individuo
e interesse della collettività e garantisce cure gratuite agli indigenti.
Nessuno può essere obbligato a un determinato trattamento sanitario se non per
disposizione di legge. La legge non può in nessun caso violare i limiti imposti
dal rispetto della persona umana.*
Art. 32 della Costituzione della Repubblica italiana

11.1 Introduzione

Fino alla metà del secolo scorso, il medico "operava" in un contesto riconducibile, nella maggior parte dei casi, alla cosiddetta presunzione di consenso, cioè senza un'esaustiva ed esplicita informazione del paziente che doveva essere sottoposto a una procedura. Successivamente, stante il progressivo impulso giuridico-giurisprudenziale teso ad ampliare e a porre in maggior rilievo la sfera dei diritti personali costituzionalmente garantiti, si è giunti a una diversa interpretazione delle libertà e dell'autonomia individuali, e si è definito il moderno concetto di *consenso informato* [1].

Trattasi d'impostazione ideologico-personalistica dei diritti del malato, incentrata sul rispetto della persona e della dignità umana che legge il dettato costituzionale ponendo l'accento sull'inviolabilità della libertà personale di cui all'art. 13 della Costituzione, e sulla salute, vista più quale diritto del soggetto che interesse della collettività (art. 32 della Costituzione), come da antesignana sentenza della Corte Costituzionale, la n. 88 del 26/07/1979, in cui venne data preminenza ai diritti individuali rispetto a quelli collettivi.

Il consenso informato è, quindi, da intendere quale presupposto fondante del rapporto medico-paziente, costituendone momento determinante nella dinamica dell'attività medico-chirurgica; infatti, la persona maggiorenne e capace d'intendere e volere potrà essere sottoposta a una procedura o a una terapia solo dopo aver ricevuto dal sanitario idonee informazioni e sufficienti elementi di valutazione in ordine al trattamento, alle finalità, alle possibilità di successo, alle alternative terapeutiche, ai rischi e agli effetti collaterali.

A.R. De Gaudio (✉)
Dipartimento di Scienze della Salute, Sezione di Anestesiologia e Rianimazione
Università di Firenze

A. Gullo e P. Murabito (a cura di), *Governo clinico e medicina perioperatoria*,
DOI: 10.1007/978-88-470-2793-0_11, © Springer-Verlag Italia 2012

Il consenso informato, altresì, trae origine e si fonda sul principio etico-giuridico del rispetto dell'*autonomia del paziente*, che stabilisce il diritto all'autodeterminazione dello stesso, con l'obiettivo di porlo nelle condizioni migliori per poter prendere decisioni autonome una volta adeguatamente informato.

Trattasi di indicazioni comportamentali ormai sancite non più solo dall'art. 32 della Costituzione ma anche dall'art. 5 della Convenzione di Oviedo del 1997 sui diritti dell'uomo e la biomedicina, di cui alla ratifica con la legge 28 marzo 2001 n. 145, dall'art. 3 comma 2, lett. A della Carta di Nizza del 2000, oltre che dal Codice di Deontologia Medica, agli articoli dal 33 al 38 dell'attuale stesura del 16 dicembre 2006.

Il consenso, oltre che legittimare l'intervento sanitario, costituisce, sotto altro profilo, uno degli elementi del contratto fra il paziente e il professionista (art. 1325 CC), avente a oggetto la prestazione professionale, sicché l'obbligo di informazione deriva anche dal comportamento secondo buona fede cui si è tenuti nello svolgimento delle trattative e nella formazione del contratto (art. 1337 CC). A conferma si ricorda come la giurisprudenza della Suprema Corte (Cassazione Civile, Sez. III, 19 ottobre 2006, n. 22390, in "Danno e Responsabilità", XII, 1, 103, 2007) rilevi come "la condotta di corretta informazione sul trattamento sanitario non appartiene a un momento prodromico esterno al contratto, ma è condotta interna al cosiddetto '*contatto medico sanitario*' ed è elemento strutturale interno al rapporto giuridico che determina il consenso al trattamento sanitario".

11.2 Consenso informato in anestesia

La problematica del consenso informato, divenuta sempre più attuale, ha generato non poche difficoltà anche nel campo dell'anestesia, disciplina medica altamente specialistica che permette al paziente di affrontare, a livello sia cosciente che non, anche il più grave stress operatorio, attraverso le tecniche dell'anestesia generale e locoregionale, ciascuna delle quali presenta specifici vantaggi ma anche possibili complicanze.

Il medico anestesista deve illustrare al paziente i possibili rischi, i benefici e le possibili alternative, in modo da renderlo consapevole perché possa valutare liberamente la scelta di sottoporsi (o di non sottoporsi) ai trattamenti anestesiologici necessari per l'intervento in programma; perciò l'informazione e, conseguentemente, il consenso devono essere richiesti prima dell'intervento chirurgico, dell'anestesia, della trasfusione di sangue o emoderivati e di altri trattamenti e procedure a rischio.

L'atto anestesiologico, nella sua completezza, consta di tre fasi distinte ma inscindibili: visita anestesiologica, anestesia propriamente detta e assistenza postoperatoria; la riuscita di una "buona" anestesia, perciò, dipende dalla "bontà" di ciascuna delle tre fasi. La scelta della tecnica anestesiologica, infatti, dipende dalla valutazione del paziente almeno quanto dal tipo di intervento, dal contesto ambientale in cui si opera e dalla possibilità di praticare un'adeguata *analgesia postoperatoria*.

La *visita anestesiologica* è il primo passo della procedura e si basa sull'a-namnesi accurata, sull'esame clinico, sul controllo degli esami strumentali ed ematochimici, sul giudizio di operabilità, sul giudizio prognostico e sul consenso informato. Tutto ciò si dovrà svolgere contestualmente nell'ambito della consulenza anestesiologica. Al momento della visita il paziente dovrà portare con sé la documentazione clinica in suo possesso riguardante precedenti ricoveri, interventi chirurgici e relative anestesie. La cartella clinica del reparto richiedente dovrà riportare chiaramente la diagnosi, il programma chirurgico e gli esami praticati, in modo da ottenere una valutazione complessiva e poter formulare un giudizio di rischio anestesiologico che comprenda la fase sia intra che post-operatoria.

Nel corso del colloquio il paziente riceverà informazioni sulle sue condizioni generali, sulla tecnica di anestesia prescelta (analgo-sedazione cosciente, generale, locale, locoregionale), sui rischi relativi, sulle complicanze connesse e sulla possibilità che la tecnica di anestesia venga modificata nel corso della procedura; verrà inoltre avvertito sull'eventualità di ricevere trasfusioni di sangue omologo o autologo. Solo al termine della suddetta procedura il paziente potrà apporre la sua firma sul "modulo" di consenso informato, pienamente consapevole di ciò che sarà praticato e sui rischi connessi. Tale documento rappresenta la principale dimostrazione, a fini anche probatori, dell'avvenuta informazione e della partecipazione del paziente al processo decisionale [2,3].

11.3 Elementi del consenso informato

Il moderno concetto di consenso informato si caratterizza per i seguenti sette elementi (Tabella 11.1):
1) *Capacità decisionale*. La capacità decisionale viene definita come l'idoneità a prendere specifiche decisioni in un preciso momento. La dimostrazione di una capacità decisionale si basa sulla comprensione consapevole dei problemi medici, dei trattamenti suggeriti, delle alternative, della possibilità di rifiutare le terapie, delle prevedibili conseguenze secondarie ai trattamenti o al loro rifiuto. Il medico deve adoperarsi affinché i pazienti possano prendere decisioni nell'ambito delle loro capacità. Quando un paziente è temporaneamente privo

Tabella 11.1 Elementi fondamentali del consenso informato

- Capacità decisionale
- Volontarietà
- Informazione
- Suggerimenti
- Comprensione
- Decisione
- Autorizzazione volontaria

di capacità decisionale, come è in anestesia generale, l'anestesista non deve mettere in atto trattamenti non urgenti fino a quando il paziente non abbia recuperato la propria coscienza e fornito il consenso. È necessario ricordare che, in condizioni di emergenza, l'anestesista può procedere anche in mancanza d'informazione e sottoscrizione del consenso informato, essendo l'atto giustificato in base al principio del consenso presunto [4], oltreché dalle previsioni di cui agli artt. 54 CP e 2045 CC, che operano quando vi sia il pericolo di un danno grave e irreparabile all'assistito, e all'adempimento del dovere (ex art. 51 CP).

2) *Volontarietà*. Il medico può effettuare procedure solo su pazienti legalmente capaci, cioè maggiorenni con comprovata capacità d'intendere e volere (nel caso di minori la decisione grava su chi ha la patria potestà), che abbiano acconsentito spontaneamente. L'anestesista può compromettere la volontà attraverso la manipolazione e la coercizione: la manipolazione prevede l'alterazione o l'omissione di informazioni nel tentativo di convincere il paziente ad accettare un trattamento, come per esempio minimizzare o tralasciare elementi per spingerlo a prendere una particolare decisione; la coercizione comporta, invece, l'uso di una minaccia per assicurarsi il consenso. I pazienti capaci hanno il diritto, legale e morale, di rifiutare un trattamento anche in condizioni di emergenza, sebbene possa essere "difficile" per il medico accettare che un paziente scelga ciò che a suo parere è una decisione assurda.

3) *Informazione*. L'obiettivo dell'informazione è fornire elementi rilevanti in merito alla scelta, ove un'informazione attenta incrementa la fiducia, aiuta a scegliere per il meglio ed è un elemento fondamentale del necessario rispetto per l'autonomia del paziente. Il criterio dell'abitudine professionale in tema d'informazione, stabilito negli anni Sessanta e conosciuto anche come modello che fa riferimento al medico e al suo buon senso, prevede che il grado di informazione sia dettato dalla pratica in uso nella comunità medica locale. Il limite di questo criterio è che il grado di informazione dipende dai medici piuttosto che dai pazienti, che invece sono il centro cruciale del processo decisionale. Questo metodo ha progressivamente perso validità a partire dagli anni Settanta, periodo in cui è stato istituito il criterio della persona ragionevole, ove si prevede che il livello d'informazione fornita al paziente debba basarsi su quello che una persona comune riterrebbe importante sapere ai fini del processo decisionale. Un vantaggio del criterio della persona ragionevole, modello attualmente più diffuso, è che le sue istanze dovrebbero essere abbastanza costanti in una comunità e quindi legalmente accettabili [5-7].

4) *Suggerimenti*. L'anestesista è tenuto a offrire il proprio parere sulla scelta preferibile e sui vantaggi o gli svantaggi di ciascuna alternativa, chiarendo il valore delle opinioni e la qualità dei dati a supporto del suo convincimento. L'anestesista mette il paziente nelle condizioni di comprenderne le ragioni, potendo, quindi, optare per la scelta che meglio soddisfi le sue priorità.

5) *Comprensione*. Devono essere compresi i rischi e i benefici delle procedure e le ragioni per le quali sono state proposte, anche se è difficile determinare se

un paziente è capace di comprendere completamente le tematiche affrontate con l'informazione fornitagli. Un modo per migliorare la comprensione è dare risalto alla qualità di quanto viene prospettato e alle opzioni importanti, senza appesantire il discorso con una sterile elencazione dei rischi. La maggior parte delle ricerche sulla comprensione valuta concetti diversi dalla comprensione propriamente detta, come la soddisfazione del paziente e la capacità di ricordare; inoltre, il ricordo di un'informazione può non rispecchiare l'effettiva comprensione da parte del paziente. Informazioni scritte da sottoporre al paziente possono migliorare il ricordo. Il giudizio soggettivo del paziente sull'adeguatezza della procedura relativa al consenso informato ha una valenza sociologica, etica e legale, ma non è un indice della capacità del paziente di comprendere i dati forniti [8-10].

6) *Decisione.* Dopo aver considerato le informazioni e i suggerimenti dell'anestesista, il paziente accetta la tecnica di anestesia prescelta. I pazienti sono differenti tra loro e il grado della loro partecipazione al processo decisionale è variabile, potendo dipendere dal singolo, dal grado di malattia, dal sesso, dall'età e dal livello culturale; l'anestesista deve quindi cercare di adattare al singolo paziente e alla situazione quanto del processo decisionale spetti, in concreto, al paziente. Se un paziente non accetta quanto suggerito dall'anestesista o richiede una modalità che l'anestesista ritiene non appropriata, il tema attiene al dissenso informato, di analoga valenza costituzionale, dovendo il rifiuto basarsi sugli stessi presupposti del consenso, poiché il paziente deve essere adeguatamente informato sui rischi, sui benefici e sulle eventuali alternative, prima di esprimere la sua negazione. Nell'ambito del "rifiuto", sebbene sia accettabile che un paziente consenziente a una procedura raccomandata e condivisibile rinunci a ulteriori dettagliate informazioni (in particolare se la probabilità di un danno è bassa), è più difficile accettare la richiesta di ricevere una quantità limitata se il paziente sceglie un approccio "subottimale", per cui in tale contesto l'anestesista deve fornire ulteriori informazioni per essere sicuro che il paziente abbia tutti i possibili elementi per la scelta. Infatti se il paziente sceglie senza sufficienti informazioni, l'anestesista non soddisfa l'obbligo giuridico del dissenso informato. Un paziente può anche rifiutarsi di ascoltare le informazioni, ma è doverosamente corretto, oltreché etico, mettere in atto ogni sforzo per istruirlo ad accettare, consapevolmente, il suo rifiuto a essere informato. Quando un paziente, in una situazione non urgente, d'elezione, sceglie una tecnica che l'anestesista ritiene inappropriata, il sanitario non è, giuridicamente ed eticamente, tenuto a prendersene cura, potendo richiedere l'intervento di un collega disponibile [11-13].

7) *Autorizzazione volontaria.* Ottenere il consenso previa adeguata informazione è il modo con cui l'anestesista si assume la responsabilità di rispettare il diritto del paziente all'autodeterminazione, attività che si conclude quando il paziente autorizza in modo cosciente, libero e volontario a che l'anestesista esegua specifica procedura, autorizzazione espressione dell'autodeterminazione del paziente e fondamento del "consenso informato".

11.4   Condizioni cliniche particolari

11.4.1 Emergenza

Il problema di ottenere un consenso informato giuridicamente e deontologicamen-
te valido assume rilievo e caratteristiche particolari nell'ambito delle condizioni di
emergenza, perché le circostanze nelle quali si svolge l'attività di emergenza-urgenza sono estremamente eterogenee e difficilmente riconducibili a un numero limitato di categorie, oltre a essere prestazioni caratterizzate da specificità oggettive
e soggettive. Le prime consistono nel fatto che sono molto spesso indifferibili e
vengono eseguite in condizioni di sovraffollamento; le seconde, riflesso delle prime, si connotano per il fatto che gli operatori sanitari agiscono, comprensibilmen-
te, in un elevato stato di ansia, fattori tutti che impongono un'attenta rilettura dei
principi generali del tema di cui si tratta, poiché è di tutta evidenza come l'esigenza
di ottenere il consenso informato secondo la procedura standard deve essere in equilibrio con le problematiche proprie del settore dell'emergenza.

Lo scontro tra istanze opposte, entrambe meritevoli di tutela, deve essere risolto individuando, con attenta considerazione, le specificità del caso concreto, per
cui l'anestesista dovrà fornire tante informazioni quante il tempo, la gravità della
situazione, le condizioni ambientali gli consentono. Partendo da questo principio,
il suo intervento deve avvenire distinguendo l'ipotesi del paziente cosciente e in
grado di esprimere liberamente e consapevolmente il consenso o il dissenso al trattamento sanitario, da quella del paziente che versi in uno stato di incoscienza tale
da impedirgli di esprimere la sua volontà. Nel primo caso deve valere il principio
generale per cui la decisione del paziente informato, in modo completo ed esaustivo, deve essere rispettata; tuttavia le caratteristiche relative alle situazioni di emergenza impongono un'estrema attenzione al fine di ottenere un consenso che sia il
più possibile depurato dalle difficili condizioni psicologiche nelle quali inevitabilmente il paziente si trova: attenzione e cura dovranno essere tanto maggiori quanto più indifferibile sarà il trattamento. Può essere consigliabile, a tal fine, il ricorso sia a strumenti persuasivi, adottati però nel rispetto della verità e completezza
dell'informazione fornita al paziente, sia a trattamenti alternativi, caratterizzati da
minore efficacia, ma comunque ritenuti dal medico preferibili e comunque consoni al caso. Con riferimento, invece, all'ipotesi del paziente incosciente, il trattamento
diagnostico/terapeutico andrà praticato in base all'applicazione combinata dei già
richiamati principi giuridici dello stato di necessità (artt. 54 CP e 2045 CC), che
opera quando vi sia il pericolo di un danno grave e irreparabile all'assistito, e del-
l'adempimento del dovere (ex art. 51 CP).

Resta il problema di comprendere quale valore possa essere attribuito alle cosiddette "direttive anticipate", cioè alla volontà manifestata dal paziente prima del-
l'evento su un eventuale trattamento, per motivi il più delle volte etici, morali o re-
ligiosi. Su questo punto, in assenza di specifiche disposizioni di legge (in proposito vedi l'ultimo, inattuato, disegno di legge N. S.10 del 26/03/2009 "Disposizioni
in materia di alleanza terapeutica, di consenso informato e dichiarazioni anticipate di trattamento" trasmesso alla Camera dei Deputati con N. C.2350), si registra

un conflitto tra due opposti orientamenti: il primo sostiene la validità della volontà manifestata e non si vede il motivo per negare a una persona il potere di decidere se essere sottoposta a un certo trattamento sanitario. Il secondo, viceversa, considera l'inadeguatezza di una volontà preventivamente manifesta in quanto il paziente si trova in una circostanza totalmente differente da quella in cui la volontà è stata espressa e nella constatazione che il dissenso preventivo, in quanto astratto, non è "correttamente informato", in quanto non è riferito alla situazione concreta in cui il paziente si trova. Tale dualismo interpretativo crea all'operatore sanitario una situazione difficile, poiché, rischiando di essere soggetto a responsabilità sia che rispetti la volontà preventiva del paziente sia che l'ignori eseguendo comunque il trattamento, finisce per essere del tutto assoggettato all'opinione che avrà il giudice chiamato a decidere sul caso concreto.

Appare chiaro che la corretta individuazione delle regole comportamentali in materia di consenso informato è questione troppo complessa e delicata per poter esser lasciata alla discrezionalità interpretativa e alla sensibilità etica, deontologica e professionale del singolo medico, essendo ormai opportuno che sul tema intervengano organi all'uopo preposti, in relazione anche ai doveri contrattuali ormai delineati dalla giurisprudenza, cioè le direzioni aziendali e/o gli organismi responsabili dei servizi, magari proponendo linee guida comportamentali, in un'ottica anche di gestione del rischio e di prevenzione del contenzioso. Certo è evidente l'impossibilità di elaborare moduli di consenso standard validi per tutti gli ambiti operativi, in relazione non solo alla tipologia di intervento, ma anche alla soggettività del caso clinico, per cui dovrebbe essere stilato uno schema di modulo di consenso/dissenso evidenziando diverse aree che dovrebbero poi essere sviluppate in relazione al caso concreto. Trattasi di orientamento operativo che assume particolare rilievo nel settore dell'emergenza-urgenza, quando la tempestività decisionale si rivela fondamentale nel curare ciò che non può essere assolutamente rinviabile. Sarebbe inoltre vantaggioso elaborare e monitorare con costanza – anche in questa materia – i citati protocolli operativi di riferimento, contenenti solidi parametri decisionali ai quali il sanitario possa attenersi.

11.4.2 Paziente anziano

Attualmente l'acquisizione del consenso informato nei pazienti anziani costituisce un problema di grande rilievo e interesse. Il numero di anziani è infatti progressivamente aumentato e, contemporaneamente, anche l'età media di questa fascia della popolazione si è innalzata. Anche il setting e le indicazioni chirurgiche si sono progressivamente modificate; per esempio, mentre nei primi anni del ventesimo secolo un intervento in elezione di plastica di ernia inguinale era precluso a pazienti di età superiore a 50 anni, oggi pazienti di 70 anni e oltre possono sottoporsi a interventi di chirurgia estetica, chirurgia ortopedica articolare elettiva e chirurgia cardiaca, allo scopo di migliorare la propria qualità di vita [3].

Con il progressivo invecchiamento della popolazione le problematiche geriatriche divengono situazioni comuni della moderna medicina perioperatoria e anestesiologica.

L'acquisizione del consenso informato dal paziente anziano deve tener conto di una serie di fattori specifici che ricorrono con maggiore frequenza nell'età geriatrica, inerenti non sempre e non tanto alla capacità del paziente di comprendere il trattamento medico cui dovrebbe essere sottoposto e, quindi, di rilasciare un valido consenso, quanto piuttosto al processo di comunicazione tra il medico e il paziente.

Innanzitutto spesso sussistono ostacoli di tipo culturale, diretta conseguenza di un livello di scolarizzazione statisticamente più basso rispetto alla popolazione più giovane, e di una minore attitudine a mettere in discussione valori, principi o convinzioni ormai consolidate. Inoltre, spesso la persona anziana presenta problemi di udito o di vista, situazioni di ansia o di maggiore percezione del dolore, e, non infrequentemente, una preclusione psicologica al trattamento diagnostico/terapeutico, associata a preoccupazioni di tipo finanziario o al desiderio di non pesare sul bilancio della famiglia [14]. Non si tratta, come si vede, di fattori dai quali le persone più giovani siano esenti, ma nel paziente anziano essi ricorrono più frequentemente e spesso sono amplificati da ulteriori elementi esogeni ed endogeni. Gli esogeni consistono nello stesso ambiente ospedaliero, in cui la confusione, la presenza di altri malati, la luce artificiale, le pratiche di routine, diverse da quelle cui l'anziano è abituato, possono generare o amplificare il suo stato di ansia, di agitazione, di smarrimento. Gli endogeni possono essere costituiti da stati depressivi, anche se non gravi, o difficoltà di espressione del pensiero come l'afasia. Sebbene la senilità e l'età anagrafica non siano sinonimi di disfunzione cerebrale o di perdita neuronale, il processo di invecchiamento si caratterizza per numerosi cambiamenti organici e funzionali; l'età avanzata è infatti associata a un rischio aumentato di sviluppare disfunzioni cognitive gravi, come quelle determinate dalla malattia di Alzheimer o dal Parkinson, o da insulti cerebro-vascolari.

Fatte queste premesse, prima di procedere all'acquisizione del consenso informato, l'anestesista deve stabilire se il paziente è o meno in grado di prestarlo in modo libero e consapevole. Le situazioni dubbie dovrebbero essere approfondite con il ricorso a semplici test, come il Mini Mental State (MMS); tuttavia, se il test fornisce un punteggio relativamente basso ciò non è di per sé sufficiente a escludere che il paziente possa prestare un valido consenso informato [15]. Occorre ancora una volta procedere a un doveroso approfondimento, avvalendosi di una consulenza psichiatrica o neurologica. Un sistema molto utilizzato ed efficace, pur nella sua semplicità, è quello di parlare al paziente, spiegare la situazione, formulare la domanda e, dopo aver ottenuto la risposta, chiedergli di ripetere cosa gli è stato detto per accertarsi della sua corretta comprensione [14]. Questa pratica non deve essere condotta in modo frettoloso e, se necessario, occorre ripetere più volte il processo comunicativo fino a quando non si arrivi alla chiara definizione che il paziente è in grado o non è in grado di comprendere e di dare il consenso.

Una volta conclusa l'indagine relativa all'accertamento della capacità di comprendere del paziente e pervenuti a una soluzione affermativa, di cui deve rimanere traccia nella documentazione sanitaria, a riprova e dimostrazione di un corretto agire, l'anestesista dovrà poi concentrarsi, più nello specifico, sull'aspetto comunicativo. Nel caso in cui i fattori prima accennati, o altri ancora, siano di ostacolo a una corretta ed efficace comunicazione, bisogna innanzitutto chiedersi se essi siano reversibili o irreversibili. Nel primo caso, qualora le condizioni del paziente non siano tali da richiedere un intervento immediato e ci sia tempo a disposizione, ragioni etiche e deontologiche impongono all'anestesista di tentare di eliminare o almeno mitigare tali ostacoli. Sta alla sensibilità del medico valutare il caso concreto e capire quali siano i fattori ostacolanti e su quali di essi è possibile agire in modo efficace. In generale si può dire che bisogna diffidare dal ricorso a pratiche standard e privilegiare invece un approccio estremamente personalizzato. Seppure i problemi che ricorrono sono gli stessi (afasia, differenze culturali o linguistiche, riserve mentali, preconcetti, ansia, dolore, depressione, difficoltà di udito o di vista ecc.), essi tuttavia non hanno lo stesso impatto su tutti i pazienti. Il ricorso all'interprete vale per l'anziano come per il non anziano. Semmai si può segnalare come specificità del paziente geriatrico la necessità del ricorso all'interprete per superare barriere linguistiche di tipo dialettale, il che comporta che spesso l'interprete più efficace possa essere il familiare.

L'introduzione dell'elemento familiare nel processo comunicativo, poiché il suo ruolo, seppur fondante per l'aspetto relazionale, rimane comunque avulso da una qualsiasi rilevanza giuridica in tema di validità del consenso informato del paziente, può servire non soltanto per risolvere difficoltà linguistiche ma anche per creare una situazione nella quale l'anziano si senta più a suo agio e liberato, almeno in parte, dal senso di estraneità cui è costretto dal fatto di trovarsi nell'ambiente ospedaliero. Ovviamente, sarà preferibile ricorrere a un mediatore esterno se il familiare è egli stesso condizionato da difficoltà a comprendere i termini medici, da preconcetti dovuti a retaggi culturali, da reticenze a comunicare al medico informazioni in conflitto con principi o valori familiari [16]. Nei casi, invece, ove la comunicazione può essere gestita efficacemente in modo diretto, è consigliabile usare un linguaggio semplice, frasi corte, parole scandite in modo chiaro, se necessario ripetute più volte e con un tono di voce medio-alto [17]. A volte, qualora siano presenti, seppure in modo da non compromettere la capacità di comprendere, fenomeni iniziali di demenza o afasia, non si deve escludere il ricorso a forme di comunicazione scritta, a disegni o gesti [18].

Un aspetto difficile nella gestione del paziente anziano è quello relativo all'approccio al "malato morente" e alla gestione delle cure di fine vita. Possono infatti esistere sostanziali differenze tra i desideri del paziente e gli interessi e le aspettative dei familiari. Numerosi studi hanno tuttavia dimostrato che molti pazienti terminali anziani aspirano a trattamenti palliativi, in grado di alleviare le sofferenze, piuttosto che a terapie in grado di prolungare la vita [19,20]. Elemento da considerare è la frequente sovrastima da parte del personale sanitario della presunta volontà dei pazienti anziani di ricevere cure in grado di procrastinare la morte.

Il paziente anziano non dovrebbe, se possibile, provare dolore o ansia nel momento in cui è chiamato a dare il consenso al trattamento. Eventuali terapie ansiolitiche o analgesiche devono essere somministrate in modo tale, tuttavia, da non alterare le facoltà mentali del paziente e compromettere la sua capacità di prestare un valido consenso. Ciò premesso, tali terapie scongiurano il rischio che il consenso del paziente sia solo formalmente prestato al trattamento e nasconda, in realtà, il reale desiderio di essere liberato dall'ansia o dal dolore [21].

11.4.3 Paziente in gravidanza

La paziente in gravidanza pone delicate questioni con specifico riguardo al settore anestesiologico, ove il caso che viene maggiormente in rilievo è quello del consenso al trattamento anestesiologico per la parto-analgesia (per esempio, tecnica epidurale). La donna che, informata delle caratteristiche, dei vantaggi, ma anche dei rischi e delle possibili complicanze connesse a tali tecniche, intenda avvalersene, deve essere sottoposta a un percorso informativo estremamente dettagliato ed esaustivo; solo al termine del processo la donna consapevolmente manifesta il proprio consenso, che secondo i principi generali resta comunque liberamente revocabile in ogni momento. La donna che invece, dopo aver ricevuto le prime informazioni, decida di non avvalersi di tali tecniche, dovrebbe sottoscriverne il dissenso. Tuttavia, a causa anche del fatto che non sempre l'attività di informazione prenatale riesce a far percepire alla donna l'intensità del dolore del parto, spesso capita che la richiesta di parto-analgesia venga effettuata dalla paziente durante il travaglio, quando però sia la mancanza del tempo necessario a comunicare un'informazione adeguata, sia la peculiare condizione emotiva della partoriente rendono estremamente difficile l'acquisizione di un valido consenso al trattamento. Il problema di fondo, in altre parole, è di capire se la donna sottoposta a forti dolori e a un elevatissimo stress psicologico si possa considerare competente a esprimere un consenso valido. Problema che è diventato estremamente attuale in altri paesi in cui verso la fine degli anni Novanta si è assistito a un mutamento di opinione nella giurisprudenza, che è passata dal sostenere che la donna in travaglio non sia meno autonoma di quella non in travaglio, al ritenere, al contrario, che la partoriente non sia in grado di prendere decisioni autonome e consapevoli. Un ulteriore aspetto di questo problema è rappresentato dalla corretta informazione che è difficile riuscire a trasmettere in modo completo ed esaustivo nella concitazione del parto [22].

11.4.4 Paziente con malattia mentale

Se è vero che la malattia mentale potrebbe compromettere le funzionalità psichiche del paziente fino al punto di renderlo incapace di intendere e volere, e quindi di prestare o meno un valido consenso o rifiuto al trattamento anestesiologico, tale compromissione va però accertata in concreto e non può essere dedotta presuntivamente dal solo fatto dell'esistenza di un disturbo psichiatrico. Occorrerà valutare attentamente, avvalendosi eventualmente di una consulenza psichiatrica o neurologica, se la natura e la gravità della patologia siano tali da fare escludere la capacità del paziente di esprimere il consenso al trattamento. Qualora si giunga a una conclusione negativa, occorre tenere presente che nessuna altra persona può sostituirsi al paziente incapace e prestare il consenso al posto di questi, al di fuori dei casi previsti dalla legge (tutore e amministratore di sostegno). Compito del medico sarà quindi, accertata l'incapacità del paziente, di verificare se è già stato nominato il tutore o l'amministratore di sostegno e, in

assenza di tale provvedimento, astenersi dal praticare il trattamento anestesiologico, a meno che non ricorra l'ipotesi dell'emergenza, per la quale si rinvia a
quanto detto nel relativo paragrafo [22].

11.4.5 Paziente pediatrico

In caso di assistenza sanitaria ai minori, il processo decisionale vede coinvolti i pazienti, i genitori, i tutori legali e i medici; esso si impernia sui principi di interesse, di assenso e di autorizzazione informata. Il principio di interesse vale nei casi
in cui manca la capacità di esercitare l'autodeterminazione, come nel caso di un
neonato o di un bambino con grave ritardo evolutivo. Questa incapacità, perciò, richiede che qualcuno, di solito un genitore, decida in sua vece e scelga il trattamento
ritenuto più idoneo all'interesse del bambino. La potestà sui figli è esercitata di comune accordo da entrambi i genitori (art. 316, comma 2, CC) o da un solo genitore se l'altro è deceduto o sospeso dalla potestà.

Per gli atti di ordinaria amministrazione, il consenso ai comuni trattamenti sanitari può essere espresso dai genitori separatamente (art. 320 CC). Nelle situazioni in cui è necessario il consenso di entrambi i genitori, occorre considerare varie
situazioni:

- *Entrambi i genitori sono presenti e d'accordo*: si acquisisce il consenso e si procede al trattamento sanitario. Il consenso comune è sempre necessario anche in
  caso di genitori separati, divorziati, o non conviventi, in base al principio che
  le decisioni di maggiore interesse per i figli sono assunte di comune accordo
  (artt. 155 comma 3, e 317, comma 2 CC).
- *Lontananza, impedimento o incapacità (naturale o dichiarata) di uno dei genitori*: è sufficiente l'acquisizione del consenso del solo genitore presente e
  capace (art. 317, comma 1 CC). La possibilità di prescindere dal consenso
  del genitore lontano o impedito va valutata in relazione all'urgenza dell'atto sanitario e ai tempi che appaiono necessari per farlo partecipare alla
  decisione.
- *Opposizione di entrambi i genitori*: qualora il medico valuti indispensabile l'atto sanitario per il minorenne, deve procedere a segnalazione alla Procura della
  Repubblica affinché essa presenti ricorso al Tribunale per i minorenni per ottenere un provvedimento che sospenda l'esercizio della potestà dei genitori limitatamente a quello specifico atto sanitario.
- *Disaccordo tra i genitori*: poiché la potestà è esercitata da entrambi i genitori
  (Legge 8 febbraio 2006 N. 54), in caso di disaccordo la decisione è rimessa al
  giudice, quindi il medico non può procedere all'erogazione dell'atto sanitario,
  a meno che non ricorra lo stato di necessità (art. 54 CP).

Con il progredire dell'età e della maturità del minore, nel processo decisionale
vale il principio dell'assenso informato. Secondo quest'ultimo, sebbene la maggior
parte dei bambini non possa legalmente fornire il consenso alle cure, essi devono
tuttavia condividere la decisione in relazione al loro grado di sviluppo. In campo
pediatrico va registrata un'evoluzione: dal consenso informato ottenuto dai genitori

si sta progressivamente andando verso il concetto di autorizzazione informata. Quest'ultima soddisfa gli stessi requisiti del consenso informato. In questo caso, il processo comunicativo deve svolgersi usando un linguaggio adatto all'età del bambino. Mentre per i neonati e i bambini piccoli è necessario e sufficiente il consenso informato dei genitori, già in età scolare è opportuno che l'anestesista coinvolga il piccolo paziente nel processo decisionale. Sebbene non esista a oggi una definizione condivisa di "minore maturo", tuttavia, in relazione anche con quanto delineato già agli inizi degli anni Novanta dal Comitato Nazionale di Bioetica (*impossibilità di un autonomo consenso prima dei 6-7 anni, in qualche modo concepibile tra i 7 e 10-12 anni, ma sempre non del tutto autonomo e da considerare insieme con quello dei genitori, solo entrando nell'età adolescenziale si può pensare che il consenso diventi progressivamente autonomo*) [23], si concorda che dai 10-12 anni il minore acquisisce una crescente capacità di giudizio, per cui il medico è tenuto a coinvolgerlo direttamente nelle scelte che lo riguardano, registrandone il grado di comprensione e l'assenso-dissenso all'atto indicato. Gli adolescenti di età superiore a 14 anni sono da considerarsi dotati di capacità decisionale completamente sviluppata, motivo per cui l'anestesista, pur limitandosi formalmente a raccogliere solo l'assenso, deve fare sì che questo abbia tutti i requisiti di un vero e proprio consenso, validato giuridicamente dal/i genitore/i, a seconda del caso.

11.5   Oggetto del consenso e responsabilità del medico

Indipendentemente dal rilievo penalistico, ove in assenza di valido consenso informato si possono prospettare, a seconda del caso, le ipotesi di cui agli artt. 584 CP, *omicidio preterintenzionale*, 582 CP, *lesione personale dolosa*, 610 CP, *violenza privata*, 613 CP, *stato di incapacità procurato mediante violenza*, ipotesi peraltro mitigate da recente orientamento giurisprudenziale di cui a Cass. Pen., Sez IV, 14 marzo 2008, n. 11335 [*Per configurare l'omicidio preterintenzionale è pur sempre necessario che il reato di lesioni volontarie sia stato commesso con dolo diretto e intenzionale. Pertanto, salve situazioni anomale e distorte (per esempio casi in cui la morte consegua a una mutilazione procurata in assenza di qualsiasi necessità o di menomazione inferta, con esito mortale, per scopi esclusivamente scientifici), non è possibile sostenere che il medico, il quale agisca in assenza del consenso del paziente, sia mosso dalla consapevole intenzione di provocare un'alterazione lesiva dell'integrità fisica della persona offesa. Il delitto, allora, può ritenersi colposo...*" Danno e Responsabilità XIII, 897, 2008]), in ambito civilistico il fondamento giuridico dell'obbligo del medico di rispettare le indicazioni relative al consenso informato è costituito dall'art. 1176 CC. In tale contesto codicistico la responsabilità che grava sul sanitario che abbia omesso, in tutto o in parte, di informare in modo pieno ed esaustivo il paziente e di acquisire un consenso informato specifico e consapevole, è di natura contrattuale, da cui consegue che l'onere della prova di averlo validamente acquisito spetta al medico, mentre il paziente può limitarsi alla semplice affermazione di tale circostanza (v. Cass. Civ. n. 2847/2010). È fondamentale, quindi, che il consenso sia raccolto preferibilmente per iscritto e che la cartella clinica renda conto nel modo più dettagliato possibile dell'attività di raccolta del consenso, oppure delle circostanze e dei motivi (per esempio necessità, indifferibilità con paziente incosciente e non in grado di prestare il consenso) per cui tale operazione non è stata possibile. Infatti, la mancata corretta compilazione della cartella è stata ritenuta dalla giurisprudenza elemento da solo sufficiente a fondare la colpa del medico (v. Cass. Civ. n. 11488/2004).

La natura contrattuale della responsabilità fa sì che il medico possa essere ritenuto responsabile per il fatto di non avere raccolto un valido consenso informato indipendentemente dalla correttezza dell'intervento svolto; in proposito la dottrina giuridica, in caso di violazione del consenso informato, rileva come la responsabilità civile del medico possa essere impegnata sui tre "fronti" del danno non patrimoniale, conformemente all'ultima interpretazione giurisprudenziale dell'art. 2059 CC: il danno morale, in caso di reato; il danno non patrimoniale da lesione di diritti costituzionalmente tutelati, quali, appunto, la libertà personale e di autodeterminazione, la libertà di manifestazione del proprio pensiero; il danno biologico, quale lesione del bene salute e conseguenza di qualsiasi attentato alla sfera individuale d'integrità psicofisica, a prescindere dalla natura delle conseguenze del trattamento sanitario [24]. Sul punto altresì, nell'ultimo decennio, si registra un non sempre conforme orientamento della giurisprudenza della Suprema Corte, perché secondo Cass. Civ. n. 5444/2006 il paziente non adeguatamente informato può richiedere il risarcimento del danno anche solo in presenza di un soggettivo peggioramento delle proprie condizioni di salute (Cass. Civ. n. 5444/2006), mentre, più recentemente, Cass. Civ. n. 7237/2011 ha ritenuto, e di tale interpretazione condividiamo il valore concettuale, come in presenza di un atto correttamente eseguito da parte del medico, dal quale peraltro siano derivate conseguenze dannose per il paziente, il medico possa essere ritenuto responsabile solo se il paziente può dimostrare che egli avrebbe verosimilmente rifiutato il consenso.

Infine, l'onere informativo contrattualmente dovuto impone al medico, e quindi anche all'anestesista, l'obbligo di comunicare al paziente eventuali gravi carenze organizzative o strutturali, sia permanenti che momentanee, della struttura sanitaria, in modo che il paziente stesso abbia la possibilità di valutare liberamente se eseguire comunque il trattamento o richiedere il trasferimento presso altre strutture, o, più semplicemente, rinviarlo nel tempo (v. Cass. Civ. n. 6318/2000 e Cass. Civ. n. 14638/2004).

11.6 Conclusioni

Il consenso informato anche in anestesia si fonda sui principi etici, giuridici e deontologici incentrati sul rispetto dell'autonomia del paziente e sul diritto all'autodeterminazione. Rappresenta il momento, sostenuto da supporto documentale, dimostrativo dell'avvenuta corretta informazione e della partecipazione del paziente al processo decisionale all'interno del rapporto medico-paziente. Il moderno concetto di consenso informato deve basarsi sul riscontro di alcuni aspetti fondamentali, quali la capacità decisionale, la volontarietà, l'informazione, i suggerimenti, la comprensione, la decisione e, infine, l'autorizzazione volontaria.

Esistono situazioni cliniche specifiche in ambito anestesiologico nelle quali il consenso informato assume rilievo e caratteristiche particolari; per esempio, le circostanze nelle quali si svolge l'attività di emergenza-urgenza, estremamente eterogenee e difficilmente riconducibili a un numero limitato di categorie; nella paziente in gravidanza si osservano delicate questioni relative, sempre più di frequente, alla scelta del trattamento anestesiologico per la parto-analgesia; nel paziente con disturbi mentali è necessario considerare il fatto che la malattia da cui è affetto potrebbe comprometterne le funzionalità psichiche fino al punto di renderlo incapace di intendere e volere e, quindi, di prestare un valido consenso o diniego al trattamento anestesiologico. Nel paziente anziano si deve tener conto di una serie di fattori specifici che non riguardano soltanto la capacità di comprendere il trattamento medico cui dovrebbe essere sottoposto e, quindi, di rilasciare un valido consenso, quanto piuttosto il processo di comunicazione tra il medico e il paziente.

Infine, nei pazienti pediatrici va registrata un'evoluzione comportamentale, perché da un consenso informato ottenuto dai soli genitori si sta progressivamente andando verso il concetto di autorizzazione informata del minore, tramite la quale, nella sostanza, vengono soddisfatti i presupposti e i requisiti dell'obbligo giuridico di cui si tratta; quindi, oggi, l'anestesista deve adoperarsi al fine di ottenere l'autorizzazione informata dai genitori insieme all'assenso del bambino di età superiore a 12 anni.

In tutti i casi, anche in ambito anestesiologico, la procedura del consenso informato è tesa a stabilire e a dimostrare che vi è stata una valida comunicazione tra medico e paziente, riconoscendo a quest'ultimo il diritto di accettare o rifiutare le opzioni diagnostico-terapeutiche proposte.

Bibliografia

1. Capron AM (1987) (Almost) everything you ever wanted to know about informed consent. [Review of: Faden RR, Beauchamp TL, 1986. A history and theory of informed consent. Oxford University Press, New York and Oxford]. Med Humanit Rev 1:78-82
2. Jenkins K, Baker AB (2003) Consent and anaesthetic risk. Anaesthesia 58:962-984
3. Braun AR, Skene L, Merry AF (2010) Informed consent for anaesthesia in Australia and New Zealand. Anaesth Intensive Care 38:809-822
4. Waisel DB, Truog RD (1997) Informed consent. Anesthesiology 87:968-978
5. Waisel DB, Truog RD (1995) The benefits of the explanation of the risks of anesthesia in the day surgery patient. J Clin Anesth 7:200-204
6. Liang BA, Truog RD, Waisel DB (1996) What needs to be said? Informed consent in the context of spinal anesthesia. J Clin Anesth 8:525-527
7. Waisel DB (2011) Let the patient drive the informed consent process: ignore legal requirements. Anesth Analg 113:13-15
8. Lloyd A, Hayes P, Bell PR, Naylor AR (2001) The role of risk and benefit perception in informed consent for surgery. Med Decis Making 21:141-149

9. Turner P, Williams C (2002) Informed consent: patients listen and read, but what information do they retain? N Z Med J 115:U218
10. Schenker Y, Meisel A (2011) Informed consent in clinical care: practical considerations in the effort to achieve ethical goals. JAMA 305:1130-1131
11. Mazur DJ (2000) Information disclosure and beyond: how do patients understand and use the information they report they want? Med Decis Making 20:132-134
12. Mazur DJ (2006) How successful are we at protecting preferences? Consent, informed consent, advance directives, and substituted judgment. Med Decis Making 26:106-109
13. Arora NK, Ayanian JZ, Guadagnoli E (2005) Examining the relationship of patients' attitudes and beliefs with their self-reported level of participation in medical decision-making. Med Care 43:865-872
14. Ivashkov Y, Van Norman GA (2009) Informed consent and the ethical management of the older patient. Anesthesiol Clin 27:569-580, table of contents
15. Paillaud E, Ferrand E, Lejonc JL et al (2007) Medical information and surrogate designation: results of a prospective study in elderly hospitalised patients. Age Ageing 36:274-279
16. Bezuidenhout L, Borry P (2009) Examining the role of informal interpretation in medical interviews. J Med Ethics 35:159-162
17. Epstein LC, Lasagna L (1969) Obtaining informed consent. Form or substance. Arch Intern Med 123:682-688
18. Stein J, Brady Wagner LC (2006) Is informed consent a "yes or no" response? Enhancing the shared decision-making process for persons with aphasia. Top Stroke Rehabil 13:42-46
19. Somogyi-Zalud E, Zhong Z, Hamel MB, Lynn J (2002) The use of life-sustaining treatments in hospitalized persons aged 80 and older. J Am Geriatr Soc 50:930-934
20. Yellen SB, Cella DF, Leslie WT (1994) Age and clinical decision making in oncology patients. J Natl Cancer Inst 86:1766-1770
21. Van Norman GA, Palmer SK (2001) The ethical boundaries of persuasion: coercion and restraint of patients in clinical anesthesia practice. Int Anesthesiol Clin 39:131-143
22. White SM, Baldwin TJ (2003) Consent for anaesthesia. Anaesthesia 58:760-774
23. Comitato Nazionale per la Bioetica (1993) Informazione e consenso all'atto medico. Riv It Med Leg 15:171
24. Cacace S (2007) Il consenso informato del paziente al trattamento sanitario. Danno e Responsabilità 12:289

Punto di vista del paziente

12

Antonino Gullo, Sabrina Bevelacqua, Paolo Murabito

12.1 Introduzione

Nonostante gli interventi chirurgici abbiano i loro rischi, il paziente considera l'anestesia stessa come uno dei pericoli maggiori. L'anestesia è di per sé una scienza non scevra da rischi, e la classificazione dell'American Society of Anesthesiology (ASA) ne è la prova: nella classe I-II la probabilità di incidente grave durante anestesia è 1/200.000, includendo anche le classi III e IV tale valore è 1/184.000. Il rischio di sviluppare complicanze dipende da vari fattori quali età, sesso, abitudini di vita, condizioni di salute, comorbilità. In uno studio del 2008 [1] è stato riportato che ogni anno, a livello mondiale, circa 230 milioni di pazienti vengono sottoposti a interventi di chirurgia maggiore; di questi, 7 milioni sviluppa complicanze severe, di cui 1 milione (200.000 in Europa) si concludono con l'exitus.

Valutando questi dati si potrebbe confermare che le paure dei pazienti che sono sottoposti ad anestesia in funzione di un intervento chirurgico siano fondate. Molti malati temono di non potersi risvegliare dopo l'intervento, di riportare danni cerebrali fino allo stato vegetativo (in conseguenza del notevole interesse mediatico a esso relativo), di non poter tornare attivamente alla propria vita quotidiana, o di rimanere svegli durante la chirurgia. Notevole importanza è stata data anche agli aspetti postoperatori dell'intervento chirurgico quali nausea, vomito e dolore in quanto, come riportato da vari studi, sono fra le cause maggiori di ansia per il paziente.

A. Gullo (✉)
UCO e Scuola di Specializzazione di Anestesia e Rianimazione
Università degli Studi di Catania
AOU Policlinico – Vittorio Emanuele, Catania

A. Gullo e P. Murabito (a cura di), *Governo clinico e medicina perioperatoria*,
DOI: 10.1007/978-88-470-2793-0_12, © Springer-Verlag Italia 2012

12.2 Visita pre e postoperatoria

Numerosi studi hanno analizzato tramite questionari la visione pre e postoperatoria dei pazienti, relativamente alla loro esperienza personale dell'anestesia. In
uno studio olandese del 1990, su un totale di 129 pazienti più di un terzo teme-
va l'anestesia distinguendola dall'intervento chirurgico; il paziente apprezzava la
visita preoperatoria effettuata dall'anestesista, anche se una piccola percentuale
di malati ha riferito che avrebbe gradito ulteriori informazioni riguardo alle possibili sequele postchirurgiche; al risveglio l'82,9% riportava una o più lamentele, le più frequenti erano la sensazione di freddo, il mal di gola, il vomito e i dolori muscolari [2].

In uno studio australiano condotto su 139 pazienti, dichiarazioni spontanee di
inconvenienti furono lamentate dall'8% dei pazienti, quando però l'indagine con-
siderava i risultati di un questionario appositamente proposto ai malati, l'incidenza di lamentele riguardava l'80% dei pazienti [3].

Uno studio del 2011 condotto su 1014 pazienti conferma l'importanza della visita preoperatoria, condotta dallo stesso anestesista che si sarebbe occupato delle
cure intraoperatorie del paziente, ritenuta come l'aspetto più importante da 624 pazienti. Per circa un terzo dei pazienti erano ritenuti rilevanti i tempi di attesa. Mentre minore importanza era riservata alla sede della visita preoperatoria, e all'eventuale uso di risorse multimediali per il benessere del paziente. È stato comunque
notato un trend di variazione di preferenze in base all'età e al sesso: proporzional-
mente con l'età aumentava l'interesse verso l'instaurazione di un adeguato rapporto medico-paziente e per la sede della visita [4].

È importante sottolineare come dalla componente relazionale dell'incontro ane-
stesista-paziente dipenda l'atteggiamento del paziente nei confronti dell'intervento chirurgico. In letteratura sono numerosi i report relativi all'importanza della visita preoperatoria e alla sua attuazione da parte dello stesso anestesista di sala operatoria; altrettanto citati sono però gli interventi chirurgici, in numero crescente, e
le restrizioni legali legate al numero di ore lavorative, che di certo non aiutano nella realizzazione di tale pratica.

La *visita preoperatoria*, oltre che un beneficio per il paziente, risulta anche
un'opportunità per l'anestesista di verificarne le condizioni cliniche, documentare più accuratamente le sue comorbilità, prepararlo al meglio all'intervento chirurgico in elezione (valutando già in questa fase interventi atti alla riduzione dei
fattori di rischio), discutere gli aspetti delle cure perioperatorie e promuovere un
planning appropriato relativo alle cure postoperatorie. Tutto ciò ha portato effetti benefici sul tipo di cure perioperatorie e sugli outcome: si sono ridotti i
tempi di valutazione preoperatoria, si è migliorata l'istruzione del paziente riguardo alla sua ospedalizzazione, si è incrementata la percentuale di accettazione
da parte del paziente dell'*anestesia locoregionale*, si sono ridotti i tempi di degenza; relativamente agli indici di mortalità, in generale, la risposta affermativa è tuttavia più complessa, in quanto innumerevoli sono le variabili che incidono su tale dato e di queste si deve tener conto perché possono influenzare l'i-
ter clinico del paziente; per esempio, riserve funzionali, tipo di intervento e grado

di aggressività chirurgica, età estreme, *malattie concomitanti*, sensibilità e preparazione del personale ecc.

Relativamente al colloquio preoperatorio, dalla letteratura è risultato che il paziente non è in grado di valutare esattamente la qualità della prestazione quanto piuttosto la qualità percepita. La prima impressione è importante per ogni interazione e può influenzare positivamente o negativamente tutto il risultato della visita. Un gesto, uno sguardo, una postura, a volte movimenti impercettibili, agiscono e influenzano continuamente lo scambio e l'esperienza comunicativa.

Per cui, per rendere il paziente più sereno nell'affrontare l'intervento chirurgico, occorrerebbe informarlo con termini adeguati sul tipo di anestesia a cui verrà sottoposto, e spiegare che essa viene scelta in funzione del suo stato di salute e del tipo di intervento chirurgico, in quanto è interesse comune avere maggiori vantaggi col minimo rischio. Bisognerà tranquillizzare il paziente sul fatto che, una volta affidato al personale di sala operatoria, sarà tenuto sotto controllo fino al ritorno al suo letto nel postoperatorio.

Durante il colloquio è opportuna, da parte del medico, l'instaurazione di un certo grado di empatia, grazie alla quale scegliere gli aspetti dell'anestesia da approfondire e chiarire col paziente. Dall'esperienza giornaliera si rileva che la stragrande maggioranza dei pazienti gradisce le informazioni fornite durante il colloquio preoperatorio, sebbene sia frequente riscontrare che il paziente preferisce non ricevere informazioni particolarmente dettagliate, e che queste, in tali casi, possono sortire l'effetto opposto e incrementare l'ansia e la preoccupazione, tanto da esitare nel quadro clinico, spesso rilevante, di uno stato depressivo.

12.3 Timore del mancato risveglio

Grande motivo di ansia per il paziente è il timore del mancato risveglio dopo l'intervento, dovuto al fatto che, per il paziente, esiste un alone di mistero relativamente all'anestesia. Nel corso degli anni l'anestesiologia è diventata una scienza via via più sicura, e la mortalità a essa correlata si è drasticamente abbassata nel corso degli ultimi decenni [5]: è bastato, per registrare una maggiore sicurezza del malato nel corso di tutto il periodo perioperatorio, porre maggiore attenzione alla necessità di semplici interventi e di misure di prevenzione, come, per esempio, adeguate concentrazioni di ossigeno per evitare l'ipoventilazione e la conseguente ipossiemia, sistemi di monitoraggio clinico via via più affidabili per garantire un elevato grado di sicurezza nel corso dell'intervento chirurgico e nel postoperatorio. Ciononostante si è notato che la paura del paziente di non risvegliarsi, associata a quella di morire in corso di intervento chirurgico, non è diminuita. Anche qui risulta rilevante il ruolo dell'anestesista, che dovrebbe favorire un adeguato colloquio con il paziente. L'anestesista dovrebbe mostrare disponibilità a chiarire in maniera esauriente i dubbi del paziente e dovrebbe, inoltre, informare il paziente del suo costante monitoraggio durante l'intervento.

12.4   Malattia cognitiva postoperatoria

Questo aspetto, motivo di discussione soprattutto nell'ultimo decennio, incute timore in molti pazienti, nonostante siano consapevoli della sicurezza dell'anestesia generale, soprattutto per la rilevanza attribuitavi dai media, che si sono occupati di incidenti attribuibili all'anestesia offrendone tuttavia una visione distorta.
La *Perioperative Cognitive Dysfunction* (POCD) è associata a maggiori complicazioni postoperatorie, minore capacità di recupero funzionale, aumento di morbilità e prolungamento della durata di degenza [6].

L'anestesista dovrebbe istruire il paziente riguardo alla raffinatezza delle tecniche moderne, alla maggiore sicurezza degli anestetici generali e locali oggi in uso,
al controllo della respirazione tramite sofisticati macchinari di supporto ventilato-
rio e al monitoraggio della funzione cardiovascolare, in quanto ciò che rende an-
sioso il paziente è il pensiero di essere incosciente e non in grado di poter controllare le proprie funzioni vitali.

L'anestesista deve inoltre preparare il paziente all'eventuale manifestazione di
uno stato di confusione al risveglio, prima del recupero completo dello stato di coscienza, perché si è notato che l'agitazione relativa a queste fasi potrebbe prolun-
garsi anche successivamente.

12.5   Memorizzazione dell'intervento chirurgico

Si è ritenuto in passato che la memorizzazione, da parte del malato, di quanto accaduto nel corso di un intervento chirurgico potesse essere considerato un evento irrilevante. Per esempio, in uno studio di R.J. Pollard et al. pubblicato nel 2007
[7] in North Carolina, condotto su otto centri, in tre anni di osservazione si erano verificati solo 6 casi di *awareness* su 87.361 pazienti sottoposti a interventi
di chirurgia generale, cioè un caso su 14.560 (0,0068%). Questo studio prevedeva che i pazienti fossero sottoposti a un questionario (Tabella 12.1) nel corso delle 48 ore successive alla fase postoperatoria, per verificare un eventuale *risveglio
intraoperatorio* [8].

Tuttavia in molti non si trovano d'accordo con questa considerazione. Questi
report non coincidono, infatti, con i precedenti dati riportati in letteratura, per esempio nel 2003 da Sebel, che attuò il primo studio statunitense per valutare l'incidenza di *awareness* [9]. Fu ricavato un tasso di incidenza pari a 1-2 casi ogni 1000

Tabella 12.1 Questionario somministrato entro le 48 ore successive all'intervento

1. Qual è la cosa che ricordi prima dell'anestesia?
2. Qual è la prima cosa che ricordi al risveglio?
3. Hai avuto qualche sogno mentre eri sotto effetto dell'anestesia?
4. Ti sei addormentato dolcemente?
5. Hai manifestato o sofferto di qualche problema durante l'induzione dell'anestesia?

pazienti, che, espresso in percentuale, si aggirava intorno allo 0,13%, trovando riscontro anche in vari studi multicentrici europei per i quali l'incidenza si aggirava tra lo 0,1% e lo 0,9%. In uno studio retrospettivo del 2009, riferito a un periodo di 3 anni, l'incidenza sia di risveglio indesiderato intraoperatorio, sia di ricordo esplicito di eventi intraoperatori riportato dai pazienti nel primo giorno dopo l'intervento chirurgico, era di 10 casi su 44.006 (0,023%) [10].

Giusto per citare un altro esempio: la Società Austriaca di Anestesiologia, Rianimazione e Medicina Intensiva, in occasione del congresso annuale, ha prestato maggiore attenzione al verificarsi di casi di anestesia cosciente e quindi ne ha studiato cause e metodi di prevenzione, per poter garantire la *sicurezza del paziente* (che potrebbe sviluppare severe sequele psichiche, fino al disturbo post-traumatico da stress) e riuscire nel tentativo di affievolire i timori di quest'ultimo a tal riguardo. Nel 2004, la Joint Commission on Accreditation of Hospital Organizations si è mossa in tal senso, promuovendo un "Sentinel Alert" per verificare con maggiore cura tale evento [11].

Sono stati individuati un gran numero di fattori di rischio, a partire dal tipo di intervento chirurgico (rischio di *awareness* in chirurgia generale 0,2%, in ostetricia 0,5%, in cardiochirurgia 1-1,5%; negli interventi chirurgici dopo grossi traumi arriva anche a 11-43%) e relativi al paziente stesso (in primis abuso di alcol e droga, ma anche gravi stati di malattia e gravi problemi emodinamici). Questo aspetto ci riconduce all'importanza della visita preoperatoria e all'attenzione da riservare all'anamnesi del paziente, in modo tale da identificare preventivamente i pazienti più a rischio. Da vari studi si è notato, inoltre, che il mancato verificarsi di *awareness* nei precedenti interventi non esclude la possibilità che un paziente sottoposto a un nuovo intervento chirurgico rimanga cosciente; da qui la constatazione della validità della premedicazione con benzodiazepine per prevenire tale condizione. Comunque, pare che anche per rassicurare il paziente riguardo al tema *awareness* il monitoraggio sia la miglior arma di cui l'anestesista possa usufruire [12].

Nel corso degli anni sono stati valutati numerosi sistemi di monitoraggio della profondità del piano di anestesia, quali per esempio il *Bispectral Index* (BIS) e l'*entropia*. Per quel che riguarda il primo, con il propofol il valore di profondità dell'anestesia mediante il BIS risulta nel range tra 45 e 60, seppure il limite superiore sia ritenuto una zona a rischio e per tale motivo sarebbe meglio considerare come valori ottimali quelli che si aggirano intorno a 40 [13].

12.6 Anestesia locoregionale

Mentre nel corso di *anestesia generale* il paziente teme la sua condizione di incoscienza per gli effetti dell'anestesia, la sua incapacità nel gestire le sue funzioni vitali, e il rischio di *awareness*, al contrario, nell'anestesia locoregionale, il paziente teme la perfetta coscienza di tutto ciò che avverrà intorno a lui nell'ambiente della sala operatoria. È necessario spiegare al paziente la scelta e i vantaggi concernenti tale tecnica, come l'eliminazione del dolore senza la perdita della coscienza, mitigata però da farmaci in grado di eliminare la sensazione di ansia che ruota intorno all'intervento, minori effetti collaterali rispetto all'anestesia generale (*Post Operative Nausea and Vomiting*, PONV; mal di gola, stato di confusione al risveglio ecc.). Si è notato che il mantenimento dello stato di coscienza ha i suoi risvolti utili specialmente per l'ostetricia, quindi durante un parto cesareo.

12.7   Nausea e vomito

Nausea e vomito postoperatori, nonostante non siano malattie, indicano un'alterazione dei comuni meccanismi fisiologici dell'organismo, e sono tra le cause più frequenti di ansia e disagio per il paziente e di ritardo nella dimissione. Secondo Erikson [14] risultano costituire la causa principale di degenza per una notte in ospedale per i pazienti sottoposti a interventi in day surgery.

A questo aspetto occorre aggiungere l'eventuale PONV severo che, nonostante la sua rarità, può portare a disidratazione e a gravi squilibri elettrolitici. L'incidenza di PONV dopo anestesia è del 20-30%.

I fattori di rischio maggiore sono:
- tipo di chirurgia: otorinolaringoiatria;
- tipo di anestetico: anestetici inalatori, ossido nitrico, oppioidi;
- riduzione della pressione arteriosa sistolica di più del 35% durante anestesia, e specialmente durante il periodo di induzione.

Il comportamento dell'anestesista a tal riguardo è rivolto alla prevenzione e/o al trattamento di tali fattori di rischio, che può includere o meno farmaci specifici. La profilassi deve essere attuata tenendo conto dei loro effetti collaterali (sonnolenza, disturbi extrapiramidali, aritmie, disturbi visivi ecc.); per questo motivo oggi risultano più sfruttati gli antagonisti della serotonina, che hanno mostrato una minore gamma di effetti collaterali.

12.8   Dolore postoperatorio

Il *dolore* è "un'esperienza sensoriale o emotiva spiacevole che deriva da un danno reale o potenziale a un tessuto, ovvero descritta in termini di un tale danno" (Associazione Internazionale per lo Studio del Dolore, IASP 1979; IASP 1986) [15]. Da ciò si deduce che il dolore è sia una sensazione (consapevolezza cosciente di uno stimolo nocivo), sia un'esperienza emotiva (un'intensa sensazione spiacevole cui conseguono reazioni comportamentali variabili).

In base al tipo di intervento chirurgico, relativamente alla sede e al tipo di ferita, il paziente avvertirà dolore più o meno intenso. Numerosi sono i fattori in grado di determinare dolore postoperatorio (Tabella 12.2). Questa sensazione spiacevole gli impedirà di addormentarsi, riposizionarsi nel letto, svolgere attività fuori dal letto, respirare o tossire adeguatamente, sarà causa di insonnia e

Tabella 12.2 Fattori che determinano il dolore postoperatorio

Intervento	Paziente	Ambiente
Sede, tipo e durata dell'intervento	Età, sesso, soglia individuale del dolore	Educazione preoperatoria e preparazione all'intervento
Tipo di anestesia, premedicazione, preparazione	Fattori socioculturali, credenze religiose, livelli d'ansia, *locus of control*, modelli cognitivi e comportamentali di apprendimento, esperienze precedenti	Presenza di un Servizio specifico per la gestione del dolore postoperatorio (*Acute Pain Service*)
Condizioni postoperatorie: presenza di drenaggi, sondini e cateteri, autonomia alimentare e di movimento, canalizzazione	Convinzioni sulla terapia (paura di dipendenza, overdose, effetti collaterali dei farmaci)	Formazione del personale sulla gestione del dolore postoperatorio

di uno stato di ansia, depressione, paura e scoraggiamento, che tenderà a rallentarne la guarigione.

Sono numerosi i pazienti che nel preoperatorio hanno riferito di temere, piuttosto che l'intervento chirurgico in sé, la ferita che ne sarebbe derivata, il dolore che l'avrebbe accompagnata, e il timore di non essere compresi riguardo all'intensità soggettiva del dolore provato.

È un diritto del paziente, dal punto di vista deontologico, umano e sociale, che il dolore postoperatorio venga soppresso. L'anestesista valuterà con oculatezza le condizioni del paziente al fine di scegliere la tecnica più adeguata e sicura per formulare un corretto protocollo terapeutico:

* valutare la qualità, l'intensità e la presunta durata del dolore postoperatorio;
* considerare il tipo di intervento chirurgico (compresa sede della ferita e trauma intraoperatorio);
* considerare il tipo di trattamento da eseguire;
* stabilire con quale tecnica e da quale via praticare la terapia del dolore postoperatorio;
* valutare gli effetti collaterali della terapia farmacologica;
* tenere in considerazione un possibile trattamento non farmacologico.

Gli standard minimi assistenziali tengono conto dell'importanza di rilevare l'intensità del dolore postoperatorio come quinto parametro vitale, insieme a frequenza cardiaca, pressione arteriosa, temperatura, frequenza respiratoria. Tuttavia, il dolore è un sintomo soggettivo e multidimensionale, per cui la sua misurazione standardizzata risulta difficile. Una valutazione basata esclusivamente sui comportamenti o su indici fisiologici non può essere affidabile. Per misurarlo bisogna affidarsi a strumenti semplici e validati, quindi si è consigliato un approccio soggettivo/oggettivo tramite le varie scale di valutazione:

- *Visual Analogical Scale* (VAS);
- *Numerical Rating Scale* (NRS);
- *Verbal Rating Scale* (VRS);
- *McGill Pain Questionnaire* (MPQ).

Le variabili del dolore, come intensità, frequenza e qualità, sono valutabili invece con metodi soggettivi come l'autodescrizione. La valutazione del dolore in genere va effettuata:

- prima dell'intervento chirurgico;
- a intervalli di 2-4 ore nella prima giornata postoperatoria;
- a riposo e in movimento;
- a ogni nuovo episodio di dolore;
- dopo ogni trattamento antalgico (30 minuti dopo la terapia parenterale, 60 minuti dopo la terapia orale, 30 minuti dopo interventi non farmacologici).

Nell'instaurazione del regime terapeutico antalgico occorre considerare che un'inadeguata istruzione del paziente è associata a un basso indice di remissione del dolore, e l'informazione del paziente è fondamentale, specialmente nel caso in cui i farmaci sono somministrati tramite la *Patient Controlled Analgesia* (PCA). Come obiettivo viene indicato, da più fonti, il raggiungimento di un livello di dolore postoperatorio uguale o inferiore a 3-4 su una scala 0-10.

12.9   Anestesia e sicurezza

La letteratura ci ha istruito nel tempo, e continua ancora oggi a istruirci, nell'intento di garantire la sicurezza del paziente, proponendo innanzitutto tecniche di monitoraggio sempre più sensibili, atte a evitare il verificarsi di eventi che pongano in pericolo il paziente e il personale che si prende cura di lui. È necessario istruire il personale per garantire l'adeguato comfort al paziente in ambito perioperatorio, con particolare attenzione alle possibili problematiche postoperatorie (nausea, vomito, dolore, depressione).

A tal proposito, l'European Board of Anaesthesiology (EBA) e l'European Society of Anaesthesiology (ESA) hanno stilato un documento, conosciuto come la *Helsinki Declaration on Patient Safety in Anaesthesiology*, in accordo con la World Health Organization (WHO), la World Federation of Societies of Anesthesiologists (WFSA) e la European Patients' Federation, nel meeting tenutosi a Helsinki nel giugno 2010.

Viene qui riportato che la sicurezza del paziente è un diritto, e l'anestesiologia gioca un ruolo fondamentale nell'assicurarla perioperatoriamente. Innanzitutto, occorrerebbe assicurare almeno i minimi standard di monitoraggio, quindi stilare protocolli aziendali che permettano il *check* continuo di farmaci, equipaggiamenti e *devices*, la gestione preoperatoria, l'etichettatura delle siringhe, la gestione di intubazioni difficili o fallite e di ipertermia maligna, shock anafilattico, tossicità agli anestetici locali, emorragie massive, controllo infettivo, cure postoperatorie.

12.10 Conclusioni

Tramite questa analisi siamo giunti alla conclusione che occorre valutare attentamente il punto di vista del paziente nel periodo perioperatorio, e inserirlo come dato di fatto nell'ambito del governo clinico. Un'accurata valutazione deve essere effettuata dal medico in quanto tale, oltre che dall'anestesista.

Sebbene il risultato, e quindi la soddisfazione del paziente, non sia un indicatore oggettivo di qualità, rimane comunque il miglior parametro di valutazione dell'outcome del paziente, soprattutto negli aspetti non tecnici delle cure (outcome percepito) [16].

L'anestesista dovrebbe mostrare maggiore sensibilità soprattutto nel corso della visita preanestesiologica, intesa come momento topico delle cure; proprio a tale livello, infatti, sono stati dimostrati vari casi di alterata percezione delle aspettative del paziente da parte dell'anestesista [17].

È stata dimostrata, infatti, la presenza di vari problemi irrisolti relativi alla scarsa o deficitaria comunicazione, che ha provocato dal 21% al 65% degli *incidenti* o *errori* nella gestione del paziente nel perioperatorio, nonostante occorra considerare che questi dati si riferiscono anche agli stati di emergenza. Allora anche su questo punto bisogna invogliare il personale alla migliore informazione del paziente, in termini di qualità, tale che sia atta a migliorare l'outcome percepito [18]. Quindi, in un'era che lascia spazio alla tecnologia, sarebbe opportuno sfruttare anche l'apporto informatico nella comunicazione col paziente [12], unendo le aree tecnologica, innovativa e organizzativa (relativa al team perioperatorio) per incrementare la competitività del sistema perioperatorio e l'efficienza anestesiologica, e per migliorare la qualità delle cure percepita.

Bibliografia

1. Weiser TG, Regenbogen SE, Thompson KD et al (2008) An estimation of the global volume of surgery: a modelling strategy based on available data. Lancet 372:139-144
2. van Wijk MG, Smalhout B (1990) A postoperative analysis of the patient's view of anaesthesia in a Netherlands' teaching hospital. Anaesthesia 45:679-682
3. Burrow BJ (1982) The patient's view of anaesthesia in an Australian teaching hospital. Anaesth Intensive Care 10:20-24
4. Aust H, Eberhart LH, Kalmus G (2011) Relevance of five core aspects of the pre-anesthesia visit: results of a patient survey. Anaesthesist 60:414-420
5. Cooper JB, Gaba D (2002) No myth: anesthesia is a model for addressing patient safety. Anesthesiology 97:1335-1337
6. Evered L, Scott DA, Silbert B (2011) Postoperative cognitive dysfunction is independent of type of surgery and anesthetic. Anesth Analg 112:1179-1185
7. Pollard RJ, Coyle JP, Gilbert RL, Beck JE (2007) Intraoperative awareness in a regional medical system. A review of 3 years' data. Anesthesiology 106:269-274
8. Bruce DD, Hetherington RR, Utting JE (1970) A simple study of awareness and dreaming during anaesthesia. Br J Anaesth 42:535-542
9. Schneider G, Elidrissi C, Sebel PS (2003) Bispectral index-guided administration of anaesthesia: comparison between remifentanil/propofol and remifentanil/isoflurane. Eur J Anaesthesiol 20:624-630

10. Mashour GA, Tremper KK, Avidan MS (2009) Protocol for the "Michigan Awareness Control Study": a prospective, randomized, controlled trial comparing electronic alerts based on bispectral index monitoring or minimum alveolar concentration for the prevention of intraoperative awareness. BMC Anesthesiol 5; 9:7

11. JCAHO; Joint Commission on Accreditation of Hospital Organizations (2004) Sentinel Event Alert. Report No. 32

12. Rothman B, Sandberg WS, St Jacques P (2011) Using information technology to improve quality in the OR. Anesthesiol Clin 29:29-55

13. Punjasawadwong Y, Boonjeungmonkol N, Phongchiewboon A (2007) Bispectral index for improving anaesthetic delivery and postoperative recovery. Cochrane Database Syst Rev 17:CD003843

14. Eriksson H, Korttila K (1997) Prevention of postoperative pain and emesis. Anestesiology 10:6

15. Elliot AM, Smith BH, Perry KI et al (1999) The epidemiology of chronic pain in the community. Lancet 354:1248-1252

16. Capuzzo M, Alvisi R (2008) Is it possible to measure and improve patient satisfaction with anesthesia? Anesthesiol Clin 26:613-626

17. Hofer CK, Ganter MT, Furrer L et al (2004) Patients' needs and expectations regarding anaesthesia. A survey on the pre-anaesthetic visit of patients and anaesthesiologists. Anaesthesist 53:1061-1068

18. Haller G, Laroche T, Clergue F (2011) Undesiderable events during the perioperative period and communications deficiencies. Ann Fr Anesth Reanim 30:923-929

Rischio in anestesia 13

Laura Landi, Sabina Losappio, Edoardo Calderini

13.1 Introduzione

Il *blocco operatorio*, per la complessità delle procedure che vengono effettuate, è uno degli ambienti più rischiosi e imprevedibili nell'ambito delle strutture ospedaliere. Nonostante i significativi progressi delle tecniche, sia chirurgiche sia anestesiologiche, negli ultimi anni, esistono aree di criticità dell'intero processo chirurgico che mettono in pericolo la sicurezza del paziente. L'attività della sala operatoria è caratterizzata da interventi complessi, staff multidisciplinari con differente preparazione tecnico-professionale, apparecchiature e dotazioni tecnologiche sofisticate.

Il *rischio perioperatorio*, inteso come eventualità di subire un danno durante o dopo un intervento chirurgico, è un fenomeno multifattoriale e dipendente dalla complessa interazione tra l'uomo (paziente, anestesista, chirurgo, infermiere), le attrezzature e i presidi (ventilatore, apparecchiature di monitoraggio, materiale chirurgico e anestesiologico) e l'ambiente circostante (Tabella 13.1).

Insuccessi o errori possono verificarsi in ogni componente di questo articolato sistema, che potrebbe quindi rivelarsi pericoloso per il paziente e favorire lo sviluppo di eventi avversi. Per *evento avverso* s'intende un danno non intenzionale causato da un trattamento sanitario; nel caso specifico significa che nel *periodo*

Tabella 13.1 Influenza delle diverse componenti sull'esito perioperatorio

Paziente	Anestesia e chirurgia	Esito
Età e sesso	Errore tecnico	Mortalità
Patologia chirurgica	Errore di comunicazione	Morbilità
Comorbilità	Errore di valutazione	Reammissione
	Malfunzionamento apparecchiature	Soddisfazione

E. Calderini (✉)
UCO Anestesia, Rianimazione e Medicina del Dolore, Fondazione IRCCS Ca' Granda
Ospedale Maggiore Policlinico, Milano

A. Gullo e P. Murabito (a cura di), *Governo clinico e medicina perioperatoria*,
DOI: 10.1007/978-88-470-2793-0_13, © Springer-Verlag Italia 2012

perioperatorio si è verificato qualcosa di non desiderato. Un approfondimento sulle cause dell'evento avverso, spesso realizzato a posteriori dall'équipe, può consentire di distinguere tra *complicanza*, intesa come evento prevedibile secondario alla malattia che affligge il paziente, ed *errore*, inteso come evento non previsto, inaspettato, imputabile all'équipe operatoria.

La severità dell'evento avverso condiziona la prognosi del paziente, determinando conseguenze che variano da danni transitori senza reliquati a insulti con aumento dei tempi di ricovero e, nei casi più estremi, decesso del paziente. Studi recenti sottolineano come gli eventi avversi secondari a intervento chirurgico rappresentino la più frequente causa di morte e di disabilità successive a ricovero ospedaliero. A seconda della difficoltà della pratica chirurgica e della struttura sanitaria, le problematiche che determinano disabilità o aumento della durata del ricovero oscillano tra il 3 e il 25% [1] e la World Health Organization (WHO) riporta una mortalità perioperatoria compresa tra 0,4 e 10% [2]. Tuttavia, come vedremo successivamente, i dati di letteratura su *morbilità* e *mortalità* perioperatoria sono variegati, poco riproducibili e spesso contrastanti: esiste infatti un'ampia discordanza nella scelta degli *end-points* e dell'orizzonte temporale considerato.

Molti studi riportano come obiettivo primario la mortalità: si tratta tuttavia di un indice piuttosto grezzo per stimare il *rischio perioperatorio*, in considerazione sia dell'estrema rarità dell'evento sia dell'ampia gamma di definizioni della stessa *mortalità perioperatoria*. In particolare, le variazioni riguardano i tempi di osservazione degli eventi, che variano da intraoperatorio a poche ore o giorni, sino a un mese postintervento. Come si può facilmente immaginare, la comparazione dei risultati dei diversi studi non risulta sempre agevole.

13.2   Studi sulla mortalità perioperatoria

La prima ricerca formale sulle morti correlate all'anestesia fu pubblicata nel 1858 da Snow [3], riguardo ai casi di decesso durante anestesia ostetrica con *cloroformio*, e la prima revisione sistematica dei decessi perioperatori, correlati all'anestesia, avvenne nel 1935 con Ruth [4]. Negli studi realizzati tra il 1950 e il 1980 la mortalità direttamente ascrivibile all'anestesia oscillava tra 1/852 e 1/14.075 [5,6] e i decessi risultavano più frequenti nei soggetti con un punteggio American Society of Anesthesiologists (ASA) più elevati, per quanto concerneva *physical status* ed età, e sottoposti a interventi in emergenza. Un'altra frequente causa di morte risultava essere la depressione respiratoria da oppiacei/curari nell'immediato periodo postoperatorio; ciò contribuì fortemente alla creazione delle aree di recupero postoperatorio identificate con i termini anglosassoni di *Recovery Room* e/o PACU (*Post Anesthesia Care Unit*) [7].

Harrison [8], in uno studio effettuato al Groote Schuur Hospital, Cape Town (Sudafrica), riconobbe che l'anestesia rappresentava la causa diretta o preponderante di morte in 0,22 casi/1000 procedure nel decennio 1967-1976, rispetto a 0,33 casi/1000 procedure registrato nel decennio precedente. I principali fattori correlati alla mortalità erano l'*ipovolemia*, la depressione respiratoria da curarizzazione residua e le complicanze dell'*intubazione tracheale*. La riduzione di mortalità da anestesia venne attribuita, pur in assenza di evidenze certe, al miglioramento del monitoraggio intraoperatorio, al ridotto carico di lavoro per il singolo anestesista e, come già accennato, alla disponibilità di *Recovery Room* e reparti di terapia intensiva.

La maggior parte dei decessi riportati negli studi precedenti al 1980 si riferiva a casistiche di singoli ospedali e dimostravano che l'anestesia era una piccola, ma significativa, causa di morte perioperatoria, prevalentemente dipendente da complicanze respiratorie, la cui conoscenza e prevenzione poteva sensibilmente migliorare l'esito. Negli studi successivi emerse la necessità di utilizzare casistiche più ampie, su scala nazionale, in considerazione della sporadicità degli eventi considerati. In Francia, Tiret et al. [9] organizzarono uno studio prospettico su base nazionale su circa 200.000 anestesie, rilevando 67 decessi e 16 stati di coma persistente nelle prime 24 ore dopo l'intervento. L'incidenza di decessi e stati di coma direttamente attribuibili all'anestesia risultò di 1 ogni 8000 procedure circa. Ancora una volta, i fattori di rischio evidenziati furono l'intervento in emergenza, l'associazione di patologie concomitanti e l'età avanzata del paziente. La depressione respiratoria nell'immediato periodo postoperatorio da miorilassanti e oppioidi fu ancora una volta riconosciuta frequente causa di mortalità e morbilità.

Nel 1987 fu pubblicato il primo *Report of a confidential enquiry into perioperative deaths*, che analizzò circa 1.000.000 di anestesie praticate nell'arco di un anno nel Regno Unito [10]. La peculiarità di questo report era rappresentata dall'istituzione di una commissione di esperti, cui era demandato il compito di analizzare nel dettaglio le informazioni cliniche relative alle morti avvenute entro un mese dall'intervento chirurgico, con la garanzia governativa di totale confidenzialità dei dati forniti dagli ospedali partecipanti. Fu rilevato un dato crudo di mortalità complessiva a 30 giorni dall'intervento pari a 0,7%. L'anestesia risultò essere la sola causa di morte in 1/185.000 procedure, e parzialmente responsabile in 7/10.000 casi, mentre la chirurgia contribuì direttamente o in parte in 1/2860 casi (pari a circa il 30% di tutte le morti). *Broncopolmonite, edema polmonare cardiogenico, infarto miocardico* ed *embolia polmonare* furono, in ordine di frequenza, le più comuni cause di morte. Il 20% delle morti fu considerata potenzialmente evitabile e furono riconosciute come cause rilevanti nel determinismo dell'esito infausto l'incapacità/impossibilità di applicare le procedure corrette, la fatica del personale sanitario e il malfunzionamento delle apparecchiature.

Charuluxananan e collaboratori [11] riportarono i dati di mortalità nelle prime 24 ore di uno studio condotto su circa 160.000 interventi chirurgici effettuati nell'arco di un anno. La mortalità totale risultò pari a 28,2/10.000 casi, quella direttamente o parzialmente attribuibile all'anestesia a 1,7 e 4,0/10.000, rispettivamente. In termini percentuali, l'86,4% delle morti venne attribuito alle condizioni di salute del paziente, il 22,5% a problematiche di tipo organizzativo, il 6% e il 14,3% all'anestesia (direttamente o parzialmente) e il 3,3% alla chirurgia.

Un deciso passo avanti nella comprensione del significato da attribuire al rischio operatorio è stata la distinzione tra complicanza intesa come evento prevedibile, secondaria alla patologia che affligge il paziente, ed errore, inteso come evento inaspettato imputabile all'équipe operatoria. Si è compreso che una complicanza non proviene necessariamente da un *errore* e che l'errore non comporta necessariamente una complicanza. Numerose ricerche sono state effettuate per distinguere le due eventualità, ciascuna con pregi e difetti, poiché le metodologie utilizzate, l'origine dei dati e la loro analisi sono alquanto eterogenee.

L'errore rappresenta la lesione o l'evento inatteso correlato al processo assistenziale, da distinguere rispetto all'evoluzione della malattia che provoca, viceversa, la complicanza. Nella maggior parte degli studi i casi vengono catalogati come evento avverso, per poi solo in seguito stabilirne la prevedibilità. Si è tentato di determinare un certo grado di riproducibilità, ma la prevenibilità continua a essere un concetto ambiguo. Risulta particolarmente significativo, a questo proposito, lo studio prospettico recentemente eseguito in Olanda, sulle complicanze nei pazienti ricoverati nel dipartimento chirurgico in un arco di 30 mesi, per un totale di 12.121 casi valutati; gli errori sono stati registrati quotidianamente, analizzati dal team, e registrati nel database solo in caso di consenso sulla classificazione dell'evento avverso come errore.

Lo studio riporta una frequenza di complicazioni del 16,8% e di errori del 6,1% dei pazienti ricoverati. Il 69,5% degli errori registrati ha avuto conseguenze nulle o lievi, il 22,5% ha richiesto un intervento terapeutico, il 4,7% è stato caratterizzato da danni permanenti e lo 0,6% da esito fatale [12]. Lo studio confermava altri dati precedentemente pubblicati: una revisione sistematica della letteratura, costituita da lavori prevalentemente di tipo retrospettivo, riportava infatti un'incidenza mediana di eventi avversi del 9,2%, la metà dei quali potenzialmente prevenibile e quindi evitabile. Gli autori sottolineavano inoltre con forza la necessità di istituire negli ospedali i registri delle complicanze, per poter avviare efficaci programmi di miglioramento della qualità [13].

13.3 Studi sull'arresto cardiaco perioperatorio

Numerosi studi sul rischio perioperatorio hanno considerato come *end point* l'arresto cardiaco, sia fatale che non, evento più frequente e quindi più facilmente analizzabile rispetto alla *mortalità perioperatoria*.

Olsson e Hallen [14] riscontrarono 170 arresti cardiaci nel corso di 250.000 anestesie effettuate nel periodo 1967-1984. Le cause di più frequente riscontro risultarono l'inadeguata ventilazione (27 casi), l'*asistolia* dopo somministrazione di succinilcolina (23 casi) e l'*ipotensione* dopo l'induzione dell'anestesia (14 casi). L'incidenza di arresto cardiaco risultò correlata con la severità delle condizioni cliniche del paziente espresse dall'ASA score.

Sprung e collaboratori [15] registrarono il numero di arresti cardiaci occorsi in sala operatoria e durante il trasporto verso la *Recovery Room*/PACU o la *Terapia Intensiva*. L'incidenza totale riportata fu di 4,3/10.000 anestesie, con frequenza maggiore durante anestesia generale che locoregionale. Il 78% degli arresti cardiaci si risolse senza conseguenze per il paziente, il 3,8% dei pazienti ebbe uno stato vegetativo persistente, il 5,5% subì un *decesso intraoperatorio* e 6,3% durante la prima settimana postoperatoria.

Braz e collaboratori [16] riportarono una frequenza di arresti cardiaci di 34/10.000 anestesie, con una mortalità di 22/10.000 in un ospedale brasiliano nell'arco di un decennio (1996-2005). I principali fattori di rischio furono: età dei pazienti (neonati, lattanti con età inferiore ad 1 anno, anziani), ASA score >2; intervento in emergenza e in anestesia generale. Le principali cause di arresto correlate all'anestesia risultarono secondarie a difficoltà di gestione delle vie aeree e alla somministrazione di farmaci.

Il rapido diffondersi delle tecnologie informatiche nelle sale operatorie e nelle aree di recupero postoperatorio dovrebbe, nei prossimi anni, consentire la disponibilità di enormi database e favorire la produzione di studi multicentrici di tipo prospettico che meglio definiscano il ruolo dei diversi fattori nell'outcome del paziente.

13.4 Studi da registri assicurativi

Un'altra utile fonte di informazione per la valutazione degli incidenti in anestesia è basata sulla disponibilità di dati provenienti da registri assicurativi relativi a pratiche legali passate in giudicato. Caplan e collaboratori [17] effettuarono una survey negli Stati Uniti (*ASA Closed Claims Database*) sugli arresti cardiaci verificatisi durante anestesia spinale e dimostrarono due fattori principali nel determinismo dell'evento: un eccessivo livello di *sedazione*, accompagnato da depressione respiratoria e il non corretto trattamento rianimatorio in caso di estensione cefalica del blocco spinale.

Lo stesso autore qualche anno dopo rivalutò il database assicurativo e rilevò che gli eventi respiratori risultavano essere la causa più frequente (pari al 34%) di incidenti anestesiologici, con conseguenze gravi quali decesso o *coma*. L'inadeguata ventilazione, prevalentemente da difficoltà di gestione della vie aeree, fu riconosciuta la causa principale di tali incidenti, che furono giudicati prevenibili nel 90% dei casi con opportuna programmazione e adeguato monitoraggio.

Jimenez et al. valutarono, sempre sul medesimo database, 532 sinistri occorsi su bambini dal 1973 al 2000. Essi dimostrarono una progressiva riduzione, nel corso degli anni, del numero di richieste di risarcimento per morte o grave danno cerebrale, in parallelo con una riduzione degli eventi respiratori di inadeguata ventilazione [18]. Ancora una volta viene sottolineato che, malgrado il trend positivo registrato nel decennio 1990-2000, la fascia di età sotto l'anno e l'ASA score >2 rappresentano i principali fattori di rischio per incidenti gravi e che le problematiche cardiovascolari (26%) precedono gli eventi respiratori (23%) in ordine di frequenza relativa.

Anche una casistica di pazienti adulti valutati nel periodo 1975-2000 dimostrò lo stesso trend di riduzione degli incidenti caratterizzati da morte o grave danno cerebrale, con eventi cardiovascolari e respiratori nella stessa proporzione (28%) [19]. Le Tabelle 13.2 e 13.3 riassumono i più frequenti eventi avversi e i fattori di rischio a essi correlati.

Tabella 13.2 Gli eventi avversi più comuni in anestesia

Sistema respiratorio
- disconnessione
- perdite

Farmaci
- sovradosaggio
- sottodosaggio
- scambio di farmaco

Vie aeree
- fallita IOT
- intubazione esofagea
- intubazione bronchiale accidentale/prematura estubazione
- aspirazione di contenuto gastrico

Attrezzatura
- laringoscopio/materiale intubazione
- set infusione venosa
- valvole del sistema respiratorio/apparecchiatura di monitoraggio

Tabella 13.3 Fattori associati a eventi avversi in anestesia

- Distrazione/noncuranza
- Inesperienza
- Fretta
- Mancato controllo dell'apparecchiatura
- Scarsa confidenza con l'apparecchiatura
- Scarsa comunicazione
- Visione ristretta del campo operatorio/accessi vascolari
- Assenza di personale qualificato
- Assenza di supervisione
- Affaticamento/riduzione dell'attenzione

13.5 Studi sulla morbilità in *day surgery*

Un numero sempre maggiore di pazienti è oggi trattato in regime di *day surgery*, con dimissione a domicilio nella stessa giornata dell'intervento. Due diverse esigenze devono essere contemplate con questa modalità di ricovero: da una parte l'esigenza di mantenere sotto controllo l'efficienza di strutture a elevato costo di esercizio, come i *blocchi operatori*, dall'altra la necessità di incidere sui tempi del ricovero, in modo da ridurre i costi dell'assistenza chirurgica senza ovviamente incorrere in un aumento degli eventi avversi e, anzi, facendo tendere a zero il loro tasso di ricorrenza.

Gurusamy e collaboratori [20] hanno recentemente pubblicato una metanalisi su circa 500 pazienti sottoposti a colecistectomia per via laparoscopica, effettuata con dimissione nella stessa giornata dell'intervento o nella giornata successiva.

L'analisi non ha evidenziato nessuna differenza in termini di morbilità, durata della degenza, frequenza di riammissione, dolore, soddisfazione del paziente e tempo di ripresa dell'attività lavorativa [20]. In campo pediatrico Ecoffey [21] in una recente revisione critica della letteratura ha valutato l'effetto di diversi farmaci anestetici sull'incidenza di eventi avversi negli interventi di piccola chirurgia: *laringospasmo, tosse, brivido* e *apnea* sono risultati più frequenti, sebbene non statisticamente significativi, con la miscela sevoflurane-protossido d'azoto rispetto a alotano-protossido d'azoto.

Il riscontro di delirium postoperatorio è risultato più frequente con *sevoflurane* rispetto ad *alotano* o *propofol*, probabilmente a causa del basso coefficiente di ripartizione sangue-gas del sevoflurane, che determina cinetiche di eliminazione troppo veloci con risvegli troppo rapidi e turbolenti. L'anestesia con *propofol* è risultata la preferita in termini di soddisfazione dei genitori durante la fase di risveglio.

La valutazione del *dolore postoperatorio* ha evidenziato che circa il 50% dei bambini ne patisce il giorno dell'intervento e che circa il 10% mantiene atteggiamenti correlati al dolore anche a distanza di 2-4 settimane. *Nausea e vomito* sono sintomi estremamente fastidiosi al risveglio dall'anestesia, in particolare se il paziente deve essere domiciliato in giornata. Numerosi fattori condizionano l'insorgenza del PONV (*Post Operative Nausea and Vomiting*): sede e tipo di intervento (60% dopo tonsillectomia e strabismo, 13% dopo siringotomia), uso di oppioidi, presenza di dolore, farmaco anestetico utilizzato ed età del paziente [21]. Come si può notare, la valutazione dell'esito in day surgery, proprio per il tipo di chirurgia di basso impatto praticata, è prevalentemente orientata sulle morbilità, quali nausea e vomito, anziché sulla mortalità o sull'arresto cardiaco, evenienze troppo rare per poter raffigurare adeguatamente l'appropriatezza del percorso chirurgico.

13.6 Non-Technical Skills (NTS)

Negli anni Ottanta per la prima volta è stato evidenziato il ruolo degli *errori umani* e delle NTS nelle dinamiche di incidente nel campo dell'aviazione. L'analisi di incidenti ha dimostrato che il maggior numero di eventi era dovuto a errori e a problemi di comunicazione tra i diversi membri dell'equipaggio, piuttosto che a guasti tecnici o a incompetenze tecniche individuali. A tal fine è stato istituito un corso di addestramento definito Cockpit Resource Management, destinato ai piloti; tale corso può pertanto essere considerato il primo training sulle NTS. L'analisi degli eventi ha suggerito all'aviazione la necessità di migliorare gli aspetti psicologici/relazionali degli equipaggi per prevenire e contenere il numero di errori. L'aumento continuo del contenzioso ha spinto i sistemi sanitari a interessarsi in modo sempre più approfondito degli eventi avversi in sanità, per comprenderne le cause e cercare di prevenire eventi avversi ed errori.

Nei primi anni di questo decennio nasce così la cultura *no blame* e il *Clinical Risk Management*, in considerazione dei risultati ottenuti dall'aviazione e da altri sistemi complessi nella riduzione del numero di incidenti, con particolare interesse per le NTS. Le NTS sono capacità cognitive, comportamentali e interpersonali, che non sono specifiche della competenza tecnica di una singola professione, ma trasversali alle diverse professioni, che contribuiscono all'esecuzione sicura ed efficiente dei compiti.

Secondo Flin e Maran [22] l'organizzazione si basa sulle caratteristiche individuali (conoscenze, motivazioni e personalità), sulle competenze non tecniche individuali e sulle competenze non tecniche di gruppo (cooperazione, coordinazione, leadership e comunicazione). Le NTS si articolano in: consapevolezza della situazione, anticipazione e vigilanza e processo decisionale; quest'ultimo si compone di tre fattori: la capacità di adattare strategie al contesto, intuizione attivata dal riconoscimento e decisione basata sulle regole. Altri elementi sono il giudizio e le "scelte". Ultimo, ma non meno importante, è il fattore costituito dalle condizioni di lavoro (orari, privazione di sonno ecc.).

Dall'integrazione delle caratteristiche e delle competenze individuali e di gruppo hanno origine la performance dell'individuo e del team e la soddisfazione dell'operatore [22,23]. Inizialmente studiata in campo chirurgico, la valutazione delle NTS si è successivamente estesa anche a tutto il personale di sala operatoria [24]. Anche in Italia il Ministero della Salute e la Regione Lombardia hanno recentemente iniziato una collaborazione, nell'ambito del progetto "Sicurezza in chirurgia", con lo scopo di proporre agli ospedali un corso di insegnamento sulle NTS [25].

Una strategia di prevenzione degli eventi avversi deve quindi essere orientata sulle competenze sia tecniche sia non tecniche; questo è il compito del Risk Manager, figura recentemente introdotta negli organigrammi ospedalieri con l'intento di applicare il "Doppio ciclo della Qualità", secondo John Ovretveit.

Dal 2004 l'Organizzazione Mondiale della Sanità (OMS) ha avviato il programma *World Alliance for Patient Safety*, che affronta la problematica della sicurezza in sala operatoria, e nel 2009, dalla collaborazione tra Joint Commission on Accreditation of Healthcare Organizations (JCAHO) e OMS, sono state stilate le WHO Guidelines for Safe Surgery, che individuano i seguenti 16 obiettivi specifici per la sicurezza in sala operatoria [26]:

- Obiettivo 1. Operare il paziente corretto e il sito corretto.
- Obiettivo 2. Prevenire la ritenzione di materiale estraneo nel sito chirurgico.
- Obiettivo 3. Identificare in modo corretto i campioni chirurgici.
- Obiettivo 4. Preparare e posizionare in modo corretto il paziente.
- Obiettivo 5. Prevenire i danni da anestesia garantendo le funzioni vitali.
- Obiettivo 6. Gestire le vie aeree e la funzione respiratoria.
- Obiettivo 7. Controllare e gestire il rischio emorragico.
- Obiettivo 8. Prevenire le reazioni allergiche e gli eventi avversi della terapia farmacologica.
- Obiettivo 9. Gestire in modo corretto il risveglio e il controllo postoperatorio.
- Obiettivo 10. Prevenire il tromboembolismo post operatorio.
- Obiettivo 11. Prevenire le infezioni del sito chirurgico.
- Obiettivo 12. Promuovere un'efficace comunicazione in sala operatoria.

- Obiettivo 13. Gestire in modo corretto il programma operatorio.
- Obiettivo 14. Garantire la corretta redazione del registro operatorio.
- Obiettivo 15. Garantire una corretta documentazione anestesiologica.
- Obiettivo 16. Attivare i sistemi di valutazione dell'attività di sala operatoria.

Recentemente il Ministero della Salute ha emesso un documento per l'applicazione di una *checklist* per la sicurezza in Sala Operatoria che riassume gli obiettivi proposti dall'OMS [27].

13.7 Fattori legati al paziente e indici di rischio

Incidenti intra e postoperatori provocano aumento delle comorbilità del paziente [28]. Risulta perciò importante provvedere a un'accurata valutazione delle probabilità di complicazioni e allo studio preoperatorio dello stato di salute del paziente e dell'atto chirurgico cui verrà sottoposto. Numerosi indici di rischio sono stati elaborati per catalogare i pazienti riguardo alla probabilità di sviluppare complicanze in base alla condizione clinica preoperatoria. La prima elaborazione fu proposta nel 1941 con revisione definitiva nel 1961 dall'ASA.

Il sistema di classificazione tiene in considerazione lo stato fisico e le comorbilità del paziente e ben si correla con la mortalità operatoria [29]. Ma numerosi altri fattori, non esplorati dall'ASA score, rientrano nella valutazione del rischio associato all'anestesia, aumentando la mortalità: età avanzata (>65 anni); sesso maschile; tipo di chirurgia (addominale/toracica/maggiore); procedure in emergenza; complicanze intraoperatorie; anestesia generale vs spinale; esperienza dell'anestesista; farmaci anestetici utilizzati [30].

A complicare la valutazione del rischio perioperatorio contribuiscono le patologie cardiovascolari (*infarto miocardico, arteriosclerosi, ipertensione, scompenso cardiaco, valvulopatie*), respiratorie (*broncopneumopatia cronica ostruttiva, BPCO; asma*), renali (*insufficienza renale acuta e cronica*) e metaboliche (*diabete*).

Le prime sono state ampiamente studiate poiché predisponenti ad arresti cardiaci intraoperatori; sono stati individuati nove fattori clinici (età, pregresso infarto miocardico acuto, congestione cardiaca, alterazioni elettrocardiografiche, esami ematochimici e tipo di chirurgia), che contribuiscono a definire un punteggio di rischio associato a incremento nella mortalità e morbilità operatoria (*Goldman Cardiac Risk Index*). Perciò nelle Linee Guida della valutazione preoperatoria non cardiochirurgica l'American Heart Association propone l'utilizzo di entrambi i sistemi di valutazione per ridurre mortalità e morbilità [31].

Nella valutazione del rischio anestesiologico particolare attenzione è stata posta a categorie speciali di pazienti, come le gravide, i bambini e gli anziani; o a specifiche situazioni ambientali, in cui vengono eseguite anestesie o analgesie. La complessità dell'argomento richiederebbe un'analisi approfondita, perciò in questa sede vengono fornite solo indicazioni, e si rimanda a letture più approfondite.

13.8 Rischio e gravidanza

La *mortalità materna* nei paesi sviluppati è rara e la componente legata all'anestesia ne rappresenta una piccola frazione, che si è assottigliata nel tempo con la riduzione delle intubazioni orotracheali e il prevalere delle anestesie locoregionali nei parti operativi. La principale causa di mortalità era correlata alla tecnica anestesiologica: 20% di mortalità durante anestesia generale, dipendente da problemi nella gestione delle vie aeree (imprevista intubazione difficile, ipoventilazione, rigurgito, inalazione di materiale gastrico, *ab ingestis*) [32].

Nell'ultimo triennio analizzato nel Centre for Maternal and Child Enquiries (CMACE), le diagnosi associate a mortalità nella gravida sono state nell'ordine di frequenza la *sepsi*, la *pre-eclampsia/eclampsia*, la *malattia tromboembolica*. Rispetto al triennio precedente, si è registrata una riduzione degli eventi di morte rapportabili a emorragia e anestesia [33].

Studi recenti [34,35] evidenziano che i decessi correlati all'anestesia dipendono ancora da *ipoventilazione* e *ostruzione delle vie aeree*, ma avvengono nelle situazioni d'emergenza e durante la fase di recupero, piuttosto che durante la fase d'induzione dell'anestesia generale. Pertanto le *comorbilità*, in primis l'obesità materna, e la chirurgia d'urgenza sono i principali fattori di rischio della mortalità materna correlata all'anestesia ostetrica [36,37].

13.9 Rischio e pazienti pediatrici

L'*anestesia pediatrica* è un capitolo complesso e delicato da trattare per l'impatto pratico ed emotivo che richiede. Il *neonato*, il *lattante* e il *bambino* hanno caratteristiche fisiologiche e patologiche proprie, con conseguenti rischi associati. Nonostante la netta riduzione di morbilità e mortalità legata all'anestesia (adeguato monitoraggio, miglioramento tecnologico, sicurezza farmacologica), l'anestesia pediatrica è ancora gravata da insidiose complicanze. Premesso che l'età estrema è un fattore indipendente di mortalità infantile, la conoscenza dei rischi in anestesia pediatrica è il punto di partenza per la sua riduzione, da ciò la necessità di istituire gruppi di sorveglianza e di lavoro internazionali.

L'ASA *Closed Claim* [38] e il *Pediatric Perioperative Cardiac Arrest* (POCA) [39] *Registry* identificano nell'arresto respiratorio e cardiaco le principali complicanze anestesiologiche. L'istituzione del POCA *Registry* evidenzia che l'inappropriata gestione anestesiologica è causa del 49% degli arresti cardiaci: il 18% è causato da erronea somministrazione farmacologica; il 27% consegue a complicanze respiratorie (*intubazione difficile, ostruzione vie aeree* da laringospasmo); il 41% dipende da cause cardiovascolari, quali *ipovolemia* e *iperkaliemia* post-trasfusionale. Nei neonati e nei lattanti di età inferiore a 1 anno, l'incidenza di arresto cardiaco e di complicanze maggiori è più elevata che nei bambini e interessa in ordine decrescente la fase di induzione dell'anestesia generale, l'immediato periodo perioperatorio e infine il ricovero in degenza ordinaria.

Le complicanze maggiori sono: *insufficienza respiratoria acuta*, disordini cardiocircolatori, danni cerebrali, *convulsioni*, insufficienza epatica e renale, complicanze chirurgiche, decesso. Altamente e altrettanto debilitanti sono le complicanze minori: nausea e vomito, febbre, dolore muscolare posturale, *cefalea*, dolore o fastidio a seguito della chirurgia, alterazione del comportamento, tromboflebiti [40-44]. Nonostante i progressi nell'anestesia pediatrica, l'arresto cardiaco e le complicanze correlate continuano a manifestarsi. L'incidenza può essere ridotta riferendo i bambini ad alto rischio (comorbilità cardiache, respiratorie, neurologiche, metaboliche) in centri a elevata specializzazione, con personale medico dedicato dotato di maggiori competenze teoriche e di abilità manuali, con emoteca qualificata, selezionando farmaci sicuri, limitando l'uso di farmaci obsoleti (succinilcolina), incrementando le tecniche locoregionali, utilizzando monitoraggio perioperatorio (saturimetria, *end-tidal* CO_2, rilevatori dei gas medicali, *spirometria* intraoperatoria), trattando precocemente il *laringospasmo* anche con ventilazione non invasiva (NIV), e avvalendosi dell'ultrasuonografia per le procedure invasive.

13.10 Rischio e pazienti geriatrici

L'aumentata aspettativa di vita, la maggior sicurezza in anestesia e la minor invasività chirurgica hanno consentito a un maggior numero di pazienti geriatrici di essere sottoposti a intervento. Numerosi studi indicano l'età estrema (pediatrica e geriatrica) quale fattore indipendente di rischio perioperatorio [7,45]. L'outcome e il rischio chirurgico nei pazienti di età superiore a 65 anni correlano negativamente con: età, stato fisiologico e patologie coesistenti (classe ASA), chirurgia urgente e chirurgia maggiore.

La fisiologia nell'anziano è condizionata da progressiva perdita della riserva funzionale in tutti gli organi, con variabilità intrapersonale nelle situazioni di stress. L'obiettivo della gestione perioperatoria è il mantenimento dell'indipendenza e dell'omeostasi presente, favorendo il rapido ricovero ed evitando il declino funzionale. Sapendo che le comorbilità sono il principale determinante delle complicanze postoperatorie, la valutazione preoperatoria deve porre particolare attenzione in primis alle patologie cardiovascolari (infarto miocardico acuto, arteriosclerosi, ipertensione), metaboliche (diabete) e bronco-polmonari (BPCO), secondariamente a funzionalità renale (IRA e IRC), funzione epatica e capacità cognitiva. Gli approfondimenti di laboratorio e diagnostici sono guidati dall'anamnesi patologica e dalla procedura chirurgica.

Recenti evidenze suggeriscono la riduzione del rischio cardiologico mediante profilassi preoperatoria con *beta-bloccanti* a rapida azione, sia nei pazienti con patologia coronarica recente sia nei soggetti in terapia cronica domiciliare, se iniziata nella settimana preintervento. Pertanto, i protocolli di terapia preoperatoria con beta-bloccanti devono essere attuati nei cardiopatici [46]. L'incidenza di complicanze postoperatorie in pazienti geriatrici può essere così riassunta: *atelettasia* (17%), *bronchite acuta* (12%), *polmonite* (10%), infarto miocardico o scompenso cardiaco (6%), delirio (7%), nuovi segni focali neurologici (1%) [47].

13.11 Rischio e procedura chirurgica

La procedura chirurgica in sé influenza il rischio preoperatorio e per questo ne è fattore indipendente nel calcolo (vedi *Goldman Cardiac Risk Index* [48]). La cardiochirurgia è la procedura a maggior rischio, a seguire chirurgia vascolare, intratoracica e addominale. La letteratura indica che nella chirurgia vascolare maggiore vi è rischio di morbilità e mortalità maggiore del 5%. Le procedure con rischio di complicazioni tra 1% e 5% sono gli interventi addominali, toracici e con interessamento di collo e testa. Interventi a basso rischio includono procedure ortopediche, urologiche, al seno e alla cute. Codesta distinzione è alla base della definizione di rischio chirurgico, utilizzata nelle linee guida sulla valutazione cardiovascolare preoperatoria adottato da American Heart Association e dall'American College of Cardiology Task Force on Assessment of Diagnostic and Therapeutic Cardiovascular Procedures [31]. Un rischio addizionale è rappresentato dall'esecuzione della procedura in regime di urgenza ed emergenza.

13.12 Rischio e operatore sanitario

Per rischio correlato all'operatore che eroga l'anestesia s'intende sia il rischio per il paziente, associato all'esperienza dello specialista, sia il rischio per lo specialista stesso. La tecnica, la preparazione e l'esperienza dell'équipe anestesiologica-chirurgica incidono sul rischio perioperatorio e sull'outcome. A maggior ragione i pazienti con significative comorbilità o prevedibili complicanze perioperatorie beneficiano di prestazioni assistenziali erogate da personale altamente qualificato [49,50].

I rischi per l'anestesista sono correlati all'erogazione delle cure e comprendono i seguenti fattori: medico-legale; allergico; infettivo da puntura accidentale e da trasmissione di malattie. I contenziosi medico-legali per erogazioni mediche sono molteplici, in graduale aumento nel corso degli ultimi anni, ma non di pertinenza del presente contributo. Per il rischio allergico vi è evidenza di un'incrementata sensibilizzazione del personale sanitario verso il lattice: il 2,5% degli operatori presenta segni clinici (compreso shock anafilattico); il 10,1% si è sensibilizzato senza manifestazioni; il 24% presenta dermatite allergica da contatto. Dati in seguito ai quali le amministrazioni USA propendono per la realizzazione di strutture latex-free.

Il maggior rischio infettivo è per l'epatite B: la contaminazione con sangue infetto è tra il 27% e il 43%, in riduzione con l'introduzione della vaccinazione. L'epatite C è la maggior causa di epatite post-trasfusionale e sono riportati numerosi casi di contagio occupazionale ospedaliero; sebbene meno diffusa, l'evoluzione in insufficienza epatica cronica e tumorale, che avviene nel 50% dei casi, rende il contagio altamente problematico.

Negli scorsi decenni grande paura suscitava l'infezione da HIV, anche se il rischio di contagio è pari a 0,4% per una singola esposizione percutanea di sangue infetto e un solo caso è documentato in letteratura. La diffusione delle precauzioni universali (evitare il reincappucciamento dell'ago, protezioni oculari, doppi guanti per procedure invasive) ridurrebbe il rischio infettivo occupazionale a 0,10%-0,22% nelle aree a bassa diffusione e all'8-13% nelle regioni ad alta incidenza [51].

13.13 Conclusioni

La disamina della letteratura dimostra che il rischio perioperatorio si è andato gradualmente riducendo nel corso degli ultimi decenni e che, in particolare, il rischio attribuibile direttamente all'anestesia è estremamente raro.

Esiste un rischio di complicanze, correlato alle caratteristiche demografiche del paziente e al suo stato di salute, che impone un'attenta valutazione preoperatoria, un'approfondita conoscenza dei farmaci, delle tecniche e delle strumentazioni dell'anestesia, oltre ovviamente a un attento monitoraggio postoperatorio in ambiti adeguati alle necessità cliniche. La quota di esiti negativi ascrivibili a errori deve essere conosciuta mediante l'implementazione e l'analisi di appositi registri, e combattuta mediante l'applicazione dei programmi di prevenzione oggi sempre più frequentemente proposti da molteplici enti nazionali o sovranazionali.

Bibliografia

1. Weiser TG, Regenbogen SE, Thompson KD et al (2008) An estimation of the global volume of surgery: a modelling strategy based on available data. Lancet 372:139-144
2. World Health Organization (WHO) (25 June 2008) World Alliance for patient safety: 10 facts on safe surgery. http.//www.who.int/patientsafety/en/index.html
3. Snow J (1858) On cloroformio and other anesthetics. John Churchill, London
4. Ruth SH (1945) Anesthesia study commission. JAMA 127:514
5. Dripps RD, Lamont A, Eckenhoff JE (1961) The role of anesthesia in surgical mortality. JAMA 178:261-266
6. Bodlander FMS (1975) Deaths associated with anaesthesia. Br J Anaesth 47:36-40
7. Clifton BS, Hotten WIT (1963) Deaths associated with anesthesia. Br J Anaesth 35:250-259
8. Harrison GG (1978) Deaths attributable to anaesthesia: a 10-years survey (1967-1976). Br J Anaesth 50:1041-1046
9. Tiret L, Desmonts JM, Hatton F et al (1986) Complications associated with anaesthesia: a prospective survey in France. Can Anaesth Soc 33:336-344
10. Buck N, Devlin HB, Lunn JL (1987) Report of a confidential enquiry into perioperative deaths. Nuffield Provincial hospitals trust. The King's Fund Publishing House, London
11. Charuluxananan S, Chinachoti T, Pulnitiporn A et al (2005) The THAI Anesthesia Incidents Study (THAI study) of perioperative death: analysis of risk factors. J Med Assic Thai 88(Suppl 7):S30-S40
12. Bosma E, Veen EJ, Roukema J (2011) A incidence, nature and impact of error in surgery. Br J Surg 98:1654-1659
13. de Vries EN, Ramrattan MA, Smorenburg SM et al (2008) The incidence and nature of in-hospital adverse events: a systematic review. Qual Saf Health Care 17:216-223
14. Olsson GL, Hallen B (1988) Cardiac arrest during anaesthesia. A computer-aided study in 250,543 anaesthetics. Acta Anaesthesiol Scand 32:653-664

15. Sprung J, Warner ME, Contreras MG et al (2003) Prediction of survival following cardiac arrest in patients undergoing non cardiac surgery: a study of 518,294 patients at a tertiary referral center. Anesthesiology 99:259-269
16. Braz LG, Módolo NS, do Nascimento P Jr et al (2006) Perioperative cardiac arrest: a study of 53,718 anaesthetics over 9 yr from a Brazilian teaching hospital. Br J Anaesth 96:569-575
17. Caplan RA, Ward RJ, Posner K et al (1988) Unexpected cardiac arrest during spinal anesthesia: a closed claim analysis of predisposing factors. Anesthesiology 68:5-11
18. Jimenez N, Posner KL, Cheney FW et al (2007) An update on pediatric anesthesia liability: a closed claims analysis. Anesth Analg 104:147-153
19. Cheney FW, Posner KL, Lee LA et al (2006) Trends in anesthesia-related death and brain damage: a closed claims analysis. Anesthesiology 105:1081-1086
20. Gurusamy K, Junnarkar S, Farouk M et al (2008) Meta-analysis of randomized controlled trials on the safety and effectiveness of day-case laparoscopic cholecystectomy. Br J Surg 95:161-168
21. Ecoffey B (2002) Recovery and outcome after minor pediatric surgery. Minerva Anestesiol 68:392-395
22. Flin R, Maran N (2004) Identifying and training non technical skills for teams in acute medicine. Qual Saf Health Care 13:80-84
23. The Non-Technical Skills for Surgeons (NOTSS) (2006) System handbook v 1.2. www.abdn.ac.uk./iprc/notss
24. Mishra A, Catchpole K, McCulloch P (2009) The Oxford NOTECHS System: reliability and validity of a tool for measuring teamwork behaviour in the operative theatre. Qual Sf Health Care 18:104-108
25. Regione Lombardia (2011) Progetto Ministeriale "Sicurezza in ambito chirurgico". Manuale didattico per la sicurezza in chirurgia
26. World Health Organization (2009) Guidelines for safe surgery http://whqlibdoc.who.int/publications/2009/9789241598552_eng.pdf
27. Ministero del Lavoro, della Salute e delle Politiche Sociali (2009) Manuale per la Sicurezza in sala operatoria: Raccomandazioni e Checklist. http://www.salute.gov.it
28. Pederse T (1994) Complications and death following anaesthesia: a prospective study with special reference to the influence of patient, anaesthesia and surgery-related risk factors. Dan Med Bull 41:319
29. Wolters U, Wolf T, Stützer H et al (1996) ASA classification and perioperative variables as predictors of postoperative outcome. Br J Anaesth 77:217-222
30. Cohen MM, Duncan PG, Tate RB (1988) Does anesthesia contribute to operative mortality? JAMA 260:2859-2863
31. Fleisher LA, Beckman JA, Brown KA et al (2007) ACC/AHA Guidelines on perioperative cardiovascular evalutation and care for noncardiac surgery. Circulation 116:e418-e499
32. Hawkins JL, Koonin LM, Palmer SK et al (1997) Anesthesia-related deaths during obstetric delivery in USA, 1979-1990. Anesthesiology 86:277-284
33. Saving mothers' lives: reviewing maternal deaths to make motherhood safer: 2006-2008 (march 2011) BJOG 118:1-203. http://onlinelibrary.wiley.com/doi/10.1111/j.1471-0528.2010.02847.x/pdf
34. World Health Organization. Trend in Maternal mortality: 1990-2008. Estimates developed by WHO, UNICEF, UNFP and the World Bank. http://www.who.reproductivehealth/publications/monitoring/9789241500265/en/index.html
35. Hogan MC, Foreman KJ, Naghavi M et al (2010) Maternal mortality for 181 countries, 1980-2008: a systematic analysis of progress towards Millennium development goal 5. Lancet 375:1609-1623
36. Mhyre JM, Riesner MN, Polley LS et al (2007) A series of anaesthesia-related maternal deaths in Michigan, 1985-2003. Anesthesiology 106:1096-1104
37. Cheesman K, Brady JE, Flood P et al (2009) Epidemiology of anesthesia-related complications in labor and delivery, New York State, 2002-2005. Anesth Analg 109:1174-1181

38. Morray JP, Geiduschek JM, Caplan RA et al (1993) A comparison of pediatric and adult anesthesia closed malpractice claims. Anesthesiology 78:461-467
39. Bhananker SM, Ramamoorthy C, Geiduschek JM et al (2007) Anesthesia-related cardiac arrest in children: Update from the Pediatric Perioperative Cardiac Arrest Registry. Anesth Analg 105:344-350
40. Edomwonyi NP, Ekwere IT, Egbekun R et al (2006) Anesthesia-related complication in children. Middle East J Anesthesiol 18:915-927
41. Li G, Warner M, Lang BH et al (2009) Epidemiology of anesthesia-related mortality in the United States, 1999-2005. Anesthesiology 110:759-765
42. Lee C, Mason L (2006) Complications in paediatric anaesthesia. Curr Opin Anaesthesiol 19:262-267
43. Ragg P (2011) Critical incidents and mortality reporting in pediatric anesthesia: the Australian experience. Paediatr Anaesth Feb 10.doi: 10.1111/j.1460-9592.2010.03512.x
44. Paterson N, Waterhouse P (2011) Risk in paediatric anesthesia. Paediatr Anaesth 21:848-857
45. Jin F, Chung F (2001) Minimizing perioperative adverse events in the elderly. Br J Anaesth 87:608-624
46. Devereaux PJ, Yang H, Yusuf S et al (2008) Effects of extended-release metoprolol succinate in patients undergoing non-cardiac surgery (POISE trial): a randomised controlled trial. Lancet 371:1839-1847
47. Seymour DG, Vaz FG (1989) A prospective study of elderly general surgical patients, II: post-operative complications. Age Ageing 18:316-326
48. Goldman L (2010) The revised cardiac risk index delivers what it promised. Ann Intern Med 152:57-58
49. Birkmeyer JD, Stukel TA, Siewers AE et al (2003) Surgeon volume and operative mortality in the United State. N Engl J Med 349:2117-2127
50. Birkmeyer JD, Siewers AE, Finlayson EV et al (2002) Hospital volume and surgical mortality in the United States. N Engl J Med 346:1128-1137
51. Buergler JM, Kim R, Thisted RA et al (1992) Risk of human immunodeficiency virus in surgeons, anesthesiologists and medical students. Anesth Analg 75:118-124

Indicatori di qualità, sicurezza e benchmarking

14

Paolo Murabito, Marinella Astuto, Fortunato Stimoli, Antonino Gullo

14.1 Introduzione

L'avvento del *governo clinico* ha sicuramente rivoluzionato il mondo della medicina in tutti i suoi settori, ma ha anche messo in luce la scarsità di informazioni disponibili sulla qualità delle cure quotidianamente erogate dal sistema sanitario. La concomitante riduzione delle risorse disponibili ha fatto sì che, in ambito di politica sanitaria, ci si ponesse come *target* essenziale la possibilità di produrre la migliore qualità delle cure al più basso costo possibile.

Evidenziare le aree più critiche, così come quelle di eccellenza, all'interno delle aziende ospedaliere, dei presidi, delle unità operative, è diventato dunque un obiettivo prioritario sia nazionale sia di medicina territoriale, al fine di poter sviluppare progetti di miglioramento specifici e utilizzare in modo appropriato le risorse disponibili. Un simile passo non può essere fatto, però, se alla base non avviene un profondo e sostanziale cambiamento nelle modalità organizzative e di gestione di tutta l'*attività clinica*, con un coinvolgimento di tutti i professionisti che operano nella sanità, e se non si tiene conto, oltre che degli aspetti tipicamente clinico-assistenziali, anche di quelli di natura economico-finanziaria che per troppo tempo non sono stati regolamentati.

Storicamente il concetto di implementare la qualità ha sempre fatto leva sull'aspirazione di "poter far meglio col passare del tempo" ma, al di là dei buoni propositi, l'evidenza di un reale cambiamento, sia esso in positivo che in negativo, è stata spesso ostacolata dalla mancanza di dati oggettivi e, in particolare, di dati che, una volta individuati, possano essere misurati e confrontati. È sorta dunque la necessità di introdurre strumenti informativi, detti genericamente *indicatori*, che, per caratteristiche intrinseche, siano in grado di aiutare amministratori e operatori sanitari a evidenziare le criticità del sistema, allo scopo di indirizzare le scelte prioritarie.

P. Murabito (✉)
UCO e Scuola di Specializzazione di Anestesia e Rianimazione
Università degli Studi di Catania
AOU Policlinico – Vittorio Emanuele, Catania

A. Gullo e P. Murabito (a cura di), *Governo clinico e medicina perioperatoria*,
DOI: 10.1007/978-88-470-2793-0_14, © Springer-Verlag Italia 2012

Ogni qual volta si voglia fare un progetto di monitoraggio o di miglioramento della qualità occorre, quindi, porsi l'esigenza di individuare uno o più indicatori e di definire i relativi standard o soglie di riferimento. Solo così si potrà avere un quadro della situazione, comprendere davvero se le cose vanno bene o male, capire qual è l'entità dell'eventuale criticità e se gli interventi attuati sono stati in grado di risolverla o quanto meno di ridurne la frequenza e/o la gravità. Resta da chiarire che cosa sia un indicatore e porre anche l'accento sulla questione degli standard cui fare riferimento [1].

14.2 Definizioni

Nella vita di tutti giorni, nei più svariati contesti, tutti gli individui si trovano a dover analizzare determinati indicatori e, a volte senza neanche averne piena coscienza, basano le proprie decisioni sulle informazioni che da essi ricevono. Per comprendere al meglio l'utilità e le possibili applicazioni degli indicatori in campo sanitario, e nello specifico nel settore dell'anestesiologia, occorre innanzitutto definirne la natura, da dove originano e che tipo di informazioni sono in grado di fornire. Un *indicatore* può essere definito come "una variabile che ci consente di descrivere fenomeni complessi e di prendere decisioni per ottenere o mantenere cambiamenti" [2]. Si tratta quindi di variabili caratterizzate dalla capacità di possedere un elevato contenuto informativo, di permettere una rapida valutazione di fenomeni a volte anche molto articolati e di fornire elementi in grado di indirizzare le conseguenti decisioni operative. Un indicatore può essere utilizzato per confrontare un fenomeno nel tempo (in differenti momenti), nello spazio (in realtà diverse) o rispetto a un obiettivo che si vuole raggiungere o mantenere [3]. Nella legislazione sanitaria, gli indicatori vengono definiti come "informazioni selezionate allo scopo di conoscere fenomeni di interesse, misurandone i cambiamenti e, conseguentemente, contribuendo a orientare i processi decisionali dei diversi livelli istituzionali" [4].

14.3 Proprietà degli indicatori

Il concetto di *indicatore* è strettamente legato al concetto di controllo. Gli indicatori nascono, infatti, con lo scopo di permettere agli operatori di monitorare, in maniera rapida ed efficace, un insieme di elementi o solo alcuni di essi, e di attivare, quindi, tutta una serie di interventi specifici laddove necessario. Ai fini di un utilizzo efficace ed efficiente degli indicatori, però, bisogna costantemente ricordare i limiti che gli stessi possono presentare. Non è, infatti, possibile affermare l'esistenza di un'anomalia o di un'importante variazione in un fenomeno soltanto sulla base del riscontro di un'alterazione nel valore di un indicatore rispetto al valore di riferimento (standard). Occorre che almeno un certo numero di elementi risultino anomali per poter parlare, con un grado accettabile di certezza, di una reale alterazione di un processo o di un fenomeno [5].

Alla luce di queste considerazioni, la costruzione di indicatori di buona qualità è fondamentale ai fini della loro validità e del loro impiego. Gli indicatori da utilizzare e i momenti in cui effettuare il monitoraggio devono essere opportunamente selezionati in relazione ai cambiamenti dei quali si vuole studiare l'impatto. Per la costruzione di indicatori è opportuno valutare gli aspetti positivi e negativi di ciascuno di essi, al fine di migliorarne la validità, il potere informativo, l'*efficienza* e la rilevabilità. Ciascun indicatore deve quindi presentare una serie di caratteristiche ben precise (Tabella 14.1).

Tabella 14.1 Caratteristiche degli indicatori (da [3])

Metodologiche

Un indicatore deve essere:
* *Riproducibile* (preciso, affidabile, attendibile, ripetibile, costante)
  Ridotta variabilità tra ed entro osservatori
* *Accurato*
  La rilevazione è priva di errori sistematici; il valore ottenuto risponde alla realtà o vi è vicino. Si misura come sensibilità, specificità, rapporti di verosimiglianza, valori predittivi
* *Sensibile al cambiamento*
  Qui il termine significa che l'indicatore è capace di evidenziare i cambiamenti del fenomeno nel tempo e nello spazio (tra centri o soggetti diversi)
* *Specifico per il fenomeno indagato*
  Se questo è la qualità professionale, il termine significa che l'indicatore è poco influenzato da fattori estranei alla qualità stessa

Applicative

Legate alla potenziale utilità
"La cosa più difficile è sapere cosa serve sapere"
Un indicatore deve essere:
* *Pertinente*
  Misura il fenomeno che si intende misurare. Se mancano indicatori veramente pertinenti, si possono usare indicatori "approssimati" o indiretti (per esempio mortalità invece di morbilità; giornate di degenza anziché costi)
* *Scientificamente fondato*
  Per un indicatore di processo professionale, basato su buone evidenze del collegamento tra il processo in esame e gli esiti; per un indicatore di esito, riguardante esiti influenzabili dagli interventi in esame
* *Inserito in un modello decisionale*
  Valori diversi dall'indicatore dovrebbero comportare scelte diverse. A questo scopo (si veda oltre) è opportuno che sia accompagnato da una soglia
* *Facilmente comprensibile*
* *Semplice, non inutilmente complesso*
  Per distinguere un cavallo da un asino bastano le orecchie

Legate alle modalità di rilevazione
Un indicatore deve essere
* *Completo*
  La rilevazione avviene in tutti o quasi gli eventi o soggetti su cui si è deciso di indagare. Si può trattare anche di un solo campione, che ovviamente dovrebbe essere rappresentativo
* *Facilmente rilevabile e calcolabile*
* *Poco costoso da rilevare e analizzare*
* *Tempestivo*
  Rilevabile e rilevato in tempo per le decisioni

Da un punto di vista pratico la costruzione di un indicatore prevede:
- l'identificazione delle fonti – i dati possono essere raccolti "ad hoc" o possono essere ricavati da raccolte già esistenti; è buona norma predisporre un protocollo che definisca modi, tempi e operatori deputati alla raccolta dei dati dalle varie fonti;
- la definizione di criteri disposti secondo un algoritmo logico – ciascun indicatore può essere costruito in base a una logica di selezione e assegnazione di casi, e di informazioni a essi relativi.

Per garantire la completezza, la validità e la precisione dei valori degli indicatori occorre, altresì, programmare una serie di controlli che riguardino sia la raccolta dei dati da utilizzare sia i dati già presenti in archivio. Importante, inoltre, è che da parte degli operatori vi sia la capacità di discernere quando alterazioni a carico dei valori degli indicatori non siano reali, ma derivino da errori di valutazione o artefatti, come spesso avviene [6].

Nelson e collaboratori [7] hanno evidenziato una serie di punti necessari a rendere gli indicatori più efficienti nella gestione dei pazienti, nella valutazione dei progressi nell'attività professionale e nella creazione di percorsi innovativi:
- cercare misure utili e non perfette;
- utilizzare insiemi equilibrati di *indicatori* (di *processo*, di *outcome* e di *costo*);
- cercare di sfruttare al meglio il naturale desiderio degli operatori di migliorare le prestazioni professionali e soddisfare la curiosità di conoscere gli esiti di tale processo;
- utilizzare all'inizio dati semplici da interpretare e facili da rilevare;
- iniziare la rilevazione dei dati su campioni piccoli e rappresentativi, piuttosto che su campioni grandi e di difficile gestione;
- definire in modo operativo numeratore e denominatore di ciascun indicatore;
- rappresentare i risultati in modo da renderli di facile lettura, avvalendosi anche di supporti grafici specifici;
- abbinare allo studio dei dati lo sviluppo di progetti di implementazione e miglioramento;
- formare un gruppo ristretto di professionisti motivati che porti avanti i progetti facendo da traino per gli altri.

14.4 Utilizzo degli indicatori

Affinché un *indicatore* svolga appieno il suo ruolo nel fornire informazioni sulla qualità dell'assistenza, occorre che sia posto a confronto o con altri valori considerati di riferimento (standard), o con valori della stessa unità in esame ma in tempi diversi, o con quelli di altre unità di osservazione. Gli standard, a seconda del ruolo che svolgono, possono essere così riassunti: *standard di partenza* (all'inizio dell'attività di monitoraggio), *standard di miglioramento* (obiettivo da raggiungere), *standard di qualità* (la migliore qualità ritenuta possibile) e *standard di accreditamento* (livelli obbligatori per l'acquisizione di specifiche autorizzazioni) [8].

Si possono distinguere schematicamente 3 usi principali degli indicatori:
- per scopi a carattere scientifico e di ricerca;
- per la valutazione e il miglioramento interni a un'organizzazione;
- per la valutazione e il miglioramento di un'organizzazione in rapporto all'esterno, grazie anche al supporto di agenzie pubbliche o private; questo tipo di utilizzo (indicatori nazionali) permette anche di mettere a confronto tra loro organizzazioni simili (*benchmarking*), ma trova anche larga applicazione durante i processi di accreditamento [9,10].

Proprio ai fini della *certificazione* e dell'*accreditamento*, oggi è richiesto alle varie organizzazioni di fornire i valori di numerosi indicatori affinché le agenzie accreditanti possano portare avanti le procedure necessarie. Questo nuovo requisito cerca di porre rimedio a due importanti criticità che erano ascrivibili alle metodiche dell'accreditamento tradizionale, ovvero:
1) nonostante l'esperienza e la professionalità degli ispettori e la durata prolungata delle visite, era impossibile o quanto meno estremamente difficile, poter garantire, all'interno del percorso di accreditamento, la reale qualità di tutte le singole prestazioni; si mirava, infatti, a documentare più semplicemente l'esistenza di condizioni organizzative e di sistema che favorivano la qualità, piuttosto che il livello di qualità effettivamente erogato;
2) se da un lato i procedimenti di accreditamento tradizionali permettevano di ottenere informazioni sull'esistenza, nelle singole organizzazioni, di condizioni in grado di favorire la buona qualità, dall'altro non permettevano di confrontare organizzazioni diverse e alle singole organizzazioni accreditate non davano la possibilità di valutare il livello di implementazione e miglioramento nel tempo.

L'importanza del sistema degli indicatori trova, quindi, ampia applicazione anche all'interno del *sistema ISO*. Nello specifico, la norma ISO 9004, sezione 8.1, afferma che l'organizzazione deve poter prendere decisioni basandosi su fatti concreti e quindi, verosimilmente, sulla base di informazioni provenienti da specifici indicatori. Nella sezione seguente, 8.2, si legge che le misurazioni (indicatori) dovrebbero riguardare l'attuazione dei processi, la gestione dei costi, la soddisfazione sia degli utenti che del personale e l'opinione delle altre parti coinvolte o interessate. Gli indicatori, come precedentemente accennato, dovrebbero essere utilizzati per confrontare realtà simili tra loro attraverso la pratica del *benchmarking*.

14.5 Benchmarking

La necessità di individuare strumenti sempre più idonei per una valutazione "reale" del nostro operato e delle relative possibilità di miglioramento ha portato all'ideazione di una serie di strategie di ricerca che, dal confronto tra diverse organizzazioni, fornisse gli elementi necessari per portare avanti politiche di miglioramento della qualità [11]. Tale strategia di ricerca, presa in prestito dalla gestione delle aziende amministrative pubbliche, prende il nome di *benchmarking*, termine oggi ampiamente usato per identificare una particolare tecnica di management di supporto, basata sulla ricerca costante di ciò che funziona meglio e delle modalità con le quali trasferirlo all'interno della propria organizzazione. Presupposto per il benchmarking è, dunque, la possibilità di confrontare strutture, processi e risultati tra organizzazioni diverse.

In letteratura sono riportate numerosissime definizioni di benchmarking, prima fra tutte quella del suo creatore, Camp, che definì questo strumento come un "processo continuo di misurazione di prodotti, servizi e prassi aziendali, mediante il confronto con i concorrenti più forti e con le imprese leader di un settore". Il confronto dei valori dei propri indicatori di risultato con i valori di altri operatori o strutture, e in particolare con i migliori del settore (*benchmarks*), ha un'utilità relativa, se non si associa a un'analisi approfondita dei processi e delle caratteristiche che li hanno prodotti. Un elemento di forza del benchmarking è dato dal fatto che il risultato migliore è un risultato realmente ottenuto, a differenza del confronto con gli standard di qualità, che in genere viene definito sulle base di possibilità teoriche [2].

Il benchmarking non va inteso in modo riduttivo, come un semplice confronto di attività o processi tra due aziende, poiché un simile approccio, anche se potenzialmente di grande utilità gestionale, ha tuttavia un significato ben diverso da quello che si vuole intendere in questo contesto. È utile notare che il "confronto" non deve necessariamente riguardare due strutture di diverse aziende, ma che può essere vantaggioso realizzare un paragone, nel tempo, tra processi di produzione della medesima Unità Operativa. Sulla base di queste osservazioni il benchmarking può essere di due tipologie: *cross section* e *diacronico*.

Un confronto *cross section* tra due unità operative, presìdi o dipartimenti (della medesima azienda o di aziende diverse) è sicuramente sincronico. Non rappresenta un elemento discordante il fatto che il confronto *cross section* abbia come riferimento una struttura *best in class* (per esempio i dati regionali che vengono confrontati coi dati delle altre aziende sanitarie). La difficoltà rilevante consiste, invece, nella possibilità di potere confrontare in modo corretto i dati disponibili. A tal riguardo Casati riferisce [12] che l'omogeneità indispensabile per un corretto confronto deve essere: strutturale (dimensioni analoghe); funzionale (*case-mix* confrontabili); contabile (medesimi metodi di rilevazione ed elaborazione dei costi).

La seconda tipologia di confronto è di tipo diacronico, ossia un monitoraggio di tutte le variazioni che si verificano nel tempo (giorni, mesi, anni ecc.); il benchmarking cui fare riferimento, pertanto, rappresenta lo standard ottimale di prestazione. Il confronto può riguardare aspetti qualitativi, quantitativi, economico-finanziari.

In ogni caso, se in economia aziendale il benchmarking rappresenta il processo di analisi degli indicatori di successo utilizzati per la crescita dell'azienda e il miglioramento della qualità dei prodotti, in ambito sanitario il benchmarking incarna la visione critica, ossia una "fotografia istantanea" (Roediger), delle pratiche attuate, che permette di determinare quale siano quelle preferibili e i *best in class* di riferimento [13].

Inoltre, per le sue caratteristiche di mercato il benchmarking può presentare prerogative diverse nella Pubblica Amministrazione rispetto al settore privato, dove è nato e si è evoluto negli anni. Alcuni autori [14] convengono che "nella Pubblica Amministrazione il 'benchmarking' dovrebbe assumere caratteri di tipo collaborativo, non solo per lo scarso meccanismo competitivo che lega le aziende pubbliche, quanto per la necessità di innalzare lo standard di prestazioni di tutte quelle aziende che erogano servizi di pubblica utilità".

14.5.1 Classificazione

Per quanto riguarda i criteri di classificazione in ambito di benchmarking la letteratura appare numerosa e non sempre di facile interpretazione. Certamente singolare è la distinzione proposta da Masoni che individua un "benchmarking di normalità", in cui i risultati ottenuti da altri sono considerati come normale punto di riferimento per la realizzazione di un progetto, e un "benchmarking di eccellenza", ritenuto invece come un più alto traguardo a cui mirare in relazione ai risultati raggiunti da altre aziende o istituzioni [15]. Azzone, invece, differenzia un benchmarking indirizzato alla prestazione, in cui la *best practice* rappresenta il punto di riferimento per le altre organizzazioni e, a differenza delle vecchie concezioni, potrebbe rappresentare un fattore stimolante nei processi di miglioramento, e un benchmarking volto ai processi, in cui il confronto si riferisce prevalentemente alle modalità di gestione delle diverse organizzazioni [11].

Di fondamentale importanza, a tal proposito, è stabilire l'ambito del confronto e l'oggetto dello stesso, inteso come finalità istituzionale. Relativamente all'ambito del confronto, il benchmarking viene classificato in interno ed esterno. Il benchmarking interno si attua tra servizi che svolgono identici compiti istituzionali nel contesto della medesima organizzazione, indipendentemente dal fatto che tali servizi possano essere collocati in aree territoriali anche distanti tra loro. Esso rappresenta uno strumento di semplice realizzazione, di rapida esecuzione e di grande validità per un primo accertamento e una verifica dei processi aziendali. Marchitto ha suggerito l'opportunità di considerare elementi di diversità nelle attività svolte da servizi situati in realtà geografiche differenti: tra questi vengono comunemente annoverati diversi modelli socioculturali e comportamentali, l'atteggiamento verso gli utenti, il senso del dovere, di appartenenza, della gerarchia, ma anche la capacità di prendere decisioni [16].

Il benchmarking esterno, invece, avviene tra aziende diverse che spesso possono anche trovarsi in competizione tra loro, e si realizza, in genere, mettendo a confronto alcuni processi aziendali con quelli utilizzati da organizzazioni accreditate. Talvolta è possibile che l'attenzione sia rivolta più a fattori di produttività che non ai processi veri e propri, a causa della componente di competitività che può inevitabilmente crearsi in questa tipologia di confronto.

Il benchmarking *funzionale* o *di processo* occorre tra aziende che agiscono in settori diversi; l'oggetto del confronto, in questo caso, è rappresentato da una funzione ben precisa o da uno specifico processo.

Il benchmarking *puro* o *generico* si attua tra aziende reputate leader nel loro settore, nel cui ambito si considerano procedure assolutamente diverse e che richiedono un'elevata e consolidata esperienza di benchmarking [17].

La classificazione di Compagno e Cagnina [14] divide il benchmarking in:

- *operativo*: prevede il confronto tra i servizi offerti;
- *gestionale*: si mettono a confronto le procedure di supporto alla linea di produzione;
- *strategico*: si osservano e si analizzano le strategie che hanno portato al successo altre organizzazioni.

La scelta del partner nel benchmarking, così come evidenziabile in letteratura, deve avvalersi di alcuni criteri specifici:

- localizzazione;
- appartenenza allo stesso ramo di attività;
- potenziale credibilità o reputazione;
- volontà di partecipare;
- *performance* o la presupposta *leadership*.

A tal proposito è interessante sottolineare come ciascuna organizzazione può essere identificata in relazione sia al livello delle prestazioni misurate sia alla qualità delle soluzioni gestionali, per cui possiamo schematicamente classificarle come segue:

1. organizzazioni *Star*, ovvero organizzazioni leader di settore e con livelli di prestazioni molto elevati;
2. organizzazioni *emergenti* o in via di miglioramento;
3. organizzazioni *declinanti*, caratterizzate da processi e tecnologie obsoleti;
4. organizzazioni *dog*, il cui termine simboleggia in modo chiaramente esaustivo i livelli a cui fare riferimento.

La realizzazione di un efficace sistema di benchmarking richiede un'esatta applicazione metodologica, ossia un percorso veramente efficace per raggiungere un concreto miglioramento della qualità delle prestazioni.

Dalle origini nell'ambito delle grandi realtà industriali all'applicazione degli stessi principi nel settore della Sanità pubblica, il percorso è stato lungo e frastagliato e, ancora oggi, molti risultati del benchmarking in campo medico risultano difficili da identificare e da interpretare per diversi motivi:

- difficoltà di misurare direttamente i risultati;
- valori misurati che non sempre risultano omogenei;
- risultati che non sempre sono riconducibili a una delle componenti delle cure, ma possono essere una conseguenza di varie fasi della ricerca e della valutazione;
- non tutte queste fasi si verificano durante la permanenza in *ospedale*, con la conseguenza che i risultati ottenuti circa la performance dell'ospedale potrebbero essere gravati da artefatti;
- persistere di fattori politici, psicologici e sociologici che possono condizionare negativamente il raggiungimento, da parte dell'organizzazione, dei livelli di performance del benchmark prestabilito.

Tutti i limiti sopracitati rendono particolarmente difficoltosa l'individuazione delle *best practices*. Avendo necessità di informazioni sulla performance, in un preciso momento, dell'organizzazione presa come riferimento, lo scambio di notizie con la struttura a cui viene riconosciuta la *best practice* è di fondamentale importanza per la costruzione di un programma efficace di benchmarking. Tale scambio di informazioni avviene, solitamente, a livello individuale o nel contesto di un determinato servizio deputato a erogare prestazioni, e consiste nel fornire le opportune informazioni circa i processi e le prassi aziendali che dovrebbero portare a una performance superiore. Altra interessante occasione di scambio di informazioni sono gli incontri scientifici, dove potrebbero essere efficacemente e direttamente trasmesse numerose informazioni utili, sebbene sia ormai comunemente riconosciuto che, in tali sedi, i dati riportati siano spesso "viziati" da interessi personali e/o commerciali che portano a mettere in evidenza solo i risultati favorevoli, mediante un'interpretazione dei dati opportunamente "manipolata".

14.5.2 Vantaggi del benchmarking

La corretta esecuzione del benchmarking offre innumerevoli vantaggi in termini di costi, efficacia, efficienza, economicità, ma anche in termini di qualità e di cultura aziendale, in quanto favorisce la crescita e il miglioramento dell'organizzazione [14]. I più importanti benefici del benchmarking possono essere sinteticamente riassunti in quattro punti:
1) miglioramento dei processi e dei servizi in modo graduale, ma costante, mediante la creazione di uno schema di riferimento con cui potersi confrontare e da prendere in considerazione come incentivo al cambiamento;
2) riflessione interna mediante il confronto; il benchmarking obbliga l'azienda a "guardarsi allo specchio", mettendo a nudo i difetti e/o le mancanze di vario genere, che magari non erano state evidenziate in precedenza;
3) partecipazione: il benchmarking consente il coinvolgimento dell'organizzazione nel processo di cambiamento proiettato al raggiungimento degli obiettivi aziendali;
4) "partnership": il confronto con altre aziende permette di sviluppare efficaci rapporti di collaborazione al fine di ottenere una razionalizzazione e una riorganizzazione dei processi, e solitamente, un miglioramento complessivo della gestione.

In conclusione, è opinione comune, tra gli esperti di settore, che il benchmarking sia di fondamentale importanza in campo sanitario, non soltanto per la valutazione degli outcome e della qualità delle cure, ma anche come strumento per la diffusione e la condivisione delle informazioni [18-20]. Al fine di superare alcune problematiche legate a un atteggiamento pregiudiziale nei confronti delle procedure di benchmarking, e soprattutto a una certa resistenza a riportare i propri dati su percorsi adottati e produttività raggiunta, potrebbe essere auspicabile l'introduzione di forme di associazionismo anonimo finalizzate a rendere accessibili e condivisibili le informazioni senza comunque rivelarne l'origine, in modo da sviluppare e utilizzare senza remore indicatori, standard e procedure di miglioramento della qualità [21].

14.6   Indicatori e contesto internazionale

Davvero numerosi sono gli indicatori che possono essere utilizzati in campo sanitario e che, quindi, potrebbero generare confusione in coloro che si avvicinassero a queste problematiche senza un obiettivo ben preciso. In Italia l'interesse verso questo tipo di strumenti sembra risalire al 1992 con la Legge di riforma del Servizio Sanitario Nazionale n. 502, artt. 10 e 14, inerenti a "contenuti e modalità di utilizzo degli indicatori di efficienza di qualità" e "sistema di indicatori di qualità dei servizi e delle prestazioni sanitarie relativamente alla personalizzazione e umanizzazione dell'assistenza, al diritto all'informazione, alle prestazioni alberghiere, nonché all'andamento delle attività di prevenzione alle malattie".

È con il Decreto del Ministero della Salute del 12 dicembre 2002, pubblicato nella Gazzetta Ufficiale del 9 febbraio 2002, che vengono definiti gli indicatori ufficiali per il monitoraggio dell'assistenza sanitaria. Accanto a un quadro completo di indicatori di attività ospedaliera, alcuni dei quali focalizzati sulla valutazione della qualità professionale, si può individuare, però, la mancanza di una netta distinzione tra indicatori di *struttura*, di *processo* (organizzativo, professionale) e di *outcome*, così come previsti dal modello di valutazione della qualità di Donabedian [22].

Non si evidenziano, inoltre, indicatori inerenti alle abitudini di vita, alla qualità e alla completezza dei dati e indicatori specifici di costo. All'interno dei sistemi sanitari dei vari paesi occidentali grande risalto è stato dato agli indicatori e al loro utilizzo come strumenti in grado di indirizzare rapidamente decisioni importanti. In Inghilterra, per esempio, già da diversi anni vengono costantemente rilevati e pubblicati indicatori di performance del Sistema Sanitario Nazionale.

Molti di questi indicatori sono stati di recente adottati dalla nuova agenzia nazionale Commission for Health Care (CHC), con lo scopo di favorire il miglioramento nell'erogazione dei servizi sanitari mediante sia attività volte alla valutazione e all'implementazione della qualità (*audit*) sia attraverso il confronto con standard o soglie di valori di indicatori rilevati nelle varie aziende sanitarie (Acute Trusts, Primary Care Trusts, Mental Health Trusts). La classificazione CHC suddivide gli indicatori in: obiettivi primari (*key target*), qualità clinica (*clinical focus*), qualità percepita dagli utenti (*patient focus*), gestione del personale (*capacity and capability*) [23].

Un'altra esperienza di notevole interesse è quella della Danimarca, dove è stato portato avanti un importante progetto nazionale sugli indicatori clinici. Scopo di tale progetto, che ha coinvolto obbligatoriamente tutti gli ospedali della nazione, è stato quello di sviluppare *indicatori di processo* e *indicatori di esito* per tutte le più importanti patologie, coinvolgendo non soltanto i clinici ma anche gli epidemiologi. Per prima cosa si è provveduto a definire i valori soglia (standard) per tutti gli indicatori individuati. Si è passati, quindi, a evidenziare i fattori prognostici da prendere in considerazione, specificando infine se le evidenze scientifiche su cui si basavano gli indicatori di processo erano buone o solo discrete [24].

14.7 Indicatori e anestesia

Qualità e *sicurezza* in *campo anestesiologico* sono stati da sempre monitorati attraverso l'analisi della *mortalità* e della *morbilità perioperatoria* e in base al numero di incidenti, fattori che mostrano però una scarsa specificità e sensibilità [25-27]. Morbilità e mortalità perioperatorie, infatti, non sempre risultano legate all'anestesia, così come la possibilità di quantificare il numero di incidenti avvenuti non può prescindere dalla buona volontà del medico nel segnalarli. Come conseguenza di questa situazione è stata, dunque, promossa la creazione di nuovi strumenti di misura, meglio noti come *indicatori clinici* [28].

Sviluppati inizialmente nel settore dell'industria manufatturiera, gli indicatori sono stati introdotti per la prima volta nel mondo sanitario nel 1982 e sono stati subito adottati dalla Maryland Hospital Association e dalla Joint Commission on Accreditation of Healthcare Organization (JCAHO), con il coinvolgimento di numerosi esperti provenienti da varie organizzazioni professionali al fine di implementarne l'utilizzo.

Tra il 1987 e il 1993 una task force anestesiologica, commissionata dalla JCAHO, ha sviluppato 14 indicatori per monitorare in continuo le performance ospedaliere, raccogliendoli nell'*Indicator Measurement System* e dividendoli schematicamente in due categorie: 1) *eventi sentinella* (inusuali e isolati eventi che possono portare a morte o causare un danno fisico o psicologico severo), 2) indicatori basati sulla frequenza di certi fenomeni [29].

In seguito alla sperimentazione in alcuni ospedali americani, numerosi esperti hanno concluso di denominare gli indicatori come perioperatori piuttosto che anestesiologici, in quanto non strettamente legati solo all'anestesia, e ne hanno ridotto il numero a cinque:
1) complicazioni del sistema nervoso centrale nel periodo perioperatorio;
2) complicazioni del sistema nervoso periferico;
3) infarto acuto del miocardio;
4) arresto cardiaco;
5) morte.

Il crescente coinvolgimento sulle problematiche della qualità da parte di enti governativi, di organizzazioni professionali, di associazione di consumatori ha fatto sviluppare in maniera esplosiva il sistema degli indicatori, specialmente negli Stati Uniti [30-32]. Come risultato di ciò, il numero e la complessità di questi strumenti (Tabella 14.2) è enormemente aumentato, con particolare riferimento all'anestesia, dove però la natura, la validità, le caratteristiche e il contesto di applicazione di questi indicatori risultano ancora poco chiari.

A tal proposito Haller e collaboratori [33] hanno cercato di chiarire il quadro, operando una revisione completa della letteratura, del materiale contenuto in rete e dei documenti delle varie organizzazioni e società scientifiche, nonché dei documenti redatti da comitati di esperti. Sono stati identificati 108 indicatori, di cui 55 sono strettamente correlati all'anestesia, mentre un'altra metà, 53, vengono comunemente utilizzati anche per il monitoraggio dell'attività chirurgica e per la cura postoperatoria da effettuare in reparto. Diverse tipologie di classificazione sono state riportate dalla letteratura. Una di queste prevede la distinzione degli indicatori clinici in:

Tabella 14.2 JCAHO, Indicatori di Anestesia: il denominatore per gli indicatori è uguale al numero dei pazienti sottoposti ad anestesia

Numeratore	Indicatore
AN-1	Pazienti, definiti per classe ASA-PS, età, interventi sul SNC o altro, che sviluppano una complicazione del SNC durante o entro 2 gg. successivi a procedure chirurgiche eseguite in anestesia
AN-2	Pazienti che sviluppano un deficit neurologico periferico durante o entro 2 gg. successivi a procedure chirurgiche eseguite in anestesia
AN-3	Pazienti, definiti per classe ASA-PS, età, interventi di cardiochirurgia o altro, che sviluppano infarto miocardico acuto durante o entro 2 gg. successivi a procedure chirurgiche eseguite in anestesia
AN-4	Pazienti, definiti per classe ASA-PS, età, interventi di cardiochirurgia o altro, che vanno incontro ad arresto cardiaco durante o entro il giorno successivo a procedure chirurgiche eseguite in anestesia
AN-5	Pazienti che vanno incontro ad arresto respiratorio inaspettato durante o entro il giorno successivo a procedure chirurgiche eseguite in anestesia
AN-6	Morte di pazienti, definiti per classe ASA-PS ed età, durante o entro 2 gg. successivi a procedure chirurgiche eseguite in anestesia
AN-7	Ricovero inatteso di pazienti in ospedale entro 2 gg. successivi a procedure chirurgiche eseguite in anestesia
AN-8	Ricovero inatteso di pazienti in Terapia Intensiva con degenza superiore a un giorno, entro 2 gg. successivi a procedure chirurgiche eseguite in anestesia

- *descrittivi*: sono quegli indicatori che forniscono informazioni su situazioni anomale che, approfondite, potrebbero rivelare potenziali difetti nella qualità delle cure erogate (per esempio, paziente ammesso in regime di *day surgery* che necessita, per cause anestesiologiche non preventivate, del ricovero per una notte aggiuntiva);
- *prescrittivi*: sono quegli indicatori che rappresentano raccomandazioni o obiettivi desiderati (per esempio, utilizzo profilattico di un antiemetico in paziente con storia di nausea e vomito postoperatori);
- *proscrittivi*: misure di azioni che non dovrebbero essere compiute (per esempio, errori di terapia con somministrazione errata di farmaci).

Tuttavia, la classificazione alla quale ancora oggi si suole far riferimento è quella che si ricollega al modello tradizionale per la valutazione della qualità sviluppato da Donabedian dividendo gli indicatori in tre categorie: di struttura, di processo e di outcome [23].

- Gli *indicatori di struttura* riguardano lo staff dell'ospedale, i materiali e le apparecchiature, e l'organizzazione in generale.
- Gli *indicatori di processo* invece valutano il modo in cui le cure sono prestate in funzione di risorse, evidenze scientifiche, protocolli validati, e prendono in considerazione anche i programmi di implementazione delle attività.
- Gli *indicatori di outcome*, infine, misurano l'esito di uno specifico intervento in un gruppo di pazienti, sono di uso comune e particolarmente apprezzati dagli utenti anche se richiedono campioni molto elevati e risentono dell'influenza di variabili esterne (per un esempio vedere Tabella 14.3).

Tabella 14.3 Indicatori di outcome

Morte perioperatoria (<48 h)
Infarto/aritmie gravi (<48 h)
Complicanze neurologiche gravi
Inaspettato trasferimento in terapia intensiva
Cefalea post-spinale
Eventi avversi postoperatori (nausea, vomito, brivido, ipotensione ecc.)

A questo gruppo appartiene il più usato tra gli indicatori di performance, lo *Standardized Mortality Ratio* (SMR), la cui validità sembra saldamente legata al modello predittivo utilizzato per quantificare la gravità delle condizioni cliniche. Lo SMR compara il numero di decessi osservati con il numero di decessi attesi ed esprime, in percentuale, l'eccesso o il difetto di mortalità esistente tra l'area di studio e una popolazione di riferimento, al netto delle influenze esercitate dalla diversa composizione per età. Il numero di decessi attesi è ottenuto per standardizzazione indiretta, vale a dire applicando alla popolazione in studio il tasso di mortalità della popolazione presa come riferimento per il periodo considerato.

Da un'analisi approfondita delle fonti si è potuto constatare che, in relazione al modello di Donabedian, il 57% di tutti gli indicatori utilizzati sono indicatori di outcome, il 42% indicatori di processo, mentre solo l'1% riguarda le strutture. La sicurezza dei pazienti (assenza di complicanze iatrogene evitabili) e l'efficacia delle cure (correttezza e attinenza dei piani di cura in relazione allo stato dell'arte) sono le due dimensioni della qualità maggiormente prese in esame dagli indicatori di outcome, seguiti dall'appropriatezza (cure idonee alle necessità dei pazienti), elemento di grande rilievo in una realtà, come quella odierna, caratterizzata da una ridotta quantità di risorse disponibili.

La sicurezza dei pazienti, l'assenza di complicanze iatrogene evitabili e l'efficacia del trattamento, la correttezza e l'attinenza dei piani di cura sono i fattori di qualità maggiormente presi in esame dagli indicatori; così come l'appropriatezza delle cure idonee alle necessità dei pazienti rappresenta un ulteriore significativo elemento pur nella ridotta disponibilità di risorse.

Altri indicatori sono utilizzati come *markers* diretti della performance, anche se non è facile avere un quadro completo di questi strumenti e del loro utilizzo. Una gran parte degli indicatori clinici esistenti, infatti, sono rintracciabili solo all'interno di specifici registri locali di misure di performance e all'interno di documenti inerenti a specifici programmi per il miglioramento della qualità e la gestione del rischio clinico.

Rilevante sembra essere, anche, lo scarso interesse da parte delle istituzioni accademiche riguardo a questi strumenti; per cui non stupisce che la validazione degli *indicatori clinici* di anestesia sia stata effettuata per la quasi totalità da comitati di esperti di settore. Un aspetto che lascia pensare è la mancanza di un consenso unanime e di percorsi standardizzati, all'interno dei vari sistemi sanitari e dei vari paesi, sulla creazione e l'utilizzo di indicatori. Questo ha fatto sì che molti indicatori, seppur diversi, risultano strettamente correlati tra loro, mentre altri,

sebbene sviluppati nell'ambito di differenti iniziative sulla qualità delle cure in diversi paesi, e caratterizzati da una differente denominazione, in realtà sono funzionalmente identici tra loro. Un esempio può essere rappresentato dalla mortalità correlata all'anestesia, che può essere monitorata da tre differenti indicatori:
1) morte entro 48 ore dall'esecuzione di una procedura di interesse anestesiologico;
2) frequenza di morte associata a procedure anestesiologiche;
3) morte entro 30 giorni dall'intervento chirurgico.

Il primo di questi indicatori è considerato come un segnale di allerta in caso di possibili problemi nelle cure dirette al paziente, ma può anche essere usato, al pari del secondo, per una stima su base mensile o annuale della frequenza di morte, potendo infine confrontare questi valori con quelli ottenuti dalla stessa struttura in esame in diversi periodi. Il terzo indicatore, invece, è usato generalmente per pratiche di benchmarking esterno, al fine di mettere a confronto diverse realtà sanitarie e ospedaliere [34].

Quanto agli *indicatori di processo*, si tratta per lo più di indicatori di natura prescrittiva e il loro utilizzo in anestesia è in continua crescita. Nonostante il grande impatto sui comportamenti degli anestesisti, tuttavia, essi riescono a diventare strumenti effettivi per il miglioramento della qualità solo quando è possibile dimostrare una reale incidenza sull'outcome dei pazienti [28].

Un esempio classico di tale situazione può essere la rivalutazione preanestesiologica della documentazione clinica: solo quando la sua attuazione determina una riduzione dimostrata della morbilità perioperatoria, allora questo indicatore può essere considerato un utile strumento e trovare larga applicazione. Anche la sala operatoria va considerata come un processo dinamico caratterizzato da una catena di eventi che conducono il paziente da una fase di preparazione all'intervento al trattamento chirurgico propriamente detto, fino a tutto il periodo postoperatorio. È sicuramente compito dell'anestesista quello di gestire al meglio tutte queste fasi, ponendo grande attenzione all'ottimizzazione del rapporto costo/qualità (gestione dei tempi tecnici, delle attrezzature) e alla sicurezza dei pazienti [35].

Per garantire, quindi, una gestione efficiente delle sale operatorie bisogna innanzitutto determinare strumenti in grado di misurare la qualità delle prestazioni sanitarie, ovvero una serie di indicatori affidabili, validati e utilizzabili. Si tratta quindi di produrre risultati che possano essere messi a confronto tra di loro attraverso politiche di benchmarking, in modo da implementare un sistema di misurazione per l'azienda e per le unità operative che permetta di delineare linee produttive e volumi, determinare legami tra costo e produzione ai fini di una valutazione di efficienza nell'impiego delle risorse. Uno schema frequentemente proposto per quanto riguarda gli indicatori di processo in sala operatoria prevede la suddivisione degli stessi nelle categorie elencate di seguito [36].

Fase preoperatoria del paziente
1) Numero di cartelle anestesiologiche incomplete in alcune parti importanti (anamnesi, esame obiettivo ecc.)/numero totale di cartelle anestesiologiche;
2) pazienti inseriti in lista operatoria e rinviati o sospesi la mattina dell'intervento/pazienti della lista.

Fase intraoperatoria

1) Ingresso primo paziente.
2) Tempo controllato dall'anestesista (TCA).
3) Tempo controllato dal chirurgo (TTC).
4) Tempo del turnover (uscita del paziente dalla sala – entrata del successivo).
5) Utilizzazione sala operatoria (ore assegnate all'unità chirurgica/ore utilizzate).
6) Attesa paziente urgente.
7) Permanenza postoperatoria del paziente in sala risveglio.
8) Risposte dei pazienti a un questionario sulla qualità percepita.

Un buon utilizzo del blocco operatorio deve partire da una corretta compilazione della lista giornaliera degli interventi programmati e deve mirare a evitare tanto una sottoutilizzazione delle sale quanto un loro uso eccessivo, con richiesta di ore di lavoro in regime di straordinario da parte dei dipendenti, che rischia di far lievitare i costi e di aumentare il rischio di errori. Già da qualche anno negli Stati Uniti, ma anche in alcune realtà europee, sono attivi e in continua evoluzione software in grado di calcolare e ottimizzare i programmi operatori mediante un'analisi specifica del numero di posti letto occupati, dei ricoveri previsti, della tipologia di interventi programmati e delle ore di sala operatoria disponibili [37]. A tal proposito, di notevole importanza è la previsione di durata di ciascun intervento [38].

L'indicatore di utilizzazione delle sale operatorie, inteso come percentuale di tempo realmente utilizzato per la procedura chirurgica durante la seduta assegnata, è un parametro che, misurato periodicamente, oltre a permettere politiche di benchmarking interno, consente di rimodellare l'assegnazione delle sale operatorie ai vari gruppi chirurgici, cercando di soddisfare le esigenze di ciascuno e influire positivamente sulle liste di attesa di ciascuna équipe. Secondo l'Associazione Americana dei Direttori di sala operatoria, una percentuale di utilizzazione del 70% delle ore assegnate può essere considerato un valore accettabile, mentre valori al di sotto del 50% necessitano di interventi da parte degli organi di controllo, in quanto considerati come segni di scarsa capacità gestionale [39].

Tuttavia, non sempre a un'ottimale utilizzazione delle sale operatorie corrisponde un adeguato rientro economico, motivo per cui nella programmazione dell'attività, oltre al numero di interventi effettuati, bisogna verificare la resa in termini di DRG (*Diagnosis Related Group*).

Nell'ottimizzazione dei flussi di sala operatoria sono varie le componenti che possono incidere e che, per tale ragione, vengono spesso misurate attraverso indicatori specifici, primo fra tutti il tempo di arrivo del primo paziente: un ritardo all'inizio dell'attività può compromettere il buon esito di tutta la giornata. Un altro indicatore largamente diffuso misura il tempo intercaso o di turnover, ovvero il tempo tra l'uscita di un paziente e l'ingresso di un altro. L'allungamento di questo intervallo è fonte di frustrazione e di conflitto fra le varie componenti della sala operatoria; una riduzione, invece, rende più fluido il programma operatorio e scoraggia, inoltre, la cattiva abitudine di chirurgo e anestesista di allontanarsi dal complesso operatorio.

Nei sistemi sanitari moderni grande attenzione viene dedicata al monitoraggio dell'efficienza della sala di risveglio (*Recovery Room*), soprattutto per quel che riguarda la *chirurgia ambulatoriale*, dove un turnover più rapido dei pazienti migliora il rendimento della struttura.

Ultima categoria prevista dal modello di Donabedian è quella degli *indicatori di struttura*. È possibile, quindi, utilizzare indicatori per la verifica del buon funzionamento delle apparecchiature e la conseguente manutenzione, o la presenza di specifici requisiti in grado di aumentare la sicurezza del paziente e la qualità delle cure.

14.8 Conclusioni

L'utilizzazione degli indicatori, anche se ancora in fase embrionale nella realtà anestesiologica italiana, è destinata a diventare un elemento imprescindibile per ciascuna Azienda Ospedaliera, specie ai fini dell'accreditamento istituzionale. Proprio la pratica dell'*accreditamento* delle strutture sanitarie, sia pubbliche che private, così come previsto dal Piano Sanitario Nazionale già da oltre un decennio, risponde alla necessità di selezionare, in base a criteri qualitativi, i buoni erogatori di prestazioni sanitarie.

Una "cattiva pagella" sulla carta degli indicatori potrebbe essere, quindi, determinante nelle scelte di politica sanitaria, come per esempio la sopravvivenza o meno di un reparto o anche di un presidio ospedaliero. Occorre dunque una seria riflessione, da parte di tutti gli operatori della salute, che tenga conto della necessità di trovare gli strumenti idonei alla valutazione del loro stesso operato, al fine ovviamente di introdurre gli opportuni cambiamenti, prima che altri lo facciano per loro.

Bibliografia

1. Brassard M, Ritter D (1994) The memory Jogger II: a pocket guide of tools for continuous improvement and effective planning. GOAL/QPC, Methuen
2. Focarile F (2001) Indicatori di qualità nell'assistenza sanitaria. Centro Scientifico Editore, Torino
3. Morosini P (2005) Indicatori in valutazione e miglioramento della qualità professionale. Rapporti ISTISAN 04/29 Rev. Istituto Superiore di Sanità 1123-3117
4. Decreto del Ministero della Sanità 24 Luglio 1995. Contenuti e modalità di utilizzo degli indicatori di efficienza e di qualità del Servizio Sanitario Nazionale. GU Serie generale N. 263 del 10.11.1995
5. Marchi M (1983) Fonti di errore e interpretazione statistica degli indicatori. Epid Prev 19-20:35-63
6. Powell A, Davies H, Thompson R (2003) Using routine comparative data to assess quality of health care. Qual Saf Health Care 12:122-128
7. Nelson EC, Slaine ME, Batalden PB, Plume SK (1998) Building measurement and data collection into medical practice. Ann Int Med 128:460-466
8. O'Leary MR (1996) Identifying undesiderable data variation in clinical performance data: a guide to interpretation. JCAHO, Oakbrook Terrace

9. Campbell SM, Braspenning J, Hutchinson A, Marshall M (2002) Research methods used in developing and applying quality indicators in primary care. Qual Saf Health Care 11:358-364
10. Magnan S, Solberg LI, Giles K et al (1997) Primary care, process improvement, and turmoil. J Ambul Care Manage 20:32-38
11. Azzone G (2000) Innovare il sistema di controllo di gestione. Economic Value Added, Benchmarking, E-economy: le nuove metodologie di valutazione. ETAS, Milano
12. Casati G (2000) Programmazione e controllo di gestione nelle aziende sanitarie. McGraw-Hill, Milano
13. Roediger JM (1999) Medicine & business formally benchmarking your medical practice. Physician's New Digest
14. Compagno C, Cagnina MR (1999) Il benchmarking nei processi di qualità. In: Gori E, Vittadini G (1999) Qualità e valutazione nei servizi di pubblica utilità. ETAS, Milano
15. Masoni V (1997) Monitoraggio e valutazione dei progetti. Franco Angeli, Milano
16. Marchitto F (2001) Benchmarking nella Pubblica Amministrazione. Franco Angeli, Milano
17. Trivellini M, Caliendo G (1998) Cenni storici e tipologie di benchmarking. In: Quaderni Qualità Agenzia Sanitaria Regione Emilia-Romagna. Fare benchmarking in Sanità. Clueb, Bologna
18. Dove HG, Greene BR (2000) Benchmarking medical group practices using claims data: methodological and practical problems. J. Ambulatory Care Manage 23:67-77
19. Homa-Lowry J (2001) Measuring and benchmarking quality in hospitals. Mich Health Hosp 37:12-13
20. Ellis J (2000) Sharing the evidence: clinical practice benchmarking to improve continuously the quality of care. J Adv Nurs 32:215-225
21. Beretta S (1999) Il benchmarking delle attività amministrative: la ricerca di standard di prestazione. In: Beretta S (ed) Il benchmarking dei processi amministrativi. Egea, Milano
22. Donabedian A (1988) The quality of care: How can it be assessed? JAMA 260:1743-1748
23. Department of Health (2003) Trust Clusters 2002-2003. www.doh.gov.uk/nhs performance indicators
24. http://www.nip.dk/about+the+danish+national+indicator+project/methods
25. Aitkenhead AR (2005) Injuries associated with anesthesia: a global perspective. Br J Anaesth 95:95-109
26. Lee A, Lum ME (1996) Measuring anaesthetic outcomes. Anaesth Intensive Care 24:685-693
27. Runciman WB, Sellen A, Webb RK et al (1993) The Australian Incident Monitoring Study: errors, incidents and accidents in anaesthetic practice. Anaesth Intensive Care 21:506-519
28. Pronovost PJ, Nolan T, Zeger S et al (2004) How can clinicians measure safety and quality in acute care? Lancet 363:1061-1067
29. Nadzam DM, Turpin R, Hanold LS, White RE (1993) Data-driven performance improvement in health care: The Joint Commission's Indicator Measurement System (IMSystem). Jt Comm J Qual Improv 19:492-500
30. Gabel RA (1994) Evolution of Joint Commission anesthesia clinical indicators. ASA Newsletter 58:24-29
31. Brook RH, McGlynn EA, Shekelle PG (2000) Defining and measuring quality of care: a perspective from US researchers. Int J Qual Health Care 12:281-295
32. Arah OA, Klazinga NS (2004) How safe is the safety paradigm? Qual Saf Health Care 13:226-232
33. Haller G, Stoelwinder J, Myles PS, McNeil J (2009) Quality and safety indicators in anesthesia. Anesthesiology 110:1158-1175
34. Mainz J (2003) Defining and classifying clinical indicators for quality improvement. Int J Qual Health Care 15:523-530
35. Guglielmo L (2004) Le competenze dell'anestesista rianimatore nella gestione della sala operatoria. Quality in Anesthesia 3:21-25
36. Anaesthesia Quality Institute. http://www.aqihq.org/quality.aspx

37. Dexter F, Macario A, Traub RD (1999) Which algorithm for scheduling add-on elective cases maximizes operating room utilization? Use of bin packing algorithms and fuzzy constraints in operating room management. Anesthesiology 91:1491-1500
38. Wright IH, Kooperberg C, Bonar BA et al (1996) Statistical modeling to predict elective surgery time. Anesthesiology 85:1235-1245
39. Glenn DM, Macario A (1999) Management of the operatory room: a new practice opportunity for anesthesiologists. Anesthesiology Clinics of North America 17:365-393

Standardizzare le procedure e audit **15**

Matteo Parotto, Paolo La Guardia, Carlo Ori

15.1 Introduzione

La gestione del rischio clinico (*Clinical Risk Management*, CRM) è un processo complesso, sistematico, di identificazione, valutazione e trattamento dei rischi attuali e potenziali, comunque mai completamente prevenibili, intrinsecamente correlati all'erogazione delle prestazioni sanitarie. Il CRM si prefigge lo scopo di prevenire gli *errori* e diminuire gli *eventi avversi*. Il grado di rischiosità di un sistema (come quello della sala operatoria) dipende da:
- fattori strutturali-tecnologici;
- fattori organizzativo-gestionali;
- fattori umani;
- caratteristiche dell'utenza/fattori esterni.

15.2 Standard Operating Procedures

Nell'ottica della gestione del rischio in *sala operatoria*, un ruolo importante è svolto dalle procedure organizzativo-gestionali, per le quali assume particolare rilievo l'istituzione di procedure operative standardizzate (*Standard Operating Procedures*, SOPs). Esse hanno come obiettivo la standardizzazione del percorso del paziente che accede alla sala operatoria, la definizione di responsabilità clinico-gestionali in ciascuna fase della cura del paziente e dei processi organizzativi per l'effettuazione delle attività sia in elezione, sia in urgenza/emergenza. L'introduzione di SOPs permette di ottenere miglioramenti tangibili nella qualità della pratica clinica, e quindi

C. Ori (✉)
UCO e Scuola di Specializzazione di Anestesia
Rianimazione e Terapia Intensiva
Dipartimento di Medicina, Università degli Studi di Padova

A. Gullo e P. Murabito (a cura di), *Governo clinico e medicina perioperatoria*,
DOI: 10.1007/978-88-470-2793-0_15, © Springer-Verlag Italia 2012

nell'outcome dei pazienti, come dimostrano per esempio esperienze nell'ambito dello shock settico [1] e della cura degli anziani in terapia intensiva [2].

15.2.1 Caratteristiche chiave delle SOPs

- Prevedibilità
  - in termini di costi, tempi, risultati.
- Controllabilità
  - da parte di Direttore di Istituto, assicurazioni, avvocati, pazienti stessi.
- Sicurezza
  - riduzione degli errori;
  - maggior coinvolgimento del personale;
  - presenza di più esecutori tra loro intercambiabili.
- Efficienza
  - miglior pianificazione;
  - miglior gestione dei risultati;
  - minor utilizzo di risorse umane.
- Laboriosità
  - definizione dello standard;
  - stesura della linea guida;
  - messa a punto;
  - aggiornamento.

15.2.2 Come scrivere una SOP

Lo sviluppo di una SOP si articola lungo diversi punti, che vanno affrontati con ordine. Si procederà pertanto a:
1. individuare l'argomento;
2. ottenere l'autorizzazione del responsabile competente;
3. costituire il gruppo di lavoro; in questa fase è essenziale motivare i vari componenti del gruppo;
4. dare inizio alla stesura; importante è stabilire delle *deadlines*, ovvero scadenze per la realizzazione dei vari passi;
5. valutazione;
6. miglioramento;
7. pubblicazione;
8. rivalutazione.

Numerosi enti indipendenti e aziende forniscono servizi di consulenza per la realizzazione di SOPs e di altri sistemi di controllo della qualità.

15.2.3 SOP: vantaggi

- Processo ottimizzato e interdisciplinare
  - basato sulla migliore evidenza clinica;

- buon rapporto costo-efficienza;
- miglioramento della didattica (riproducibilità);
- accelerazione del processo di integrazione del nuovo staff;
- controllo di qualità integrato;
- trasparenza;
- prevenzione della *malpractice*.

15.2.4 Come gestire una SOP

Anche una volta realizzate e messe in pratica, le SOPs richiedono continua attenzione nella gestione. In particolare, è necessario monitorarne l'utilizzo e verificarne costantemente la validità. Se si dimostrano efficaci nella realtà in cui vengono applicate, è indispensabile far sì che esse continuino a essere trasparenti e controllabili, accessibili e comprensibili per nuovi professionisti che entrino a far parte del gruppo in seguito, e che lo standard ottenuto venga mantenuto, e se possibile aggiornato e migliorato. Se i risultati ottenuti con l'introduzione delle SOPs si rivelano negativi, va capito ciò che è alla base dell'insuccesso, e dove risiede il margine di miglioramento. Un ruolo importante in questo processo di valutazione dell'efficacia delle SOPs è svolto dall'*audit*.

15.3 Audit clinico

15.3.1 Che cos'è?

L'*audit clinico* consiste nell'analisi critica e sistematica della qualità delle cure mediche, incluse le procedure utilizzate per la diagnosi e il trattamento, l'utilizzo di risorse e l'outcome che ne risulta, e la qualità di vita per il paziente [3]. Rappresenta un'iniziativa condotta da clinici al fine di migliorare la qualità e gli outcome dell'assistenza attraverso una revisione tra pari strutturata. Per mezzo di essa i sanitari esaminano la propria attività e i propri risultati in confronto a standard espliciti (e desiderati), e la modificano se necessario. Lo strumento dell'audit è impiegato largamente in Gran Bretagna, anche nell'ambito anestesiologico [4-6].

Punti cardine del sistema sono:
- revisione tra pari;
- confidenzialità;
- adesione volontaria, al fine di giungere a un'autoregolamentazione professionale.

Con un'audit ci si pone la domanda: "Stiamo davvero facendo ciò che crediamo sia la cosa migliore, e stiamo davvero facendola nel modo corretto?", a differenza della ricerca, che risponde alla domanda "che cosa dovremmo fare?" [7].

Un'audit può valutare diversi aspetti della cura del paziente:
- struttura delle cure (per esempio, l'esistenza di un ambulatorio per le dipendenze da fumo);

- processo delle cure (per esempio, i tempi di attesa per un appuntamento presso l'ambulatorio per le dipendenze da fumo);
- outcome delle cure (per esempio, il numero di fumatori che smettono di fumare dopo un anno dall'inizio delle cure presso l'ambulatorio specializzato) [8].

15.3.2 Le fasi dell'audit

Un audit si articola in 6 fasi [9]:
1. proposta;
2. pianificazione;
3. svolgimento;
4. conclusione;
5. valutazione;
6. cambiamento.

Proposta
In questa prima fase si procede a stabilire la finalità della revisione, a confrontare i risultati attesi/desiderati e i risultati ottenuti nel processo di cura in questione, a indicare l'oggetto della verifica e a individuare gli standard di riferimento (letteratura, linee guida, metodo di raccolta, consenso). La proposta dovrà quindi contenere un background, una revisione della letteratura, criteri e standard, metodi o protocolli, risultati attesi.

Pianificazione
Comprende la valutazione della proposta da parte del Direttore sanitario, la condivisione e la pianificazione dell'audit, con la previsione di fasi, tempi, responsabilità, competenze, risorse necessarie, definizione della metodologia.

Svolgimento
Comprende la fase organizzativa (convocazione dei partecipanti, descrizione di motivazioni e obiettivi dell'audit e delle regole comuni di comportamento) e la fase operativa (*brainstorming*: sottoporre il caso all'analisi dei partecipanti, proporre soluzioni migliorative).

Conclusione
Prevede un report conclusivo sulla base del modello di pianificazione, coerente con la prospettiva teorica di riferimento, la diffusione del report ai partecipanti e ad altri soggetti eventualmente interessati alla verifica del caso in questione, la raccolta dei commenti dei partecipanti o di altri individui coinvolti nel report finale, la riflessione sulla validità dell'impostazione.

Valutazione
Valutazioni periodiche sulla base di indicatori coerenti con il modello teorico, *eventi sentinella*, valutazione della *soddisfazione dell'utente*. Tutto ciò che viene appreso

e discusso mediante il processo di audit è messo a disposizione dei professionisti interessati. La valutazione può anche definire le raccomandazioni per un ulteriore audit.

Cambiamento

Si procede a selezionare le priorità, e a impostare le azioni di cambiamento (individuando tempi, modi e responsabilità). La messa in atto del cambiamento può richiedere la definizione dei ruoli professionali in rapporto alle azioni mediche, aree di discussione per la diagnosi con altri specialisti, comunicazione fra reparti, comunicazione con il territorio.

15.3.3 Suggerimenti per un audit di successo

Gli audit clinici sostanzialmente consistono in una metodologia di analisi strutturata e sistematica che ha lo scopo di identificare scostamenti rispetto a standard conosciuti di *best practice*. Essi richiedono il coinvolgimento di un team multidisciplinare. Gli audit devono essere trasparenti e non indirizzati a giudicare l'operato dei sanitari. Non si deve mai trascurare l'importanza di sottolineare che gli audit non hanno carattere ispettivo, ma si propongono di individuare criticità suscettibili di miglioramento, non per generare scontri o accuse, ma per ottenere informazioni con le quali pianificare migliorie nelle cure [7]. Devono avere cadenza almeno semestrale, ed essere periodicamente rivalutati in un'ottica di ottimizzazione.

Criteri:
* valutare un obiettivo specifico, definibile, delle cure;
* spesso meglio espresso come un'asserzione (per esempio, il numero di persone con malattia coronarica alle quali è stata controllata la lipidemia nell'ultimo anno);
* i criteri dovrebbero essere basati sull'evidenza ovunque possibile.

Standard
Gli standard [10]:
* descrivono il livello di cura da raggiungere per ogni particolare criterio;
* possono essere di 3 tipi:
  - standard minimo: il minimo livello accettabile di performance; gli standard minimi sono spesso utilizzati per distinguere tra pratiche accettabili e non accettabili;
  - standard ideale: la qualità di cure che sarebbe possibile erogare in condizioni ideali, senza limitazioni;
  - standard ottimale: a metà tra standard minimo e standard ideale; rappresenta lo standard di cure più realisticamente raggiungibile nelle normali condizioni in cui si opera. La scelta di uno standard ottimale come obiettivo richiede il consenso di tutti i membri del team.

Quando si scelgono criteri e standard:
- utilizzare asserzioni non ambigue;
- fare riferimento alla letteratura che indica la pratica corrente e le linee guida;
- scegliere criteri e standard in linea con la pratica corrente.

Raccolta dati:
- identificare chiaramente quali dati è necessario raccogliere, come e in che forma vanno raccolti, e chi è responsabile della raccolta;
- raccogliere soltanto le informazioni assolutamente essenziali.

In generale:
- fornire un'adeguata formazione e il supporto necessario a tutto il personale coinvolto;
- scegliere l'oggetto dell'audit con cura:
  - gli audit hanno più probabilità di successo laddove l'adesione alla pratica raccomandata è bassa;
  - scegliere un oggetto a elevata priorità;
- assicurarsi il supporto dei leader locali;
- coinvolgere tutto il personale rilevante;
- garantire la confidenzialità dei risultati e una cultura del "non biasimare";
- garantire un tempo sufficiente – è di aiuto che all'audit sia destinato un tempo protetto;
- un'accurata raccolta dati, con supporto informatico, è fondamentale;
- scegliere standard realistici (ottimali piuttosto che ideali) sui quali tutto il team è d'accordo;
- fornire un appropriato feedback.
  Può essere utile considerare la pubblicazione del proprio audit [8,11].

15.3.4 È davvero efficace l'audit?

Non vi è una chiara evidenza riguardo alla reale efficacia dell'audit, e dalla letteratura emergono dati a volte contrastanti [12,13]. La presenza di barriere all'esecuzione di un adeguato audit potrebbe essere all'origine della mancanza di efficacia osservata in alcuni studi. È importante superare queste barriere, creando un ambiente in cui l'audit è considerato una priorità da parte dei leader, cosicché sia incoraggiato e supportato; ed è essenziale che sia presente un programma strutturato per l'audit, con un ufficio centrale della direzione ospedaliera che coordina le attività e riporta i risultati nell'insieme. Una delle barriere a un audit di successo più frequentemente chiamate in causa è l'incapacità da parte dell'organizzazione di fornire del "tempo protetto", affinché i sanitari possano prendere parte al progetto [14]. Generalmente, i dati per l'audit sono raccolti retrospettivamente, ma una raccolta prospettica (pur se più complicata) può consentire un immediato feedback a ciascun membro del team, e agire così da stimolo positivo per migliorare o mantenere una determinata pratica [14-16].

15.4 Conclusioni

L'introduzione di procedure operative standardizzate e di audit clinici può contribuire ad ottenere e mantenere miglioramenti della qualità della pratica clinica. Per raggiungere risultati ottimali nell'utilizzo di questi strumenti, sono necessari il coinvolgimento multidisciplinare delle varie figure professionali e il supporto dei vertici della struttura in cui si opera.

Bibliografia

1. Kortgen A, Niederprüm P, Bauer M (2006) Implementation of an evidence-based "standard operating procedure" and outcome in septic shock. Crit Care Med 34:943-949
2. Nachtigall I, Deja M, Tafelski S et al (2008) Adherence to standard operating procedures is crucial for intensive care unit survival of elderly patients. J Int Med Res 36:438-459
3. Parliament (1989) Working for patients. Cm 555. HMSO, London
4. Cook T, Counsell D, Wildsmith J (2009) Major complications of central neuraxial block: report on the Third National Audit Project of the Royal College of Anaesthetists. Br J Anaesth 102:179-190
5. Cook TM, Woodall N, Frerk C (2011) Major complications of airway management in the UK: results of the Fourth National Audit Project of the Royal College of Anaesthetists and the Difficult Airway Society. Part 1: Anaesthesia. Br J Anaesth 106:617-631
6. Cook TM, Woodall N, Harper J, Benger J (2011) Major complications of airway management in the UK: results of the Fourth National Audit Project of the Royal College of Anaesthetists and the Difficult Airway Society. Part 2: intensive care and emergency departments. Br J Anaesth 106:632-642
7. Smith R (1992) Audit and research. BMJ 305:905-906
8. Benjamin A (2008) Audit: how to do it in practice. BMJ 336:1241-1245
9. Confortini MC, Patrini E (2006) Manuale di Risk Management in sanità: processi e strumenti di implementazione. Il Sole 24 Ore, Milano
10. Irvine D, Irvine S (1991) Making sense of audit. Radcliffe Medical Press, Oxford
11. Johnston G, Crombie IK, Davies HT et al (2000) Reviewing audit: barriers and facilitating factors for effective clinical audit. Qual Health Care 9:23-36
12. Jamtvedt G, Young JM, Kristoffersen DT et al (2006) Audit and feedback: effects on professional practice and health care outcomes. Cochrane Database Syst Rev 2:CD000259
13. National sentinel stroke audit 2006 (2007) Prepared on behalf of the Intercollegiate Stroke Working Party. Royal College of Physicians, London
14. National Institute for Health and Clinical Excellence (2002) Principles of best practice in clinical audit. NICE, London
15. Dixon N (1996) Good practice in clinical audit. A summary of selected literature to support criteria for clinical audit. National Centre for Clinical Audit, London
16. Kendall JM, McCabe SE (1996) The use of audit to set up a thrombolysis programme in the accident and emergency department. Emerg Med J 13:49-53

Team perioperatorio 16

Matteo Parotto, Paolo La Guardia, Carlo Ori

16.1 Introduzione

La *sala operatoria* costituisce una struttura ad alta complessità organizzativa, in cui si svolgono attività programmate (elezione) e non (urgenza/emergenza). In essa figure professionali diverse, con formazioni ed esperienze differenti, pur avendo mansioni specifiche si trovano a svolgerle all'interno di un'attività integrata con gli altri operatori, volta alla condotta sicura dell'intervento chirurgico e quindi al benessere del paziente.

16.2 Fattori umani e team performance

La componente dei fattori umani nelle sale operatorie è stata poco documentata, raramente insegnata e quasi mai valutata [1]. Eppure, in un ambiente con interazioni così complesse, e così determinanti per il buon esito delle cure del paziente, i fattori umani paiono giocare un ruolo molto rilevante.

Questi fattori includono la *comunicazione* efficace, la *formazione* e il mantenimento del team, le decisioni cliniche, la gestione delle risorse, la priorità e la distribuzione dei carichi di lavoro e il modo di gestire lo stress. Storicamente, è stata data rilevanza quasi esclusivamente alla componente tecnica delle prestazioni sanitarie, come per esempio la conoscenza, l'abilità e la capacità di esecuzione delle *procedure*. Anche se questi aspetti svolgono un ruolo essenziale, e possono essere oggetto di insegnamenti e programmi di miglioramento della qualità [2], di recente si è realizzata l'importanza dei fattori umani nella *performance* del team nel periodo perioperatorio [3].

Basta pensare infatti che il 70-80% degli incidenti in *anestesia* e in *chirurgia* sono dovuti a problematiche legate all'interazione interpersonale [4-6]. Quando si

C. Ori (✉)
UCO e Scuola di Specializzazione di Anestesia
Rianimazione e Terapia Intensiva
Dipartimento di Medicina, Università degli Studi di Padova

A. Gullo e P. Murabito (a cura di), *Governo clinico e medicina perioperatoria*,
DOI: 10.1007/978-88-470-2793-0_16, © Springer-Verlag Italia 2012

analizzano gli *errori medici*, nella maggior parte dei casi si giunge alla conclusione che essi sono dovuti al fallimento di un'appropriata comunicazione tra membri del team di sanitari [6].

Nell'ambito della *medicina perioperatoria*, in cui l'incidenza di errori è più alta che in altri settori, si è osservato che le informazioni critiche sono trasferite tra le varie figure del team spesso in modo inadeguato, e la tensione nella comunicazione tra membri del team è elevata (per esempio, risulta frequente nelle sale operatorie la comunicazione di tipo offensivo, verbale e non verbale) [7,8]. La JCAHO (Joint Commission on Accreditation of Healthcare Organization) 2004 National Patient Safety Goals si è focalizzata sul problema degli *errori chirurgici*, sottolineando la necessità di un coinvolgimento attivo e di un'efficace comunicazione tra tutti i membri del team chirurgico come componente essenziale della sicurezza del paziente in sala operatoria [9].

Il concetto di lavoro di squadra (*team work*) è stato approfonditamente studiato in aviazione, attingendo ampiamente a nozioni della psicologia sociale e cognitiva, ed è basato sulla comprensione del fatto che il comportamento del team può sia causare l'errore sia proteggere da esso [10].

16.3   Che cosa influenza la performance del team

Tra i fattori principali che determinano le performance del team, la *formazione* e la preparazione del personale e un elevato livello di comunicazione rappresentano il "cuore" dell'attività. Già nel 1995, Schaefer e colleghi hanno descritto un modello che rappresenta i determinanti della performance in sala operatoria [3]. Esso include fattori individuali, organizzativi e ambientali che sono strettamente interdipendenti e interagenti nella produzione di un risultato (outcome) finale. Questo modello prevede un outcome primario rappresentato, ovviamente, dalla sicurezza ed efficienza del proprio operato, e un outcome secondario, rappresentato dalla realizzazione di un team che sia gratificato e ben motivato professionalmente.

I vari fattori sono legati tra loro da un sistema di feedback. I risultati (negativi o positivi) possono modificare le caratteristiche dei fattori di input (d'ingresso) e queste variazioni possono a loro volta alterare i fattori successivi come la performance del team.

Fattori
1. Fattori di input:
   • norme organizzative;
   • clima istituzionale/ambiente;
   • attitudini individuali;
   • personalità/motivazione;
   • condizioni fisiche;
   • composizione del team;

- condizioni del paziente;
- disponibilità di tempo.
2. Fattori di performance:
   - formazione del team;
   - gestione del team;
   - procedure tecniche;
   - capacità di comunicazione;
   - processi decisionali;
   - conoscenza della situazione;
   - risoluzione di conflitti.

Risultati
1. Risultati del team:
   - sicurezza del paziente;
   - efficienza del team.
2. Risultati individuali e dell'organizzazione:
   - attitudine;
   - morale;
   - sviluppo professionale.

Alcuni fattori di input sono più facilmente modificabili: la personalità e le attitudini individuali sono difficili da cambiare, ma più accurati metodi di selezione possono portare alla scelta di personale più idoneo da questo punto di vista. L'organizzazione della sala operatoria può essere migliorata, talvolta con misure relativamente semplici. Gli atteggiamenti verso l'adeguata gestione della sala operatoria però rappresentano un altro fattore critico.

Questi atteggiamenti sono particolarmente importanti perché influenzano l'interfaccia tra anestesisti, chirurghi, infermieri. È ben noto, anche grazie a ricerche nel campo dell'aviazione, che se sottogruppi hanno visioni differenti o se non c'è accordo tra i vari individui sul management appropriato e sulle strategie comportamentali, è improbabile che il team funzioni [11].

Tra i fattori di performance, la comunicazione svolge un ruolo senz'altro essenziale (come accennato sopra), nonostante la poca attenzione ricevuta in passato. Per esempio i *briefings*, molto utilizzati in aviazione, ma quasi mai considerati in medicina perioperatoria, forniscono un'utile base per una comunicazione aperta ed efficace [3]. L'appropriata comunicazione tra le varie figure professionali conduce a un valido trasferimento di informazioni essenziali e a una buona capacità di risoluzione dei conflitti interpersonali: alcuni studi hanno mostrato come i team di sala operatoria possano imparare in modo proficuo tali aspetti, e su di essi pertanto bisognerebbe investire. L'ottenimento di buoni risultati da parte del team, come per esempio un miglioramento della produttività e della sicurezza del paziente, aumenta la soddisfazione e migliora lo stato d'animo dei singoli, agendo da ulteriore stimolo in un circolo virtuoso che persegue l'eccellenza nella qualità delle prestazioni [3].

16.4 Come migliorare la performance del team

Attingendo all'esperienza accumulata in altri ambiti professionali, si evincono alcuni passaggi critici per migliorare la performance del team di sala operatoria [3].

1. È necessaria una valutazione periodica e sistematica delle prestazioni del team
   così come degli atteggiamenti del personale. I risultati di queste valutazioni devono essere utilizzati sia per il controllo di qualità sia per fornire un consistente feedback agli operatori sanitari.
2. Il direttivo dovrebbe utilizzare i dati delle valutazioni periodiche per individuare e risolvere criticità organizzative che influenzano il funzionamento della sala operatoria, e per dimostrare la loro intenzione di ottenere miglioramenti.
3. I dati emersi dalle valutazioni dovrebbero fornire la base per la stesura di programmi formativi che coinvolgano tutto il personale.
4. I trend delle prestazioni e degli atteggiamenti dovrebbero consentire di individuare re-training focalizzati.
5. La selezione del personale dovrebbe basarsi non solo sulle capacità tecniche,
   ma anche su alti livelli di capacità di interazione interpersonale.

16.5 Come condurre la formazione al "team work"

Anche se il *team training* sta ottenendo sempre maggiore attenzione in ambito sanitario [12-14], è verosimile pensare che molto ancora andrà mutuato dall'esperienza
dell'aviazione, nella quale il team training è già da tempo obbligatorio sia negli Stati Uniti che in Europa [15,16]. In essa l'educazione del team si incentra sul miglioramento delle capacità di comunicazione, delle *qualità dirigenziali* (*leadership*),
della distribuzione del carico di lavoro, della gestione della vigilanza e dello stress,
della conoscenza dei ruoli e delle capacità di ciascun membro del team, e sull'utilizzo del briefing e dell'autocritica.

Questi concetti hanno portato allo sviluppo anche in ambito sanitario di programmi del tipo *Crew Resource Management Training* (educazione alla gestione
delle risorse del team), già utilizzati in aviazione. Recentemente, Reader e Cuthberson [16] hanno suggerito una serie di passaggi chiave nell'istituzione di un programma di educazione al lavoro di squadra in sanità.

1. Condurre un'analisi delle necessità formative. È necessario individuare i comportamenti del proprio team, valutando la discrepanza tra la performance attuale
   e quella desiderata.
2. Sviluppare gli obiettivi della *formazione*. Si dovrebbero dichiarare in modo esplicito tali obiettivi, in modo da poter indicare quali misure dell'efficacia del training verranno utilizzate.
3. Scegliere il metodo educativo. Vi sono svariati tipi di metodi per la formazione (istruzione, dimostrazione, formazione basata sulla pratica), la scelta dei quali
   dipende dall'obiettivo del training. Importante è la scelta del tipo di metodo,

anche in dipendenza dalle risorse locali (per esempio, presenza o meno di simulatori ad alta fedeltà e di docenti).

4. Sviluppare la strategia della formazione, che deve essere coerente con gli obiettivi dell'educazione. Potrebbe per esempio includere un'introduzione sui concetti del team work, una fase pratica sulle capacità di team work, e la programmazione di *re-training* periodici per rafforzare e mantenere i concetti appresi.

5. Mettere in atto la formazione. Essenziale è il supporto dei dirigenti locali al programma di formazione. Si deve costantemente monitorare la qualità del programma educativo, riadattare il programma ogni volta che sia necessario.

6. Valutazione del programma di formazione. È importante misurare l'impatto sia sui singoli individui (per esempio, atteggiamento, conoscenza e osservanza nella pratica clinica) sia sull'organizzazione (per esempio, incidenza di *eventi avversi*) [16].

Nel Regno Unito, il servizio sanitario nazionale (National Health Service, NHS) ha recentemente sviluppato un programma rivolto a tutto il personale di *sala operatoria*, con l'obiettivo di introdurre un cambiamento culturale, e migliorare la sicurezza, l'efficienza e la qualità delle cure coinvolgendo i team di sala operatoria e mettendoli nelle condizioni di cambiare il loro modo di lavorare. Un ampio capitolo di questo programma è rivolto al *teamwork*, per perseguire il miglioramento del lavoro multidisciplinare nelle sale operatorie, con la messa a punto di programmi di educazione ai fattori umani e di tecniche di comunicazione come *briefing*, *debriefing* e *time-out* (si veda anche il Capitolo 16 di questo volume) [17].

16.6 Conclusioni

La sala operatoria rappresenta un ambiente stressante, complesso, a elevato rischio, in cui diverse figure professionali svolgono mansioni differenti, volte a ottenere un risultato comune, cioè il benessere del paziente. In tale ambiente, un efficace lavoro di squadra risulta essenziale per la sicurezza degli interventi chirurgici e per la produttività del sistema. In quest'ottica è fondamentale l'educazione dei professionisti al team work.

Bibliografia

1. Howard SK, Gaba DM, Fish KJ et al (1992) Anesthetic crisis resource management training: teaching anesthesiologists to handle critical incidents. Aviat Space Environ Med 63:763-770
2. Hopkins A (1990) Measuring the quality of medical care. Royal College of Physicians of London
3. Schaefer HG, Helmreich RL, Scheidegger D (1995) Safety in the operating theatre – part 1: interpersonal relationships and team performance. Curr Anaesth Crit Care 6:48-53

4. Cooper JB, Newbower RS, Long CD, McPeek B (1978) Preventable anesthesia mishaps: a study of human factors. Anesthesiology 49:399-406

5. Buck N, Devlin HB, Lunn JN (1987) The report of a confidential enquiry into perioperative deaths. The Nuffield Provincial Trust and The Kings Fund, London

6. Williamson JA, Webb RK, Sellen A et al (1993) Human failure: an analysis of 2000 incident reports. Anaesth Intensive Care 21:678-683

7. Lingard L, Reznick R, Espin S et al (2002) Team communications in the OR: talk patterns, sites of tension, and implications for novices. Acad Med 77:37-42

8. Larson BA, Martinson DJ (1990) Words can hurt. AORN J 52:1238-1241

9. Joint Commission on Accreditation of Healthcare Organizations (2003) Comprehensive accreditation manual for hospitals: the official handbook. The Commission, Oak Book

10. Reason J (2000) Human error: models and management. BMJ 320:768-770

11. Helmreich RL, Foushee HC, Benson R, Russini R (1986) Cockpit management attitudes: exploring the attitude-performance linkage. Aviat Space Environ Med 57:1198-1200

12. Thomas EJ, Sexton B, Helmreich RL (2004) Translating teamwork behaviours from aviation to healthcare: development of behavioural markers for neonatal resuscitation. Qual Saf Health Care 13:57-64

13. Reader T, Flin R, Mearns K, Cuthbertson B (2009) Developing a team performance framework for the intensive care unit. Crit Care Med 35:1787-1793

14. Valentin A, Bion J (2007) How safe is my intensive care unit? An overview of error causation and prevention. Curr Opin Crit Care 13:697-702

15. Helmreich RL (2000) On error management: lessons from aviation. BMJ 320:781-785

16. Reader TW, Cuthberson BH (2011) Teamwork and team training in the ICU: where do the similarities with aviation end? Critical Care 15:313

17. The Productive Operating Theatre. NHS Institute for Innovation and Improvement. http://www.institute.nhs.uk/quality_and_value/productivity_series/the_productive_operating_theatre.html. Accessed 30 November 2011

Checklist

17

Matteo Parotto, Paolo La Guardia, Carlo Ori

17.1 Introduzione

Il 30 ottobre 1935, presso il Wright Air Field a Dayton, Ohio, l'US Army Air Corps organizzò una competizione tra produttori di velivoli per la fornitura di un bombardiere a lungo raggio di nuova generazione. Già nelle valutazioni iniziali, la Boeing Corporation, con il nuovo Model 299 in lega d'alluminio, surclassava i disegni della concorrenza.

Una piccola folla di militari dell'esercito e responsabili di produzione guardarono il test di rullaggio del Model 299 sulla pista. Era elegante e imponente, con un'apertura alare di 103 piedi e quattro motori sporgenti dalle ali, anziché i soliti due. L'aereo ruggì lungo la pista, si sollevò dolcemente salendo a trecento metri, poi ci fu un improvviso stallo d'ala e l'aereo si schiantò in un'esplosione di fuoco. Due dei cinque membri dell'equipaggio morirono, compreso il pilota sperimentatore, il maggiore P. Hill. Un'indagine rivelò che non vi fu guasto meccanico e che l'incidente fu causato da "un errore del pilota".

Notevolmente più complesso dei velivoli fino ad allora prodotti, il nuovo aereo richiedeva al pilota un carico di lavoro maggiore rispetto ai precedenti: controllare i parametri dei quattro motori, un carrello retrattile, nuovi ipersostentatori alari, flap elettrici ed eliche a velocità costante, il cui passo era da regolare manualmente con i comandi idraulici. Mentre faceva tutto questo, l'esperto pilota Hill si dimenticò di rilasciare il meccanismo di blocco dei comandi di coda. Il modello di Boeing fu ritenuto, come scritto da un giornale, "un aereo troppo complesso da far volare per un uomo".

A seguito di questo incidente, l'Army Air Corps dichiarò vincitore il progetto di una ditta concorrente e come conseguenza la Boeing andò quasi in bancarotta. L'esercito tuttavia acquistò degli esemplari del Model 299 per dei test, e alcuni addetti ai lavori si convinsero che si poteva far volare l'aereo. Così, un gruppo di piloti collaudatori si riunì per decidere cosa si potesse fare per risolvere il problema della

C. Ori (✉)
UCO e Scuola di Specializzazione di Anestesia
Rianimazione e Terapia Intensiva
Dipartimento di Medicina, Università degli Studi di Padova

A. Gullo e P. Murabito (a cura di), *Governo clinico e medicina perioperatoria*,
DOI: 10.1007/978-88-470-2793-0_17, © Springer-Verlag Italia 2012

"complessità di volo". Avrebbero potuto richiedere ai piloti del Model 299 di sottoporsi a un più arduo e complesso addestramento, ma era difficile immaginare di raggiungere un livello di esperienza e competenza pari a quella posseduta da Hill, che era stato US Army Air Corps Chief of Flight Testing. Si avvicinarono invece con un approccio semplice e intelligente: crearono la *Pilot's checklist*, che passo passo faceva fare ai piloti alcuni controlli per ogni singola fase di volo.

Questo nuovo aereo era troppo complicato per essere gestito dalla memoria di un singolo pilota, per quanto esperto egli fosse. Con la checklist in mano, però, i piloti volarono con il Model 299 per un totale di 1,8 milioni di miglia senza un solo incidente. Con questo piccolo stratagemma, infatti, fu possibile far volare la "Fortezza Volante" (così fu ribattezzato il Model 299), la quale consentì all'esercito americano di acquisire un vantaggio aereo decisivo nella Seconda guerra mondiale [1]. Da allora in poi l'idea della checklist pervase il mondo dell'aviazione, ulteriormente affinata e adattata a varie situazioni, equipaggi e velivoli. Quest'idea fu in seguito mutuata da altre industrie a elevato rischio e complessità, come per esempio l'industria nucleare e, più recentemente, la medicina.

17.2   Checklist in medicina perioperatoria

La chirurgia rappresenta una parte importante delle cure sanitarie [2]. Tuttavia, su di essa grava un'elevata incidenza di complicanze maggiori e di mortalità perioperatoria. Una review sistematica ha mostrato che 1 paziente ogni 150 ricoverati in ospedale muore in conseguenza di un *evento avverso*, e che quasi i due terzi di questi eventi sono collegati a trattamenti chirurgici [3].

I dati emersi da studi in merito suggeriscono che almeno metà di tali complicanze possono essere prevenute [4,5]. Analizzando il problema, si nota che parte della questione risiede in una cultura e in una pratica medica che enfatizzano la capacità e le doti personali del clinico come le principali armi contro l'*errore*. L'inferenza che ne deriva è che la *qualità* e la *sicurezza* possano essere conseguite se il medico possiede integrità, si preoccupa per il proprio paziente, e lavora e studia duramente.

Un crescente numero di studi di settore mette però in risalto che la grande maggioranza degli *errori medici* (più dell'80%) deriva dal sistema, nel senso che falle nel sistema pongono persone capaci a rischio di errore [6]. Infatti, molti esperti suggeriscono che solo il 5% degli errori medici siano legati a incompetenza o superficialità nel trattamento fornito, mentre il 95% degli errori che esitano in un danno per il paziente coinvolgono curanti coscienziosi e competenti [7]. Con l'idea della checklist, l'industria dell'aviazione ha abbracciato i concetti di procedure standardizzate, linee guida, protocolli. Le azioni critiche sono controllate e ricontrollate. Diminuendo la variabilità, sono aumentate la prevedibilità e la sicurezza, una ricetta che ha cominciato a guadagnare interesse in medicina [6].

Di fatto, tale ricetta è stata applicata rigorosamente dagli anestesisti in un processo, volto a ridurre le complicanze, cominciato oltre 50 anni fa [8]. Alcuni studi pilota (sia mediante simulatori ad alta fedeltà sia clinici) sull'utilizzo di checklist in sala operatoria ne hanno messo in luce la potenziale efficacia nel migliorare la sicurezza perioperatoria [9,10].

Un intervento più sistematico è stato quindi messo in atto dall'Organizzazione Mondiale della Sanità (OMS), la quale ha sviluppato linee guida che identificano svariate raccomandazioni atte ad assicurare la sicurezza dei pazienti in chirurgia [11]. Sulla base di tali raccomandazioni, e in collaborazione con l'OMS stessa, un gruppo (*Safe Surgery Saves Lives group*) guidato dal chirurgo americano Atul Gawande ha ideato una checklist proprio con l'intento di fornire uno strumento applicabile in ogni parte del globo per ridurre l'incidenza di complicanze maggiori in chirurgia [12]. In sostanza, l'idea di questo gruppo è di condurre controlli sistematici in tre fasi del periodo perioperatorio: *sign in*, ovvero all'ingresso del paziente in sala operatoria, prima dell'induzione dell'anestesia; *time out*, dopo l'induzione dell'anestesia e prima dell'incisione chirurgica; *sign out*, prima che il paziente lasci la sala operatoria. I suddetti controlli vengono effettuati mediante conferma orale da parte dei membri del team perioperatorio.

Per testare la validità della loro idea, Gawande e collaboratori hanno ideato uno studio prospettico multicentrico, condotto in 8 centri nel mondo rappresentanti differenti substrati socioeconomici. In questi ospedali, l'adozione della checklist sopraindicata ha permesso di raggiungere risultati importanti. Infatti, l'incidenza di complicanze chirurgiche è scesa dall'11 al 7%, e la mortalità dall'1,5 allo 0,8% dopo l'introduzione della checklist [12]. Anche in considerazione dell'impatto mostrato da Gawande e collaboratori (una riduzione di mortalità simile a quella da loro osservata significherebbe salvare migliaia di vite ogni anno solo in Italia), le raccomandazioni stilate dall'OMS hanno guadagnato notevole rilievo in ambito internazionale, e numerosi organismi e società nazionali hanno recepito tali raccomandazioni, talvolta fornendo ulteriori modifiche.

Per esempio, l'agenzia nazionale per la sicurezza dei pazienti del Regno Unito (National Patient Safety Agency, NPSA) ha recentemente adattato alla propria realtà la checklist dell'OMS, esortando ufficialmente (*national alert*) i sanitari a utilizzarla per tutti i pazienti sottoposti a interventi chirurgici in Inghilterra e nel Galles [13]. Similmente, nell'ottobre del 2009, il Ministero del Lavoro, della Salute e delle Politiche sociali della Repubblica italiana ha pubblicato un documento dal titolo "Manuale per la Sicurezza in sala operatoria: Raccomandazioni e Checklist", raccomandandone l'adozione e le conseguenti azioni di monitoraggio da parte di Regioni, Province autonome e Aziende sanitarie [14]. Questo documento è stato sviluppato in collaborazione, tra gli altri, con la Società Italiana di Anestesia Analgesia Rianimazione e Terapia Intensiva (SIAARTI), la quale ne ha promosso la diffusione presso i propri membri [15].

17.3 Come è composta la checklist

La checklist ideata dall'OMS include 19 elementi suddivisi, come accennato sopra, in tre fasi: *sign in*, *time out*, *sign out* [11]. Anche la checklist introdotta dal

Ministero sulla base delle raccomandazioni dell'OMS riprende tale suddivisione in 3 fasi. Esse sono state adattate alla realtà nazionale italiana, con inoltre l'aggiunta, rispetto ai 19 item dell'OMS, di un ulteriore passaggio riguardante il controllo del piano per la profilassi del tromboembolismo venoso. La checklist così sviluppata comprende quindi 20 item, che riguardano i controlli da effettuare nel corso del periodo perioperatorio, riportati in una scheda con le relative caselle che gli operatori dovranno contrassegnare dopo l'avvenuto controllo [14].

17.4 Le tre fasi della checklist

17.4.1 Prima fase: sign in
Prima dell'induzione dell'anestesia, alla presenza di tutti i componenti dell'équipe

Questa fase si svolge prima dell'induzione dell'anestesia. È necessario che siano presenti tutti i componenti dell'équipe e prevede l'esecuzione dei seguenti controlli:
- conferma da parte del paziente di *identità*, *procedura*, *sito* e *consenso*; nota: se il paziente, per la propria condizione clinica o per età, non è in grado di rispondere alle domande poste sulla corretta identificazione, è necessario coinvolgere i familiari o altre persone in grado di rispondere correttamente;
- *sito chirurgico* marcato (ovvero che tale controllo non sia applicabile al tipo di intervento chirurgico previsto);
- controlli per la sicurezza dell'anestesia (gestione paziente, farmaci e presidi, apparecchiature);
- corretto posizionamento e funzionamento del pulsossimetro;
- identificazione *rischi di allergie*;
- identificazione rischi di difficoltà di gestione delle vie aeree o di aspirazione;
- identificazione rischi di *perdite ematiche*.

17.4.2 Seconda fase: time out
Dopo l'induzione dell'anestesia e prima dell'incisione chirurgica, alla presenza di tutti i componenti dell'équipe

Il time out è un breve momento di "pausa chirurgica" che si svolge dopo l'induzione dell'anestesia e prima dell'incisione cutanea.
Prevede i controlli di seguito elencati.
- Presentazione dell'équipe. Ciascun componente si presenta, enunciando il proprio nome e il proprio ruolo. Se tale presentazione è già avvenuta nel corso della giornata operatoria, può essere sufficiente che ognuno confermi di conoscere tutti gli altri componenti dell'équipe.
- Chirurgo, anestesista e infermiere confermano il paziente, il sito, la procedura e il corretto posizionamento.

- Anticipazione delle criticità da parte del *chirurgo*.
- Anticipazione delle criticità da parte dell'*anestesista*.
- Anticipazione delle criticità da parte dell'*infermiere di sala operatoria*.
- Conferma dell'esecuzione della *profilassi antibiotica* nei 60 minuti precedenti.
- Corretta visualizzazione delle immagini diagnostiche necessarie.

17.4.3 Terza fase: sign out
Durante o immediatamente dopo la chiusura della ferita chirurgica e prima che il paziente abbandoni la sala operatoria, alla presenza di tutti i componenti dell'équipe

L'obiettivo del *sign out* è facilitare l'appropriato trasferimento delle informazioni all'équipe e al personale responsabile per l'assistenza del paziente nel postoperatorio.
Comprende i seguenti controlli:
- conferma del nome della procedura effettuata e sua registrazione;
- conferma del corretto conteggio finale di garze, bisturi, aghi e altro strumentario chirurgico;
- conferma della corretta etichettatura di eventuali campioni chirurgici (compresi descrizione del campione e dati anagrafici del paziente);
- conferma di eventuali problemi o malfunzionamenti emersi nell'utilizzo dei dispositivi, e loro identificazione e opportuna segnalazione;
- chirurgo, anestesista e infermiere revisionano gli aspetti importanti e gli elementi critici per la gestione dell'assistenza postoperatoria;
- conferma del piano per la profilassi del tromboembolismo venoso.

La checklist compilata può essere collocata nella documentazione clinica del paziente, oppure archiviata per la valutazione della qualità degli interventi [14].

17.5 Come introdurre e mettere a punto l'utilizzo della checklist nella propria realtà

Per favorire l'introduzione e l'utilizzo della checklist in ciascuna realtà, nelle raccomandazioni ministeriali viene consigliata la designazione di un coordinatore tra i componenti dell'équipe operatoria, il quale sarà responsabile della verifica dei controlli da parte dei rispettivi componenti dell'équipe. Tale coordinatore, dopo aver accertato l'avvenuto controllo, si farà carico di contrassegnare la casella del relativo item, consentendo il passaggio all'item successivo. Il documento dell'OMS suggerisce la designazione dell'infermiere di sala operatoria come responsabile dell'esecuzione della checklist.
La maggioranza dei controlli viene effettuata verbalmente. In ciascuna fase è importante creare un ambiente lavorativo che faciliti il compito del coordinatore; l'équipe operatoria deve agevolare e collaborare con il coordinatore nello svolgimento dei controlli previsti. L'OMS e la NPSA forniscono dei video esplicativi sull'utilizzo della checklist [16,17].

17.6 Adattamento della checklist alla propria organizzazione

Già nella versione promulgata dall'OMS, la checklist è intesa come non esaustiva, ed è raccomandato il suo adattamento a ciascuna realtà locale. Questo aspetto viene ripreso anche dalle raccomandazioni ministeriali italiane, in cui si ricorda come sia possibile/utile arricchire la checklist secondo particolari esigenze locali o specifiche procedure [14]. Viene sottolineata comunque l'importanza di non rendere troppo complessa la gestione e la praticabilità dei controlli stessi.

17.7 Difficoltà nell'implementazione della checklist

L'efficace implementazione della checklist richiede pratica e un notevole impegno individuale. Alcuni professionisti potrebbero sentirla come un'imposizione, o una perdita di tempo. Probabilmente, una parte cospicua dei controlli previsti dalla checklist viene già effettuata comunemente in molte sale operatorie: raramente però essi vengono seguiti in modo costante e affidabile.

Per questo è importante puntualizzare che la checklist va intesa come uno strumento per il team perioperatorio, atto a definire efficacemente un set di priorità che possano migliorare il lavoro del gruppo e la sicurezza del paziente. Essa non deve essere incentrata su un mero esercizio di contrassegno delle caselle, ma volta a migliorare intenzionalmente il modo in cui il team comunica, agisce e si assicura che ciò che deve avvenire avvenga. Seguendo tali indicazioni si può migliorare inoltre il vissuto di ciascun membro del team [13]. In quest'ottica, scopo della checklist è di assicurare la promozione di una cultura che valorizzi il perseguimento della sicurezza in chirurgia. Di fondamentale importanza pertanto risulta un adattamento della checklist a ciascuna realtà locale, e indispensabile è il coinvolgimento e il supporto dei leader locali (per esempio la Direzione sanitaria, i Direttori dei servizi di Anestesia, Chirurgia e infermieristico), che dovrebbero esserne utilizzatori in prima persona, e interessarsi direttamente del regolare processo di messa a punto. Come sottolineato dalla stessa OMS, la checklist è stata utilizzata con successo in realtà molto diverse fra loro, facendo ben pensare che con dedizione, pratica ed educazione si possa conseguire l'efficace messa a punto di questo strumento, e con essa ottenere una maggiore sicurezza della pratica chirurgica.

17.8 Ulteriori sviluppi e direzioni future

Muovendosi dai presupposti messi in luce da Gawande, ma prendendo in considerazione anche il fatto che la maggior parte (dal 53 al 70%) degli errori in chirurgia avviene al di fuori della sala operatoria, prima e dopo l'intervento [18,19], un gruppo olandese ha portato a termine un progetto (denominato *Surgical Pa-*

tient Safety System, SURPASS) che prevedeva la messa a punto di una checklist multidisciplinare comprendente ogni parte del percorso chirurgico del paziente [20]. Il loro studio, che ha coinvolto 11 ospedali in Olanda, ha mostrato una riduzione del numero di complicanze del 10,6%, con una mortalità scesa dall'1,5% allo 0,8%, dopo l'introduzione del suddetto sistema di sicurezza. Inoltre, nell'indagine olandese si è visto che maggiore era la compliance con la checklist, minore l'incidenza di complicanze.

La differenza del sistema SURPASS rispetto a quanto proposto finora dall'OMS risiede principalmente nell'estensione dei controlli a tutto il percorso perioperatorio del paziente chirurgico. La checklist messa a punto da de Vries e collaboratori, suddivisa anch'essa in diverse parti, coinvolge la cura del paziente fin dal reparto ospedaliero, prima dell'ingresso in sala operatoria, e ne segue il periodo perioperatorio, includendo controlli all'ingresso in sala operatoria; nel postoperatorio, prima dell'uscita dalla sala operatoria, durante lo stazionamento in *recovery room* o in terapia intensiva postoperatoria, al ritorno in reparto e, infine, alla dimissione dall'ospedale. Il coinvolgimento nello svolgimento dei controlli previsti è naturalmente multidisciplinare, e riguarda fondamentalmente tutto il personale che ha in cura il paziente [20]. Anche se positive, quelle dei gruppi Safe Surgery Saves Lives e Surpass sono da considerarsi come le prime esperienze nell'ambito delle checklist applicate alla medicina perioperatoria.

La ricerca nel prossimo futuro dovrà essere mirata a definire ulteriormente il disegno ottimale della checklist (in termini sia di contenuti sia dell'ordine di svolgimento, sia in termini di personale coinvolto sia di leader designato), le strategie per la sua introduzione e messa a punto in ciascuna realtà e le vie ottimali per l'educazione dei professionisti coinvolti. Inoltre, checklist applicabili a particolari situazioni, come negli eventi critici in sala operatoria (per esempio *ipertermia maligna*, emorragia massiva inattesa e altri eventi rari), potranno essere sviluppate e testate in futuro [21]. Tutto questo senza dimenticare un adeguato *audit*, per monitorare costantemente i risultati ottenuti, e quelli mancati.

17.9 Conclusioni

L'introduzione di una checklist in medicina perioperatoria può essere un importante strumento per ridurre l'incidenza di errori in questo ambito delicato e complesso. A tal fine, nel 2009, il Ministero del Lavoro, della Salute e delle Politiche sociali della Repubblica italiana ha pubblicato delle raccomandazioni per l'adozione e le conseguenti azioni di monitoraggio delle checklist in sala operatoria. L'efficace messa a punto di questo strumento richiede pratica e un notevole impegno individuale, pertanto per la gestione delle checklist in sala operatoria risulta essenziale il coinvolgimento di tutte le figure professionali, in un clima di fattiva collaborazione.

Bibliografia

1. Schamel J (2011) How the Pilot's checklist came about. Flight Service History. http://www.atchistory.org/History/checklst.htm
2. Weiser TG, Regenbogen SE, Thompson KD et al (2008) An estimation of the global volume of surgery: a modelling strategy based on available data. Lancet 372:139-144
3. de Vries EN, Ramrattan MA, Smorenburg SM et al (2008) The incidence and nature of in-hospital adverse events: a systematic review. Qual Saf Health Care 17:216-223
4. Gawande AA, Thomas EJ, Zinner MJ, Brennan TA (1999) The incidence and nature of surgical adverse events in Colorado and Utah in 1992. Surgery 126:66-75
5. Kable AK, Gibberd RW, Spigelman AD (2002) Adverse events in surgical patients in Australia. Int J Qual Health Care 14:269-276
6. Welch SJ (2007) From aviation to anesthesia: creating a culture of safety. EMN 19:32
7. Leonard M (2004) Achieving safe and reliable healthcare. Health Administration Press. Chicago
8. Cooper JB, Newbower RS, Kitz RJ (1984) An analysis of major errors and equipment failures in anesthesia management: considerations for prevention and detection. Anesthesiology 60:34-42
9. Hart EM, Owen H (2005) Errors and omissions in anesthesia: a pilot study using a pilot's checklist. Anesth Analg 101:246-250
10. Lingard L, Espin S, Rubin B et al (2005) Getting teams to talk: development and pilot implementation of a checklist to promote interprofessional communication in the OR. Qual Saf Health Care 14:340-346
11. World Alliance for Patient Safety (2008) WHO guidelines for safe surgery. Geneva: World Health Organization. http://www.who.int/patientsafety/safesurgery/ss_checklist/en
12. Haynes AB, Weiser TG, Berry WR et al (2009) A surgical safety checklist to reduce morbidity and mortality in a global population. N Engl J Med 360:491-499
13. Patient Safety Alert UPDATE (2009) WHO Surgical Safety Checklist. National Patient Safety Agency. NPSA/2009/PSA002/U1 http://www.nrls.npsa.nhs.uk/resources/collections/10-for-2010/five-steps-to-safer-surgery/?entryid45=59860
14. Ministero del Lavoro, della Salute e delle Politiche Sociali (2009) Manuale per la sicurezza in sala operatoria: Raccomandazioni e checklist. http://www.salute.gov.it/imgs/C_17_pubblicazioni_1119_allegato.pdf
15. http://www.siaarti.it/documenti/documenti.php?page=documenti
16. http://www.who.int/patientsafety/safesurgery/en/index.html
17. http://www.nrls.npsa.nhs.uk/patient-safety-videos/how-to-do-the-who-surgical-safety-checklist
18. Greenberg CC, Regenbogen SE, Studdert DM et al (2007) Patterns of communication breakdowns resulting in injury to surgical patients. J Am Coll Surg 204:533-540
19. Griffen FD, Stephens LS, Alexander JB et al (2007) The American College of Surgeons' closed claims study: new insights for improving care. J Am Coll Surg 204:561-569.
20. de Vries EN, Prins HA, Crolla RM et al (2010) Effect of a comprehensive surgical safety system on patient outcomes. N Engl J Med 363:1928-1937
21. Ziewacz JE, Arriaga AF, Bader AM et al (2011) Crisis checklists for the operating room: development and pilot testing. J Am Coll Surg 213:212-217

Ottimizzare l'utilizzo della sala operatoria 18

Luigi Beretta, Stefano Turi, Laura Pasin

18.1 Introduzione

In molte strutture ospedaliere l'attività svolta in sala operatoria rappresenta il motore economico e la forza trainante dell'intera opera clinica [1]. Considerando questa premessa, appare evidente come siano stati molteplici i tentativi di ottimizzare la gestione dei blocchi operatori, mantenendo al contempo elevati standard qualitativi nella cura dei pazienti.

In questo capitolo prenderemo in considerazione diversi metodi studiati per incrementare l'efficienza dell'attività chirurgica. È opportuno sottolineare come in molti casi si tratti di valutazioni generali, che devono poi essere adattate a ogni singola realtà ospedaliera. È necessario, infatti, impiegare una strategia di ottimizzazione dell'attività clinica in funzione delle risorse umane ed economiche a disposizione. In primo luogo dobbiamo prendere in considerazione i differenti momenti in cui l'attività del blocco operatorio viene sviluppata [2]. Al di là del tempo chirurgico effettivo, riconducibile all'esecuzione dell'intervento stesso, possiamo individuare diverse fasi temporali: quella inerente l'anestesia, sia essa generale o locoregionale, e la preparazione e il posizionamento del paziente, poi quella riconducibile alla fase del turn over, cioè il tempo che intercorre dal momento in cui il paziente viene portato fuori dalla sala a quello in cui un nuovo operando raggiunge la stessa sala. Ogni singola fase temporale è suscettibile di considerazioni specifiche volte a ottenerne un adeguato miglioramento.

18.2 La fase operatoria

La fase operatoria, come detto, è quella che riguarda l'esecuzione dell'intervento chirurgico programmato. La sua durata risulta strettamente dipendente dall'abilità

L. Beretta (✉)
UCO e Scuola di Anestesia e Rianimazione
IRCCS San Raffaele, Milano

A. Gullo e P. Murabito (a cura di), *Governo clinico e medicina perioperatoria*,
DOI: 10.1007/978-88-470-2793-0_18, © Springer-Verlag Italia 2012

e dall'esperienza dell'operatore. Risulta evidente come la necessità di eseguire un'operazione di training su personale chirurgico in formazione possa associarsi a un incremento della durata della singola sessione operatoria. Diversi studi hanno dimostrato come operazioni condotte da personale chirurgico inesperto si associno a un incremento di durata, e di conseguenza dei costi sostenuti, fino a un aumento del 70% [3,4].

Esiste un'ampia produzione in letteratura di gruppi di studio, come quello di Korndorffer et al. [5], che evidenziano l'importanza di simulatori per rendere maggiormente autonomi giovani professionisti in ambiti specialistici, come quelli della laparoscopia o della chirurgia robotica, incrementando la velocità delle curve di apprendimento con conseguente riduzione di tempi e costi di intervento. In uno studio molto recente questi stessi autori paragonano, per enfatizzare questo concetto, un gruppo di giovani chirurghi sottoposti a simulazioni intraospedaliere (sicuramente efficaci, ma comunque costose), con un gruppo di pari livello di esperienza che riceveva, al contrario, cosiddette *home trainer boxes*, semplici ed economiche [6]. Al termine del periodo di osservazione, i chirurghi esercitatisi a casa presentavano un livello di preparazione all'approccio chirurgico laparoscopico paragonabile a quello dei colleghi esercitatisi nelle più costose prove di simulazione intraospedaliere.

Altro discorso riguardante tempi e costi di operazioni può essere sviluppato al riguardo delle nuove strade aperte dai numerosi progressi tecnologici riguardanti questo settore. Tendenza propria della chirurgia, e più in generale della medicina moderna, è quella di favorire metodiche sempre meno invasive. Quindi, accanto ai cosiddetti interventi chirurgici tradizionali, si sono affiancati ormai da tempo approcci differenti, quali quello laparoscopico o endoscopico.

In primo luogo, è opportuno ribadire come ogni specialità e ogni intervento rappresentino una realtà a se stante, in cui è possibile sviluppare tesi differenti. Tenendo valido questo principio, esistono però alcune considerazioni generali. L'utilizzo di un nuovo approccio chirurgico, quale quello laparoscopico, e ora sempre più frequentemente anche robotico, si associa inevitabilmente a un aumento dei tempi operatori per la necessità di formare il personale operatorio nelle fasi iniziali. In secondo luogo, vi è un elevato costo relativo all'acquisizione del materiale necessario. Una valutazione che si arresti a questi aspetti risulta sicuramente limitata [7]. Una recente metanalisi di dodici studi confronta interventi di gastrectomia con approccio tradizionale laparotomico con altri eseguiti per via laparoscopica [8]. La chirurgia laparoscopica si associa a tempi di intervento molto più lunghi rispetto alla pratica tradizionale, ma consente una dimissione del paziente e un suo ritorno ad attività quotidiane (mangiare, camminare) molto più rapido. In questo modo anche se si effettuano giornalmente meno interventi con costi operatori più elevati, soprattutto nelle fasi iniziali, si riducono i tempi di degenza, le liste d'attesa, si favorisce il reinserimento sociale e lavorativo del malato.

In chirurgie come quella colica, al contrario, diversi studi hanno dimostrato come i due tipi di approccio, dopo adeguato livello di formazione, si associno a tempi intraoperatori identici [9]. In un altro ambito, come quello della chirurgia vascolare, il ricorso a procedure mininvasive endovascolari determina una marcata riduzione dei tempi operatori. In genere, una procedura di endoprotesi vascolare, sia essa periferica o aortica, richiede tempi molto più brevi rispetto a quelli di un intervento tradizionale a cielo aperto. Sebbene, infatti, le tecniche endovascolari abbiano garantito il raggiungimento di benefici clinici paragonabili a quelli ottenuti da tecniche tradizionali, permangono dubbi relativi a complicanze e mancanza di adeguato follow-up. Un recente studio di Becquemin et al. [10] sottolinea come il ricorso a procedure di esclusioni endovascolari (*Endovascular Aneurysm Repair*, EVAR) in pazienti affetti da aneurisma dell'aorta addominale sottorenale si associ a una marcata riduzione dei tempi operatori, una riduzione della degenza intraospedaliera e un'incidenza di complicanze postoperatorie non dissimile dagli interventi condotti con approccio laparotomico.

In conclusione, si vuole quindi sottolineare con questi esempi come le possibilità offerte dalle nuove tecnologie possano garantire una concreta ottimizzazione della gestione delle sale operatorie attraverso una riduzione dei tempi chirurgici. Al contempo, questi elementi devono però essere inquadrati in valutazioni riguardanti una precisa e cosciente politica ospedaliera in grado di far riferimento a ben definiti programmi multi-disciplinari di gestione dei pazienti, come l'*Enhanced Recovery After Surgery* (ERAS) in cui, oltre all'efficienza, siano elementi caratterizzanti la soddisfazione, il benessere del paziente e la riduzione delle complicanze [11]. Non sembra invece ipotizzabile un discorso analogo per l'ambito anestesiologico. Vari studi hanno dimostrato come la necessità di formare giovani medici in tale contesto si associ in genere a un ritardo non superiore ai sei minuti nella singola sessione operatoria, e in tal senso ininfluente in un'ottica di ottimizzazione della funzione del blocco operatorio [12].

18.3 La programmazione degli interventi

Una programmazione oculata degli interventi da eseguire è un punto cruciale per l'efficienza del processo. Una conoscenza delle risorse umane a disposizione e dell'expertise dell'équipe chirurgica può permettere a un centro ospedaliero di investire soprattutto su interventi eseguiti rapidamente e in maniera efficiente. Allo stesso modo è opportuno gestire il programma della giornata e i tempi della sala in funzione della durata prevista delle operazioni. Risulta fondamentale utilizzare la sala operatoria in maniera adeguata, evitando sia un sovrautilizzo, con il rischio di eccedere quelli che sono i termini temporali prefissati, sia un sottoimpiego, con procedure che si concludono prima del limite previsto. In tal senso risultano fondamentali la conoscenza e l'attenta valutazione della durata prevista degli interventi programmati, attraverso osservazioni e valutazioni statistiche sulle procedure eseguite precedentemente [13]. Alla stessa maniera sono auspicabili il monitoraggio e la valutazione continua, da parte di figure professionali adeguatamente preposte, su quella che è la progressione in tempo reale dell'intervento.

Un'azione di questo tipo può associarsi, in grossi centri, anche a una maggiore flessibilità nella gestione del programma operatorio. Per esempio è auspicabile lo spostamento di operazioni chirurgiche da sale che probabilmente hanno un programma giornaliero sovrastimato rispetto alle disponibilità temporali, ad altre che presentano un quadro opposto (*shift* di sala). Per poter attuare questo programma è necessario avere sale polivalenti e personale addestrato. Appare quindi cruciale l'esistenza di adeguate figure professionali in grado di coordinare e ottimizzare la gestione dell'attività, con interazione fra diverse unità operative anche esterne al blocco operatorio (reparti di degenza, laboratorio, diagnostiche, ambulatori) [14]. È comunque opportuno sottolineare come una qualsiasi discussione inerente queste tematiche non possa limitarsi a una valutazione relativa alla durata dell'intervento, ma vada naturalmente inquadrata in un'ottica più generale, che veda il benessere del paziente quale outcome principale.

18.4   I tempi pre e postoperatori

Il passo successivo è quello che riguarda il tempo immediatamente precedente l'inizio dell'intervento e, nello specifico, l'arrivo del paziente in *Recovery Room* (RR), la sua preparazione, nonché la sua dimissione dalla sala e dalla RR [15]. È opportuno sottolineare l'importanza di un lavoro di équipe anche in tale frangente, benché il ruolo principale e operativo riguardi in questo caso soprattutto l'ambito anestesiologico. Anche se può apparire banale, un'adeguata puntualità dello staff e una precisa coordinazione risultano fondamentali. È indispensabile che il paziente raggiunga il blocco operatorio nei tempi stabiliti. A tale scopo la presenza di un programma definito dal giorno precedente e non sottoposto a modifiche tardive risulta certamente fondamentale. Allo stesso modo sarebbe auspicabile la presenza di personale chirurgico in sala già al momento della preparazione del paziente. Ciò può accelerare i tempi di passaggio alla fase effettiva chirurgica e aiutare il personale, evitando equivoci in riferimento al sito d'operazione, riconoscimento di identità del paziente, adeguatezza dello strumentario chirurgico e della posizione necessaria da far assumere al malato. Allo stesso modo la formulazione di un'indicazione chirurgica certa e precisa, per quanto compatibile con il contesto clinico, garantisce un'accelerazione delle procedure di preparazione della strumentazione necessaria.

Il primo caso della seduta operatoria giornaliera è quello con maggior rischio di ritardi, che possono variare la programmazione della giornata. È auspicabile che il paziente arrivi in sala operatoria con una documentazione clinica completa. Il malato deve essere già stato valutato dall'anestesista; allo stesso modo gli esami strumentali e laboratoristici, nonché la documentazione clinica in toto, devono risultare completi in ogni loro parte [16]. Per le stesse ragioni la tipologia di anestesia da praticare deve essere già stata definita, al massimo a partire dal giorno precedente, in considerazione della modalità con cui verrà effettuato l'intervento, delle caratteristiche cliniche e del comfort del paziente.

Alcuni autori suggeriscono inoltre la possibilità di incominciare la seduta operatoria con casi chirurgici semplici su pazienti in buono stato di salute [17]. Diversi articoli sottolineano come una classificazione dell'American Surgeons Association (ASA) 3 o 4 determini un notevole incremento del tempo di preparazione anestesiologica, rispetto a pazienti candidati ad analoghi interventi ma facenti parte di classe ASA 1 o 2. Studiosi del fenomeno quali Dexter hanno elaborato modelli matematici e statistici in grado di determinare quanto il tempo risparmiato sul primo intervento possa avere impatto sull'attività del blocco operatorio, in funzione del tempo guadagnato e del tipo di attività chirurgica svolta [18].

Bisogna inoltre sottolineare come un'adeguata opera di sorveglianza e registrazione dei dati possa essere particolarmente utile da questo punto di vista. Sarebbe opportuno registrare i tempi di arrivo del paziente, dei membri dell'équipe, di inizio di intervento, di preparazione dell'anestesia, di dimissione dalla sala operatoria e dalla RR. Seguendo questo iter, il centro può identificare quali sono i problemi e quali gli interventi necessari per risolverli. Ciò dovrebbe garantire una valutazione attenta dei tempi richiesti per una determinata procedura, e quindi una programmazione quanto più virtuosa, requisito, come detto in precedenza, fondamentale per una corretta gestione delle attività. In secondo luogo, dovrebbe offrire la possibilità di individuare eventuali bias del sistema e favorirne una loro adeguata correzione.

Il tipo di anestesia praticata non sembra, al contrario, avere un peso sui tempi di gestione delle sale operatorie. L'esecuzione di un blocco centrale o periferico si associa generalmente a tempi più lunghi di quelli necessari per un'anestesia generale. Come però appare intuitivo, nei primi casi sono assenti i tempi necessari per il risveglio del paziente [19].

È necessario impiegare la tecnica anestesiologica che sia più adatta a un determinato intervento e a uno specifico paziente. Tenendo ben presente questo concetto, è evidente come tecniche di anestesia locale associate a blande sedazioni possano garantire, per interventi con ridotta invasività, un aumento del turn over dei casi chirurgici, nonché maggiore soddisfazione e comfort dei pazienti. Altra pratica raccomandabile è registrare i tempi d'attesa dei pazienti fra un intervento e l'altro, e come questi possano influire sulla loro valutazione in merito al servizio ricevuto.

In riferimento alla fase dell'attività di sala operatoria riguardante la preparazione e il risveglio del paziente, numerosi studi nel corso degli ultimi anni si sono concentrati sulla possibilità di sviluppare processi di lavoro paralleli. Nello specifico, vari autori hanno cercato di analizzare modelli di lavoro nei quali i pazienti erano preparati in apposite sale di induzione mentre in altre era ancora in corso l'intervento chirurgico precedente. Discorso analogo può naturalmente essere applicato anche a interventi che prevedano l'esecuzione di tecniche di anestesia locoregionale. Applicando questo tipo di modello gestionale, è possibile prevedere anche aree di risveglio, garantendo così che il paziente possa essere condotto al di fuori della sala operatoria immediatamente dopo la conclusione delle manovre chirurgiche [20,21]. Risulta intuitivo come adozione di politiche di questo tipo determinino una marcata riduzione dei minuti necessari alla preparazione e al risveglio del paziente, riducendo il tempo impiegato in sala unicamente a quello effettivamente relativo allo svolgimento dell'intervento programmato.

Accettato questo principio, risulta necessario determinare il vantaggio effettivo legato all'assunzione di processi di preparazione paralleli. Politiche di questo tipo comportano infatti un aumento dei costi legati alla necessità di costruzione e preparazione di spazi di lavoro aggiuntivi, nonché alla richiesta di aumento del personale lavorativo, nello specifico di anestesisti e infermieri di supporto. Affinché il processo messo in atto risulti produttivo, è necessario che il tempo risparmiato per ogni procedura sia di entità tale da garantire l'esecuzione di procedure chirurgiche aggiuntive, rimanendo nei limiti dell'ambito temporale previsto per una determinata sala operatoria [22,23]. Risulta evidente come questo ragionamento sia particolarmente valido per chirurgie che prevedano interventi di breve-media durata e, allo stesso modo, come risulti non applicabile per procedure di lunga durata.

Considerando questa premessa, i modelli di lavoro parallelo devono essere adattati e studiati in ogni singola realtà, in considerazione delle risorse strutturali a disposizione, del costo del personale e della tipologia di procedure chirurgiche eseguite. In un interessante lavoro pubblicato nel 2005, gli autori hanno reclutato 335 pazienti candidati a diversi tipi di interventi chirurgici, adottando l'impiego di processi di preparazione paralleli dapprima in due sale operatorie e, in un secondo momento, in tre in contemporanea [21]. Gli autori dimostrano come l'assunzione di politiche di gestione parallela si associ a una serie di modifiche statisticamente significative, quali l'aumento dei casi chirurgici eseguiti nel corso della giornata, la riduzione del tempo anestesiologico, del tempo di turn over e della loro sommatoria (nello specifico il cosiddetto tempo non chirurgico). Nello stesso articolo viene evidenziato come, adottando tale tipo di attività gestionale, l'impatto favorevole è osservabile soprattutto estendendo il protocollo in esame a tre anziché a due sale operatorie. Da qui gli autori suggeriscono come, probabilmente, tale processo è tanto più favorevole quanto più grande è il numero delle sale operatorie coinvolte.

Il riscontro economico, oltre a essere legato a quest'aspetto, risulta strettamente connesso alla durata delle procedure chirurgiche, come sottolineato in precedenza, e, di conseguenza, al numero di interventi aggiuntivi eseguibili nel corso di una stessa giornata. Gli autori propongono un'equazione matematica, utile a valutare un'eventuale stima della riduzione dei costi, basata sulla durata media degli interventi chirurgici e su quello che è il costo, per ora, della sala operatoria presa in considerazione. In un'ottica di taglio della spesa, Hanss sottolinea, inoltre, come il tempo di lavoro effettivo degli anestesisti impiegati nelle sale di preparazione e di risveglio sia molto ridotto [21]. Nelle pause fra una procedura e l'altra queste figure professionali potrebbero essere impiegate in altra maniera, come gestione di pazienti postoperati o valutazione preoperatoria di malati non studiati in regime ambulatoriale prericovero. Questi principi possono poi essere anche estesi al primo caso della giornata, responsabile, come detto, del maggior numero di ritardi.

Procedure di questo tipo richiedono naturalmente un'analisi del rapporto costo-beneficio, essendo associate alla richiesta di un aumento delle figure professionali chiamate in causa.

Altro spunto di riflessione, con sviluppi praticamente illimitati, è relativo alla farmacoeconomia, nello specifico la possibilità di ridurre i costi di sala con l'adozione di un determinato regime farmacologico. Molteplici studi hanno confrontato farmaci diversi in funzione del loro impatto economico, e per poterne offrire un'adeguata esposizione non basterebbero poche pagine [24].

Risultano fondamentali, a parere degli autori, due importanti concetti. In primo luogo, è opportuno che i medici conoscano in ogni loro aspetto i farmaci che impiegano giornalmente. Nello specifico, è opportuno che il personale clinico padroneggi non solo informazioni relative a caratteristiche farmacocinetiche e farmacodinamiche, ma che sia a conoscenza anche del costo di una determinata molecola. Questo principio può portare a un uso più oculato e consapevole dei farmaci. Il secondo riguarda la necessità di non perdere mai una visione il più possibile onnicomprensiva. Ogni specialista è chiamato a impiegare il farmaco più adatto per quel tipo di paziente sottoposto a un determinato tipo di intervento, considerando poi, in seconda analisi, l'aspetto farmacoeconomico.

Facendo riferimento a molecole impiegate in ambito anestesiologico, vi è la tendenza a proporre farmaci con una durata d'azione sempre più breve e una notevole maneggevolezza. Appare intuitivo come l'impiego, per esempio, di un curaro di ultima generazione sia da preferire in interventi di breve durata, anche se il suo costo è superiore a quello di molecole più datate ma con durata d'azione più lunga [25]. Una scelta di questo tipo si associa, infatti, a una riduzione dei tempi di risveglio e di occupazione di sala operatoria. Ragionamento analogo può essere svolto per procedure di lunga durata. Non bisogna dimenticare, infatti, che il costo della sala operatoria e del personale è molto superiore a quello dei farmaci adoperati, che assume un certo peso solo se moltiplicato per un adeguato numero di procedure. Basti pensare, per esempio, che il costo di due ore di perfusione continua di propofol, a dosaggi anestetici per un individuo di peso medio, è paragonabile a quello di trenta minuti di sala operatoria [24].

Si può fare un altro esempio riguardo all'adozione di tecniche di analgesia peridurale. Queste, infatti, possono comportare un aumento dei costi rispetto a tecniche analgesiche tradizionali endovenose, ma, al contempo, determinano un notevole incremento del comfort del paziente, oltre che una riduzione delle complicanze postoperatorie, del dolore, della nausea, del vomito e dei tempi di degenza [26].

Esistono, poi, alcuni comportamenti che dovrebbero essere propri di ogni anestesista. È auspicabile che, in caso di adozione di piani anestesiologici inalatori, si utilizzino respiratori che consentano l'erogazione di alogenati attraverso circuiti in grado di operare con bassi flussi [27]. Allo stesso modo sarebbe opportuno aprire materiali sterili, quali garze, telini, camici, soltanto qualora si fosse certi di un loro utilizzo. Come detto in precedenza, nell'ottimizzazione e gestione della sala operatoria è necessario considerare e valutare i nuovi strumenti che la tecnologia ci mette a disposizione. Questa considerazione non riguarda naturalmente solo il campo chirurgico ma, sempre più frequentemente, anche quello anestesiologico in vari e diversi aspetti.

L'anestesista ha, infatti, vari e diversi strumenti che possono perfezionare e velocizzare la sua azione, sia nel monitoraggio sia nella somministrazione dei farmaci impiegati. Si pensi, nel primo caso, alle possibilità di monitoraggio del recupero della funzione neuromuscolare, con strumenti quali l'accelerometro e la valutazione del *train of four* [28]. Molteplici studi hanno ampiamente dimostrato come l'impiego di questo sistema di monitoraggio semplice, sicuro ed efficace consenta di ridurre a valori minimi un fenomeno potenzialmente disastroso come quello della curarizzazione residua, che le valutazioni cliniche tendono a sottostimare. I pazienti

Tabella 18.1 Alcune situazioni in cui l'uso del sugammadex può essere maggiormente indicato

Condizioni del malato (asmatico, cardiaco, obeso, miastenico ecc.)
Condizioni di sicurezza (Recovery Room attiva)
Blocco profondo prolungato
Sala selezionata per interventi rapidi che necessitano di blocco profondo
Condizioni di rapido risveglio per urgente utilizzo di sala

possono, infatti, essere estubati e portati in RR avendo la totale certezza di una completa ripresa della funzione muscolare. Inoltre, la recente introduzione di farmaci antagonisti dei curari [29], capaci di agire in modo rapido e sicuro, permette di ridurre i tempi della ripresa neuromuscolare e i rischi di *Post Operative Residual Curarization* (PORC) [30]. Possono essere in questo modo ridotti anche i tempi di degenza in RR, con la possibilità di impiegare meno personale infermieristico o di impiegarlo in altri processi. Nella Tabella 18.1 sono ipotizzate alcune condizioni in cui una decurarizzazione rapida e completa possa essere utile.

Altro esempio di valido aiuto offerto dalle nuove tecnologie alla pratica anestesiologica è illustrato in un recente articolo pubblicato da Merry [31]. Il lavoro studia la possibilità di adozione di un protocollo che preveda l'impiego di farmaci preparati in siringhe dotate di uno specifico codice a barre identificativo. Ogni farmaco somministrato viene quindi registrato da un adeguato sistema computerizzato; ciò consente di evitare somministrazioni erronee e, al contempo, garantisce di evitare infusioni di farmaco inadeguate nel numero e nel dosaggio, sia in eccesso che in difetto. Anche se lo studio presenta numerosi limiti, come evidenziato dagli stessi autori, e risulta privo di una qualsiasi valutazione farmaco-economica, dimostra tuttavia come l'adozione di questo sistema garantisca una riduzione degli errori nella somministrazione di farmaci e permetta agli anestesisti di dedicare maggior spazio al monitoraggio e al trattamento dei pazienti. Possiamo quindi ribadire come un'adeguata gestione dell'attività chirurgica non possa prescindere, anche per ciò che concerne il lavoro svolto dall'anestesista, da un'attenta analisi e valutazione di tutto ciò che il progresso tecnologico è in grado di offrirci.

Ultimo aspetto da analizzare è quello che riguarda la fase temporale del turn over. Nello specifico si fa riferimento al tempo che intercorre fra la dimissione di un paziente dalla sala operatoria all'ingresso del malato successivo. Per velocizzare questa fase possono essere presi in considerazione vari schemi di lavoro, alcuni banali e facilmente intuibili ma a volte non perfettamente applicati. È opportuno che i pazienti, come già detto, raggiungano per tempo la RR e siano pronti a essere condotti in sala operatoria. In tal senso è necessario che funzionino diversi meccanismi. Per esempio, è auspicabile che il personale di sala avverta per tempo quello di reparto, il quale è chiamato a preparare il paziente in questione in maniera rapida ed efficiente. Allo stesso modo è consigliabile la disponibilità di un adeguato numero di ausiliari per il trasporto e che questi possano beneficiare di percorsi preferenziali all'interno dell'ospedale. Può sembrare banale, ma alcuni studi sottolineano l'importanza di avere un adeguato numero di ascensori, in funzione del numero di casi programmati giornalmente nello stesso orario. Sempre per gli stessi motivi, la sala operatoria deve essere pulita, ordinata e rimessa a norma dal personale preposto immediatamente dopo la fine dell'intervento, senza che vi siano momenti di pausa. I ferri chirurgici devono essere immediatamente disponibili; qualora fosse necessario adoperare set simili per interventi successivi, è necessario che si preveda l'acquisto di un'attrezzatura adeguata per il numero e il tipo di procedure svolte. Il crescente impatto della tecnologia nella gestione delle procedure di sala operatoria [32] richiede inoltre che i macchinari adoperati siano efficienti e adeguatamente controllati e revisionati. Similmente risulta necessario che il personale preposto sia adeguatamente formato nella gestione del loro utilizzo e manutenzione. Altro fattore che può favorire una riduzione dei tempi di turn over riguarda l'impiego di adeguati letti chirurgici, che possano essere facilmente trasportati al di fuori della sala tramite l'utilizzo di comodi carrelli mobili.

18.5 Conclusione

In conclusione, l'elevato costo giornaliero, il crescente numero di pazienti che necessitano dell'esecuzione di interventi chirurgici e la limitatezza delle risorse economiche a disposizione richiedono una gestione consapevole e virtuosa delle sale operatorie. L'attività di sala è stata analizzata e suddivisa nelle sue componenti da molteplici studi; così come numerosi sono i protocolli proposti per conseguire un miglioramento dell'attività svolta. È opportuno considerare e valutare questi schemi, non dimenticando comunque come ogni modello debba essere adeguato e modificato in considerazione delle risorse umane ed economiche di ogni specifico centro, nonché dell'attività quotidiana svolta. In primo luogo, è auspicabile un'attenta opera di osservazione che possa permettere di comprendere e studiare appieno la normale attività quotidiana, per individuarne limiti e debolezze. Fatto salvo questo obiettivo, potranno poi essere applicati i molteplici protocolli di ottimizzazione esistenti. Scopo di ogni struttura ospedaliera deve essere dunque offrire il mantenimento di standard di cura ottimali per il paziente, blocchi operatori efficienti capaci di eseguire il più alto numero di interventi nel tempo a disposizione, in modo da gravare il meno possibile sulla spesa pubblica e ridurre le liste d'attesa esistenti. Il raggiungimento di questo traguardo non può prescindere dall'esistenza di un adeguato lavoro d'équipe che coinvolga tutto il personale sanitario a disposizione, adeguatamente gestito e motivato da specifiche figure professionali dirigenziali.

Bibliografia

1. Krupka D, Sandberg WS (2006) Operating room design and its impact on operating room economics. Curr Opin Anaesthesiol 19:185-191
2. Marjamaa R, Vakkuri A, Kirvela O (2008) Operating room management: why, how and by whom? Acta Anaesthesiol Scand 52:596-600
3. Babineau TJ, Becker J, Gibbons G et al (2004) The "cost" of operative training for surgical residents. Arch Surg 139:366-369

4. Bridges M, Diamond DL (1999) The financial impact of teaching surgical residents in the operating room. Am J Surg 177:28-32

5. Korndorffer JR Jr, Dunne JB, Sierra R et al (2005) Simulator training for laparoscopic suturing using performance goals translates to the operating room. J Am Coll Surg 201:23-29

6. Korndorffer JR Jr, Bellows, CFTekian A et al (2012) Effective home laparoscopic simulation training: a preliminary evaluation of an improved training paradigm. Am J Surg 203:1-7

7. Purkayastha S, Tilney HS, Georgiou P et al (2007) Laparoscopic cholecystectomy versus mini-laparotomy cholecystectomy: a meta-analysis of randomised control trials. Surg Endosc 21:1294-1300

8. Yakoub D, Athanasiou T, Tekkis P et al (2009) Laparoscopic assisted distal gastrectomy for early gastric cancer: is it an alternative to the open approach? Surgical Oncology 18:322, 333

9. Siani LM, Ferranti F, Marzano M et al (2009) Laparoscopic versus open right hemicolectomy: 5-years oncology results. Chir Ital 61:573-577

10. Becquemin JP, Pillet JC, Lescalie F et al (2011) A randomized controlled trial of endovascular aneurysm repair versus open surgery for abdominal aortic aneurysms in low- to moderate-risk patients. J Vasc Surg 53:1167-1173

11. Varadhan KK, Neal KR, Dejong CHC (2010) The enhanced recovery after surgery (ERAS) pathway for patients undergoing major elective open colorectal surgery: a meta-analysis of randomized controlled trias. Clinical Nutrition 29:434-440

12. Eappen S, Flanagan H, Bhattacharyya N (2004) Introduction of anesthesia resident trainees to the operating room does not lead to changes in anesthesia-controlled times for efficiency measures. Anesthesiology 101:1210-1214

13. Dexter F, Epstein RD, Traub RD, Xiao Y (2004) Making management decisions on the day of surgery based on operating room efficiency and patient waiting times: review of scientific studies. Anesthesiology 101:1444-1453

14. Marjamaa RA, Kirvela OA (2007) Who is responsible for operating room management and how do we measure how well we do it? Acta Anaesthesiol Scand 51:809-814

15. Escobar A, Davis EA, Ehrenwerth J et al (2006) Task analysis of the preincision surgical period: an independent observer-based study of 1558 cases. Anesth Analg 103:922-927

16. Correll DJ, Bader AM, Hull MW et al (2006) Value of preoperative clinic visits in identifying issues with potential impact on operating room efficiency. Anesthesiology 105:1254-1259

17. Dexter F, Abouleish AE, Epstein RH (2003) Use of operating room information system data to predict the impact of reducing turnover times on staffing costs. Anesth Analg 97:1119-1126

18. Dexter EU, Dexter F, Masursky D (2009) Both bias and lack of knowledge influence organizational focus on first case of the day starts. Anesth Analg 108:1257-1261

19. Williams BA, Kentor ML, Williams JP et al (2000) Process analysis in outpatient knee surgery: effects of regional and general anesthesia on anesthesia-controlled time. Anesthesiology 93:529-538

20. Harders M, Malangoni MA, Weight S et al (2006) Improving operating room efficiency through process redesign. Surgery 140:509-514

21. Hanss R, Buttgereit B, Tonner PH (2005) Overlapping Induction of Anesthesia. Anesthesiology 103:391-400

22. Dexter F, Coffin S, Tinker JH (1995) Decreases in anesthesia-controlled time cannot permit one additional surgical operation to be reliably scheduled during the workday. Anesth Analg 81:1263-1268

23. Dexter F, Macario A (1999) Decrease in case duration required to complete an additional case during regularly scheduled hours in an operating room suite: a computer simulation study. Anesth Analg 88:72-76

24. Watcha MF, White PF (1997) Economics of anaesthetic practice. Anesthesiology 86:1170-1196

25. Zhang B, Hepner DL, Tran MH (2009) Neuromuscular blockade, reversal agent use, and operating room time: retrospective analysis of US inpatient surgeries. Curr Med Res Opin 25:943-950

26. Block BM, Liu SS, Rowlingson AJ et al (2003) Efficacy of post-operative epidural analgesia: a meta-analysis. JAMA 290:2455-2463
27. Golembiewski J (2010) Economic considerations in the use of inhaled anesthetic agents. Am J Health Syst Pharm 67(8 Suppl 4):S9-S12
28. Shorten GD, Merk H, Sieber T (1995) Perioperative train of four monitoring and residual curarization. Can J Anaesth 42:711-715
29. Naguib M (2007) Sugammadex: another milestone in clinical neuromuscular pharmacology. Anesth Analg 104:575-581
30. Murphy GS, Brull SJ (2010) Residual neuromuscular block: lessons unlearned. Part I: definitions, incidence, and adverse physiologic effects of residual neuromuscular block. Anesth Analg 111:120-128
31. Merry AF, Webster CS, Hannam J et al (2011) Multimodal system designed to reduce errors in recording and administration of drugs in anaesthesia: prospective randomised clinical evaluation. BMJ 343:1-14
32. Macario A, Vasanawala M (2002) Technology and computing in the surgical suite: key features of an or management information system and opportunities for the future. Anesth Analg 95:1120-1121

Costi dell'anestesia

19

Luigi Beretta, Lorenzo Mattioli, Laura Pasin

19.1 Background

Nel lontano 1977, quando l'evoluzione tecnologica nell'ambito anestesiologico era ancora agli albori, veniva universalmente riconosciuto che le risorse disponibili per soddisfare la domanda di assistenza sanitaria erano limitate. Nel 1994 Karl e Biher, in un trattato sul contenimento dei costi in sala operatoria, sottolineavano che la sopravvivenza di una specialità come quella dell'anestesia era legata indissolubilmente alla consapevolezza della spesa sanitaria e alla necessità di sviluppare metodi per controllare e ridurre i costi [1]. Al giorno d'oggi è ormai noto che l'universo della sala operatoria è considerato come una delle principali voci di consumo delle risorse mediche ospedaliere. Partendo da questo presupposto è necessario riconoscere che una gestione efficiente della sala operatoria può ridurre i costi e, allo stesso tempo, ottimizzare la gestione del paziente, contribuendo ad aumentare l'efficienza dell'ospedale e la sicurezza per il paziente, anche se a costo di uno sforzo straordinario e di una continua formazione teorico-pratica del personale.

Sebbene, oggi come ieri, sia indubbia la fondatezza di queste osservazioni, in Italia sono ancora pochi coloro i quali hanno sviluppato una struttura amministrativa e operativa tale da permettere un reale contenimento dei costi: in questo ambito risulta chiaro come il chirurgo e l'anestesista, nella loro pratica routinaria in sala operatoria, siano le figure professionali ideali alla realizzazione di tale scopo. È doveroso ricordare che, anche se la sala operatoria continua a essere il fulcro della pratica anestesiologica (e dei relativi costi), lo sviluppo della chirurgia ambulatoriale negli ultimi 30 anni ha assunto un ruolo sempre più importante. È stato proprio l'aumento della consapevolezza dei costi intraoperatori a far sì che la chirurgia si spostasse verso strutture più economiche, ovvero l'ambulatorio del chirurgo. Il significato di tutto ciò è che gli anestesisti che operano in queste attività ambulatoriali devono

L. Beretta (✉)
UCO e Scuola di Anestesia e Rianimazione
IRCCS San Raffaele, Milano

A. Gullo e P. Murabito (a cura di), *Governo clinico e medicina perioperatoria*,
DOI: 10.1007/978-88-470-2793-0_19, © Springer-Verlag Italia 2012

mantenere gli stessi standard di sicurezza richiesti per un'assistenza di alta qualità, includendo le politiche, le procedure inerenti al paziente e la selezione delle procedure idonee, analogamente a quanto avviene nella struttura ospedaliera.

È logico pensare che il contributo dell'équipe anestesiologica, sia nella sala operatoria sia in ambulatorio, rimanga essenziale per l'utilizzo ottimale delle risorse: le scelte e il modello organizzativo adottato incidono non poco sui tempi e sui costi della fase pre, intra e postoperatoria, influenzando complicanze e durata della degenza [2,3]. I modelli europeo e americano di erogazione dell'assistenza sanitaria, nonostante si discostino non poco l'uno dall'altro, sono concordi nel sottolineare come il valore dell'assistenza anestesiologica debba essere basato sul rapporto tra la qualità del servizio e il suo costo. Si cerca quindi di offrire al paziente un risultato sempre migliore a costi ragionevoli [4]. Un'ampia letteratura internazionale documenta che probabilmente il 25% dell'assistenza non è appropriato [5], e che un maggior uso dei servizi non è associato a un miglioramento della qualità delle cure [6,7]. Risulta quindi chiaro che una migliore qualità non è necessariamente associata a costi più alti, e che una spesa minore non conduce necessariamente a una qualità più bassa.

Orkin [8] ha provato a porre in relazione i benefici globali della salute con i costi sempre più elevati della spesa sanitaria: per raggiungere un *optimum* nella relazione costo/beneficio, l'anestesista dovrebbe in teoria continuare ad aggiungere risorse (per esempio farmaci sempre più nuovi e più costosi, monitoraggio sempre più preciso e all'avanguardia, protocolli operatori sempre più selettivi per ogni tipologia di intervento), ma non all'infinito, in quanto oltre un certo punto (rappresentato dal punto di massimo beneficio) si arriva a una situazione in cui, anche aumentando gli investimenti, il beneficio si riduce. È opinione comune che il nostro sistema sanitario abbia abbondantemente superato il punto di investimento ottimale e che quindi necessiti di una razionalizzazione degli investimenti, tornando al punto di massimo beneficio.

Questo sistema economico viene applicato benissimo a tutte le decisioni che gli anestesisti devono affrontare, ovvero la scelta dei farmaci, l'utilizzo dei *devices* più idonei per un determinato tipo di chirurgia, l'applicazione dei protocolli e, ultimo ma non meno importante, la disponibilità di mezzi e risorse da parte dell'azienda ospedaliera in cui lavora. È sicuramente una sfida appassionante quella dell'anestesista (così come quella di un qualsiasi operatore sanitario), cioè riuscire a capire quale sia la migliore relazione costo/beneficio ogni volta che viene eseguito un intervento, considerando che l'esperienza e la formazione riguardanti la qualità della vita e l'assistenza al paziente sono associate a una più o meno giustificata ignoranza e a una relativa incomprensione degli esiti e degli aspetti economici che gravitano sull'amministrazione delle risorse [9].

Sebbene siano a disposizione direttive generali specifiche per l'anestesia [10,11], sono pochi gli anestesisti che hanno il tempo e le competenze necessarie per intraprendere questo tipo di ricerca. Uno studio americano sui costi sanitari sostenuti su pazienti chirurgici mostra come il 33% della spesa globale sia imputabile all'utilizzo della sala operatoria, mentre il 5,6% sia dato dai costi diretti dell'anestesia [12]. In particolare, la scelta di tecniche anestesiologiche, con il relativo utilizzo di *devices* e di farmaci specifici, rappresenta il 3% delle spese di ospedalizzazione: ciò significa che l'adozione di strategie per il risparmio sui costi può incidere solo su questa esigua percentuale [13]. Valutando queste percentuali, un pensiero comune potrebbe essere ritenere che i costi del servizio di anestesia siano irrisori, poiché rappresentano una piccola componente dell'intervento chirurgico in toto; tuttavia questa visione è molto superficiale, se si considerano le innumerevoli variabili presenti in ogni intervento chirurgico. Ogni procedura anestesiologica in sala operatoria implica infatti la necessità di avere a disposizione una vasta gamma di farmaci, tecniche e procedure di monitoraggio, con costi che si rivelano molto diversi tra di loro [14]. Sebbene in Italia esistano pochissimi studi specifici relativi all'economia in ambito anestesiologico, si suppone che le percentuali relative ai costi in anestesia non si discostino di molto da quelle americane. A tal proposito, nel nostro Paese si sta cercando di investire soprattutto sulle nuove modalità organizzative e assistenziali, con lo scopo di implementare la produttività del sistema finalizzandola il più possibile alle necessità del paziente e alla disponibilità delle risorse.

19.2 Il mercato dell'anestesia

19.2.1 "Quanto costa ogni minuto passato in sala operatoria?"

Una prima domanda che ci si dovrebbe porre, ogni volta che si considera un intervento chirurgico da un punto di vista economico, è la seguente: "Quanto costa ogni minuto passato in sala operatoria?". Questa domanda se l'è posta Macario in uno studio affrontato nel 2010 [15], in cui si conclude che, per sistemi sanitari all'avanguardia come quello americano (e come il nostro), l'unica risposta che può essere data è: "Dipende". I costi di una sala operatoria (e quindi dell'anestesia) variano enormemente in base a una serie incredibile di fattori, che vanno dalla quantità delle risorse disponibili a ciascun tipo di intervento da eseguire, correlato alle molteplici modalità di anestesia e analgesia intra e postoperatorie, alle differenti linee guida e alle misure adottate nei differenti ospedali.

Una ricerca su un portale americano [16] mostra come interventi chirurgici a bassa complessità costino in media 29 dollari/minuto, fino ad arrivare a 80 dollari/minuto per gli interventi ad alta complessità (che però non comprendono i costi dell'anestesia), il cui costo varia in media da 185 a 957 dollari, a seconda della difficoltà dell'intervento. Alla luce del proverbio: "Se qualcosa non può essere efficacemente misurato non può essere nemmeno effettivamente gestito", tutte le organizzazioni che operano in ambito economico-sanitario sono fortemente motivate a cercare di conoscere sempre più a fondo questi costi, identificando proprio i fattori che contribuiscono a diversificarli. Gli scopi sono: fornire indicazioni economiche precise in base alla locazione delle risorse, incoraggiare o scoraggiare l'uso di determinati servizi, *devices* e farmaci rispetto ai diversi outcome del paziente, giustificare rimborsi e prezzi di riferimento, ma, soprattutto, porre una solida relazione tra costi e benefici. Se è vero, quindi, che il paziente rappresenta il punto di partenza del servizio di anestesia, è altrettanto vero che tale posizione è sotto il diretto controllo degli organi deputati alla gestione delle sue risorse. In questo modo pazienti e istituzioni sfruttano il servizio di anestesia con differenti aspettative riguardo a costi e a risultati da ottenere.

19.2.2 "Perché le spese sanitarie continuano a crescere?"

Una seconda domanda che mette spesso in crisi economisti e tecnici del settore ospedaliero è la seguente: "Perché le spese sanitarie continuano a crescere inesorabilmente?". Questo dilemma può essere almeno parzialmente risolto dalla seguente equazione, che mette in relazione le spese con 3 differenti variabili [17]:

$$(\text{Quantità di Servizi}) \times \text{Quantità di Risorse} \times (\text{Costo delle risorse}) = \text{Spesa}$$
$$\text{Spesa totale del servizio} = (A) \times (B) \times (C)$$

Il termine A rappresenta il numero di servizi disponibili (per esempio il numero di sale operatorie, il numero di posti in terapia intensiva ecc.); il termine B rappresenta la quantità di risorse che vengono utilizzate rispetto alla disponibilità di servizi; il termine C comprende, infine, il costo di ciascuna risorsa che viene utilizzata. Come si può facilmente intuire, l'aumento di ognuno dei termini causerà l'aumento delle spese. Risulta quindi fondamentale cercare di ottimizzare tutte queste realtà al fine di contenere le spese entro valori accettabili. Il controllo e la standardizzazione dei termini A e C sono relativamente semplici: nel primo caso la spiegazione potrebbe consistere nell'utilizzo della regola empirica secondo cui "meno viene fatto e meno viene speso", mentre per il secondo caso tutto dipende dall'economia di mercato relativa alla negoziazione dei prezzi dei *devices* e dei salari dei vari operatori nel campo. Il fattore più sfuggente e più difficilmente controllabile dell'equazione è l'elemento B, ovvero il rapporto tra la quantità delle risorse e la quantità dei servizi disponibili: in teoria, se una parte delle risorse atte a fornire un particolare servizio anestesiologico venisse ridotta, ciò vorrebbe dire che l'applicazione di ciascuna procedura costerebbe meno. Nella pratica clinica però questo può non avvenire, in quanto il medico anestesista può influenzare significativamente, con le sue decisioni, il costo dei servizi medici [18].

19.3 I costi dell'anestesia

Nel contesto della medicina moderna le sale operatorie, definite come strutture ad "alto utilizzo di risorse", non saranno più considerate dagli ospedali come centri di profitto a lungo termine, ma piuttosto come centri di costo [19]. Il *costo* in anestesia è definito come una risorsa (per esempio una fiala di propofol) che deve essere sacrificata per raggiungere un obiettivo (per esempio il benessere del paziente durante l'intervento chirurgico) [20]. I *costi totali* associati a un intervento chirurgico possono essere classificati in:

- *diretti*: sono i costi dei materiali e della manodopera utilizzati per adempiere a un determinato servizio; comprendono anche la spesa relativa agli sprechi di farmaci e *devices*, oltre alle spese di management;
- *indiretti*: sono i costi relativi alle conseguenze di un evento sulla società o su un individuo;
- *fissi*: sono i costi il cui valore non varia al variare della qualità e della quantità dei prodotti e dei servizi offerti (come per esempio l'affitto di strutture o macchinari, i salari dei dipendenti, la gestione e il costo degli immobili ecc.);
- *variabili*: sono i costi che variano al variare della qualità e quantità dei prodotti e dei servizi forniti (come per esempio il tipo e la quantità utilizzata di farmaci curarizzanti o di *devices* monouso).

Se calcoliamo il rapporto tra il costo variabile e la spesa totale dell'intervento si può vedere come esso vari in relazione al tipo di componente. Tale rapporto può essere elevato e pari a 0,7 per la farmacia, oppure essere basso, come lo 0,32 per la radiologia, dove la maggior parte delle apparecchiature di imaging è un costo fisso. È fondamentale ricordare che i cambiamenti nella gestione preoperatoria e nella scelta del tipo di anestesia riguardano in genere solo i costi variabili.

19.4 Relazione tra i vari costi in anestesia

Sono stati presi in considerazione elementi di medicina, di economia, di ingegneria e di management, con l'obiettivo di semplificare al massimo le relazioni che intercorrono tra i costi dell'anestesia e i relativi componenti. I costi dell'anestesia, secondo un eccellente articolo pubblicato da Johnstone [21], sono costituiti da 3 grandi componenti e da una moltitudine di determinanti. I componenti di costo sono sostanzialmente rappresentati dalle strutture ospedaliere e ambulatoriali, definite *facility* (che usufruiscono delle risorse mettendole a disposizione del medico e del paziente), dai fornitori di servizi o *provider* (ovvero dalle persone o istituzioni, pubbliche o private, che mettono a disposizione le rispettive risorse), e dall'uso delle risorse tecnologiche, definite *technology* (*devices* monouso, apparecchiature di sala operatoria ecc.).

Queste tre entità, se sommate insieme, vanno a costituire l'intera spesa per l'anestesia. I determinanti di costo sono i fattori che influenzano le componenti di costo e sono molto difficili da misurare singolarmente.

19.5 Ottimizzazione dei costi in anestesia

Partendo dal presupposto che una quantificazione reale dei costi in anestesia non è stata ancora affrontata, rimangono numerosi gli studi e le linee guida che tentano in qualche modo di ottimizzare le spese in funzione delle risorse a disposizione. Alcuni autori, per cercare di risolvere questo problema, hanno concentrato gli sforzi valutando e comparando tra loro i prezzi dei farmaci utilizzati e sprecati all'interno della sala operatoria; altri invece si sono soffermati sulle modalità di utilizzo di tecniche di anestesia e monitoraggio intraoperatorio allo scopo di accorciare i tempi di recupero. Riuscire quindi a ottimizzare i costi in anestesia in maniera univoca è un'impresa ardua. Vengono utilizzati diversi metodi di analisi che, integrandosi l'uno con l'altro, riescono a offrire un approccio economico alla pratica clinica di ogni giorno.

19.5.1 Analisi costo/minimizzazione

Prevede il confronto dei costi di acquisizione di varie terapie alternative senza tener conto del risultato o degli effetti collaterali associati (tra cui inseriamo anche gli sprechi) [17,22]. In pratica si determina la minima quantità di denaro necessaria per fornire un determinato servizio, senza tener conto dell'outcome del paziente.

I medici anestesisti dovrebbero essere al corrente della spesa sanitaria, ma spesso ne rimangono all'oscuro. Johnstone e Jozefczyk [23] hanno dimostrato che, con un programma informativo sui costi dei farmaci anestetici, è possibile ridurre del 23% la spesa mensile senza compromettere la qualità delle cure. Tuttavia tali cambiamenti comportamentali sono di breve durata: entro 2 mesi dal completamento del programma di educazione l'uso in ospedale dei farmaci più costosi è tornato ai livelli basali. Questi autori hanno suggerito che i rappresentanti delle compagnie farmaceutiche fossero un importante fattore di spinta per il maggiore utilizzo di farmaci ad alto costo. Una spiegazione alternativa potrebbe essere la difficoltà a mantenere i cambiamenti nei modelli di attività clinica senza ripetuti rinforzi [24].

Un esempio di applicazione della *cost minimization* può essere l'utilizzo di un basso flusso di gas freschi durante l'anestesia generale. I costi di acquisizione degli agenti inalatori dipendono dal prezzo di contratto negoziato da parte dell'istituzione con il fabbricante o il fornitore. I relativi costi di utilizzo effettivo possono essere ridotti controllando il flusso dei gas freschi. Utilizzando il listino prezzi del 2010 [25] sono stati calcolati i costi di utilizzo – tenendo la minima concentrazione alveolare (*Minimal Alveolar Concentration*, MAC) costante – di un anestetico inalatorio a differenti flussi. Nelle principali strutture ospedaliere italiane i prezzi di acquisto attuali per millilitro di isoflurano, sevoflurano e desflurano sono circa la metà di quelli riportati da Golembiewsky nel 2010 [25], considerato che negli ultimi due anni l'ingresso nel mercato del farmaco equivalente generico al sevoflurano ha portato a una conseguente riduzione del prezzo di tutti gli altri agenti inalatori. Al giorno d'oggi i costi di utilizzo di sevoflurano e desflurano sono, rispettivamente, 10 e 25 volte più alti di quelli dell'isoflurano. Anche se è descritto in letteratura che il tempo per l'estubazione dopo l'anestesia con isoflurano si prolunga, l'aumento effettivo del tempo di estubazione dopo l'uso di isoflurano è di circa 5 e 10 minuti, rispetto all'utilizzo del sevoflurano e del desflurano [26].

Come discusso in precedenza, è tuttora incerto se l'estubazione precoce, confrontata con l'ottenimento di un recupero più veloce da parte del paziente, abbia un riscontro economico; Weinberg et al. [27] sostengono in modo convincente che, in assenza di una chiara evidenza che l'anestesia con isoflurano ritardi la dimissione dalla *Recovery Room* (RR), sarebbe più appropriato, da un punto di vista prettamente economico, adottare in sala operatoria l'anestetico inalatorio, che è meno costoso. Sono stati riportati risparmi fino al 15%, sui costi annuali nel bilancio di farmacia della sala operatoria, se il sevoflurano con un flusso di gas fresco di 2 L/min venisse sostituito con isoflurano con un flusso di gas fresco di 0,5 L/min.

Purtroppo, come già riportato in precedenza, vi è una tendenza verso l'uso di agenti inalatori più costosi [27]. Vi sono forti spinte da parte dei fornitori per l'utilizzo del sevoflurano e del desflurano, che andranno inevitabilmente a influenzare il controllo dei costi di anestesia per via inalatoria. Anche a fronte di forti preferenze per l'utilizzo di sevoflurano e desflurano, i costi potrebbero essere ridotti attraverso il flusso di gas fresco inferiore a 1 L/min [27]. Kennedy et al. hanno correttamente definito un "successo istituzionale" riuscire a ridurre i flussi di gas freschi del 35% nell'arco di 4 anni, in quanto ciò rappresenta un risparmio annuale di circa 130.000 dollari. Ciò è avvenuto senza alcun incentivo specifico [28]. Farmaci piuttosto costosi (come propofol, midazolam, vecuronio, alfentanil) possono non offrire particolari vantaggi rispetto a farmaci meno costosi e di più lunga durata [29]. Per esempio, un istituto ha affermato di aver ottenuto un risparmio annuo di 100.000-150.000 dollari sostituendo l'oppioide fentanyl con il più costoso, ma dotato di maggior emivita, sufentanil [30]; risparmi ancora maggiori si sarebbero potuti ottenere usando la morfina, in cui queste caratteristiche sono amplificate [31,32]. Tuttavia i risparmi sui costi potrebbero essere stati compensati da risveglio e tempi di estubazione prolungati.

Studi relativi all'uso di bloccanti neuromuscolari indicano anche che vi sono notevoli differenze di costi tra i vecchi miorilassanti e quelli più nuovi: per esempio, su uno studio fatto su più di 16.000 pazienti, la sostituzione del pancuronio con il vecuronio, negli interventi di lunga durata, può tradursi in un risparmio annuale di oltre 100.000 dollari [33]. Anche se l'introduzione di miorilassanti con durata d'azione intermedia (cisatracurio e rocuronio) ha cambiato in modo rilevante la pratica anestesiologica, il costo di acquisizione di questi farmaci è notevolmente maggiore rispetto a quelli con lunga durata d'azione. È doveroso ricordare che negli ultimi anni vi è stata una pressione sempre maggiore per ridurre i costi sanitari, ritornando a un uso più diffuso di bloccanti neuromuscolari a lunga durata d'azione [34,35]. È pur vero che l'introduzione di farmaci generici, associata con l'educazione riguardo al costo dei farmaci, ha ridotto il costo di acquisto dei bloccanti neuromuscolari del 12,5% in un periodo di 12 mesi. Questa riduzione si traduce in un risparmio di poco più di 47.000 dollari [36]. La diminuzione delle spese per bloccanti neuromuscolari è stata raggiunta con un aumento del 104% dell'uso di pancuronio.

Concentrarsi solo sui costi di acquisizione di un farmaco, nel tentativo di ridurre i costi sanitari, è una visione semplicistica, e l'impatto della scelta del bloccante neuromuscolare sulla prognosi del paziente deve essere attentamente valutato [36]. Uno studio prospettico relativo alla pratica clinica degli anestesisti ha dimostrato come gli anestesisti stessi non siano propensi a scegliere i farmaci esclusivamente in base al prezzo [36]. È di fondamentale importanza non dimenticarsi del paziente e delle conseguenze del somministrare bloccanti neuromuscolari a lunga piuttosto che a breve durata d'azione. L'adeguatezza del recupero della funzione neuromuscolare è fondamentale, perché anche gradi minori di blocco neuromuscolare residuo possono avere effetti negativi significativi [33]. Il blocco neuromuscolare residuo, causato dalla somministrazione di bloccanti neuromuscolari non depolarizzanti a lunga durata d'azione, sembra predisporre i pazienti a un rischio maggiore di complicanze polmonari postoperatorie. Esso può quindi compromettere seriamente un paziente nel periodo di recupero postoperatorio, aumentando il suo tempo di degenza in RR, fino al possibile ricovero in terapia intensiva, recentemente contestualizzato a 1263,83 euro/die [37].

L'allungamento del tempo di degenza nei reparti di terapia subintensiva americani ha anch'esso un impatto significativo sui costi. La maggiore lunghezza di tale soggiorno, a causa dei bloccanti neuromuscolari a lunga durata d'azione, ha un costo stimato per l'istituzione di 713,87 euro/die [37]. Sono stati effettuati molti studi scientifici con lo scopo di evitare il blocco neuromuscolare residuo nel paziente, poiché esso è responsabile non solo di un aumento dell'incidenza dei costi, ma soprattutto di un aumentato rischio per la vita del paziente stesso.

Negli ultimi anni è entrato a far parte del dominio farmacologico delle sale operatorie un nuovo farmaco, denominato sugammadex, che ha la funzione di antagonizzare in maniera specifica e selettiva (al contrario della neostigmina) curari non depolarizzanti ad azione intermedia e lunga, come il rocuronio e il vecuronio. L'utilizzo di sugammadex in sostituzione della neostigmina determina una riduzione del tempo di sala operatoria necessario a ciascuna operazione chirurgica. Il tempo così risparmiato può essere utilizzato per svolgere ulteriori interventi, i quali vengono rimborsati all'ospedale secondo le tariffe DRG (*Diagnosis Related Groups*) vigenti.

L'aumento del numero di interventi effettuato determina quindi, in un'ottica di valutazione di costo/opportunità, un aumento dei rimborsi annui percepiti dalla struttura ospedaliera. Il tempo di sala operatoria che può essere risparmiato usando sugammadex in sostituzione di neostigmina è stato calcolato, considerando le medie dei tempi trascorsi tra la somministrazione del farmaco e la ripresa dell'attività neuromuscolare, in 3 trial clinici comparativi con neostigmina, tenendo in considerazione una proporzione di utilizzo tra rocuronio e vecuronio di circa 1:1,4 [37]. Il tempo risparmiato risulta in media di 21,66 minuti per ciascun intervento chirurgico, per un totale di 68 ore all'anno di disponibilità aggiuntiva della sala operatoria. Il valore totale degli interventi chirurgici aggiuntivi che possono essere effettuati nel tempo risparmiato è, dunque, di 74.888 dollari. Dai trial clinici relativi agli episodi di curarizzazione residua emerge, infatti, come l'uso di sugammadex sia legato a un rischio minore di ricomparsa del blocco neuromuscolare rispetto all'uso di neostigmina.

Una metanalisi del 2007 ha stimato che, con la pratica clinica corrente, il recupero incompleto della funzionalità muscolare in seguito a trattamento con NMBA si verifica nel 41,3% dei casi [38]. Con l'utilizzo di sugammadex, nei trial clinici di fase I-III sono stati rilevati solo 4 casi di blocco muscolare residuo su un totale di 1713 pazienti esposti a varie dosi del farmaco, per un'incidenza corrispondente allo 0,23% [39].

Il dibattito sull'uso di bloccanti muscolari in relazione ai costi è tuttora in corso. Da un lato c'è la sensazione che i costi di acquisizione di bloccanti neuromuscolari non depolarizzanti possano diminuire attraverso l'educazione medica. Dall'altro lato vi è la prova che dimostra che i pazienti hanno un rischio maggiore di complicazioni associate a paralisi residua quando sono utilizzati bloccanti muscolari a lunga durata d'azione. Come descritto da Miller [40-45], eventuali risparmi maturati utilizzando curari *long-acting* rispetto a quelli a breve durata d'azione verranno persi con la presenza anche solo di un singolo evento avverso a seguito di blocco neuromuscolare residuo. Se volessimo fare un esempio pratico, potremmo tranquillamente affermare che, nonostante la breve durata d'azione e il prezzo irrisorio, il costo relativamente alto dell'utilizzo della succinilcolina è principalmente dovuto ai suoi effetti collaterali. I medici devono costantemente valutare quali curari siano più adatti per i loro pazienti. La decisione sarà comunque complessa e dovrà necessariamente includere, in aggiunta al costo del bloccante neuromuscolare, la durata e la natura del procedimento chirurgico, come pure le caratteristiche del paziente.

Quando analizziamo il rapporto costo/minimalizzazione non possiamo non fare un accenno agli sprechi relativi all'uso di farmaci e *devices* che ogni giorno si verificano in sala operatoria. Quando si tenta di quantificare esattamente tali sprechi sorgono subito molte difficoltà: alcuni studi [15-20] si sono proposti di calcolare il rapporto tra la quantità di farmaci usati nel corso di un intervento e la quantità di quelli non usati, ma questo metodo è soggetto a errori, in quanto vi è spesso un'incapacità oggettiva di quantificare l'importo prelevato e l'importo somministrato ai pazienti. Affiorano ulteriori difficoltà quando il modello di studio cerca di valutare gli sprechi dei farmaci raccogliendoli dalla spazzatura: oltre alla pericolosità per l'operatore di eseguire tale manovra, i risultati risultano molto spesso incompleti.

Tutti questi fattori nel loro insieme non fanno altro che sottostimare la reale entità del problema, con margini di errore di sottovalutazione che arrivano fino a 40%. Un recente studio prospettico su 164 interventi chirurgici ha rivelato la percentuale di casi in cui è stato prestabilito l'utilizzo di almeno una fiala dei seguenti farmaci, che alla fine non sono mai stati utilizzati: propofol 25%, rocuronium 10%. Gli autori hanno quantificato che in un anno siano stati spesi più di 165.000 dollari per farmaci preparati, che non sono mai stati utilizzati. Questi valori rappresentano il 26% dei costi dei farmaci a disposizione per un reparto.

19.5.2 Analisi costo/beneficio

Un'analisi costi/benefici definisce il valore monetario dei benefici ottenuti in relazione alla spesa sostenuta. In questa analisi, l'intervento specifico o il programma terapeutico vengono identificati con le risorse consumate in rapporto ai benefici ottenuti dall'intervento. Viene assegnato un valore monetario a tali risorse e benefici, in modo tale da poter calcolare i benefici netti totali (ovvero la differenza tra i benefici totali e i costi totali) o il rapporto costi/benefici. I benefici possono derivare da minore impiego di un farmaco, minore incidenza di interazioni farmacologiche avverse oppure minore impiego di risorse per cercare di controllare gli effetti collaterali.

In uno studio del 1993 sono stati confrontati i costi relativi alla misurazione dei gas nel sangue arterioso. Viene correlata da un lato la spesa associata all'introduzione in tutte le sale operatorie di capnografi e pulsiossimetri, dall'altro la riduzione dei costi dovuta alla diminuzione di misurazioni emogasanalitiche. Questo studio dimostra che con il monitoraggio gassoso mediante misuratori non invasivi di O_2 e CO_2 si possono ridurre del 44% le misurazioni analitiche dei gas arteriosi. Ovviamente stiamo parlando di un'analisi costo/beneficio che prende in considerazione solo gli aspetti economici dei benefici, tralasciando volutamente le variabili relative al paziente, come la riduzione della mortalità e delle complicanze. In particolare il pulsiossimetro è considerato un *device* indispensabile in sala operatoria ma, da un punto di vista prettamente economico, ci si chiede se la sua funzione sia imprescindibile durante un intervento chirurgico. Vi sono parecchi dubbi riguardo al fatto che un'ipossiemia rinvenuta sul display di questo *device* preceda di molto, da un punto di vista temporale, la rilevazione clinica: uno studio fatto su più di 20.000 pazienti ha dimostrato che non vi sono differenze nell'incidenza di effetti avversi utilizzando il semplice monitoraggio ossimetrico o non utilizzandolo.

Un esempio più moderno di analisi costo/beneficio può essere applicato all'utilizzo, durante qualsiasi tipo di intervento chirurgico, del *Bispectral Index monitor* (BIS), ovvero un elettrodo usato per assicurare una profondità anestesiologica tale da scongiurare il disastroso fenomeno dell'*awareness*. Il suo utilizzo consentirebbe inoltre, da un punto di vista prettamente economico, di risparmiare l'uso di agenti anestetici e quindi di risparmiare risorse. Nello studio B-UNAWARE sono stati randomizzati circa 2000 pazienti anestetizzati con gas, monitorando in alcuni il BIS e in altri la MAC di fine espirazione; i valori del BIS sono stati mantenuti tra 40 e 60 mentre la MAC è stata mantenuta tra 0,7 e 1,3. Con il monitoraggio BIS non si è ottenuta nessuna riduzione nell'uso di sostanze volatili, e pertanto nessun vantaggio in termini economici. Il prezzo all'ingrosso di un elettrodo BIS negli USA è di circa 17 dollari al pezzo, mentre il costo di monitoraggio della MAC di fine espirazione è irrisorio. Il tasso di utilizzo del BIS nelle sale operatorie è ancora sconosciuto ma si ritiene che l'uso di questo *device* rappresenti un fenomeno diffuso, non tanto per la sua utilità, quanto per difendersi dalle accuse sempre più frequenti di *malpractice* intraoperatoria. Ciò significa che, a causa di una pratica di medicina difensiva, vengono sprecati inutilmente ogni anno milioni di dollari.

Un altro fattore che deve essere valutato, nell'analisi dei costi relativi ai benefici, è l'esecuzione degli esami di laboratorio di routine preoperatori. Valutando questa tematica in termini di costo si può facilmente intuire come il rilevamento di un valore falsamente positivo richieda ulteriori indagini, oltre che tempo e ulteriori spese, portando all'esecuzione di test diagnostici a volte invasivi che possono potenzialmente danneggiare il paziente. Al contrario, un test di screening positivo può portare alla scoperta precoce di una malattia potenzialmente curabile, con un conseguente risparmio per il paziente e per il servizio sanitario nazionale. Tuttavia, alcuni studi hanno dimostrato che una batteria di test di screening di routine prima dell'intervento chirurgico in pazienti sani ASA 1 non contribuisce a migliorare la gestione perioperatoria, rispetto ai test basati sulla storia del paziente e un esame fisico. Gli esami ematochimici di routine preoperatori, effettuati su 3782 pazienti sani della Mayo Clinic, hanno rivelato anomalie in 160 pazienti, ma solo un paziente ha beneficiato dall'inizio del nuovo trattamento medico a seguito di esami di laboratorio di screening. Nonostante questi studi, non si riesce a seguire, ancora a causa dell'applicazione di una medicina difensiva da parte degli anestesisti, un filone comune sulla tipologia degli esami ematici preoperatori da richiedere per un paziente relativamente sano.

19.5.3 Analisi costo/efficacia

Questo tipo di analisi esprime i costi di un intervento in funzione del successo o dell'effetto ottenuto, senza attribuire loro (anche perché francamente molto difficile da attuare) un valore monetario. Per eseguire correttamente un'analisi costo/efficacia, è essenziale definire prima di tutto la misura di efficacia. Per esempio, l'efficacia può essere espressa come numero di casi diagnosticati con successo, o numero di pazienti esenti da una complicazione specifica. Il concetto di costo/efficacia è particolarmente utile quando i confronti sono fatti tra nuovi approcci terapeutici e terapie farmacologiche ormai consolidate. Poiché gli studi clinici controllati rappresentano la migliore fonte di dati per valutare efficacia ed effetti collaterali, è stato suggerito che l'analisi economica dovesse essere considerata come parte integrante delle prime sperimentazioni cliniche di nuovi farmaci e di tecnologie mediche.

Esempi di analisi costo/efficacia attuate in letteratura riguardano, per esempio, il confronto tra farmaci anestetici endovenosi *versus* inalatori. Diversi studi pubblicati tra il 1995 e il 2000 riportano che i costi della *Total Intravenous Anaesthesia* (o TIVA), utilizzando il propofol come farmaco ipnoinducente, siano superiori all'anestesia inalatoria. Al momento non esiste nessuno studio recente che confronti i costi della TIVA con propofol e remifentanil con l'anestesia inalatoria con sevoflurano o desflurane. Studi non proprio recenti (2001, 2000, 1997) riportano che il costo del propofol varia da 1,7 a 4 volte in più rispetto all'isoflurano, da 2,5 a 4 volte in più rispetto al desflurane e dal 35% al 3,8 volte in più del sevoflurane. Il calcolo fatto da Rinehard et al. [46], confrontando TIVA con propofol e remifentanil in infusione continua a 0,3 mg/kg/min e sevoflurano (con flusso di gas fresco a 2 L/min) a 1,3 di MAC in un paziente ipotetico di 70 kg in fase ambulatoriale, durante un procedimento di etmoidectomia endoscopica della durata di 90 minuti, rileva un costo medio di 1,75 dollari/min per la TIVA e 0,15 dollari/min per l'anestesia con sevoflurano.

Uno dei vantaggi dichiarati della TIVA, rispetto alla classica anestesia inalatoria, è una diminuita incidenza di nausea e vomito postoperatori (*Post Operative Nausea and Vomiting*, PONV); quindi il costo del trattamento per il PONV dopo l'anestesia inalatoria potrebbe eliminare il suo vantaggio economico citato in precedenza. Tuttavia, l'incidenza di PONV dopo TIVA e dopo anestesia inalatoria sono simili, se i pazienti che hanno ricevuto l'anestesia per via inalatoria sono stati profilassati intraoperatoriamente con agenti antiemetici. Visser et al. [47] hanno riportato che la gestione di tutti i loro pazienti con TIVA avrebbe fatto risparmiare all'ospedale 6324 dollari in farmaci antiemetici, ma sarebbe costato un supplemento di 225.218 [47] dollari per l'utilizzo del propofol. Un vantaggio da prendere in considerazione, quando si sceglie di utilizzare una TIVA, è il tempo di recupero postoperatorio del paziente, che è molto veloce e che porterà a una dimissione precoce dalla RR, con teorici risparmi sui costi del personale, che però non sono mai stati dimostrati.

Il tempo di recupero dopo una TIVA è solo di 5-10 minuti più breve rispetto all'anestesia con sevoflurano. Smith [48] e Tremper [49] hanno sostenuto con forza che, anche se i tempi di recupero dalla RR sono oggettivamente più brevi, questo non comporterà nessun risparmio significativo, in quanto il personale e i costi fissi associati ai loro stipendi sono già scritti in bilancio, e che l'uscita più veloce di un paziente porterà a una pausa supplementare per il personale piuttosto che all'ammissione di un altro paziente.

Per completare il quadro dell'analisi costo/efficacia occorre valutare il tema del controllo del dolore, comparando l'analgesia epidurale con quella endovenosa. Nell'anno 2000 è stato fatto un ampio studio sui costi dell'analgesia durante il travaglio di 1290 partorienti (sia mediante parto vaginale sia mediante taglio cesareo), mettendo a confronto i costi relativi all'infusione dell'analgesico nello spazio epidurale con quelli relativi alla somministrazione on demand di oppioidi per via endovenosa mediante dispositivo elettronico PCA (*Patient Controlled Analgesia*). Nello studio vengono prese in considerazione non solo le procedure di analgesia, ma anche tutte le loro potenziali complicanze relative (con i costi associati), associate alla qualità e alla quantità del lavoro dei medici e degli infermieri. I risultati ottenuti rivelano come il costo per un ospedale del posizionamento di un catetere epidurale per il controllo del dolore sia superiore di circa 298 dollari rispetto all'infusione endovenosa di oppioidi mediante PCA, senza considerare il costo delle relative complicanze.

Come definito in precedenza, l'analisi costo/efficacia non può prescindere dalla valutazione di un effetto, che in questo caso si traduce nella soddisfazione della paziente. Molti studi hanno dimostrato come le donne partorienti avessero un punteggio del dolore alla *Visual Analog Scale* (VAS) molto inferiore con tecnica di analgesia epidurale rispetto all'infusione endovenosa di analgesici. Ciò significa che l'analgesia epidurale procura un miglior controllo del dolore rispetto all'analgesia endovenosa. Secondo Sharma et al. [50], più del 90% delle donne è soddisfatta dall'analgesia epidurale, mentre solo il 65% delle partorienti che hanno ricevuto un'analgesia per via endovenosa ne ha beneficiato totalmente.

19.5.4 Analisi costo/utilità

Questo metodo di analisi è molto simile a quello costo/efficacia, però si basa soprattutto sulle preferenze del paziente, esprimendo il risultato in termini di qualità di anni di vita. In un'analisi costo/utilità l'esito di una procedura viene espresso come *utilità* (cioè come una valutazione soggettiva del livello di benessere in diversi stati di salute). I valori assegnati all'*utilità* rappresentano uno stato di salute tramite una scala, in cui il valore di 1,0 è lo stato di benessere migliore mentre il valore di 0,0 rappresenta la morte. Ci sono tre metodi per ottenere valori di utilità per gli stati di salute in termini di analisi costi/utilità:

- giudizio dell'analista;
- valori dalla letteratura medica;
- valori da misurare su una coorte di soggetti.

Anche se l'uso del giudizio dell'analista potrebbe rappresentare il metodo più semplice per assegnare valori di utilità, questo approccio è associato a una notevole variabilità interindividuale. In un'analisi costo/utilità, i benefici di un servizio sanitario vengono espressi in termini di numero degli anni di miglioramento della qualità di vita ottenuti dopo un intervento chirurgico (*Quality Adjusted Life Years*, QALY).

19.6 Conclusioni

Nonostante l'utilizzo di questi strumenti analitici, è necessario ammettere la necessità di ulteriori studi che esaminino le preferenze del paziente per un dato esito piuttosto che gli esiti surrogati segnalati nella maggior parte degli studi sui farmaci e sulle tecniche anestetiche. Con la crescita dei prezzi e la progressiva diminuzione delle risorse, vi sarà una pressione sempre crescente volta all'uso di farmaci e *devices* meno costosi nel rispetto di linee guida e protocolli di trattamento sempre più rigidi. L'uso dei farmaci e dei *devices* di maggior costo può essere giustificato solo se si ottiene un migliore profilo di sicurezza, se si migliora il comfort del paziente, e/o si facilita il processo di recupero.

Come medici, è nostro dovere garantire che i valori e le preferenze di ciascun paziente siano attentamente considerati nel processo decisionale, in quanto è nostra responsabilità primaria fornire la migliore assistenza possibile. È stato suggerito che i farmaci e le tecniche anestetiche meno costose debbano essere utilizzati quando non vi siano differenze fra i vari risultati. Queste raccomandazioni sono basate sul presupposto che tutti i medici ottengano lo stesso risultato con una stessa tecnica, sebbene vi siano dati che indicano che i risultati variano tra i vari operatori. Pertanto il risultato migliore per il paziente può verificarsi con l'uso della tecnica più familiare per ciascun anestesista. In assenza di chiare preferenze per il paziente o di sostanziali differenze da un punto di vista di risultato o di costo, sarebbe ragionevole per due anestesisti scegliere tecniche diverse in base alle loro precedenti esperienze.

Bibliografia

1. Vinodkumar MV, Rebecca J (2004) Cost minimization in anesthesia. Indian J Anest 48:303-306
2. Fasiolo S, Soiat M, Ditri L, Gullo A (1998) Linee guida generali dell'organizzazione dell'attività anestesiologica nel periodo perioperatorio. ESM, Padova, pp 99-105

3. Greenberg CP, Brown AR (1997) Cost containment- utilization of techniques, personnel equipement and supplies. In: White PF (ed) Ambulatory anaesthesia and surgery. WB Saunders, Philadelphia, pp 635-647
4. Orkin FK (1993) Moving toward value-based anesthesia care. J Clin Anesth 5:91-98
5. Naylor CD (1998) What is appropriate care? N Engl J Med 338:1918-1920
6. Fisher ES, Wennberg DE, Stukel TA et al (2003) The implications of regional variations in Medicare spending. Part 1: The content, quality, and accessibility of care. Ann Intern Med 138:273-287
7. Fisher ES, Wennberg DE, Stukel TA et al (2003) The implications of regional variations in Medicare spending. Part 2: Health outcomes and satisfaction with care. Ann Intern Med 138:288-298
8. Orkin FK (1989) Practice standards: the Midas touch or the emperor's new clothes? Anesthesiology 70:567-571
9. Reinhardt U (1991) Health Care Quality Management for the 21st Century. American College of Physician Executives, Tampa
10. Office of Technology Assessment, US Congress (1982) Strategies for Medical Technology Assessment. 3rd ed. Government Printing Office, Washington
11. Orkin FK (1999) Outcomes research in anesthesia. Adv Anesthes 16:99-128
12. Macario A, Vitez TS, Mc Donald T (1995) Where are the costs in peri operative care? Anest 83:1138-1142
13. Orkin FK (1995) Meaningful cost reduction. Anest 83:1135-1137
14. Weinstein MC, Stason WB (1977) Foundations of cost effectiveness analysis for health and medical practices. N Eng J Med 296:716-722
15. Macario A (2010) What does un minute of operating room time cost? J Clin Anest 2:237-240
16. Dati disponibili nel sito www. akrongeneral.org/portal/page?_pageid=153,10351153&_dad
17. White PF, Whatcha MF (1993) Are new drugs cost effective for patients undergoing ambulatory surgery? Anest 78:2-5
18. Glenn DM, Macario A (1999) Management of the operating room: a new practice opportunity for anesthesiologists. Anest Clin Of North Am 17:2
19. Rutter TW, Brown ACD (1994) Contemporary operating room management. In: Lake CL (ed) Advantages in Anesthesia. Vol 11. Mosby, St Louis, pp 173-214
20. Horngren CT, Foster G (1991) Cost accounting a managerial emphasis. 6th edn. Prentice Hall, Englewood Cliffs
21. Johnstone ER, Martinec CL (1993) Costs of anesthesia. Anesth Analg 76:840-848
22. Eisemberg JM (1989) Clinical economics: a guide to the economic analysis of clinical practises. JAMA 262:2879-2886
23. Johnstone RE, Jozefczyk KG (1994) Costs of anesthetic drugs: experiences with a cost educational trial. Anesth Analg 78:766-771
24. Greco PJ, Eisemberg JM (1993) Changing physician's practises. N Engl J Med 329:1271-1274
25. Golembiewsky J (2010) Economic considerations in the use of invale anesthetic agents. Am J Health Syst Pharm 67:S9-S12
26. Agoliati A, Dexter F, Jason L et al (2010) Meta-analysis of average and variability of time to extubation comparing isoflurane with desflurane or isoflurane with sevoflurane. Anesth Analg 110:1443-1439
27. Weinberg L, Story D, Nam J, McNicol L (2010) Pharmacoeconomics of volatile inhalational anaesthetic agents: an 11 year retrospective analysis. Anaesth Intensive Care 38:849-854
28. Kennedy RR, French RA (2008) Changing patterns in anesthetic fresh gas flow rates over 5 years in a teaching hospital. Anesth Analg 106:1487-1490.
29. Kapur PA (1994) Pharmacy acquisition costs: responsible choice versus overutilization of costly pharmaceuticals. Anesth Analg 78:617-618
30. Becker KE, Carrithers J (1994) Practical methods of cost containment in anestesia and surgery. J Clin Anesth 6:388-399

31. Wetchler BV (1992) Economic impact of anestesia decision making: they pay the money, we make the choice. J Clin Anesth 4:20S-4S.
32. Moote CA (1994) The prevention of postoperative pain. Can J Anesth 41:527-533
33. Durfee DD (1995) A practical approach to achieving a $950,000 cost savings from a joint anesthesia-pharmacy program. Hosp Pharm 30:957-958, 961-963
34. Gora-Harper ML, Hessel E 2nd, Shadick D (1995) Effect of prescribing guidelines on the use of neuromuscular blocking agents. Am J Health Syst Pharm 52:1900-1904
35. Horrow JC, Rosenberg H (1994) Price stickers do not alter drug usage. Can J Anaesth 41:1047-1052
36. ISTAT. Indice dei prezzi per le rivalutazioni monetarie. Periodo di riferimento: agosto 2009. Coefficienti mensili. Aggiornato il 16 settembre 2009
37. Naguib M, Kopman AF, Ensor JE (2007) Neuromuscular monitoring and postoperative residual curarisation: a metaanalysis. Br J Anaesth 98: 302-316
38. Gfk strategic marketing. US Healthcare Companies LP, 23 aprile 2007
39. Gillerman RG, Browning RA (2000) Drug use inefficiency: a hidden source of wasted health care dollars. Anesth Analg 91:921
40. Miller RD (1989) How should residual neuromuscular blockade be detected? Anesthesiology 70:379-380
41. Gillerman RG, Browing RA (2000) Drug use inefficiency: a hidden source of wasted health care dollars. Anesth Analg 91:921-924
42. Ballantyne JC, Chang Y (1997) The impact of choice of muscle relaxant on postoperative recovery time: a retrospective study. Anesth Analg 85:476-482
43. Lubarsky DA, Glass PS, Ginsberg B et al (1997) The successful implementation of pharmaceutical pratice guidelines. Analysis of associated outcomes and cost savings. SWiPE Group. Systematic Withdrawal of Perioperative Expenses. Anesthesiology 86:1145-1160
44. Butterworth J, James R, Prielipp RC et al (1998) Do shorter-acting neuromuscolar blocking drugs or opioids associate with reduced intensive care unit or hospital lengths of stay after coronary artery bypass grafting? CABG Clinical Benchmarking Data Base Participants. Anesthesiology 88:1437-1446
45. Puura AI, Rorarius MG, Manninen P et al (1999) The costs of intense neuromuscolar block for anesthesia during endolaryngeal procedures due to waiting time. Anesth Analg 88:1335-1339
46. Rinehard EK, Sivarajan M (2012) Costs and wastes in anesthesia care. Curr Opin Anesth 25:221-225
47. Visser K, Hassink E, Bonsel GJ et al (2001) Randomized controlled trial of total intravenous anesthesia with propofol versus inhalation anesthesia with isoflurane-nitrous oxide. Postoperative nausea and vomiting and economic analysi. Anesthesiology 95:616-626
48. Smith I (2003) Total intravenous anaesthesia. Is it worth the cost? CNS Drugs 17:609-619
49. Tremper KK (2010) Who are you going to fire? Anesth Analg 110:278-279
50. Sharma S, Sidawi J, Ramin S et al (1997) A randomized trial of epidural vs patient-controlled meperidine analgesia during labor. Anesth 87:472-476

Recupero postoperatorio

20

Yigal Leykin, Linda Miotto, Laura Restuccia

20.1 Introduzione

Il recupero postoperatorio è una fase fondamentale per la sicurezza di un paziente che ha subito un atto chirurgico e anestesiologico, a causa del quale si determinano alterazioni delle funzioni fisiologiche che si estendono al *periodo postoperatorio* [1]. È quindi indispensabile seguire il paziente in questa fase delicata in un ambiente adeguato che oggi si riconosce nella *Recovery Room* (RR), Terapia Intensiva Postoperatoria (TIPO), o *Post Anaesthesia Care Unit* (PACU). La maggior parte dei pazienti supera la fase anestesiologica senza problemi; l'incidenza della mortalità strettamente associata all'anestesia è rara [2].

Una delle ragioni che hanno portato a migliorare la sicurezza in anestesia è una gestione migliore del postoperatorio. La RR è il luogo dove i pazienti possono essere monitorizzati e osservati costantemente, dopo l'atto chirurgico, da uno staff medico e infermieristico specializzato. L'alta specializzazione si basa sul concetto di *governo clinico*, inteso come un sistema per migliorare lo standard della pratica clinica. Esso può essere definito, anche, come l'insieme di comportamenti, responsabilità e azioni che l'organizzazione e i professionisti si danno per garantire il miglioramento dei servizi erogati e la salvaguardia degli standard assistenziali (Direzione generale della programmazione sanitaria, Ministero della Salute).

All'interno del concetto di governo clinico si inserisce la definizione di *best performance*, intensa come integrazione tra una corretta gestione clinica e un'accurata gestione organizzativa.

L'associazione degli anestesisti della Gran Bretagna e dell'Irlanda definisce la RR come "un'area nella quale vengono ammessi i pazienti provenienti dalle sale operatorie e dove rimangono fino al recupero della coscienza e della stabilizzazione della funzionalità circolatoria".

Y. Leykin (✉)
Servizio di Anestesia Rianimazione e Terapia del Dolore
Azienda Ospedaliera Santa Maria degli Angeli, Pordenone

A. Gullo e P. Murabito (a cura di), *Governo clinico e medicina perioperatoria*,
DOI: 10.1007/978-88-470-2793-0_20, © Springer-Verlag Italia 2012

Allo scopo di regolamentare la gestione postoperatoria del paziente in RR, le società anestesiologiche delle varie nazioni hanno formulato linee guida inerenti a questo argomento. Dal confronto di tali linee guida si evidenzia che in alcuni paesi queste hanno valore legale (per esempio in Francia), mentre in altri, quali l'Italia, sono formulate sotto forma di raccomandazioni [3]. Tutte sono concordi nell'affidare la responsabilità della RR e della dimissione del paziente all'*anestesista*, e indicano come indispensabili una cartella clinica e un rapporto scritto specifici del periodo postoperatorio. È indispensabile l'adiacenza di tale struttura al complesso operatorio e il medico anestesista è individuato come il responsabile del trasporto del paziente dalla sala operatoria alla RR [4].

La gestione perioperatoria del paziente sottoposto ad *anestesia generale*, locoregionale e/o sedazione richiede un monitoraggio periodico dei parametri vitali: respiratori (ossigenazione, frequenza respiratoria, ampiezza e simmetria delle escursioni toraciche), cardiovascolari (frequenza cardiaca e pressione arteriosa sistemica) e neurologici (stato di coscienza, riflessi di protezione delle vie aeree, orientamento temporo-spaziale, esecuzione di ordini semplici). Vanno inoltre controllate temperatura corporea, diuresi, forza neuromuscolare (per esempio, stringere la mano, alzare la testa e muovere gli arti). La sorveglianza riguarda anche gli accessi vascolari e le eventuali perdite ematiche [4].

La sorveglianza clinica deve essere quindi completata da un monitoraggio strumentale che comprende vari presidi, alcuni considerati indispensabili, altri opzionali [5]. I dati della letteratura [6] indicano che le più comuni complicanze postoperatorie che si manifestano in RR sono nausea e vomito (9,8%), difficoltà respiratorie (6,9%) e ipotensione, che richiede trattamento (2,7%) [7]. Nessuna di queste complicanze può essere considerata inaspettata considerando l'effetto farmacologico degli agenti anestetici (Figg. 20.1, 20.2).

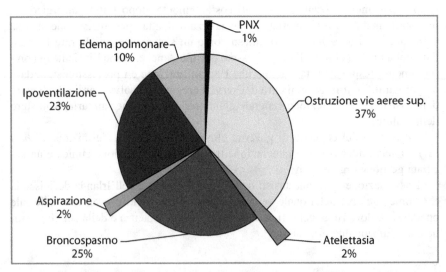

Fig. 20.1 Complicanze respiratorie. I settori rappresentano le percentuali più comuni di intervento da parte del medico anestesista presente in *Recovery Room* su pazienti postoperati

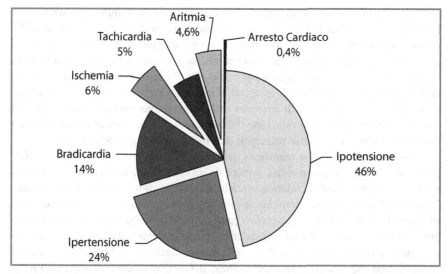

Fig. 20.2 Complicanze cardiocircolatorie. I settori rappresentano le percentuali più comuni di intervento da parte del medico anestesista presente in *Recovery Room* su pazienti postoperati

La sorveglianza in RR è mirata a riconoscere precocemente ed eventualmente trattare queste complicanze.

Gli eventi avversi di maggiore entità comprendono:

- alterazioni del livello di coscienza fino al delirio;
- ipotermia;
- ipoventilazione e ipossiemia;
- problemi cardiovascolari che includono ischemia miocardica e aritmie.

20.2 Complicanze respiratorie

La frequenza di complicanze respiratorie gravi è rara [8]. Anche pazienti svegli, dopo un'anestesia generale, sono a rischio di ostruzione delle vie aeree e *polmoniti da aspirazione*. Le più frequenti complicanze respiratorie osservate in RR sono: *ostruzione delle vie aeree superiori, atelettasia, broncospasmo, aspirazione, ipoventilazione, edema polmonare* e *pneumotorace* (PNX) (Fig. 20.1). Spesso queste complicanze si autolimitano e non sono difficili da gestire e risolvere. Altre volte sono il segno di problemi maggiori.

L'anestesia generale causa una disfunzione delle ciglia bronchiali e *riduzione delle secrezioni*. Le cellule alveolari riducono la produzione di *surfactante*. Il *dolore* può inibire la capacità di tossire e la completa espansione toracica nel respiro profondo. In un paziente incapace di tossire efficacemente e che tende a ipoventilare questi effetti possono generare collasso di aree polmonari più o meno ampie [9].

Il quadro clinico può peggiorare se la chirurgia interessa il *diaframma* o il *torace*. L'ipossia insorge quando non c'è una concentrazione di ossigeno nel sangue sufficiente a soddisfare le esigenze metaboliche dei tessuti, quindi la risposta iniziale degli stessi è l'utilizzo della via anaerobica, che causa acidosi lattica. Quasi la metà dei pazienti, così come la maggior parte di quelli anziani, presentano una riduzione della concentrazione ematica di ossigeno al loro ingresso in RR. Diverse cause possono portare all'insorgenza di aumento della richiesta periferica tissutale di O_2. Il *brivido postoperatorio* e la riduzione dell'output cardiaco, associato a un aumento dello shunt, sono tra le cause principali dell'insorgenza di *ipossiemia* [10].

L'ipoventilazione che si manifesta nel postoperatorio può derivare da un effetto di coda farmacologica residua, oppure da un non completo recupero del *blocco neuromuscolare*; questa condizione ricade all'interno di un quadro di *ipercapnia*. L'*iperventilazione* è meno comune, spesso determinata da dolore, agitazione e stimolazione diretta del sistema nervoso centrale (SNC). L'ostruzione delle vie aeree presenta diverse cause; il paziente sedato o non completamente cosciente tende all'ostruzione per la caduta posteriore della lingua. Secrezioni abbondanti e sanguinamenti possono causare tale complicanza; il *laringospasmo* secondario all'estubazione rappresenta una vera e propria emergenza [11].

La causa della compromissione respiratoria nel postoperatorio è spesso multifattoriale e richiede una gestione sistematica per escludere possibili cause reversibili. Tutti i pazienti dovrebbero quindi ricevere ossigeno supplementare almeno per i primi minuti all'arrivo in RR, in modo specifico a seconda della severità del deficit respiratorio.

20.3 Complicanze cardiocircolatorie

L'instabilità cardiovascolare non è infrequente nel postoperatorio e il monitoraggio risulta essere uno strumento che permette una diagnosi precoce e un pronto trattamento. I pazienti che presentano antecedenti cardiovascolari sono quelli più a rischio. In questi soggetti le misure preventive si accompagnano alla necessità di un monitoraggio attento, al fine di ovviare rapidamente alle eventuali complicanze attraverso mezzi terapeutici adatti.

Entro le due ore successive all'intervento chirurgico si verifica la maggior parte degli eventi cardiovascolari avversi; questi interessano circa il 7% dei pazienti e sono rappresentati prevalentemente da fenomeni aritmici (tachicardia, bradicardia) ed emodinamici (ipertensione, ipotensione); a questi si aggiungono casi di ischemia e arresto cardiaco (Fig. 20.2). Tra le aritmie prevalgono le tachicardie sopraventricolari e in particolare la fibrillazione atriale, ma non sono infrequenti i casi di *tachicardia ventricolare* non sostenuta, tachicardia ventricolare sostenuta e *fibrillazione ventricolare* [12].

L'iper o ipotensione sono complicanze comuni nel postoperatorio.
• L'ipertensione preoperatoria, rispetto al paziente normoteso e soprattutto nell'anziano, è associata a variazioni pressorie maggiori durante l'induzione e

durante il corso dell'anestesia. Questa condizione è un fattore predittivo di ischemia miocardica [13]: inoltre nei pazienti ipertesi si osserva una maggiore incidenza di episodi di ipotensione associata a variazioni ischemiche dell'elettrocardiogramma (ECG).

• L'ipertensione postoperatoria in RR è solitamente secondaria a dolore, ipercapnia, ipossia, brivido o effetti farmacologici; queste cause vanno escluse per prime.

La letteratura risulta insufficiente per valutare l'impatto della valutazione clinica e del monitoraggio strumentale sulla prevenzione delle complicanze cardiovascolari postoperatorie [14]. Solo le linee guida dell'American Society of Anesthesiologists (ASA) indicano che il monitoraggio elettrocardiografico va riservato a pazienti selezionati, per cui è sufficiente che un monitor per l'elettrocardiogramma (ECG) sia prontamente disponibile in sala di risveglio [15].

20.4 Nausea e vomito

La *nausea* e il *vomito* occorrono molto frequentemente dopo un intervento chirurgico, come dimostra uno studio condotto nel 2005, in cui è riportato che nelle successive 8 ore dall'intervento il 37,5% dei paziente ha avuto tali sintomi [16].

Queste complicanze, che sono comunque limitate nel tempo, non devono essere sottovalutate anche da un punto di vista di detrimento sanitario; l'1% dei pazienti operati in regime ambulatoriale sono successivamente ricoverati per nausea e vomito non controllati [17].

Il vomito è un processo complicato, mediato a livello centrale dal "centro del vomito" localizzato nel bulbo; in tale zona, non protetta dalla barriera ematoencefalica, i chemiocettori provocano il vomito se stimolati da agenti chimici circolanti (*dopamina*, *serotonina*, *istamina* e *muscarina*), compresi i farmaci usati per l'anestesia [18] (Fig. 20.3).

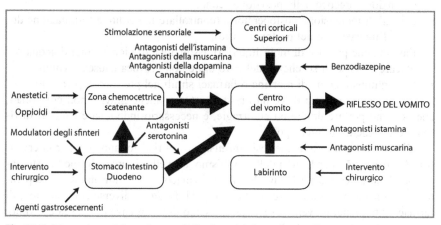

Fig. 20.3 Meccanismo del vomito e sedi d'azione dei farmaci con effetto antiemetico

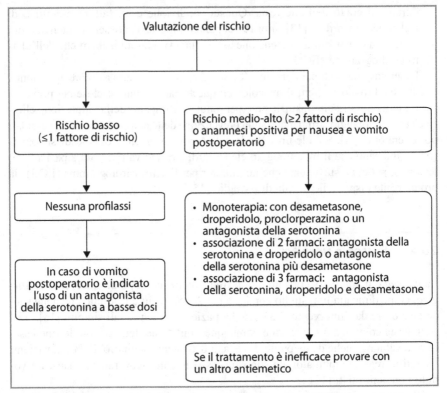

Fig. 20.4 Prevenzione e trattamento di nausea e vomito nel postoperatorio

In generale, quindi, nausea e vomito postoperatorio sono attribuibili all'anestesia, anche se i seguenti fattori possono contribuire alla loro insorgenza [19]:

- dolore non sedato (soprattutto a livello pelvico);
- assunzione precoce della posizione seduta;
- episodi di ipotensione postoperatoria (controllare le perdite e l'idratazione durante l'intervento e nel postoperatorio);
- l'assunzione precoce di molti liquidi (l'assunzione di piccoli sorsi d'acqua per placare il senso di secchezza del cavo orale non provoca nausea e vomito);
- la somministrazione di morfina o farmaci simili nel pre o postoperatorio.

Per prevenire episodi di vomito postoperatorio, anche gravi e non controllati, che possono portare dolore ed emorragie, è necessario individuare i fattori di rischio e i soggetti più predisposti.

L'intervento e il tipo di anestesia influiscono sul rischio: aumenta per interventi in *laparoscopia*, per la cura dello strabismo, a livello di orecchio medio, stomaco, duodeno e vescica [20] (Fig. 20.4). La farmacologia è indicata nel postoperatorio solo nei soggetti a rischio medio-alto [21]. Esistono diverse combinazioni di farmaci antiemetici preventivi secondo il rischio di insorgenza di nausea e vomito, come indicato nella Tabella 20.1.

Tabella 20.1 Farmaci antiemetici

Farmaco	Dose indicata nell'adulto
Anticolinergici	
Scopolamina	Per via transdermica applicare un cerotto la sera o 4 ore prima dell'intervento
Antistaminici	
Prometazina	12,5-25 mg per via endovenosa alla fine dell'intervento
	12,5-25 mg per via orale prima dell'induzione
Idroxizina	25-100 mg per via intramuscolare
Derivati del butirrofenone	
Idroperidolo	0,625-1,25 mg per via endovenosa alla fine dell'intervento
Aloperidolo	1-2 mg per via endovenosa o intramuscolare
Corticosteroidi	
Desametasone	4-10 mg per via endovenosa prima dell'induzione
Antagonisti dei recettori della serotonina	
Dolasetron	12,5 mg per via endovenosa alla fine dell'intervento
	12,5 mg per via endovenosa in caso di vomito
Granisetron	0,35-1 mg per via endovenosa alla fine dell'intervento
	0,1 mg per via endovenosa in caso di vomito
Ondansetron	4,8 mg per via endovenosa alla fine dell'intervento
	1 mg per via endovenosa in caso di vomito
Altri	
Metoclopramide	10 mg per via endovenosa alla fine dell'intervento
Aprepitan	40 mg per via orale 1-3 ore prima dell'induzione
Proclorperazina	5-10 mg per via endovenosa alla fine dell'intervento
	5-10 mg per via orale prima dell'induzione
	25 mg per via rettale

20.5 Ipotermia e brivido

L'*ipotermia* è una condizione fisiologica di abbassamento della temperatura corporea (<35 °C) [22], a seguito di un'anestesia (generale o locoregionale) sia inalatoria che endovenosa. In tale condizione la risposta termoregolatoria viene alterata dall'*anestesia generale* che interagisce a livello dell'*ipotalamo* [23].

La dispersione di calore, per effetto dei gas freddi e secchi, dei liquidi freddi e della prolungata esposizione del corpo a temperature ambientali basse, sono condizioni che si possono associare all'anestesia.

I seguenti fattori, correlati a ipotermia non controllata, possono contribuire all'aumento della morbilità e della mortalità dei pazienti in ipotermia:

- alterazioni cardiovascolari;
- alterazioni endocrine e metaboliche (come la diminuzione della clearance dei farmaci anestetici e dei curari);
- alterazioni della coagulazione;
- alterazioni della crasi ematica (per ogni grado perso di temperatura corporea l'ematocrito sale di circa 1-2%) [24].

Nel postoperatorio l'aumento della concentrazione plasmatica di adrenalina e di cortisolo [25], determinato dall'ipotermia, comporta un incremento dell'incidenza di desaturazione, di ischemia miocardica e di rischio di infezione della ferita chirurgica [26]. Infine, la riduzione della temperatura centrale comporta un allungamento dei tempi di risveglio dall'anestesia generale, oltre che maggiore discomfort e dolore postoperatorio [27].

Il ritorno allo stato di normotermia è possibile grazie a una riduzione della termodispersione, con concomitante aumento della produzione di calore. Il recupero del calore perso durante l'anestesia generale avviene molto lentamente. Infatti, i pazienti con un blocco centrale in corso, oltre ad avere una ridotta risposta ormonale con scarso aumento del metabolismo ossidativo, manifestano brivido, con temperatura centrale piu bassa, e hanno minori masse muscolari reclutabili per aumentare la produzione di calore per effetto del blocco stesso [28]. Il *brivido* compare in circa il 50% dei pazienti con temperatura centrale pari a 35,5 °C e nel 90% dei pazienti con temperatura centrale pari a 34,5 °C; solo una piccola percentuale dei pazienti normotermici presenta brivido [29].

Il brivido deve essere prima di tutto prevenuto, impedendo l'instaurarsi dell'ipotermia; limitandosi solamente a un solo intervento farmacologico il recupero di calore risulterà essere ancora più lento [30]. Quando, però, si presenti, va combattuto principalmente riscaldando il paziente e successivamente somministrando farmaci che lo inibiscono [31,32].

20.5.1 Blocco neuromuscolare residuo

Il *blocco neuromuscolare residuo* è una complicanza nel periodo immediatamente successivo all'anestesia generale (40% dei pazienti con rapporto *train of four* <0,9). Studi clinici hanno dimostrato un'associazione tra la gestione intraoperatoria del blocco neuromuscolare e l'incidenza di complicanze nel periodo postoperatorio. Importanti fattori di rischio di morbilità e mortalità sono strettamente correlati all'uso intraoperatorio di farmaci bloccanti neuromuscolari, così come alla paralisi residua [33]. L'incompleta risoluzione del blocco neuromuscolare nell'iniziale periodo postoperatorio può causare problemi respiratori acuti (ipossiemia e ostruzione delle vie aeree), ritardo nell'estubazione e rischio aumentato di complicanze polmonari postoperatorie.

L'uso di bloccanti neuromuscolari ad azione intermedia può far diminuire, ma non elimina, il rischio di paralisi residua, rispetto ai farmaci a lunga durata d'azione. Inoltre, il recupero completo della funzione neuromuscolare è più probabile quando gli inibitori della colinesterasi sono somministrati precocemente (>15-20 minuti prima dell'estubazione) e con un blocco più superficiale (*train of four* = 4) [34]. Il problema della curarizzazione residua viene in parte superato con l'introduzione del sugammadex, α-ciclodestrina modificata, che forma uno stretto e irreversibile legame con i bloccanti neuromuscolari: rocuronio e vecuronio, riducendo prontamente la loro concentrazione plasmatica e facendo diminuire rapidamente la loro azione di blocco sulla placca neuromuscolare. Grazie a questo farmaco, quindi, il paziente è messo in condizione di riprendere a respirare autonomamente contrastando, entro soli tre minuti, il blocco neuromuscolare indotto da rocuronio e vecuronio [35].

20.5.2 Criteri di dimissione

Ogni RR deve avere criteri ben definiti per il trasferimento del paziente in Terapia Intensiva o in reparto.

È l'anestesista il responsabile del trasferimento del paziente dalla RR al reparto di degenza. L'anestesista, coadiuvato dall'infermiere, decide il momento della dimissione e organizza il trasporto in funzione delle condizioni cliniche del paziente, delle comorbilita, del tipo e della durata dell'intervento e della destinazione (reparto di degenza ordinario, area critica ecc).

L'assistenza sarà garantita da personale ausiliario solamente per i pazienti a minor rischio, mentre nei casi a maggior rischio, che richiedono assistenza intensiva o subintensiva, l'assistenza verrà garantita da un'équipe composta dall'anestesista, dall'infermiere e dall'ausiliario e con sistemi di monitoraggio commisurati alla gravità delle condizioni cliniche del paziente [36].

Attraverso la scala di Aldrete (1970) l'anestesista valuta il livello di coscienza e quindi i criteri di dimissione del paziente all'interno della RR. La scala di Aldrete (Tabella 20.2) non tiene conto del dolore, della nausea e del vomito, della temperatura e di eventuali sanguinamenti (il paziente può essere trasferito in reparto di degenza quando ottiene un punteggio totale minimo di 8 in due valutazioni successive, in assenza di punteggio uguale a zero per le singole voci). Tali parametri dovranno quindi essere documentati in cartella.

Tabella 20.2 Scala di Aldrete

Attività	Capace di muovere 4 estremità volontariamente o a comando	2
	Capace di muovere 2 estremità volontariamente o a comando	1
	Incapace di muovere le estremità volontariamente o a comando	0
Respirazione	Capace di respirare a fondo e di tossire liberamente	2
	Dispnea o respirazione limitata	1
	Apnea	0
Circolazione	PA ± 20% dei valori preoperatori	2
	PA ± 20-49% dei valori preoperatori	1
	PA ± 50% dei valori preoperatori	0
Coscienza	Completamente sveglio	2
	Risvegliabile alla chiamata	1
	Non risvegliabile	0
Saturazione d'ossigeno	In grado di mantenere una SpO_2 >92% in aria ambiente	2
	Necessario ossigeno per mantenere SpO_2 >90%	1
	SpO_2 <90% anche con supplemento d'ossigeno	0
	Punteggio totale	

Tabella 20.3 Scala di White e Song

Livello di coscienza	Sveglio e orientato	2
	Risvegliabile con un minimo stimolo	1
	Responsivo solo alla stimolazione tattile	0
Attività fisica	Muove tutte le estremità a comando	2
	Debolezza nel muovere le estremità	1
	Incapace di muovere volontariamente le estremità	0
Stabilità emodinamica	PA ± 15% dei valori preoperatori	2
	PA ± 30% dei valori preoperatori	1
	PA >30% dei valori preoperatori	0
Stabilità respiratoria	In grado di respirare profondamente	2
	Respiro superficiale (tachipnea) con buona capacità di tossire	1
	Dispnea con debole capacità di tossire	0
Saturazione d'ossigeno	>90% in aria ambiente	2
	Richiede ossigeno supplementare (occhiali)	1
	<90% con ossigeno supplementare	0
Dolore postoperatorio	Assente o lieve	2
	Moderato o grave, controllato con analgesici ev	1
	Grave persistente	0
Vomito postoperatorio	Assente o lieve nausea	2
	Vomito transitorio o conati di vomito	1
	Vomito o nausea moderata/grave persistente	0
	Punteggio totale	

Può risultare utile utilizzare la scala di White e Song (Tabella 20.3), che è stata ideata per la *chirurgia ambulatoriale*, ma può essere convenientemente applicata per ogni tipo di assistenza postoperatoria (il paziente può essere trasferito in reparto di degenza quando ottiene un punteggio totale minimo di 12, con nessun punteggio zero. Inoltre non vi devono essere brivido ne sanguinamento attivo) [37].

20.6 Conclusioni

Il modello assistenziale proposto dalla RR permette di prevenire e/o trattare tempestivamente le complicanze del periodo postoperatorio. L'alta specializzazione professionale dello staff della RR e la competenza del monitoraggio da parte del personale infermieristico, come ripreso dal concetto di governo clinico, permettono di fornire un'adeguata assistenza al paziente nella fase postoperatoria.

La RR non vuole sostituire la Terapia Intensiva, ma deve essere intesa come la struttura necessaria a concludere il percorso di cure anestesiologiche pre, intra e postoperatorie. L'anestesista, quindi, stabilirà in base all'andamento clinico dopo l'intervento chirurgico il successivo percorso assistenziale necessario al proseguimento delle cure del paziente.

Bibliografia

1. Leykin Y, Costa N, Gullo A (2001) Analisi e confronto delle linee guida riguardanti la gestione della Recovery Room. Minerva Anestesiol 67:563-571
2. Sewell A, Young P (2003) Recovery and post-anaesthetic care. Anaesth Intensive Care 4:329-332
3. Leykin Y, Zannier G (2003) Monitoraggio e sicurezza nell'immediato periodo postoperatorio. In: Gullo A (ed) Medicina perioperatoria, terapia intensiva e emergenza. Springer-Verlag, Milano
4. Leykin Y, Costa N, Furlan S et al (2001) Recovery Room. One year activity experience. Minerva Anestesiol 67:555-562
5. SIAARTI. Gruppo di studio per la sicurezza in anestesia e terapia intensiva (1994) Raccomandazioni per la sorveglianza post-anestesiologica. La Mandragola
6. Hines R, Barash PG, Watrous G, O'Connor T (1992) Complications occurring in the postanesthesia care unit: a survey. Anesth Analg 74:503-509
7. Syme P, Craven R (2009) Recovery and post-anesthetic care. Anesth Intens Care Med 10:576-579
8. Rose DK, Cohen MM, Wiggleswarth DM, DeBoer DP (1994) Critical respiratory events in the postanesthesia care unit. Anesthesiology 81:410-418
9. Hatfield A, Tronson M (2001) The complete recovery room book. Oxford University Press, Oxford
10. Feeley TW (1997) The respiratory system. Comprehensive postanesthesia care. Lippincott, Williams & Wilkins, Philadelphia
11. Frost E, Gordon R (1996) Complications in the postanaesthetic care unit. Seminars in Anaesthesia 15:148-158
12. Balser JR (1999) Perioperative arrhythmias: incidence, risk assessment, evaluation, and management. Cardiac Electrophysiology Review 3:215-217
13 Mangano DT, Browner WS, Hollenberg M (1990) Association of perioperative myocardial ischaemia with cardiac morbidity and mortality in men undergoing non-cardiac surgery. New Eng J Med 323:1781-1788
14. American Society of Anesthesiologists (2002) Practice guidelines for postanesthetic care. Anesthesiology 96:742-752
15. Reyle-Hahn M, Kuhlen R, Schenk D (2000) Komplikationen im Aufwachraum. Der Anaesthesist 49:236-251
16. Zaitz K (2005) Nursing observations during the first 24 hours after a surgical procedure: what do we do? Journal of Clinical Nursing 14:334-343
17. Tramer MR (2003) Treatment of postoperative nausea and vomiting. British Medical Journal 327:762-763
18. Frost EAM, Gordon R (1996) Complications in the postanesthetic care unit. Seminars in Anesthesia 15:148-158
19. Peskett MJ (1999) Clinical indicators and other complications in the recovery room or postanaesthetic care unit. Anaesthesia 54:1143-1149
20. Habib AS, Gan TJ (2004) Evidence-based management of postoperative nausea and vomiting: a review. Canadian Journal of Anesthesia 51:326-341
21. Bone ME, Wilkinson DJ, Young JR et al (1990) Ginger root – a new antiemetic. The effect of ginger root on postoperative nausea and vomiting after major gynaecological surgery. Anaesthesia 48:715-717
22. Bligh J, Johnson KG (1973) Glossary of terms for thermal physiology. J Appl Physiol 35:941-961
23. Sessler D (1991) Central thermoregulatory inhibition by general anaesthesia. Anesthesiology 75:557-559
24. Montanini S, Martinelli G, Torri G et al (2000) Consensus Conference sull'ipotermia perioperatoria, SIAARTI

25. Frank SM, Higgins MS, Breslow MJ et al (1995) The catecholamine, cortisol and hemo-dynamic responses to mild perioperative hypothermia. A randomized control trial. Anesth 82:83-93

26. Kurz A, Sessler DI, Lenhardt R (1996) Perioperative normothermia to reduce the incidence of surgical wound infection and shorten hospitalization. New England Journal of Medicine 334:1209-1215

27. Scott EM, Buckland R (2006) A systematic review of intra-operative warming for preventing postoperative complications. AORN J 83:1090-1104, 1107-1113

28. Reed R, Johnson TD, Hudson JD, Fischer RP (1992) The disparity between hypothermic coagulopaty and clotting studies. J Trauma 33:465-470

29. Frank SM, Fleisher LA, Breslow MJ et al (1997) Perioperative maintenance of normothermia reduces the incidence of morbid cardiac events. JAMA 277:1127-1134

30. Carli F, Kulkarni P, Webster JD, Mc Donald IA (1995) Post surgery epidural blockade with local anesthetics attenuates the catecholamine and thermogenic response to perioperative hypothermia. Acta Anesth Scand 39:1041-1047

31. Morris Rh (1971) Operating room temperature and the anesthetized, paralyzed patient. Archives of surgery 102:95-97

32. Frank SM, Beattie C, Christopherson R et al (1992) Epidural versus general anesthesia, ambient operating room temperature, and patient age as predictors of inadvertent hypothermia. Anesthesiology 77:252-257

33. Murphy GS, Brull SJ. (2010) Residual neuromuscular block: lessons unlearned. Part I: definitions, incidence, and adverse physiologic effects of residual neuromuscular block. Anesth Analg 111:120-128

34. Brull SJ, Murphy GS (2010) Residual neuromuscular block: lessons unlearned. Part II: methods to reduce the risk of residual weakness. Anesth Analg 111:129-140

35. Sorgenfrei IF, Norrild K, Larsen PB et al (2006) Reversal of rocuronium-induced neuromuscular block by the selective relaxant binding agent sugammadex: a dose-finding and safety study. Anesthesiology 104:667-674

36. Gruppo di Studio SIAARTI per la Sicurezza in Anestesia e Terapia Intensiva (2006) Raccomandazioni per il Trasporto Inter e Intra Ospedaliero del Paziente Critico. Minerva Anestesiol 72:37-56

37. Calderini E, Arena G, Astuto M et al. Gruppo di Studio SIAARTI per la Sicurezza in Anestesia e Terapia Intensiva. Raccomandazioni per l'area di recupero e l'assistenza post-anestesiologica. http://www.siaarti.it/lineeguida/pdf_img/file_33.pdf

Monitoraggio del dolore postoperatorio nei pazienti pediatrici

21

Marinella Astuto, Giuliana Arena, Massimiliano Sardo,
Paolo Murabito, Anne Storm

21.1 Introduzione

Un adeguato *monitoraggio* del *dolore acuto postoperatorio*, nei pazienti pediatrici, è di fondamentale importanza, non solo per motivi etici ma soprattutto a causa delle ripercussioni sullo stato di salute attuale e futuro del bambino causate da un'inadeguata gestione del dolore stesso [1].

La prevenzione e il trattamento del dolore acuto postoperatorio nei pazienti pediatrici sono ancora oggi oggetto di discussione da parte delle principali comunità scientifiche impegnate nelle realtà più avanzate nel miglioramento degli standard delle cure mediche. Nel 2001 la Joint Commission on Accreditation of Healthcare Organizations (JCAHO), definendo il dolore "il quinto segno vitale" ha introdotto, tra i criteri di *accreditamento*, l'implementazione di standard per il monitoraggio e il trattamento del dolore postoperatorio [2]. Nel 2005 l'International Association for the Study of Pain (IASP) ha organizzato il "Global Day Against Pain in Children", focalizzando l'attenzione sull'urgente necessità di migliorare il trattamento del dolore nei pazienti pediatrici [1]. Nel 2010, in Italia, è stata emanata una legge che rende obbligatorio per tutti i pazienti ospedalizzati, non solo i bambini, il monitoraggio del dolore [3].

Il fallimento nella gestione del dolore nei piccoli pazienti è da attribuire, secondo l'IASP, alle scarse conoscenze sulla *fisiopatologia del dolore* nei bambini, ai timori legati agli effetti collaterali degli analgesici e alla scarsità delle risorse destinate al training per i clinici e al trattamento dei bambini [1]. La stesura di linee guida, da parte di organizzazioni quali l'American Pain Society (APS) e l'Agency for Health Care Research and Quality (ARQ), e l'emissione di mandati a opera della JCAHO ha portato alla realizzazione di trial per il trattamento del dolore, al fine di fornire *evidence based guidelines* per la gestione del dolore nei bambini di ogni età [4].

M. Astuto (✉)
UCO e Scuola di Specializzazione di Anestesia e Rianimazione
Università degli Studi di Catania
AOU Policlinico – Vittorio Emanuele, Catania

A. Gullo e P. Murabito (a cura di), *Governo clinico e medicina perioperatoria*,
DOI: 10.1007/978-88-470-2793-0_21, © Springer-Verlag Italia 2012

L'implementazione dei servizi di Acute Pain Service (APS) ha lo scopo di migliorare la gestione del dolore acuto postoperatorio in tale categoria di pazienti. Il ruolo di un APS [5] consiste in:

- monitorare il dolore in modo sistematico;
- consentire un'adeguata e sicura gestione dell'analgesia attraverso il monitoraggio degli effetti della terapia antidolorifica e il trattamento degli effetti collaterali eventualmente collegati all'azione degli analgesici;
- diffondere informazioni e conoscenza sul dolore;
- ampliare la ricerca nel campo del dolore e della sua gestione.

Il mantenimento di un elevato standard di qualità, nonché il miglioramento della qualità delle cure e di *governo clinico*, non possono prescindere né da un'adeguata valutazione dell'efficacia del monitoraggio e del trattamento del dolore postoperatorio nei pazienti pediatrici, né dalla promozione della *ricerca* a favore dello sviluppo di nuovi sistemi di monitoraggio.

21.2 Definizioni

Il dolore è un esperienza sensoriale ed emotiva spiacevole, associata a un danno tissutale potenziale o in atto, o descritta nei termini di tale danno. Il *dolore postoperatorio* è definito come il dolore avvertito da un paziente sottoposto a intervento chirurgico, e dovuto sia all'insulto chirurgico, sia alla condizione preesistente, ma anche alla presenza di drenaggi, sondini o complicanze [6]. Il dolore acuto postoperatorio, se non adeguatamente prevenuto e trattato, può esitare in dolore persistente nel 10-50% dei casi e in *dolore cronico* nel 2-10% dei casi [7].

21.3 Fisiopatologia del dolore nel paziente pediatrico

Già nei prematuri estremi sono presenti i sistemi neuronali deputati alla nocicezione e alla risposta al dolore e al potenziale danno tissutale [8]. Le cellule del corno dorsale del midollo spinale contraggono sinapsi con i neuroni sensitivi in via di sviluppo già alla sesta settimana di gestazione. I nervi periferici migrano verso la cute degli arti a partire dall'undicesima settimana e alla nascita la densità delle terminazioni nervose nocicettive è simile a quella degli adulti. I neonati hanno un notevole grado di maturazione delle vie di trasmissione periferiche del dolore, spinale e sopraspinale, già dalla ventiquattresima settimana di gestazione, e la mielinizzazione inizia alla trentesima settimana di gestazione [5]. Alla nascita la mielinizzazione dei nervi periferici è completa [8].

Sebbene le *sinapsi centrali* delle fibre C nel corno dorsale siano inizialmente immature, il fenomeno del *wind up* può essere generato dalla stimolazione a bassa intensità delle fibre Aβ. I sistemi discendenti, noradrenergico e serotoninergico, non sono completamente maturi fino al sesto mese di vita postnatale. La relativa prevalenza di meccanismi eccitatori e il ritardo di sviluppo dei sistemi inibitori rendono i bambini più piccoli particolarmente suscettibili agli stimoli algogeni [9]. Il neonato risponde al danno tissutale con specifiche misure comportamentali e segni fisiologici e metabolici di stress e distress [5]. C'è una crescente evidenza scientifica sugli effetti, a breve e lungo termine, che un trattamento insufficiente del dolore acuto ha sullo stato fisico, fisiologico e psicologico del bambino [10]. Un'abnorme attivazione delle vie sensitive in età neonatale può alterare il normale processo di sviluppo e rimodellamento sinaptico in modo persistente [11]. Il danno dei nervi periferici nei neonati causa una rapida ed estesa apoptosi delle cellule dei gangli annessi alle radici posteriori dei nervi spinali, che esita in cambiamenti maggiori della struttura del *midollo spinale*. L'esperienza dolorosa subita durante le fasi precoci dello sviluppo può, dunque, influenzare i processi nocicettivi per tutta la vita dei bambini [12]. Procedure dolorose ripetute influenzano i processi sensitivi nei piccoli pazienti, causando l'innescarsi di fenomeni di iperalgesia e allodinia [13].

21.4 Sistemi di valutazione del dolore postoperatorio nei pazienti pediatrici

La *valutazione del dolore* è presupposto essenziale perché questo venga adeguatamente gestito [14]. Riconoscere il dolore dei bambini, soprattutto di quelli più piccoli, può essere difficile; le loro capacità cognitive e il loro vocabolario possono rivelarsi, infatti, inadeguati a esprimere il dolore in modo che risulti comprensibile ai sanitari che se ne occupano [15]. I sistemi utilizzati nella pratica clinica per la valutazione del dolore acuto postoperatorio nei pazienti pediatrici possono essere distinti in quattro categorie: valutazione di *parametri fisiologici*, osservazione dei *parametri comportamentali*, utilizzo di *scale composite multiparametriche*, utilizzo di *scale di autovalutazione* [16].

I parametri fisiologici (frequenza cardiaca, frequenza respiratoria, pressione arteriosa, pressione intracranica ecc.) sono utili misure sostitutive per la valutazione dell'entità del dolore, ma la sensibilità e la specificità sono influenzate dalle condizioni cliniche del paziente. Sepsi, febbre, ipovolemia causano una variazione dei parametri fisiologici, indipendentemente dal dolore [17].

I parametri comportamentali (pianto, espressione del volto, movimenti del tronco e degli arti ecc.) possono essere utilizzati come misure surrogate del dolore nei bambini; la sensibilità e la specificità possono, tuttavia essere influenzate da altri stati di disagio, quali fame, paura, ansia [18].

Le scale multiparametriche includono parametri sia fisiologici sia comportamentali, nessuna di esse tuttavia si è dimostrata chiaramente superiore alle altre ed è stata universalmente accettata [19].

Il migliore strumento di valutazione del dolore è senza dubbio l'autovalutazione. In genere i bambini, a partire dal quarto anno di età, sono in grado di localizzare il dolore e di comprendere il significato dei termini "più", "meno", "uguale", utilizzati per descriverlo. Tra i 7 e i 10 anni i bambini sviluppano l'abilità di misurare il proprio dolore, ma solo dopo i 10-12 anni sono in grado di discriminare la componente sensitiva da quella affettiva del dolore e di descriverle entrambe [20].

21.5 Scale di valutazione del dolore acuto postoperatorio

I neonati e i lattanti non sono in grado di esprimere il dolore verbalmente; i bambini dai 18 mesi in su hanno l'abilità di esprimere il dolore e di localizzarlo, sebbene fino a 3 anni non siano capaci di specificarne l'intensità. All'età di 3 anni i bambini riescono talvolta a dare indicazioni quali "no dolore", "un po' di dolore", "molto dolore". La collaborazione dei genitori è spesso il migliore indicatore nei pazienti cosi piccoli, *infermieri* e *medici* hanno bisogno di ascoltare i pazienti, oltre a utilizzare sistemi oggettivi di misura del dolore. Tra questi figurano le misure comportamentali e le risposte fisiologiche [20].

Le scale di valutazione del dolore acuto postoperatorio comunemente utilizzate per neonati e lattanti sono [16]:
1. *Premature Infant Pain Profile* (PIPP);
2. *Crying Requires oxygen Increased vital signs Expression Sleeplessness* (CRIES);
3. COMFORT;
4. *Children and Infant Postoperative Pain Scale* (CHIPPS);
5. Cardiac Analgesia Assessment Scale (CAAS).

I bambini di età compresa fra i 4 e gli 8 anni, con normale sviluppo mentale, sono in grado di fornire un affidabile *self report* del proprio dolore; per questi bambini è possibile utilizzare scale di autovalutazione quali le *Faces Pain Rating Scale*, per esempio la *scala di Wong Baker* (Fig. 21.1) e la *scala di Oucher*; nei bambini in età prescolare e nei pazienti con alterazioni cognitive possono essere utilizzate scale multiparametriche, che associano lo studio di parametri comportamentali e fisiologici [20].

Le scale di valutazione del dolore acuto postoperatorio utilizzato per bambini in età prescolare e bambini più grandi sono [16]:
1. *Children's Hospital of Eastern Ontario Pain Scale* (CHEOPS);
2. *Toddler-Preschool Postoperative Pain Scale* (TPPPS);
3. *Face, Leg, Activity, Cry, Consolability tool* (FLACC);
4. *Objective Pain Scale* (OPS).

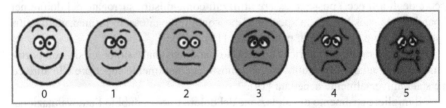

Fig. 21.1 Scala di Wong Baker

Nei bambini in età scolare, che sono in grado di capire il concetto di ordine numerico possono essere utilizzate scale numeriche verbali o scale analogiche visive simili a quelle utilizzate negli adulti [20]:

1. *Verbal Rating Scale* (VRS);
2. *Numerical Rating Scale* (NRS);
3. *Visual Analog Scale* (VAS).

21.6 Nuovi device: conduttanza cutanea e Pain Monitor

I cambiamenti spontanei ed evocati della *conduttanza cutanea* riflettono l'attività del *sistema nervoso autonomo simpatico* [21]. Lo studio di tali cambiamenti è stato utilizzato per valutare la reazione al dolore, i danni al sistema nervoso centrale e le neuropatie periferiche [22,23]. Le *aree cerebrali* coinvolte nelle *risposte elettrogalvaniche della cute* sono: la *corteccia premotoria*, l'*ipotalamo*, l'*amigdala*, la *sostanza reticolare ascendente* e i *neuroni pregangliari simpatici* [24].

Alla cute sono destinati due tipi di efferenze simpatiche: *fibre noradrenergiche*, che contraggono sinapsi con la muscolatura liscia vasale, e *fibre colinergiche*, che innervano le ghiandole sudorifere. L'attivazione del sistema nervoso autonomo simpatico determina un aumento della secrezione da parte delle *ghiandole sudorifere* delle regioni palmari e plantari, misurabile in termini di conduttanza cutanea [25]. La *sudorazione* determina una riduzione della *resistenza cutanea*, con conseguente aumento della conduttanza; non appena il sudore si riassorbe la conduttanza si riduce nuovamente [26,27], e ciò genera un picco di conduttanza cutanea la cui ampiezza dipende dall'intensità di scarica della terminazione nervosa simpatica cutanea [28]. Il picco è evidente dopo 1-2 secondi dalla stimolazione [29]. Tale risposta, evocata da cambiamenti dello stato emozionale, è nota come "risposta cutanea galvanica" o "riflesso psicogalvanico". I cambiamenti spontanei ed evocati della conduttanza cutanea sono stati analizzati tanto in soggetti adulti quanto in neonati e bambini, tramite un software sviluppato in Norvegia nel 2000 [25]. La conduttanza cutanea in risposta agli stimoli dolorifici può essere misurata in continuo tramite il *Pain Monitor* (Fig. 21.2), ed espressa in termini di numero delle fluttuazioni della conduttanza cutanea (*Number of Fluctuations of Skin Conductance*, NFSC).

Il NFSC correla con l'incremento della pressione arteriosa e con i livelli di catecolamine circolanti in risposta allo stress perioperatorio [30]. I picchi di conduttanza cutanea sono definiti da un minimo, seguito da un massimo, dei valori di conduttanza misurato in microsiemens (μs); il NFSC (*peaks per second*) viene calcolato on line con una finestra temporale di analisi modulabile (impostazione di default di 15 secondi), e si aggiorna secondo per secondo. La misurazione viene effettuata con elettrodi adesivi contenenti AgCl, denotati dalle lettere C (*current*), R (*reference*), e M (*measurement*), posizionati sulla cute della regione palmare o plantare (Fig. 21.3).

L'unità di misurazione usa gli elettrodi C e R per generare una corrente alternata costante tra gli elettrodi R e M. La corrente di ritorno dall'elettrodo M viene

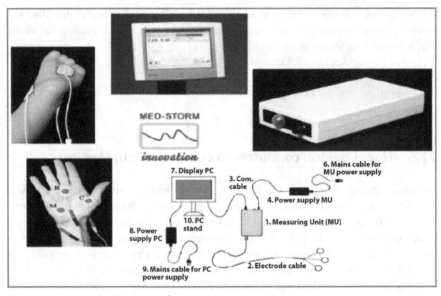

Fig. 21.2 Pain Monitor Med-Storm®

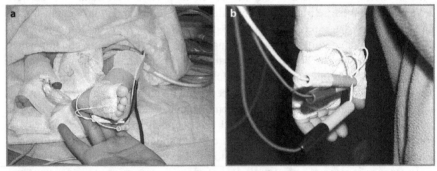

Fig. 21.3 Elettrodi e cavo di connessione all'unità di misurazione del *Pain Monitor*, collegati alla superficie plantare (**a**) o palmare (**b**) rispettivamente in pazienti di età inferiore o superiore a 12 mesi

registrata e il suo valore corrisponde alla conduttanza cutanea. Il segnale di corrente alternata registrato viene filtrato per rimuovere il rumore e le interferenze prima che il segnale sia inviato al *display* del PC. Il sistema è in grado di misurare valori di conduttanza in un range compreso tra 1-200 µs con un livello di rumore (1-σ) inferiore a 0,002 µs. L'unità di misurazione, inoltre, è in grado di allertare l'operatore in caso di disconnessione degli elettrodi o presenza di interferenze esterne (*bad signal quality*) [29,31].

Il software del Pain Monitor ha quattro modalità di applicazione: una per il *monitoraggio del dolore* e del *discomfort* nei neonati pretermine e a termine, una per

Tabella 21.1 Codici colore del Pain Monitor

Bianco: 0,00-0,07 peaks per sec (NFSC)	Nessun dolore
Giallo chiaro: 0,13-0,21 peaks per sec (NFSC)	Nessun dolore o dolore ≤3 su una scala VAS 0-10
Giallo: 0,27 peaks per sec (NFSC)	Il paziente si agita, potrebbe trattarsi di un dolore tra 4 e 5 su una VAS 0-10
Arancione: 0,33 peaks per sec (NFSC)	Il paziente potrebbe avere un dolore tra 6 e 8 su una VAS 0-10
Rosso: 0,40-0,70 peaks per sec (NFSC)	Il paziente potrebbe avere un dolore tra 8 e 10 su una VAS 0-10

l'individuazione degli *stimoli algogeni* durante l'*anestesia generale*, una per il monitoraggio del *dolore postoperatorio* e degli *stimoli algogeni* in *terapia intensiva*, in pazienti adulti e pediatrici, a partire dalla 25ª settimana di gestazione, e una per gli obiettivi di ricerca [29,31]. Il monitoraggio del dolore postoperatorio si basa sulla lettura dei *peaks per second*. La variazione del NFCS è stata correlata con il dolore misurato tramite scala numerica (VAS 0-10). Codici colore (Tabella 21.1) consentono di individuare, in *real time* sul display, il valore di NFSC corrispondente allo *score* stabilito sulla scala del dolore [31].

21.6.1 Vantaggi del Pain Monitor

L'attività delle *fibre simpatiche cutanee* risulta essere un parametro più sensibile e specifico, rispetto alla pressione arteriosa e alla frequenza cardiaca, per il monitoraggio del dolore e dell'effetto degli stimoli algogeni, poiché risente meno dei cambiamenti della temperatura ambientale e dello stato del microcircolo cutaneo [32]. L'*acetilcolina*, che media le sinapsi tra *fibre efferenti simpatiche* e *ghiandole sudorifere*, infatti, agisce su *recettori muscarinici*, non coinvolti nei meccanismi vasomotori cutanei implicati nella risposta agli stimoli termici. La *conduttanza cutanea* non è influenzata dai bloccanti neuromuscolari, che agiscono su *sinapsi nicotiniche*, né dai farmaci cardio-vasoattivi, che agiscono sui recettori catecolaminergici [29].

21.6.2 Limiti del Pain Monitor

Nei pazienti in stato di veglia, oltre al dolore, anche altri stimoli, quali nausea [33-35], vomito [33-35], stress emotivi [15,34-36] possono influenzare i valori di NFSC. L'utilizzo di farmaci anticolinergici, anticolinesterasici e α_2 agonisti, influenzando l'attività dell'*acetilcolina* sui *recettori muscarinici*, può invalidare le misurazioni effettuate tramite il Pain Monitor [3,15,33,34,37,38]; similmente, la presenza di *neuropatia autonomica* o il *blocco dei nervi periferici dell'arto*, alla cui estremità sono collegati gli elettrodi del Pain Monitor, possono inficiare i valori misurati di NFSC [33,34,37].

21.6.3 Studi clinici sulla validità del Pain Monitor nel monitoraggio del dolore acuto postoperatorio

Le analisi condotte da Ledowski [34,35] e Hullett [15] hanno dimostrato che il Pain Monitor è in grado di individuare con buona sensibilità (88,5%-90%) e discreta specificità (64%-75%) il *dolore acuto postoperatorio*. Lo studio effettuato da Ledowski nel 2009 [34], e quello pubblicato da Choo nel 2010 [36], non hanno, invece, riprodotto i risultati dei precedenti, pur essendo stati condotti secondo un modello di sperimentazione molto simile. Tutti i lavori suddetti concludono affermando la necessità che ulteriori studi vengano effettuati al fine di valutare l'effettiva validità del Pain Monitor nella valutazione del dolore acuto postoperatorio. Solo due di questi studi sono stati condotti su pazienti pediatrici [15,36]. Nel nostro istituto è in corso uno studio prospettico osservazionale, in collaborazione con Anne Storm, che intende validare l'utilizzo del Pain Monitor nel monitoraggio del dolore acuto postoperatorio in pazienti pediatrici attraverso il confronto dei valori di NFSC con i punteggi ottenuti tramite utilizzo di scale numeriche convenzionali appropriate per età.

21.7   Conclusioni

Il mantenimento di un elevato standard di qualità e il miglioramento della qualità delle cure non possono prescindere né da un'adeguata valutazione dell'efficacia del monitoraggio e del trattamento del dolore postoperatorio nei pazienti pediatrici, né dalla promozione della ricerca a favore dello sviluppo di nuovi sistemi di monitoraggio. C'è una crescente *evidenza scientifica* sugli effetti a breve e lungo termine che un trattamento insufficiente del dolore acuto ha sullo stato fisico, fisiologico e psicologico del bambino. Il migliore strumento di valutazione del dolore è senza dubbio l'autovalutazione, tuttavia riconoscere il dolore dei bambini, soprattutto di quelli più piccoli, può risultare difficile; le loro capacità cognitive e il loro vocabolario possono risultare infatti inadeguati a esprimere il dolore in modo che risulti comprensibile ai sanitari che se ne occupano. Lo sviluppo di nuovi device, in grado di fornire una misura oggettiva del dolore, può aiutare il clinico nella gestione del dolore acuto postoperatorio in tale categoria di pazienti. L'obiettivo sarà di portare un contributo nel complesso mondo del *governo clinico* e, in particolare, di offrire un importante messaggio: che il miglioramento della *qualità delle cure* è sostenuto dalla convinzione sempre crescente che questi progressi non possono essere avulsi dalla *ricerca clinica*, attività che sta invece alla base dei risultati della *medicina basata sull'evidenza*.

Bibliografia

1.   Carr DB (2005) Why children's pain matters. IASP Pain Updates 13:1-6
2.   Vila H, Smith RA, Augustynaik MJ et al (2005) The efficacy and safety of pain management before and after implementation of hospital-wide pain management standards: is patient

safety compromised by treatment based solely on numerical pain ratings? Anesth Analg 101:474-480

3. Legge 15 marzo 2010, N. 38. Gazzetta Ufficiale 65, 19/03/2010

4. Verghese ST, Hannallah RS (2010) Acute Pain Management in Children. Journal of Pain Research 3:105-123

5. Desparment J (2009) Acute Pain Service: clinical assessment and standard of care. In: Astuto M (ed), Basics, anesthesia, intensive care and pain in neonates and in children. Springer-Verlag Italia, Milano, pp 173-184

6. American Society of Anesthesiologists Task Force on Acute Pain Management (2004) Practice guidelines for acute pain management in the perioperative setting: an updated report by the American Society of Anesthesiologists Task Force on Acute Pain Management. Anesthesiology 100:1573-1581

7. Kehlet H, Jensen TS, Woolf CJ (2006) Persistent postsurgical pain: risk factors and prevention. Lancet 367:1618-1625

8. Rose JB, Logan DE (2004) Pediatric pain assessment. In: Litman RS (ed) Pediatric anesthesia. The requisites in anesthesiology. Elsevier Mosby, Philadelphia, pp 191-195

9. Fitzgerald M, Howard RF (2002) The neurobiologic basis of paediatric pain. In: Schecter NL, Berde CB, Yaster M (eds) Pain in infants, children and adolescents. Lippincott Williams and Wilkins, Baltimore, pp 19-42

10. Drendel AL, Kelly BT, Ali S (2011) Pain assessment for children: overcoming challenges and optimizing care. Pediatr Emerg Care 27:773-781

11. Fitzgerald M, Walker S (2003) The role of activity in developing pain pathways. In: Dostrovsky JO, Carr DB, Koltzenburg M (eds) Proceedings of the 10th World Congress on Pain. Progress in pain research and management. IASP Press, Seattle, pp 185-196

12. Fitzgerald M (2005) The development of nociceptive circuits. Nat Rev Neurosci 6:507-520

13. Taddio A, Katz J, Ilersich AL et al (1997) Effect of neonatal circumcision on pain response during subsequent routine vaccination. Lancet 349:599-603

14. Howard RF (2003) Current status of pain management in children. JAMA 290:2464-2469

15. Hullett B, Chambers N, Preuss J (2009) Monitoring electrical skin conductance: a tool for the assessment of postoperative pain in children? Anesthesiology 111:513-517

16. Ghai B, Makkar JK, Wig J (2008) Postoperative pain assessment in preverbal children and children with cognitive impairment. Paediatr Anaesth 2008 18:462-477

17. Sweet SA, McGrath PJ (1998) Physiological measures of pain. In: Finley GA, McGrath PJ (eds) Measurement of Pain in Infants and Children. Progress in Pain Research and Management, Vol. 10. IASP Press, Seattle, pp 59-82

18. McGrath PJ (1998) Behavioral measures of pain. In: Finley GA, McGrath PJ (eds) Measurement of Pain in Infants and Children. Progress in Pain Research and Management, Vol. 10. IASP Press, Seattle, pp 83-102

19. Franck LS, Greenberg CS, Stevens B (2000) Pain assessment in infants and children. Pediatr Clin North Am 47:487-512

20. Chen LL, Ballantyne JC (2006) Postoperative pain in children. In: Ballantyne JC (ed) The Massachusetts General Hospital handbook of pain management. 3rd edn. Lippincott Williams & Wilkins, Baltimore, pp 302-316

21. Wallin BG (1981) Sympathetic nerve activity underlying electrodermal and cardiovascular reaction in man. Psychophysiology 18:470-476

22. Glandman G, Chiswick ML (1990) Skin conductance and arousal in the newborn. Arch Dis Child 65:1063-1066

23. Gutrecht JA (1994) Sympatheric skin response (review). J Clin Neurophyisiol 11:519-524

24. Tranel D, Damasio H (1994) Neuroanatomical correlates of electrodermal skin conductance responses. Psychophysiology 31:427-438

25. Storm H, Fremming A, Odegaard S et al (2000) The development of a software program for analyzing spontaneous and externally elicited skin conductance changes in infants and adults. Clinical Neurophysiology 111:1889-1898

26. Edelberg R (1967) Electrical properties of the skin. In: Brown CC (ed) Methods in psychophysiology. Williams & Wilkins, Baltimore, pp 1-59

27. Christie MJ (1981) Electrodermal activity in the 1980's: a review. J R Soc Med 74:616-622

28. Gjerstad AC, Storm H, Wallin G (2006) Evaluation of the skin conductance method by using microneurographi. [abstract]. ISAP, Chicago

29. Storm H (2008) Changes in skin conductance as a tool to monitor nociceptive stimulation and pain. Curr Opin Anesthesiol 21:796-804

30. Storm H, Myre K, Rostrup M et al (2002) Skin conductance correlates with perioperative stress. Acta Anaesthesiol Scand 46:887-895

31. http://www.med-storm.com/pdf/MA001-25_Manual.pdf

32. Bini G, Hagbarth KE, Hynninen P, Wallin BG (1980) Thermoregulatory and rhythm generating mechanisms governing the sudomotor and vasoconstrictor outflow in human cutaneous nerves. J Physiol 306:537-552

33. Ledowski T, Ang B, Schmarbeck T, Rhodes J (2009) Monitoring of sympathetic tone to assess postoperative pain: skin conductance vs surgical stress index. Anaesthesia 64:727-731

34. Ledowski T, Bromilow J, Paech MJ et al (2006) Monitoring of skin conductance to assess postoperative pain intensity. British Journal of Anaesthesia 97:862-865

35. Ledowski T, Bromilow J, Wu J et al (2007) The assessment of postoperative pain by monitoring skin conductance: results of a prospective study. Anaesthesia 62:989-993

36. Choo EK, Magruder W, Montgomery C (2010) Skin conductance fluctuations correlate poorly with postoperative self-report pain measures in school-aged children. Anesthesiology 113:175-182

37. Ledowski T, Albus S, Stein J, Macdonald B (2011) Skin conductance for monitoring of acute pain in adult postoperative patients: influence of electrode surface area and sampling time. J Clin Monit 25:371-376

38. Ledowski T, Stein J, Albus S, MacDonald B (2011) The influence of age and sex on the relationship between heart rate variability, haemodynamic variables and subjective measures of acute post-operative pain. Eur J Anaesthesiol 28:433-437

Parte III
Ruolo della ricerca

Ricerca di base e medicina critica

Giuseppe Ristagno, Giovanni Li Volti

22.1 La ricerca di base esiste davvero?

In questi primi dieci anni della nostra attività di ricerca ci siamo imbattuti in varie definizioni relative al significato del suddetto termine, che tuttavia ne descrivono solo la soggettività storica o gli interessi commerciali. È ormai consuetudine comune distinguere la ricerca di base da quella applicata, la prima che produce mera conoscenza, la seconda che produce, invece, tecnologia, innovazione e ricchezza. Riportiamo di seguito alcune delle definizioni di ricerca.

Ricerca industriale: ricerca pianificata o indagini critiche miranti ad acquisire nuove conoscenze, da utilizzare per mettere a punto nuovi prodotti, processi o servizi o permettere un notevole miglioramento dei prodotti, processi o servizi esistenti. Comprende la creazione di componenti di sistemi complessi necessaria per la ricerca industriale, in particolare per la validazione di tecnologie generiche, a esclusione dei prototipi (tratto da "Disciplina comunitaria in materia di aiuti di Stato a favore di ricerca, sviluppo e innovazione. Comunicazione della Commissione europea 2006/C 323/01").

Ricerca traslazionale: ricerca biomolecolare preclinica che produce risultati rapidamente trasferibili all'attività clinica. La ricerca di tipo traslazionale rappresenta, dunque, l'integrazione tra l'attività di ricerca sperimentale e la pratica clinica.

Ricerca di base: tipologia di ricerca che non si prefigge obiettivi di immediata applicazione. Comprende tutte le attività svolte al fine di acquisire soltanto nuove conoscenze scientifiche e tecnologiche. Per questo motivo la ricerca di base riveste prevalentemente un carattere esplorativo e riguarda i settori ritenuti di attuale o potenziale interesse in funzione delle strategie d'impresa.

In un momento di crisi economica profonda come quello che stiamo attraversando, la ricerca di base o ricerca pura viene considerata erroneamente un lusso da sacrificare, in quanto non genera immediatamente "ricchezza". Permetteteci di lanciare un affermazione molto provocatoria: la ricerca di base non esiste. Esiste solo

G. Ristagno (✉)
Istituto di Ricerche Farmacologiche Mario Negri, Milano

A. Gullo e P. Murabito (a cura di), *Governo clinico e medicina perioperatoria*,
DOI: 10.1007/978-88-470-2793-0_22, © Springer-Verlag Italia 2012

la ricerca ed esistono poi le sue applicazioni, che possono essere immediate o futu-ribili. A tal proposito, potremmo ricordare che quando qualcuno osservò che un cer-chio poteva ruotare su se stesso, non esistevano neanche lontanamente ruote, pneu-matici, raggi o ammortizzatori. La ruota e il carro sono nati non da un bisogno im-mediato ma da singole e conseguenti osservazioni (ricerche, conoscenze e competenze), cui sono conseguite le applicazioni tecniche. La cultura e le sue applicazioni tecni-che non vanno confuse. Ancora più importante, non va confusa la sperimentazione con le esigenze del commercio, specie quelle delle industrie farmaceutiche. Da qui il tentativo, ancora limitato, di dimostrare come ricerca e applicazioni possano con-vivere e come la sperimentazione di laboratorio possa rappresentare obiettivi cultu-rali attuali e non indirizzati necessariamente all'immediatezza del profitto.

A tal proposito, in questo capitolo riportiamo la nostra esperienza personale, relativa alla ricerca di base nel campo anestesiologico e della medicina del malato critico.

22.2   Ruolo della ricerca scientifica di base nella medicina critica

Il ruolo fondamentale che la ricerca scientifica gioca nell'implementazione dei pro-tocolli di gestione e trattamento del paziente critico, e in particolare di quello ria-nimato da arresto cardiaco o da uno stato di *shock cardiocircolatorio*, è stato ben delucidato e stabilito dalla Pulse Conference (*The Post-resuscitative and initial Uti-lity in Life Saving Efforts*) del 2002, alla quale hanno partecipato esponenti inter-nazionali della ricerca scientifica di base e clinica [1]. In quell'occasione gli esper-ti si sono concentrati su tutti gli aspetti della ricerca scientifica ritenuti importanti per garantire un avanzamento oggettivamente misurabile (per esempio in termini di sopravvivenza e/o recupero funzionale) nella cura del paziente critico. Si è così riconosciuto che la ricerca in ambito di medicina critica deve essere diretta a inve-stigare e chiarire i meccanismi fisiopatologici che stanno alla base della sofferen-za d'organo. Soltanto partendo da una profonda comprensione della fisiopatologia si possono costruire i presupposti per nuove ipotesi sperimentali, volte al miglio-ramento e/o perfezionamento della diagnosi e della cura.

Nel caso specifico del paziente critico, per esempio, sono ben noti i principali eventi acuti che possono condurre all'istaurarsi di condizioni potenzialmente fata-li, che includono l'*arresto cardiaco*, l'insufficienza respiratoria, lo *shock emorra-gico*, eventi cerebrovascolari e traumatici. La ricerca in questi ambiti, quindi, do-vrebbe comprendere uno studio approfondito, partendo dalle cause precipitanti la condizione clinica del paziente, dai meccanismi di danno legati alla deprivazione di ossigeno, dal mantenimento della perfusione durante le manovre rianimatorie e anche dagli eventi che si istaurano al momento della riperfusione e, quindi, dei mec-canismi legati al danno da riperfusione, così come di quelli che possono mitigarli [1]. *Lo scopo della ricerca sarà quindi quello di individuare interventi in grado di minimizzare il danno d'organo e massimizzare il recupero post-rianimazione.*

Considerando gli ultimi decenni di storia della *rianimazione cardiopolmonare*, non si possono non riconoscere i notevoli avanzamenti ottenuti nel trattamento in acuto della condizione di arresto cardiaco e nel supporto del paziente post-rianimazione. Ciò si è accompagnato alla riduzione della mortalità e della morbilità legate a tale evento drammatico [2]. Fondamentale, in tale processo di avanzamento delle cure, è stata la ricerca di base condotta in ambito cardiovascolare. Tale ricerca di base, infatti, ha permesso di comprendere al meglio i meccanismi fisiopatologici che sono alla base dell'arresto cardiaco e delle modificazioni in termini di perfusione, mantenimento delle scorte energetiche e ripristino di condizioni favorevoli a "far ripartire" il cuore che ha cessato la sua funzione di pompa, grazie alle manovre di rianimazione cardiopolmonare, compresi gli eventi che caratterizzano la fase post-rianimazione.

La moderna ricerca in ambito di rianimazione cardiopolmonare dipende principalmente dall'utilizzo di modelli animali disegnati per simulare, a livello sperimentale, tale patologia clinica. Gli studi effettuati con questi modelli e le conoscenze che ne sono derivate hanno permesso di esplorare in maniera consistente e valida nuovi trattamenti, ridefinire i protocolli di cura in utilizzo, inclusa la scelta dei farmaci e le loro dosi ottimali, le tecniche di *compressione toracica*, di *defibrillazione* e di trattamento post-rianimazione, prima della loro eventuale implementazione a livello clinico [3].

Quando gli esiti positivi, in termini di sicurezza ed efficacia, dei nuovi trattamenti sono confermati a livello sperimentale, il nuovo approccio terapeutico o le modifiche apportate ad approcci standard possono essere eventualmente traslati all'uomo. Al fine, comunque, di ottenere sperimentazioni che siano riproducibili in tutti i laboratori, e che quindi conducano a risultati facilmente traslabili all'uomo, è importante che si stabiliscano regole e standardizzazioni da applicare a tutti i laboratori: vere e proprie linee guida per la ricerca di base, secondo l'Utstein style, per la gestione del modello, il rilevamento dei dati e l'interpretazione dei risultati. Queste regole sono state identificate e stabilite da una commissione internazionale di esperti e attualmente costituiscono una garanzia di sicurezza della metodologia applicata alla sperimentazione e dei risultati ottenuti [3].

22.3 Relazione tra ricerca di base e scoperta di manovre salvavita in corso di arresto cardiaco

L'*arresto cardiaco* è un evento che avviene spesso in maniera improvvisa, in assenza di segni e sintomi premonitori, ed è caratterizzato da arresto della funzione cardiaca e ventilatoria, con cessazione del circolo e del respiro. Ogni anno più di 400.000 persone negli Stati Uniti e 700.000 in Europa sono vittime di arresto cardiaco [4]. La percentuale di pazienti in arresto cardiaco che presenta il ritorno al circolo spontaneo dopo le manovre di rianimazione cardiopolmonare varia da poco meno del 2% fino al 39%. Tuttavia più del 70% dei pazienti rianimati da arresto cardiaco muore prima della dimissione dall'ospedale, e la maggior parte entro le prime 72 ore dalla rianimazione, a causa di una "sindrome da post-rianimazione", caratterizzata da grave scompenso cardiaco, cerebrale e spesso sviluppo di *insufficienza multiorgano* [5]. L'arresto cardiaco rappresenta, infatti, una condizione globale di ischemia e riperfusione, che coinvolge tutti gli organi e funge da trigger per lo scatenamento di una reazione infiammatoria generalizzata.

L'evidenza dell'importanza della ricerca di base traslazionale e il suo impatto sulla pratica clinica è notevole nell'ambito dell'arresto cardiaco e della rianimazione cardiopolmonare (*Cardiopulmonary Resuscitation*, CPR). Basti ricordare le prime osservazioni effettuate su un modello canino di arresto cardiaco da Moritz Schiff, che nel 1874 descrisse la comparsa di polso carotideo prodotto dalla compressione manuale del cuore a torace aperto. Quell'osservazione fu il primo passo verso la comprensione della fisiopatologia del massaggio cardiaco e della sua capacità di generare flusso ematico durante arresto cardiaco [6].

Quelle prime evidenze condussero poi agli studi di Rudolph Boehm and Louis Mickwitz sugli effetti della compressione su sterno e gabbia toracica in gatti nei quali era stato indotto arresto cardiaco, e quindi ai primi tentativi di massaggio cardiaco a torace chiuso [7]. Infine, nel 1883, Koenig [8] dimostrò per la prima volta la capacità del massaggio cardiaco a torace chiuso di rianimare un cane in seguito ad arresto cardiaco accidentale da cloroformio, dando il via al concetto delle compressioni toraciche, che vennero poi istituite per la prima volta nell'uomo da Friedrich Maass nel 1891 [9,10]. Fu comunque soltanto nel 1958 che Kouwenhoven e collaboratori spiegarono in maniera scientifica la fisiopatologia del massaggio cardiaco, dimostrando che la compressione precordiale nel cane in arresto cardiaco era in grado di generare un'onda pressoria in arteria femorale [11].

Di eguale importanza furono gli studi iniziati nel 1899 da Prevost e Battelli [12] sull'altro intervento salvavita in caso di arresto cardiaco, e cioè la *defibrillazione elettrica*. Questi studiosi dimostrarono come la corrente elettrica fosse in grado di terminare la fibrillazione ventricolare indotta su modelli animali, dando il via all'utilizzo di tale intervento in associazione al massaggio cardiaco.

Il risultato odierno di questa ricerca di base "storica", in gran parte iniziata da osservazioni quasi fortuite, è la seguente assunzione riconosciuta universalmente: *gli unici interventi potenzialmente efficaci per migliorare la sopravvivenza delle vittime di arresto cardiaco sono le manovre di supporto vitale di base, che includono il massaggio cardiaco e la ventilazione, e hanno lo scopo di vicariare la funzione cardiaca, respiratoria, e la defibrillazione elettrica nei soggetti con fibrillazione ventricolare e tachicardia ventricolare senza polso* [13].

22.4 Influenza degli studi sperimentali sulle linee guida del trattamento dell'arresto cardiaco

Gli studi, iniziati da più di due decenni dal gruppo di Weil sui potenziali effetti avversi dell'adrenalina somministrata durante rianimazione cardiopolmonare, sono un altro esempio dell'impatto che la ricerca di base ha avuto nell'indirizzare il trattamento del paziente in arresto cardiaco. Tali sperimentazioni hanno ampiamente dimostrato come l'adrenalina, somministrata durante la rianimazione, nonostante migliori la pressione di *perfusione coronarica* grazie alla centralizzazione del circolo ematico, a seguito degli effetti alfa-adrenergici, incrementi tuttavia il consumo mio-cardico di ossigeno a causa degli effetti beta-adrenergici. Ciò si ripercuote in un'ac-centuazione della *disfunzione miocardica* post-rianimazione e, eventualmente, in una minore sopravvivenza [14-18].

Recenti studi clinici randomizzati e controllati sull'utilizzo dell'adrenalina du-rante rianimazione cardiopolmonare, in paragone con la non somministrazione di farmaci, hanno validato le precedenti evidenze sperimentali. La somministrazione di adrenalina durante rianimazione, infatti, è stata in grado di aumentare il numero di pazienti che hanno presentato il ritorno al circolo spontaneo; tuttavia tali pazien-ti hanno fatto registrare una minore sopravvivenza alla dimissione ospedaliera e un peggiore recupero neurologico [19-21]. La controversia sulla reale efficacia o me-no della somministrazione di adrenalina durante le manovre di rianimazione è oggi ben esplicitata nelle attuali linee guida per la rianimazione cardiopolmonare [22].

Si devono anche ricordare gli esperimenti di base volti a valutare l'importanza della pressione di perfusione coronarica (*Coronary Perfusion Pressure*, CPP) [23-25], come indicatore della qualità delle manovre di rianimazione e predittore del successo della rianimazione, e gli altri volti a spiegare la relazione tra *end-tidal* CO_2 (EtCO_2) ed emodinamica durante rianimazione [26,27]. Tali studi svolti su model-li animali hanno permesso di comprendere più a fondo la fisiopatologia del mas-saggio cardiaco e delle ventilazioni durante rianimazione cardiopolmonare, le cui osservazioni sono state successivamente convalidate nello scenario clinico, facen-do diventare la misura di tali parametri, ove possibile, una garanzia per un inter-vento di soccorso di qualità. La qualità del massaggio cardiaco è, infatti, l'unico determinante del successo della rianimazione, indipendentemente dalla priorità di intervento, compressioni toraciche o defibrillazione.

A livello sperimentale, soltanto quando l'animale è stato sottoposto a una CPR di qualità adeguata si sono raggiunti buoni livelli di CPP e EtCO_2, tali da ga-rantirne la rianimazione. Al contrario, quando la qualità è stata subottimale, i li-velli soglia di CPP e EtCO_2 non sono stati raggiunti, e ciò ha ridotto notevol-mente il successo della CPR [28] (Fig. 22.1). La CPP, cioè la differenza tra la

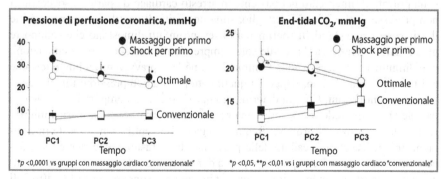

Fig. 22.1 Effetti della qualità del massaggio cardiaco (ottimale o convenzionale) e del timing della defibrillazione (prima o dopo un intervallo di CPR) sulla pressione di perfusione coronari-ca e sull'end-tidal CO_2 (G. Ristagno, dati personali)

pressione diastolica aortica e la *pressione diastolica dell'atrio destro* [29-32], è un *indice di perfusione del miocardio*. Numerosi studi sperimentali e clinici hanno dimostrano che la CPP è correlata con il *flusso coronarico* durante la rianimazione [33-35]. Inoltre, si è dimostrato, dapprima a livello sperimentale [28] e successivamente anche clinico, che la CPP generata durante CPR è legata alla profondità del massaggio cardiaco: maggiore era la profondità del massaggio cardiaco e maggiore era la probabilità del successo della rianimazione [28,36] (Fig. 22.1).

Tali evidenze hanno condotto al cambiamento delle nuove linee guida della rianimazione cardiopolmonare, dove, dalla raccomandazione di una profondità di compressione toracica di 4/5 cm, si è passati alla raccomandazione di una profondità tra i 5 e i 6 cm [22]. Stesso peso hanno avuto gli studi sperimentali prima, e la validazione clinica poi, nel far risaltare il ruolo del monitoraggio dell'EtCO$_2$ durante CPR. La concentrazione di CO$_2$ nell'aria espirata è determinata dalla produzione di CO$_2$ a livello dei tessuti e dal *rapporto ventilazione-perfusione*. In condizioni fisiologiche, la perfusione polmonare si trova nel range fisiologico e il valore di EtCO$_2$ è determinato dalla ventilazione/minuto. In condizioni di arresto cardiaco, la gittata cardiaca è invece pari a circa un terzo del normale; di conseguenza, in questa circostanza, il flusso polmonare e l'EtCO$_2$ si riducono drasticamente.

L'EtCO$_2$ costituisce dunque una misura indiretta e non invasiva, disponibile in tempo reale, del flusso polmonare e della gittata cardiaca prodotta dalle compressioni toraciche stesse [23,26,27]. A livello sperimentale, così come per la CPP, quando i valori di EtCO$_2$ durante CPR erano elevati, la probabilità di successo della rianimazione era maggiore [28] (Fig. 22.1). Oggi si è validato clinicamente che valori di EtCO$_2$ maggiori di 10-15 mmHg durante CPR sono associati a un'aumentata probabilità di successo della rianimazione e di ripristino della circolazione spontanea [37,38]. Grazie agli studi sopra riportati, questo parametro è diventato un indice della qualità del massaggio cardiaco, il cui utilizzo clinico è adesso raccomandato dalle ultime linee guida [22].

Ancora di maggiore rilevanza è stato l'impatto degli studi sperimentali di base sulla priorità di intervento nel paziente in arresto cardiaco da parte di soccorritori non professionisti e, più nel dettaglio, sulla necessità di ventilare o meno durante il primo soccorso. Modelli sperimentali avevano infatti dimostrato che sottoporre gli animali in arresto cardiaco alle sole compressioni toraciche, senza ventilazioni, non diminuiva il successo della rianimazione, né la sopravvivenza a lungo termine e il recupero neurologico, rispetto a quelli sottoposti a compressioni toraciche associate a ventilazioni. Ciò era determinato dal fatto che le compressioni toraciche da sole erano in grado di garantire una pressione di perfusione coronarica migliore e costante, senza interruzioni frequenti legate alle ventilazioni. Queste interruzioni, infatti, causavano cadute della pressione di perfusione, che richiedeva successivamente almeno 7 compressioni prima di ritornare ai valori prearresto, con conseguenti importanti ripercussioni sulla rianimazione e sopravvivenza [39,40]. Tali studi hanno posto per la prima volta la maggiore enfasi sulle compressioni toraciche, diminuendo l'importanza delle ventilazioni.

Dopo la validazione clinica di tali osservazioni, si è giunti allo *statement* da parte dell'American Heart Association che invitava i soccorritori non professionisti a eseguire le sole compressioni toraciche, e, successivamente, alle nuove linee guida che prevedono il soccorso con le sole compressioni toraciche da parte di tali soccorritori [22]. Al fine di enfatizzare l'importanza delle compressioni toraciche e minimizzare le interruzioni nel massaggio cardiaco, le linee guida del 2005 e 2010 hanno modificato il protocollo della defibrillazione dai tre shock consecutivi allo shock singolo, con ripresa immediata delle compressioni toraciche [32,41,42]. Questo cambiamento è stato supportato dalle informazioni positive, derivanti da studi sperimentali e successivamente validate sull'uomo, che dimostravano un'elevata efficacia della defibrillazione bifasica e in particolare del primo shock erogato, in aggiunta a un aggravamento della disfunzione miocardica post-rianimazione all'aumentare delle defibrillazioni erogate.

Infine, un'altra, ben più recente, evidenza dell'importanza della ricerca di base al fine di migliorare l'esito della rianimazione, è riconducibile all'introduzione dell'*ipotermia terapeutica*. Qualche decennio fa l'interesse per l'ipotermia, fino a quel momento saltuario, è cresciuto grazie al contributo dato dai famosi studi pionieristici di Peter Safar, della metà degli anni Novanta [43], su modelli sperimentali di arresto cardiaco. Questi studi hanno dimostrato che l'ipotermia con un target di 32 °C consentiva un miglior esito neurologico e minori danni istopatologici cerebrali dopo arresto cardiaco, in assenza di complicanze significative legate al trattamento. Tuttavia, da quegli studi iniziali di Safar, si è dovuto attendere un altro decennio prima che l'ipotermia si affermasse definitivamente come procedura terapeutica riconosciuta, in grado di proteggere il sistema nervoso centrale e, come emerso negli ultimi anni, anche il cuore, dopo arresto cardiaco. Due studi clinici pubblicati [44,45] sullo stesso numero del 2002 del N Engl J of Med hanno finalmente dato la prova dell'importanza del trattamento con ipotermia lieve, come determinante per garantire una migliore sopravvivenza con un migliore recupero neurologico dei pazienti rianimati da arresto cardiaco. Tra questi studi, il più grande, quanto al numero di centri e al numero di pazienti arruolati, è stato condotto dall'Hypothermia After Cardiac Arrest Study Group [44].

Oggi è ben confermato e riconosciuto che gli unici trattamenti con livello di evidenza maggiore, in grado di migliorare l'outcome del paziente in arresto cardiaco, sono le manovre di supporto vitale di base, e cioè le compressioni toraciche e la ventilazione, di adeguata qualità e con corretto timing, insieme alla defibrillazione e all'ipotermia (32-34 °C). Nessun altro intervento avanzato ha dimostrato di essere in grado di migliorare l'esito dell'arresto cardiaco. Già le linee guida per la rianimazione cardiopolmonare del 2005, e ancor di più quelle recenti del 2010, raccomandavano l'ipotermia sistemica terapeutica, tra i 32 °C e i 34 °C, mantenuta per 12-24 ore, nei pazienti comatosi dopo ritorno al circolo spontaneo [46].

22.5 La nostra esperienza sul rapporto tra ricerca di base e traslazione clinica

22.5.1 Predittori del successo della defibrillazione

L'ottimizzazione dell'efficacia delle compressioni toraciche e del successo degli interventi di *defibrillazione elettrica* costituiscono l'obiettivo principale degli studi volti a migliorare l'esito della rianimazione cardiopolmonare. In particolare, le indagini più recenti hanno lo scopo di individuare parametri la cui variabilità sia correlata all'esito della rianimazione, in modo da rendere possibile il monitoraggio in tempo reale dell'adeguatezza degli interventi di CPR. Se l'arresto cardiaco non è testimoniato, e quindi non può essere stabilita con esattezza la durata della *fibrillazione ventricolare*, si rivela fondamentale la disponibilità di un parametro che possa guidare il soccorritore verso il miglior trattamento e, quindi, indicare la priorità del tipo di intervento più adatto alla vittima, e cioè compressioni toraciche o defibrillazione. La possibilità di eseguire l'analisi del ritmo elettrocardiografico e di riconoscere con esattezza il momento adatto per fermare il massaggio cardiaco ed erogare la defibrillazione, evitando interruzioni frequenti, inutili e dannose, diventa di notevole importanza.

Negli ultimi anni, quindi gli studi si sono concentrati prevalentemente sull'analisi delle caratteristiche dell'elettrocardiogramma (ECG), la cui registrazione è routinariamente eseguita durante CPR, tramite il defibrillatore. L'attenzione si rivolge principalmente a identificare predittori del successo della defibrillazione e del ritorno alla circolazione spontanea (*Return Of Spontaneous Circulation*, ROSC), a partire dall'analisi delle caratteristiche dell'onda elettrocardiografica di fibrillazione ventricolare. A oggi, l'analisi dell'onda elettrocardiografica di fibrillazione ventricolare rappresenta il miglior approccio non invasivo, di facile applicabilità e che consente il monitoraggio in tempo reale del ritmo e della priorità degli interventi di rianimazione.

Allo scopo di migliorare la sensibilità e la specificità dei predittori ECG del successo della defibrillazione e del ritorno alla circolazione spontanea, sono stati introdotti nuovi e più sofisticati metodi di analisi dell'onda elettrocardiografica [47,48]. Tra queste, l'*Amplitude Spectrum Area* o AMSA (Fig. 22.2) sembrerebbe, da vari studi sperimentali e retrospettivi clinici, il più accurato. L'AMSA si ricava comunemente dal tracciato ECG registrato dalle piastre di un qualsiasi defibrillatore semiautomatico e può essere calcolata in continuo durante il massaggio cardiaco, quindi senza necessità di interrompere le compressioni toraciche. I segnali analogici dell'ECG, registrati in funzione del tempo, sono digitalizzati e convertiti in funzione di una frequenza applicando la trasformata di Fourier. Più tecnicamente e brevemente il valore AMSA è poi calcolato a partire dalla frequenza dello spettro di ampiezza sulla base della seguente equazione:

$$AMSA = \Sigma A_i \cdot F_i$$

in cui A_i è l'ampiezza alla frequenza F_i.

In uno studio preliminare condotto su un modello di arresto cardiaco nel maiale, è stato individuato il valore soglia di AMSA al di sopra del quale gli animali

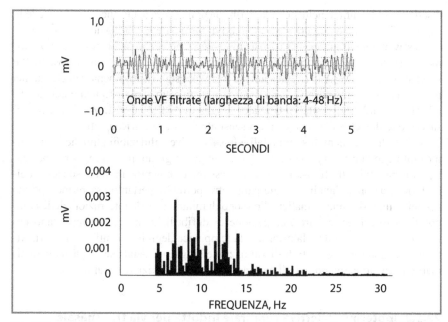

Fig. 22.2 Derivazione dell'AMSA dal tracciato elettrocardiografico, tramite trasformata di Fourier. *VF*, fibrillazione ventricolare (G. Ristagno, dati personali)

raggiungevano il ritorno al circolo spontaneo, confermando così la capacità di tale parametro di ottimizzare l'efficacia della defibrillazione. Il valore di AMSA risultava infatti altamente correlato con i livelli di CPP durante la CPR, e si rivelava significativamente maggiore negli animali rianimati, rispetto a quelli con outcome della CPR negativo [47,48]. Era quindi evidente che AMSA rappresentava una misurazione potenzialmente idonea a minimizzare i tentativi di defibrillazione inefficaci o addirittura dannosi durante CPR.

L'incremento progressivo del valore di AMSA che si osservava in corso di CPR era indice dell'esecuzione di un massaggio cardiaco adeguato, nonché predittivo di successo una volta che si raggiungeva il valore soglia. Il suo mancato incremento, invece, prediceva un esito infausto della rianimazione. In base a tale esperimento era divenuta chiara la possibilità di eseguire una CPR totalmente guidata da AMSA. Si proseguivano le compressioni toraciche osservando il valore di AMSA in continuo e, non appena il valore soglia era raggiunto, ma non prima, la defibrillazione era erogata con elevato successo dello shock elettrico. Studi successivi hanno confermano che AMSA possedeva una specificità e un valore predittivo negativo superiori rispetto agli altri indici ECG predittivi, con il vantaggio di avere anche una sensibilità e un valore predittivo positivo sovrapponibile a quello della CPP [48].

L'efficacia del valore AMSA è stata poi confermata anche nello scenario clinico, con studi retrospettivi su ECG ottenuti da defibrillatori semiautomatici utilizzati in corso di arresto cardiaco extraospedaliero. In un primo studio condotto su circa 50 pazienti, Young [49] aveva dimostrato che un valore di AMSA di 13 mV-Hz discriminava le vittime nelle quali la defibrillazione aveva avuto successo da quelle in cui la defibrillazione non era stata in grado di terminare la fibrillazione ventricolare. Successivamente, in un'analisi retrospettiva più recente, che includeva circa 90 vittime di arresto cardiaco, abbiamo [50] confermato il valore predittivo di AMSA. Più specificamente, AMSA si rivelava ancora una volta significativamente più elevata nei pazienti con outcome positivo della rianimazione rispetto ai pazienti non rianimati (16 mV-Hz vs 7 mV-Hz, p <0,01). Un valore soglia di AMSA di 12 mV-Hz prediceva il successo della defibrillazione con una sensibilità e una specificità superiori al 90%.

Gli studi sperimentali sopra citati e le successive validazioni cliniche hanno dimostrato che questo parametro AMSA è dunque in grado di fornire, in tempo reale, informazioni sull'efficacia delle compressioni e sulla probabilità di successo della defibrillazione. L'analisi di tale parametro potrebbe pertanto essere incorporata nei defibrillatori semiautomatici, allo scopo di minimizzare le interruzioni delle compressioni toraciche, evitare l'erogazione di defibrillazioni qualora non siano necessarie e, infine, guidare la priorità e la tempistica degli interventi rianimatori. Attualmente sono in corso studi di validazione su grandi database di pazienti rianimati da arresto cardiaco, con il successivo intento di iniziare studi prospettici.

22.5.2 Ipotermia selettiva cerebrale indotta per via transnasale

I metodi per indurre l'ipotermia terapeutica dopo rianimazione da arresto cardiaco sono numerosi e includono tecniche di superficie non invasive e altre invasive, tramite cateteri endovascolari. La sfida più importante, quando si inizia il trattamento con ipotermia, è raggiungere il raffreddamento cerebrale il prima possibile, al fine di preservare il cervello dal danno da riperfusione. A questo scopo, si è testata su modelli animali di arresto cardiaco la possibilità di raffreddare il cervello in maniera rapida per via transnasale. Il metodo consisteva in un approccio nuovo, innovativo e attraente, caratterizzato dallo spruzzare nelle cavità nasali un liquido volatile, il *perfluorocarbon*, che, a contatto con ossigeno pressurizzato, evaporava determinando il raffreddamento della base cranica e del cervello.

Questo approccio ha dimostrato nell'animale la capacità di determinare una riduzione della temperatura cerebrale da 38 °C a 34 °C in maniera rapida, già durante i primi 5 minuti di manovre di rianimazione cardiopolmonare. Ciò si è accompagnato a una migliore sopravvivenza a lungo termine e a un rapido recupero neurologico negli animali sottoposti a tale metodica di ipotermia, rispetto a quelli normotermici di controllo [51-54]. I meccanismi di azione di questo sistema di raffreddamento e delle sue interazioni a livello cerebrale sono attualmente sotto studio per comprendere meglio i fenomeni fisiopatologici determinati da tale tipo di intervento. Sembrerebbe che ci possa essere un effetto legato all'azione diretta meccanica del rapido raffreddamento delle aree cerebrali deputate alla regolazione simpatica/parasimpatica [55].

Anche per questo approccio terapeutico, dopo la dimostrazione di assenza di effetti collaterali e le numerose evidenze di effetti benefici, si è passati alla validazione con uno studio prospettico clinico, il Pre-Resuscitation Intra-Nasal Cooling Effectiveness (PRINCE). Questo studio ha incluso 200 pazienti con arresto cardiaco

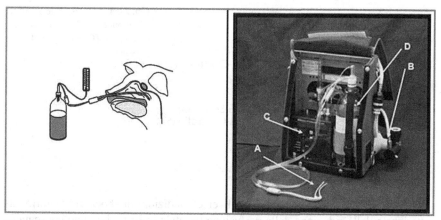

Fig. 22.3 Prototipo di apparecchio per raffreddamento transnasale da utilizzare nel maiale e il suo corrispettivo sviluppo per impiego clinico

extraospedaliero in 15 centri in Europa e ha confermato la fattibilità e la sicurezza del raffreddamento transnasale precoce a livello clinico. Si è dimostrata la possibilità di raggiungere la *temperatura timpanica* target di 34 °C con tre ore di anticipo, e quella corporea target di 34 °C con due ore di anticipo, rispetto ai pazienti randomizzati a ipotermia intrapresa con i mezzi usuali. L'analisi dei dati ha dimostrato anche un miglioramento della sopravvivenza e del recupero neurologico in un subgruppo, randomizzato a ipotermia transnasale entro i primi 10 minuti di arresto cardiaco [56]. Questo approccio, quindi, riducendo i tempi di raffreddamento cerebrale, potrebbe massimizzare gli effetti benefici dell'ipotermia e migliorare l'esito neurologico dei pazienti rianimati, oltre ad aver dimostrato a livello sperimentale effetti protettivi anche in termini di maggiore stabilità emodinamica e recupero di funzionalità cardiaca, ancora sotto studio (Fig. 22.3).

22.5.3 CO$_2$ tissutale come indicatore della gravità dello shock e guida alla terapia

Il microcircolo vascolare è il prerequisito fondamentale per l'ossigenazione tissutale e il mantenimento della funzionalità d'organo. Il microcircolo è, infatti, deputato al trasporto di ossigeno e nutrienti a livello cellulare, assicura lo svolgimento della risposta immunologica e in corso di patologie trasferisce i farmaci a livello dei siti target. Il suo mantenimento è quindi il determinante più importante per l'outcome dei pazienti in shock circolatorio [57]. Recenti sviluppi tecnologici hanno finalmente permesso lo studio preciso e diretto della perfusione tissutale e in particolare del flusso vascolare a livello del microcircolo. Queste tecnologie consistono in metodi non invasivi della misurazione della pressione parziale di anidride carbonica a livello tissutale (PtCO$_2$) e la visualizzazione diretta tramite *Orthogonal Polarization Spectral* (OPS) o il *Sidestream Dark Field* (SDF) *imaging*.

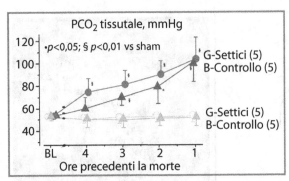

Fig. 22.4 CO_2 tissutale gastrica (*G*) e buccale (*B*) in ratti settici e controllo (G. Ristagno, dati personali)

L'ipercarbia tissutale accompagna diverse condizioni di shock circolatorio caratterizzate dalla riduzione della perfusione tissutale [57-61]. Essendo conseguenti all'aumento del metabolismo anaerobio, gli incrementi della $PtCO_2$ interessano tutto l'organismo e sono stati osservati a livello cardiaco, gastrico, renale, epatico e cerebrale [62]. Le prime misurazioni della $PtCO_2$ sono state eseguite con la tecnica della tomografia gastrica, riconosciuta come un utile strumento clinico per la precoce identificazione di una condizione di ridotta perfusione tissutale nel paziente critico [63]. Dal momento che in condizione di ridotta perfusione tissutale l'ipercarbia è un fenomeno che interessa diversi organi, si sono successivamente cercati altri metodi di misurazione della $PtCO_2$; metodi meno invasivi e più rapidi. Così in un primo momento è stata dimostrata la correlazione tra i valori di $PtCO_2$ misurati a livello della mucosa gastrica con quelli misurati a livello della mucosa esofagea in un modello animale di shock emorragico [58].

Successivamente la riduzione della perfusione d'organo è risultata valutabile anche negli incrementi della $PtCO_2$ rilevabili a livello della mucosa sublinguale e buccale, sempre su modelli animali di shock emorragico e settico (Fig. 22.4). La misurazione della $PtCO_2$ in questi siti era, infatti, paragonabile a quella eseguita a livello gastrico ed esofageo [59,64-68]. In modelli sperimentali di shock emorragico, l'incremento della $PtCO_2$ misurata non invasivamente a livello della mucosa orale è risultato il migliore indicatore della severità della perdita di volume ematico. Tali incrementi in $PtCO_2$ erano altamente correlati ai corrispondenti decrementi in pressione arteriosa media, gittata cardiaca e incrementi in lattati ematici. L'entità degli incrementi in $PtCO_2$ e i suoi decrementi durante il trattamento erano inoltre in grado di predire l'outcome finale [69].

La misurazione della $PtCO_2$ quindi si era confermata un'utile guida per la diagnosi dello stato di shock circolatorio e un indicatore quantitativo della sua gravità, e rappresentava, inoltre, una tecnica in grado di fornire una rapida conferma dell'efficacia del trattamento. Questo approccio è stato quindi validato clinicamente in uno studio includente 45 pazienti in stato di shock ammessi in terapia intensiva, e ha evidenziato che quando il valore della $PtCO_2$ sublinguale superava i 70 mmHg, l'outcome negativo poteva essere predetto nel 100% dei casi. Un valore inferiore a 70 mmHg era invece in grado di escludere la mortalità con un valore predittivo del 93%. Successivamente si è passati all'osservazione diretta del microcircolo, con

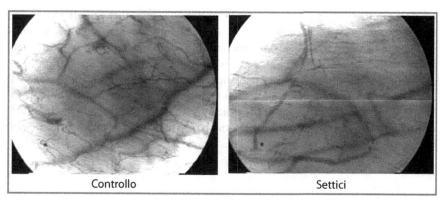

Fig. 22.5 Microcircolo buccale in ratti settici e controllo (G. Ristagno, dati personali)

tecniche quali l'OPS o il SDF, dei sistemi di acquisizione di immagini che permettano, in modo non invasivo, di visualizzare direttamente il microcircolo vascolare e di ottenere una misurazione quantitativa del diametro dei vasi osservati, della velocità dei globuli rossi e della densità capillare [70].

Differenti studi sperimentali animali e anche clinici hanno investigato la capacità di tale metodica di individuare le alterazioni del microcircolo in differenti condizioni di shock circolatorio [67,68,71-77]. Queste alterazioni si sono identificate in una riduzione della densità vascolare capillare e in un aumento della porzione dei vasi capillari non perfusi o perfusi in modo intermittente. Il flusso ematico nei vasi sanguigni di diametro <20 μm era significativamente ridotto durante lo shock, mentre il flusso nei vasi di diametro >20 μm era ben preservato, tanto che si visualizzava la condizione nota come "shunting artero-venoso" tipico delle condizioni di shock, e in particolare di quello settico (Fig. 22.5).

Questo approccio ha permesso di estendere le conoscenze ai vasi più piccoli del sistema vascolare e di evidenziare direttamente gli effetti dei trattamenti rianimatori e di supporto del paziente in shock, che, oltre a incrementare la pressione arteriosa sistemica e mantenere adeguate pressioni di perfusione, devono avere come target ultimo il microcircolo. Il mantenimento o il miglioramento del microcircolo devono essere l'esito e scopo finale di ogni intervento terapeutico. Questi studi sperimentali hanno influenzato direttamente il trattamento dei pazienti in shock, a tal punto da essere menzionati nelle linee guida del trattamento della sepsi e della sindrome post-rianimazione, dove tali misurazioni sono suggerite come utili a garantire un'adeguata terapia *goal directed* [78-80].

22.6 Conclusioni

Lo scopo della ricerca scientifica preclinica è utilizzare modelli traslazionali validi, tramite i quali individuare nuovi approcci terapeutici e interventi più adatti alla patologia in studio e, in ultimo, ridurre la mortalità, la morbilità e migliorare lo stato di salute dei pazienti. I dominii di intervento della ricerca sperimentale sono quindi: individuazione dei meccanismi, farmacologia, studi traslazionali, supporto bioigngegneristico e validazione clinica [1]. Molto spesso le *sperimentazioni precliniche* sono infatti il presupposto per successivi studi clinici di validazione ed eventualmente di revisione dei protocolli terapeutici e delle linee guida in utilizzo. Siamo fiduciosi che la ricerca di base esca presto dal buio profondo in cui si trova (in particolare in Italia) e si ritorni a riconoscerle il ruolo di motore indispensabile per il progresso e la cura dei malati.

Bibliografia

1. Becker LB, Weisfeldt ML, Weil MH et al (2002) Scientific priorities and strategic planning for resuscitation research and life saving therapies. Circulation 105:2562-2570
2. Lauer MS (2012) Advancing cardiovascular research. Chest 141:500-505
3. Idris AH, Becker LB, Ornato JP et al (1996) Utstein-style guidelines for uniform reporting of laboratory CPR research. A statement for healthcare professionals from a Task Force of the American Heart Association, the American College of Emergency Physicians, the American College of Cardiology, the European Resuscitation Council, the Heart and Stroke Foundation of Canada, the Institute of Critical Care Medicine, the Safar Center for Resuscitation Research, and the Society for Academic Emergency Medicine. Resuscitation 33:69-84
4. International Liaison Committee on Resuscitation: Part 2 (2005) Adult basic life support. Resuscitation 67:187-201
5. Neumar RW, Nolan JP, Adrie C et al (2008) Post-cardiac arrest syndrome: epidemiology, pathophysiology, treatment, and prognostication. A consensus statement from the International Liaison Committee on Resuscitation. Circulation 118:2452-2483
6. Schiff M (1882) Über direkte reizung der herzoberflaeche. Arch Ges Physiol 28:200
7. Boehm R (1878) Über wiederbelebung nach vergiftungen und asphyxia. Arch Exp Pathol Pharm 8:68
8. Koenig F (1883) Lehrbuch der allgemeinen chirurgie. Goettingen
9. Eisenberg MS, Baskett P, Chamberlain D (2007) A history of cardiopulmonary resuscitation. In: Paradis NA, Halperin HR, Kern KB et al (eds) Cardiac arrest. The science and practice of resuscitation medicine. 2nd edn. Cambridge University Press, Cambridge, pp 2-25
10. Nakagawa Y, Weil MH, Tang W (1999) The history of CPR. In: Weil MH, Tang W (eds) CPR. Resuscitation of the arrested heart. WB Saunders, Philadelphia, pp 1-12
11. Kouwenhoven WB, Jude JR, Knickerbocker GG (1960) Closed-chest cardiac massage. JAMA 173:1064-1067
12. Prevost JL, Battelli F (1899) La mort par les courants electriques-courants alternatifs a haute tension. J Physiol Pathol Gen 1:427-442
13. Deakin CD, Nolan JP (2005) European Resuscitation Council guidelines for resuscitation 2005. Section 3. Electrical therapies: automated external defibrillators, defibrillation, cardioversion and pacing. Resuscitation 67(Suppl 1):S25-37
14. Pellis T, Weil MH, Tang W et al (2003) Evidence favoring the use of an α2-elective vasopressor agent for cardiopulmonary resuscitation. Circulation 108:2716-2721
15. Cammarata G, Weil MH, Sun S et al (2004) Beta1-adrenergic blockade during cardiopulmonary resuscitation improves survival. Crit Care Med 32(9 Suppl):S440-443
16. Huang L, Weil MH, Cammarata G et al (2004) Nonselective beta-blocking agent improves the outcome of cardiopulmonary resuscitation in a rat model. Crit Care Med 32(9 Suppl):S378-380

17. Klouche K, Weil MH, Sun S et al (2003) A comparison of alpha-methylnorepinephrine, vasopressin and epinephrine for cardiac resuscitation. Resuscitation 57:93-100

18. Ristagno G, Tang W, Huang L et al (2009) Epinephrine reduces cerebral perfusion during cardiopulmonary resuscitation. Crit Care Med 37:1408-1415

19. Olasveengen TM, Wik L, Sunde K et al (2012) Outcome when adrenaline (epinephrine) was actually given vs. not given – post hoc analysis of a randomized clinical trial. Resuscitation 83:327-332

20. Olasveengen TM, Sunde K, Brunborg C et al (2009) Intravenous drug administration during out-of-hospital cardiac arrest: a randomized trial. JAMA 302:2222-2229

21. Hagihara A, Hasegawa M, Abe T et al (2012) Prehospital epinephrine use and survival among patients with out-of-hospital cardiac arrest. JAMA 307:1161-1168

22. Sayre MR, Koster RW, Botha M et al (2010) Part 5: Adult basic life support: 2010 International Consensus on Cardiopulmonary Resuscitation and Emergency Cardiovascular Care Science With Treatment Recommendations. Circulation 122(16 Suppl 2):S298-324

23. Deshmukh HG, Weil MH, Gudipati CV et al (1989) Mechanism of blood flow generated by precordial compression during CPR. I. Studies on closed chest precordial compression. Chest 95:1092-1099

24. Sanders AB, Kern KB, Ewy GA (1985) Time limitations for open-chest cardiopulmonary resuscitation from cardiac arrest. Crit Care Med 13:897-898

25. Sanders AB, Ogle M, Ewy GA (1985) Coronary perfusion pressure during cardiopulmonary resuscitation. Am J Emerg Med 3:11-14

26. Falk JL, Rackow EC, Weil MH (1988) End-tidal carbon dioxide concentration during cardiopulmonary resuscitation. N Engl J Med 318:607-611

27. Weil MH, Bisera J, Trevino RP et al (1985) Cardiac output and end-tidal carbon dioxide. Crit Care Med 13:907-909

28. Ristagno G, Tang W, Chang YT et al (2007) The quality of chest compressions during cardiopulmonary resuscitation overrides importance of timing of defibrillation. Chest 132: 70-75

29. Gazmuri RJ, Weil MH, Bisera J et al (1996) Myocardial dysfunction after successful resuscitation from cardiac arrest. Crit Care Med 24:992-1000

30. Kette F, Weil MH, Gazmuri RJ (1991) Buffer solutions may compromise cardiac resuscitation by reducing coronary perfusion pressure. JAMA 266:2121-2126

31. Tang W, Weil MH, Sun S et al (1993) Progressive myocardial dysfunction after cardiac resuscitation. Crit Care Med 21:1046-1050

32. Tang W, Weil MH, Sun S et al (1999) The effects of biphasic and conventional monophasic defibrillation on postresuscitation myocardial function. J Am Coll Cardiol 34:815-822

33. Niemann JT, Criley JM, Rosborough JP et al (1985) Predictive indices of successful cardiac resuscitation after prolonged arrest and experimental cardiopulmonary resuscitation. Ann Emerg Med 14:521-528

34. Paradis NA, Martin G (1990) The role of $ETCO_2$ in assessing hemodynamics during CPR. Ann Emerg Med 19:1201-1202

35. Povoas HP, Bisera J (2000) Electrocardiographic waveform analysis for predicting the success of defibrillation. Crit Care Med 28(11 Suppl):N210-211

36. Edelson DP, Abella BS, Kramer-Johansen J et al (2006) Effects of compression depth and preshock pauses predict defibrillation failure during cardiac arrest. Resuscitation 71:137-145

37. Eckstein M, Hatch L, Malleck J et al (2011) End-tidal CO_2 as a predictor of survival in out-of-hospital cardiac arrest. Prehosp Disaster Med 26:148-150

38. Klemenc-Ketis Z, Kersnik J, Grmec S (2010) The effect of carbon dioxide on near-death experiences in out-of-hospital cardiac arrest survivors: a prospective observational study. Crit Care 14:R56

39. Kern KB, Hilwig RW, Berg RA et al (2002) Importance of continuous chest compressions during cardiopulmonary resuscitation. Improved outcome during a simulated single lay-rescuer scenario. Circulation 105:645-649

40. Berg RA, Sanders AB, Kern KB et al (2001) Adverse hemodynamic effects of interrupting chest compressions for rescue breathing during cardiopulmonary resuscitation for ventricular fibrillation cardiac arrest. Circulation 104:2465-2470

41. Osswald S, Trouton TG, O'Nunain SS et al (1994) Relation between shock-related myocardial injury and defibrillation efficacy of monophasic and biphasic shocks in a canine model. Circulation 90:2501-2509

42. Xie J, Weil MH, Sun S et al (1997) High-energy defibrillation increases the severity of postresuscitation myocardial dysfunction. Circulation 96:683-688

43. Safar P, Xiao F, Radovsky A et al (1996) Improved cerebral resuscitation from cardiac arrest in dogs with mild hypothermia plus blood flow promotion. Stroke 27:105-113

44. The Hypothermia After Cardiac Arrest Study Group (2002) Mild therapeutic hypothermia to improve the neurologic outcome after cardiac arrest. N Engl J Med 346:549-556

45. Bernard SA, Gray TW, Buist MD et al (2002) Treatment of comatose survivors of out-of-hospital cardiac arrest with induced hypothermia. N Engl J Med 346:557-563

46. Peberdy MA, Callaway CW, Neumar RW et al (2010) Part 9: post-cardiac arrest care: 2010 American Heart Association Guidelines for cardiopulmonary resuscitation and emergency cardiovascular care. Circulation 122(18 Suppl 3):S768-786

47. Marn-Pernat A, Weil MH, Tang W et al (2001) Optimizing timing of ventricular defibrillation. Crit Care Med 29:2360-2365

48. Povoas HP, Weil MH, Tang W et al (2002) Predicting the success of defibrillation by electrocardiographic analysis. Resuscitation 53:77-82

49. Young C, Bisera J, Gehman S et al (2004) Amplitude spectrum area: measuring the probability of successful defibrillation as applied to human data. Crit Care Med 32(9 Suppl):S356-358

50. Ristagno G, Gullo A, Berlot G et al (2008) Prediction of successful defibrillation in human victims of out-of-hospital cardiac arrest: a retrospective electrocardiographic analysis. Anaesth Intensive Care 36:46-50

51. Tsai MS, Barbut D, Tang W et al (2008) Rapid head cooling initiated coincident with cardiopulmonary resuscitation improves success of defibrillation and post-resuscitation myocardial function in a porcine model of prolonged cardiac arrest. J Am Coll Cardiol 5241:1988-1990

52. Tsai MS, Barbut D, Wang H et al (2008) Intra-arrest rapid head cooling improves postresuscitation myocardial function in comparison with delayed postresuscitation surface cooling. Crit Care Med 36:S434-439

53. Guan J, Barbut D, Wang H et al (2008) A comparison between head cooling begun during cardiopulmonary resuscitation and surface cooling after resuscitation in a pig model of cardiac arrest. Crit Care Med 36:S428-4233

54. Yu T, Barbut D, Ristagno G et al (2010) Survival and neurological outcomes after nasopharyngeal cooling or peripheral vein cold saline infusion initiated during cardiopulmonary resuscitation in a porcine model of prolonged cardiac arrest. Crit Care Med 38:916-921

55. Frank SM, Cattaneo CG, Wieneke-Brady MB et al (2002) Threshold for adrenomedullary activation and increased cardiac work during mild core hypothermia. Clin Sci (Lond) 102:119-125

56. Castrén M, Nordberg P, Svensson L et al (2010) Intra-arrest transnasal evaporative cooling: a randomized, prehospital, multicenter study (PRINCE: Pre-ROSC IntraNasal Cooling Effectiveness). Circulation 122:729-736

57. Ristagno G, Tang W, Weil MH (2006) Tissue partial pressure of carbon dioxide tension. Measurements and microcirculation visualization. New techniques for study low flow states. In: Gullo A (ed) Anaesthesia, Pain, Intensive Care and Emergency Medicine A.P.I.C.E. Proceedings of the 21th Postgraduate Course in Critical Medicine. Venice-Mestre, Italy, November 10-13, 2006. Springer-Verlag, New York, pp 203-214

58. Sato Y, Weil MH, Tang W et al (1997) Esophageal PCO_2 as a monitor of perfusion failure during hemorrhagic shock. J Appl Physiol 82:558-562

59. Nakagawa Y, Weil MH, Tang W et al (1998) Sublingual capnometry for diagnosis and quantitation of circulatory shock. Am J Respir Crit Care Med 157:1838-1843

60. Desai VS, Weil MH, Tang W et al (1995) Hepatic, renal, and cerebral tissue hypercarbia during sepsis and shock in rats. J Lab Clin Med 125:456-461
61. Kette F, Weil MH, Gazmuri RJ et al (1993) Intramyocardial hypercarbic acidosis during cardiac arrest and resuscitation. Crit Care Med 21:901-906
62. Tang W, Weil MH, Sun S et al (1994) Gastric intramural PCO_2 as monitor of perfusion failure during hemorrhagic and anaphylactic shock. J Appl Physiol 76:572-577
63. Gutierrez G, Palizas F, Doglio G et al (1992) Gastric intramucosal pH as a therapeutic index of tissue oxygenation in critically ill patients. Lancet 339:195-199
64. Povoas HP, Weil MH, Tang W et al (2001) Decreases in mesenteric blood flow associated with increases in sublingual PCO_2 during hemorrhagic shock. Shock 15:398-402
65. Pellis T, Weil MH, Tang W et al (2005) Increases in both buccal and sublingual PCO_2 reflect decreases in tissue blood flows in a porcine model during hemorrhagic shock. J Trauma 58:817-824
66. Cammarata G, Weil MH, Fries M et al (2006) Buccal capnometry to guide management of massive blood loss. J Appl Physiol 100:304-306
67. Fries M, Weil MH, Sun S et al (2006) Increases in tissue PCO_2 during circulatory shock reflect selective decreases in capillary blood flow. Crit Care Med 34:446-452
68. Fang X, Tang W, Sun S et al (2006) Comparison of buccal microcirculation between septic and hemorrhagic shock. Crit Care Med 34:S447-453
69. Weil MH (2000) Tissue PCO_2 as universal marker of tissue hypoxia. Minerva Anestesiol 66:343-347
70. Shiessler C, Schaudig S, Harris AG et al (2002) Orthogonal polarization spectral imaging – a new clinical method for monitoring of microcirculation. Anaesthetist 51:576-579
71. De Backer D, Creteur J, Preiser JC et al (2002) Microvascular blood flow is altered in patients with sepsis. Am J Respir Crit Care Med 166:98-104
72. Vajda K, Szabo A, Boros M (2004) Heterogeneous microcirculation in the rat small intestine during hemorrhagic shock: quantification of the effects of hypertonic-hyperoncotic resuscitation. Eur Surg Res 36:338-344
73. Spronk PE, Ince C, Gardien MJ et al (2002) Nitroglycerin in septic shock after intravascular volume resuscitation. Lancet 360:1395-1396
74. De Backer D, Creteur J, Dubois MJ et al (2004) Microvascular alterations in patients with acute severe heart failure and cardiogenic shock. Am Heart J 147:91-99
75. Fries M, Tang W, Chang YT et al (2006) Microvascular blood flow during cardiopulmonary resuscitation is predictive of outcome. Resuscitation 71:248-253
76. Ristagno G, Tang W, Huang L et al (2009) Epinephrine reduces cerebral perfusion during cardiopulmonary resuscitation. Crit Care Med 37:1408-1415
77. Ristagno G, Tang W, Sun S et al (2008) Cerebral cortical microvascular flow during and following cardiopulmonary resuscitation after short duration of cardiac arrest. Resuscitation 77:229-234
78. Dellinger RP, Levy MM, Carlet JM et al (2008) Surviving Sepsis Campaign: international guidelines for management of severe sepsis and septic shock: 2008. Crit Care Med 36:296-327
79. ECC Committee, Subcommittees and Task Forces of the American Heart Association (2005) 2005 American Heart Association Guidelines for cardiopulmonary resuscitation and emergency cardiovascular care. Circulation 112(24 Suppl):IV1-203
80. Weil MH, Tang W (2007) Welcoming a new era of hemodynamic monitoring: expanding from the macro to the microcirculation. Crit Care Med 35:1204-1205

Metodo della ricerca clinica in anestesia

23

Paolo Pelosi, Maria Vargas, Claudia Brusasco

23.1 Rilevanza clinica della ricerca in anestesia

La ricerca clinica in anestesia si avvale di studi primari e secondari. Si definiscono studi primari gli studi che prevedono una *ricerca scientifica* attiva su persone, animali e modelli in vitro. Gli studi secondari, invece, riassumono, analizzano e cercano di trarre conclusioni dai diversi studi primari condotti su un determinato argomento [1]. Alla prima categoria appartengono studi quali *trial clinici* randomizzati e/o controllati, studi di coorte, studi caso-controllo, case-report o series, ricerche su animali o su modelli in vitro [2]. Mentre metanalisi, review ed editoriali sono classificati come studi secondari [2]. Le metanalisi e gli studi randomizzati sono gli studi dotati di una maggiore rilevanza clinica come stabilito dall'*Evidence-Based Medicine* (EBM) (Fig. 23.1) [3].

I trial clinici randomizzati sono considerati il metodo migliore per la valutazione dell'effetto di un trattamento sugli outcome dei pazienti. Infatti, questa tipologia di studio prevede che i pazienti arruolati vengano assegnati in maniera prospettica e randomizzata a diverse forme di trattamento. I trial clinici controllati sono studi nei quali l'outcome di un gruppo che subisce un determinato trattamento viene confrontato con un gruppo di controllo [2]. I trial clinici controllati e randomizzati rappresentano il "gold standard" della ricerca scientifica, in quanto riportano evidenze scientifiche di elevato livello. Il criterio della randomizzazione è il punto chiave in questi trial. La *randomizzazione*, una strategia utilizzata per minimizzare i bias nella ricerca clinica, consiste nell'assegnazione casuale di un paziente a un determinato trattamento, secondo sequenze di randomizzazione per le quali la probabilità di ricevere un trattamento piuttosto che un altro è la stessa [4].

Le evidenze dei trial clinici randomizzati e controllati, così come le metanalisi e le review sistematiche redatte in base a essi, sono alla base della migliore

P. Pelosi (✉)
Dipartimento di Scienze Chirurgiche e Diagnostiche Integrate
Sezione di Anestesia e Rianimazione
Università degli Studi di Genova, Genova

A. Gullo e P. Murabito (a cura di), *Governo clinico e medicina perioperatoria*,
DOI: 10.1007/978-88-470-2793-0_23, © Springer-Verlag Italia 2012

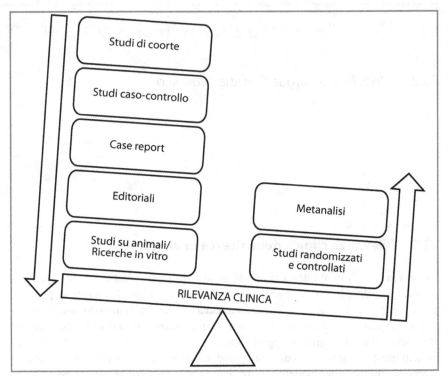

Fig. 23.1 Bilancia dell'evidenza. Secondo *l'Evidence Based Medicine*, le metanalisi e i trial randomizzati-controllati sono dotati di maggiore rilevanza clinica, quindi hanno un peso maggiore nel determinismo delle scelte clinico-scientifiche

pratica clinica [5]. Difatti, le metanalisi e le review, integrando e sintetizzando risultati di diversi trial, riscuotono sempre maggiori consensi nell'ambito della ricerca scientifica. I risultati ricavati da metanalisi e review sono tanto più attendibili quanto più sono basati su trial clinici randomizzati e controllati, in quanto riescono a ridurre i bias procedurali dei singoli studi [5].

La qualità della ricerca clinica nelle diverse discipline mediche è strettamente dipendente da una produzione scientifica altamente qualificata, che utilizza come strumenti principali le precedenti strategie di ricerca. In anestesia la qualità della ricerca clinica è stata valutata in base agli articoli pubblicati dalle riviste più rilevanti. Lauritsen et al. [2], analizzando tutti gli articoli scientifici pubblicati da gennaio a giugno 2000 in cinque riviste di ambito anestesiologico, ne riconoscono come clinicamente rilevanti solo il 26,5%. Di questi, il 20,4 % è rappresentato da trial clinici randomizzati, il 3,6% da trial controllati, il 2,5% da review sistematiche e metanalisi [4].

Swaminathan et al. [6], in un'analisi quantitativa e qualitativa della totalità della ricerca clinica prodotta dagli anestesisti dal 2000 al 2005, classificano in ordine di importanza decrescente gli studi randomizzati e controllati, gli studi controllati, i trial clinici e infine le metanalisi. L'analisi qualitativa svolta da questi autori sul tipo di pubblicazioni ha mostrato che i trial clinici randomizzati costituiscono il 70%

degli articoli pubblicati, i trial controllati il 22%, e le metanalisi solo il 2%. L'analisi della distribuzione quantitativa degli stessi trial per nazione ha mostrato che gli Stati Uniti detengono il primato nella quantità di pubblicazioni/anno, mentre alla Finlandia spetta il primato di pubblicazioni per milione di abitanti [6].

L'Italia si colloca al sesto posto per la quantità di pubblicazioni/anno, con una media annua di 296 articoli prodotti [6]. Boldt et al. [7], in un'analisi quantitativa dei diversi articoli pubblicati non solo su riviste di pertinenza anestesiologica ma anche di *terapia intensiva, trauma* e *medicina d'urgenza, anestesia locoregionale* e *dolore*, hanno evidenziato l'origine delle pubblicazioni scientifiche in base alle nazionalità. Nella sua analisi Boldt ha incluso 10.643 pubblicazioni di 30 riviste appartenenti alle aree precedentemente descritte, evidenziando il primato degli Stati Uniti, seguiti dal Regno Unito, nella produzione assoluta di articoli scientifici, mentre Svezia e Finlandia svolgono il ruolo di leader nella pubblicazione di articoli per milione di abitanti [7].

Dagli stessi dati si evince che l'Italia occupa il sedicesimo posto nella classifica di pubblicazioni totali in anestesia e l'ottavo in quella degli articoli pubblicati su riviste di terapia intensiva, sottolineando così la maggiore attività nella ricerca scientifica dei rianimatori e intensivisti italiani.

Recentemente Bould et al. [8] hanno condotto una ricerca bibliometrica riguardante gli articoli pubblicati su riviste di anestesia altamente citate, molto simile alla precedente analisi di Koetter. Questo studio, eseguito a dieci anni di distanza dal precedente, vede entrare nel gruppo degli stati a produttività scientifica paesi a reddito medio come Cina, India e Turchia, seppur venga confermato il ruolo di leader svolto dagli Stati Uniti [8].

23.2 Qualità della ricerca clinica in anestesia

Il discorso di qualità della ricerca scientifica nei diversi ambiti della medicina assume sicuramente un'importanza paritaria, se non maggiore, rispetto all'analisi quantitativa. Il concetto di qualità non riguarda soltanto i dati pubblicati ma anche e soprattutto il disegno dello studio condotto [9]. Tra le tipologie di studio possibili in letteratura scientifica, i trial clinici randomizzati sono sicuramente le pubblicazioni di maggiore qualità, vista la loro affidabilità ed efficacia [9].

Nel corso degli anni la qualità dei trial clinici randomizzati è stata stabilita attraverso diverse checklist e scale di valutazione. La maggior parte di queste scale comprende almeno un item riguardante la selezione dei pazienti, il follow-up e l'analisi statistica [9]. Chalmers et al. [10] sono stati tra i primi a proporre una scala di valutazione, formata da 14 domini di qualità che analizzano sia il protocollo di studio che l'analisi dei dati, come strumento di valutazione dei trial randomizzati [11].

Tale strumento di valutazione è stato utilizzato in seguito da Greenfield et al. [12], per stabilire la qualità dei trial randomizzati in anestesia. Il primo studio pubblicato da tale autore mostra una percentuale di qualità tra il 38% e il 47% per gli studi randomizzati pubblicati su 4 importanti riviste anestesiologiche nel 2000.

Secondo lo stesso autore questa percentuale di qualità è perfettamente confrontabile con la qualità degli studi di altre discipline mediche che secondo lo stesso score raggiungono percentuali tra il 40% e il 50% [12]. Il secondo studio pubblicato da Greenfield riguarda la valutazione della qualità dei trial in anestesia pubblicati tra il 2000 e il 2006. Rispetto al precedente lavoro, egli ritrova un aumento del punteggio di circa il 15% per ogni rivista considerata, in linea con la maggiore qualità acquistata dai trial randomizzati nelle altre discipline mediche (56%) [13].

I trial clinici randomizzati devono soddisfare ed essere realizzati secondo gli stessi criteri di qualità. Il modo più appropriato per creare un trial randomizzato di qualità in anestesia, così come nelle altre discipline, è il sistema CONSORT (*Consolidated Standards of Reporting Trials*) [14,15]. Tale sistema si avvale di una checklist (Tabella 23.1) e di una flow chart utili per la stesura o la valutazione dei trial controllati e randomizzati. Un modello appropriato di flow chart per gli studi scientifici controllati e randomizzati è proposto in Figura 23.2.

Tabella 23.1 Checklist per la stesura di un trial clinico randomizzato secondo il Sistema CONSORT [16]

Sezione	Item	Descrizione
Titolo e abstract	1	Descrivere come i partecipanti sono assegnati a un intervento (per esempio random allocation, randomized or randomly assigned)
Introduzione Background	2	Esporre background e spiegazione del razionale
Metodi Partecipanti	3	Enunciare criteri di arruolamento e luogo (per esempio reparto/ospedale) in cui sono stati raccolti i dati
Interventi	4	Precisare dettagliatamente gli interventi stabiliti per ogni gruppo e il modo e la tempistica con cui vengono attuati
Obiettivi	5	Precisare ipotesi e obiettivo/i dello studio
Outcome	6	Definire chiaramente gli outcome primari e secondari, e, quando possibile, i metodi utilizzati per aumentare la qualità delle valutazioni
Dimensione del campione	7	Definire la metodologia di calcolo per la dimensione del campione e, quando possibile, spiegare eventuali analisi intermedie o di mancato campionamento
Randomizzazione Sequenza	8	Enunciare il metodo utilizzato per generare la sequenza di assegnazione random, includendo dettagli di ogni mancata assegnazione
Assegnazione in cieco	9	Enunciare il metodo utilizzato per migliorare la sequenza di assegnazione random, chiarendo se la sequenza era in cieco fino all'assegnazione degli interventi/trattamenti
Implementazione	10	Indicare chi genera la sequenza di assegnazione, chi arruola i partecipanti, e chi distribuisce i partecipanti tra i gruppi
Blinding	11	Indicare se i partecipanti, coloro che somministrano l'intervento/trattamento e coloro che valutano gli outcome agiscono in cieco rispetto ai differenti gruppi di studio. Se si attua questa procedura, valutare il successo della sperimentazione in cieco
Analisi statistica	12	Indicare l'analisi statistica da utilizzare per confrontare gli outcome tra i gruppi; precisare anche i metodi utilizzati per ulteriori analisi statistiche come analisi all'interno dei gruppi

(*cont.* →)

Tabella 23.1 (*continua*)

Sezione	Item	Descrizione
Risultati Flusso di partecipanti	13	Indicare il flusso di partecipanti attraverso ogni fase dello studio. In particolare, riportare per ogni gruppo il numero di partecipanti che sono assegnati in maniera randomizzata, ricevono il trattamento, completano il protocollo di studio e rientrano negli outcome. Se previste, descrivere e motivare variazioni dal protocollo di studio
Reclutamento	14	Riportare i dati riguardanti il periodo di reclutamento e di follow-up
Dati iniziali	15	Indicare le caratteristiche demografiche e cliniche all'inizio dello studio per ogni gruppo
Analisi numeriche	16	Indicare il numero di partecipanti (denominatore) di ogni gruppo incluso in ciascuna analisi e se l'analisi è stata fatta con intention to treat. Quando possibile, riportare i risultati in valore assoluto (per esempio 10/20 e non 50%)
Stima degli outcome	17	Riassumere i risultati di ogni gruppo per ciascun outcome primario e/o secondario, l'effetto stimato della sua dimensione e precisione (per esempio 95% dell'intervallo di confidenza)
Analisi accessorie	18	Indicare le analisi statistiche ulteriormente effettuate rispetto a quelle precedentemente stabilite
Eventi avversi	19	Indicare gli eventi avversi o collaterali per ogni gruppo
Valutazione dei risultati	20	Enunciare la valutazione dei risultati in base all'ipotesi dello studio, con possibili bias o imprecisioni, e alle analisi accessorie
Generalizzazione	21	Enunciare la generalizzazione (validità esterna) dei risultati
Evidenza complessiva	22	Descrivere l'interpretazione complessiva dei risultati nel contesto delle evidenze attuali

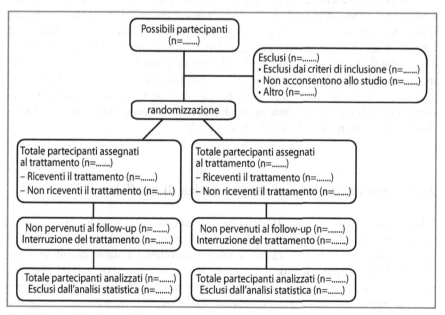

Fig. 23.2 Modello ideale di flow-chart per studi randomizzati controllati

Tabella 23.2 Criteri proposti nello studio di Pua et al. [4] per l'analisi della qualità degli studi randomizzati controllati

1. Consenso informato e approvazione del comitato etico: presenza dell'approvazione del comitato etico istituzionale e del consenso informato del paziente
2. Criteri di arruolamento: criteri di inclusione e di esclusione per i pazienti candidati allo studio
3. Calcolo del campione: calcolo della dimensione del campione prima dell'inizio del trial
4. Randomizzazione: dichiarazione di casualità nell'assegnazione del paziente al trattamento
5. Metodo di randomizzazione: specificare il meccanismo utilizzato per la randomizzazione; randomizzazioni secondo data di nascita, numero di cartella clinica ecc. non sono accettabili
6. Valutazione degli outcome in cieco: lo sperimentatore non deve essere a conoscenza dei trattamenti assegnati
7. Outcome negativi: specificare la presenza o l'assenza di effetti avversi o complicanze non correlate alle variabili del outcome primario
8. Analisi statistica: descrizione dei test statistici più appropriati per il trial
9. Errore di tipo I: definito da più di 10 confronti tra i gruppi senza correzioni o modifiche da parte di test multipli
10. Errore di tipo II: per i trial senza significatività statistica tra i gruppi considerati in cui non è stata valutata la dimensione del campione o la potenza dello studio

L'obiettivo del sistema CONSORT è aiutare i ricercatori a migliorare la qualità dei propri trial randomizzati, e i revisori/editor a individuare i trial privi di bias e più adeguati alla pubblicazione [16]. I criteri riportati da Pua et al. [4], per l'analisi qualitativa dei trial randomizzati in anestesia pubblicati dal 1981-2000, sono sicuramente più immediati del sistema CONSORT.

Tali criteri (Tabella 23.2) si dividono in dieci punti, che valutano il *consenso informato*, i *criteri di arruolamento*, il *calcolo del campione*, la randomizzazione, il metodo di randomizzazione, gli outcome negativi e positivi, l'*analisi statistica*, l'errore di tipo I e II. Secondo questa analisi, il 10% dei trial pubblicati tra il 1991 e il 1995 e il 30% di quelli pubblicati nel 2000 raggiunge uno score di 9/10, mentre nessun trial pubblicato prima degli anni Novanta ottiene uno score superiore a 9. Analizzando i risultati di Pua et al. tra l'anno 2000 e i decenni precedenti, secondo i singoli criteri, si evince un miglioramento nel campionamento, nel metodo di randomizzazione, nell'errore di tipo I [4].

23.3 Metodi statistici e ricerca clinica di qualità

I dati riportati da Pua et al. [4], riguardanti il calcolo del campione, la randomizzazione e l'errore di tipo I, sottolineano un miglioramento metodologico nelle performance statistiche degli studi randomizzati e controllati. La statistica, intesa come disciplina che ha come fine lo studio quantitativo e qualitativo di un particolare fenomeno, offre i metodi, ossia le formule matematiche, attraverso i quali quel fenomeno può essere analizzato e compreso. Tale disciplina permette di raccogliere e analizzare i dati scientifici nella maniera più adeguata, in modo da rispondere

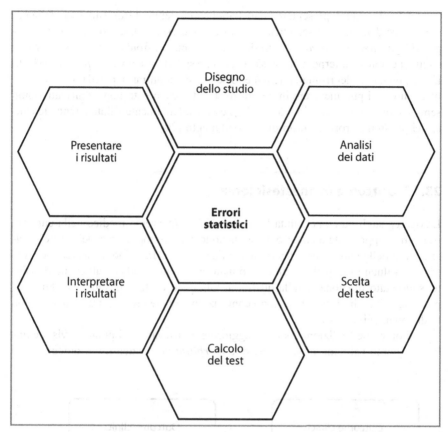

Fig. 23.3 Possibili errori statistici in uno studio scientifico. L'ingranaggio mostra come l'errore statistico può verificarsi in ogni fase dello studio

correttamente agli interrogativi posti dalla ricerca in oggetto. In ragione di ciò, i metodi statistici negli ultimi dieci anni sono diventati uno tra i più importanti mezzi di ricerca scientifica [17].

Nonostante la loro crescente importanza, i procedimenti statistici non sono privi di errori, che possono falsare i risultati e le conclusioni delle ricerche provocando serie conseguenze cliniche [18]. Gli errori statistici possono verificarsi in ogni fase di un trial clinico (Fig. 23.3), assumendo una rilevanza diversa.

La fase più importante di una ricerca clinica è il disegno dello studio, quindi gli errori fatti in questa fase possono avere un impatto negativo su tutta la produzione successiva. In questa fase è indispensabile chiarire gli obiettivi primari e secondari dello studio, che saranno poi discussi nella fase finale dell'articolo, e i metodi statistici utilizzati. Quindi nella progettazione di un trial clinico di qualità è di fondamentale importanza calcolare adeguatamente il campione che si intende reclutare e condurre, così, un'analisi della potenza dello studio in esame, al fine di evitare un errore di tipo II [19].

Anche il modo di presentare i dati statici è uno dei punti fondamentali della *best practice* della ricerca scientifica. I dati devono essere descritti chiaramente, riportare gli *intervalli di confidenza* degli end-point, confrontati tra i diversi gruppi reclutati e non all'interno dello stesso gruppo, e specificare il valore *p* ottenuto [20]. L'interpretazione dei risultati ottenuti è forse uno degli ultimi step della ricerca scientifica in cui si può incorrere in un errore statistico. Un dato non significativo non sempre è privo di effetto clinico, ciò deve essere attentamente valutato tenendo conto dei possibili errori, e fattori di confondimento [20].

23.4 Outcome in anestesiologia

La ricerca sugli outcome valuta l'efficacia di un intervento medico nella cura dei pazienti e rappresenta un mezzo di valutazione dell'appropriatezza del valore e della qualità delle cure di una determinata nazione [21]. Tale tipo di ricerca ha come priorità valutare l'impatto di un determinato intervento medico sullo stato di salute, sullo stato funzionale, sulla qualità di vita e sui costi di gestione sanitaria del paziente [22]. Gli outcome vengono convenzionalmente divisi in tradizionali e non tradizionali (Fig. 23.4).

Gli outcome tradizionali sono maggiormente rilevanti dal punto di vista clinico, in quanto valutano la *mortalità* e le *morbilità* dei pazienti. Gli outcome non

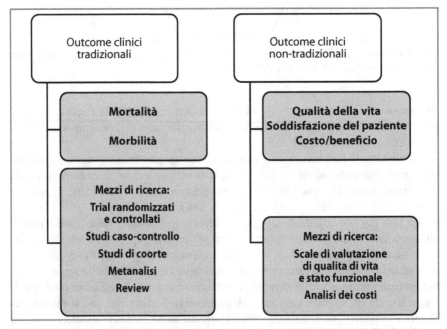

Fig. 23.4 Outcome clinici tradizionali e non tradizionali, con i rispettivi metodi di valutazione

tradizionali comprendono la valutazione della *qualità di vita* e del *rapporto costo/beneficio*. Questi ultimi sono maggiormente soggetti a variazioni, quindi meno standardizzati dei precedenti, vista la moltitudine dei mezzi di valutazione che utilizzano. Nel corso degli anni la ricerca in anestesia ha riguardato prevalentemente gli outcome tradizionali, valutando la mortalità, la morbilità e le conseguenze cliniche di ogni procedura utilizzata.

Un esempio di tale situazione sono le ricerche condotte in *anestesia locoregionale*. Gli studi scientifici in questa disciplina hanno valutato come outcome clinici la mortalità, le complicanze coagulative, polmonari, gastrointestinali, cardiovascolari e cognitive [22]. I dati ottenuti da queste molteplici valutazioni hanno dimostrato i benefici dell'anestesia locoregionale sulla sopravvivenza e sulle complicanze del paziente, contribuendo così a migliorare le evidenze cliniche esistenti in merito a essa [22].

23.5 Impact factor e qualità

L'*impact factor*, introdotto da Garfield [23] nel 1950, ha lo scopo di valutare la qualità delle diverse riviste scientifiche attraverso il numero di citazioni di un articolo in un determinato periodo [24]. Il calcolo dell'impact factor, come stabilito dal Science Citation Index (SCI), è ottenuto dal rapporto tra il totale delle citazioni e la quantità di articoli pubblicati da una determinata rivista nei due anni precedenti [25]. Secondo questo calcolo, l'impact factor raggiunto da una rivista scientifica in un determinato anno riflette in realtà la qualità delle pubblicazioni dei due anni precedenti a quello considerato, per cui si caratterizza come una misura retrospettiva, più che prospettica, del valore scientifico delle diverse riviste. Inoltre, tale metodologia di calcolo non è standardizzata poiché non ci sono regole generali e prestabilite sul tipo, sulla quantità e sul calcolo delle citazioni dei diversi articoli [23,25].

Nonostante l'assenza di un gold standard nei criteri di calcolo tra le diverse nazioni e comunità scientifiche, l'impact è ormai uno strumento di valutazione universalmente accettato. Difatti, molte nazioni dell'Europa occidentale utilizzano l'impact factor come mezzo di promozione interna per lo staff accademico o come parametro di valutazione della ricerca scientifica prodotta [26].

L'impact factor delle diverse riviste scientifiche può essere facilmente ottenuto dal database del SCI, secondo il quale *CA-A Cancer Journal for Clinics* ha l'impact factor più elevato in assoluto, mentre *Nature* è la rivista più citata, con 511.248 citazioni per l'anno 2010 [27]. Per quanto riguarda l'*anestesiologia*, tale database riconosce 26 riviste, tra le quali l'impact più elevato spetta ad *Anesthesiology* (impact factor = 5486, 2010), mentre *Pain* è il giornale più citato (26.632, 2010) [27]. Il SCI identifica anche 23 riviste di medicina critica, tra le quali l'*American Journal of Respiratory and Critical Care Medicine* ha l'impact e il numero di citazioni più alto (impact factor = 10.191, cit. = 44.997, 2010), seguita da *Critical Care Medicine*, al secondo posto per entrambi i parametri [27]. Il diverso impact factor

Tabella 23.3 Studi clinici proposti dal network della Società europea di Anestesiologia per l'anno 2010-2011 associati ai rispettivi centri partecipanti e ai pazienti reclutati

	EuSOS	PERISCOPE	PAIN-OUT	OBTAIN	PROVHILO
Nome completo	European Surgical Outcomes Study	Prospective Evaluation of a Risk Score for postoperative pulmonary Complication in Europe	Incidence and risk factor of chronic post surgical pain: a European follow-up study	Occurrence of Bleeding and Thrombosis during Antiplatelet therapy In No-cardiac surgery	Protective Ventilation using HIgh versus LOw levels of positive end-expiratory pressure
Centri partecipanti	455	63	35	66	40
Pazienti reclutati	47.500	5200	350	1400	900

tra le riviste di anestesiologia e di medicina critica sottolinea le differenze esistenti tra le metodologie di ricerca dell'una e dell'altra disciplina (Tabella 23.3).

Lauritsen e Moller [28] confrontano la rilevanza scientifica degli articoli con l'impact factor delle riviste proponenti. Secondo questa analisi, l'autore trova una correlazione inversa e non positiva tra l'impact factor e la qualità degli articoli scientifici pubblicati. Anche Bain e Myles [29] hanno analizzato la correlazione tra l'impact factor di otto riviste di anestesiologia e i livelli di evidenza dei diversi articoli ivi pubblicati. Essi concludono che l'impact delle riviste correla con il totale di articoli pubblicati e non con la proporzione di questi che raggiunge un livello di evidenza di I grado [29]. I precedenti lavori, seppur non privi di limiti, esortano il lettore a valutare gli articoli scientifici secondo il loro valore assoluto e non secondo la qualità delle riviste proponenti.

23.6   Il futuro della ricerca clinica in anestesia

Il futuro e la qualità della ricerca clinica in anestesia dipendono dalla formazione e dall'attività di veri e propri consorzi di ricerca. Tali organizzazioni sono strutture che promuovono la diffusione di studi e ricerche scientifiche oltre i confini nazionali, nel rispetto del principio di collaborazione e del libero scambio di pensiero.

Obiettivo dei consorzi di ricerca è unire le forze del mondo scientifico al fine di rispondere ai diversi interrogativi proposti. Il metodo che essi adottano è la divulgazione e la promozione di trial clinici di qualità attraverso le proprie piattaforme informatiche. Attualmente, esempi di consorzi di ricerca sono l'Outcomes Research Consortium, l'Open Anesthesia o il Clinical Trial Network della Società Europea di Anestesiologia (ESA) [30-32].

Il Network ESA è stato fondato nel 2010 come mezzo di supporto internazionale per la ricerca in anestesia. Nei primi due anni di attività tale consorzio

Tabella 23.4 Differenze fra la ricerca scientifica in anestesia e quella in terapia intensiva

	Anestesia	UTI
Setting	Sala operatoria, UTI, degenze	UTI
Collaborazione	Chirurghi	Intensivisti
Popolazione	Selezionata	Selezionata/casuale
Campione	Molto ampio	Dimensione variabile
Outcome	Mortalità, morbilità, non convenzionali	Mortalità, morbilità, non convenzionali
Visibilità	Bassa	Alta
Costi	Alti	Alti

UTI, Unità di Terapia Intensiva

ha proposto 5 studi clinici, quali EuSOS, PERISCOPE, OBTAIN, PAIN-OUT e PROVHILO, che hanno coinvolto 659 centri e reclutato circa 50.000 pazienti (Tabella 23.4) [33].

Gli studi del network ESA rispettano i canoni di qualità precedentemente descritti, avvalendosi di protocolli completi e dettagliati che assicurano un'omogeneità procedurale tra i diversi centri coinvolti. Ogni protocollo mostra chiaramente il disegno dello studio in esame, riportandone il razionale, l'ipotesi, gli end-point, i criteri di campionamento, la statistica e le normative etiche. Così come strutturato, il clinical trial network della Società Europea di Anestesiologia (ESA) è un valido strumento di ricerca che propone importanti studi e promuove la collaborazione internazionale.

Bibliografia

1. Greenhalgh T (2001) How to read a paper. 2nd ed. BMJ Books, London
2. Lauritsen J, Moller AM (2004) Publications in anesthesia journals: quality and clinical relevance. Anesth Analg 99:1486-1491
3. Pellegrini JE (2006) Using evidence-based practice in nurse anesthesia programs. AANA Journal 74:269-273
4. Pua HL, Lerman J, Crawford MW, Wright JG (2001) An evaluation of quality of clinical trials in anesthesia. Anesthesiology 5:1068-1073
5. Detsky AS, Naylor CD, O'Rouke K et al (1992) Incorporating variations in the quality of individual randomized trials into meta-analysis. J Clin Epidemiol 45:255-265
6. Swaminathan M, Phillips-Bute BG, Grichnik KP (2007) A bibliometric analysis of global clinical research by anesthesia departments. Anest Analg 105:1741-1746
7. Boldt J, Maleck W, Koetter KP (1999) Which countries publish in important anesthesia and critical care journal. Anesth Analg 88:1175-1180
8. Bould MD, Boet S, Riem N et al (2010) National representation in the anesthesia literature: a bibliometric analysis of highly cited anesthesia journal. Anaesthesia 65:799-804
9. Moher D, Jadad AR, Nichol G et al (1995) Assessing the quality of randomized controlled trials: an annotated bibliography of scales and checklist. Control Clin Trial 16:62-73
10. Chalmers TC, Smith H, Blackburn B (1981) A method for assessing the quality of a randomized control trial. Control Clin Trial 2:31-49

11. Rochon PA, Gurwitz JH, Cheung CM (1994) Evaluating the quality of articles published in journal supplements compared with the quality of those published in the parent journal. JAMA 272:108-113
12. Greenfield ML, Rosemberg AL, O'reilly M et al (2005) The quality of randomized controlled trials in major anesthesiology journal. Anesth Analg 110:1759-1764
13. Greenfield ML, Mhyre JM, Mashour GA et al (2009) Improvement in the quality of randomized controlled trials among general anesthesiology journals 2000 to 2006: a 6-year follow-up. Anesth Analg 6:1916-1921
14. Altman DG (1996) Better reporting of randomized clinical trials: the CONSORT statement. BMJ 313:570-571
15. Begg CB, Cho MK, Eastwood S et al (1996) Improving the quality of reporting of randomized controlled trials: the CONSORT statements. JAMA 276:637-639
16. Moher D, Schultz KF, Altman D for the CONSORT Group (2001) The CONSORT statement: revised recommendations for improving the quality of reports of parallel-group randomized trials. JAMA 15: 1987-1991
17. Altman DG (2000). Statistics in a medical journals: some recent trends. Stat Med 19:3275-3289
18. Garcia-Bertou E, Alcaraz C (2004) Incongruence between test statistics and P value in medical paper. BMC Med Res Method 4:13-17
19. Kuzon WM, Urbancheck MG, McCabe S (1996) The seven deadly sins of statistical analysis. Ann Plast Surg 37:265-272
20. Strasak AM, Zuman Q, Pfeiffer KP et al (2007) Statistical errors in medical research – a review of commn pitfalls. Swiss Med Wkly 137:44-49
21. Orkin FK (1999) Application of outcomes research to clinical decision making in cardiovascular medicine. Outcome measurement. Williams & Wilkins, Baltimore, pp 39-66
22. Wu CL, Fleisher LA (2000) Outcomes research in regional anesthesia and analgesia. Anesth Analg 91:1232-1242
18. Kumar V, Upadhyay S, Medhi B (2009) Impact of the impact factor in biomedical research: its use and misuse. Sing Med J 50:752-755
23. Garfield E (1966) How can impact factors be improved? BMJ 313:411-413
24. Smith G (1996) Impact factors in anesthesia journal. BJA 76:753-754
25. Krell FT (2002) Impact factors don't work for taxonomy? Nature 415:957
26. Smith G (1995) Research in anesthesia – the key to the future. BJA 75:383-386
27. ISI Web of Knowledge website. 2010
28. Lauritsen J, Moller AM (2006) Clinical relevance in anesthesia journal. Curr Op Crit Care Med 19:166-170
29. Bain CR, Myles PS (2005) Relationship between journal impact factor and level of evidence in anesthesia. Anesth Intensive Care 33:567-570
30. www.or.org/expertise.htm
31. http://openanesthesia.org
32. www.euroanesthesia.org
33. ESA Newsletter. Volume 47, Autumn 2012

Conflitto di interessi: considerazioni e raccomandazioni

Paolo Pelaia, Erica Adrario, Lucia Buglioni

24.1 Introduzione e definizione

La medicina è una scienza polimorfa e complessa, strettamente connessa al vivere comune e alle istituzioni che la rappresentano. Queste relazioni riguardano sia la *ricerca biomedica* sia la *medicina clinica*, vale a dire la medicina che viene quotidianamente praticata negli ospedali e cliniche universitari [1].

I pazienti e la popolazione in generale traggono beneficio dalla collaborazione costruttiva tra la medicina accademica, le industrie impegnate nella ricerca farmacologica e le aziende che propongono dispositivi medici e a elevata tecnologia [2].

Allo stesso tempo, i dirigenti medici, i pubblici ufficiali, i gruppi di interesse pubblico, e altri, hanno sollevato dubbi circa il rischio associato agli estesi legami di carattere economico-finanziario che legano l'industria del settore ai privati, alle istituzioni, a quanti sono impegnati nella ricerca nei vari settori della medicina e, infine, a chi opera come docente e ha l'obbligo morale di trasmettere attraverso l'insegnamento le linee di buona pratica clinica [3], in particolare dell'uso appropriato delle risorse. La ricerca biomedica moderna richiede ingenti capitali; se è vero, infatti, che molti studi possono essere condotti con l'uso di apparecchiature e di materiali relativamente poco costosi, è altrettanto vero che numerose ricerche – specialmente di natura applicativa – necessitano di strumentazioni molto sofisticate e di un'organizzazione talmente articolata da oltrepassare i confini dei singoli gruppi di lavoro, con conseguente grande impiego di risorse umane e tecnologiche [1-4].

Similmente, la medicina clinica viene oggi praticata grazie anche alla disponibilità di apparecchiature molto sofisticate e di tecniche d'indagine e di cura dei pazienti che incidono profondamente sulla spesa sociale. Per avere un'idea concreta

P. Pelaia (✉)
Dipartimento di Scienze Biomediche e Sanità Pubblica
Laboratorio di Anestesia e Rianimazione
Università Politecnica delle Marche, Ancona

A. Gullo e P. Murabito (a cura di), *Governo clinico e medicina perioperatoria*,
DOI: 10.1007/978-88-470-2793-0_24, © Springer-Verlag Italia 2012

delle risorse economiche che oggi vengono assorbite dalla medicina, è sufficiente pensare alle apparecchiature a elevata tecnologia e di ultima generazione che trovano applicazione nel campo della ricerca e della pratica clinica, tenendo conto anche dell'esteso e non sempre appropriato uso di farmaci che possono incidere pesantemente sul bilancio economico delle strutture [1-5]. Questa situazione, strettamente legata alla quantità e alla qualità delle indagini e delle terapie che oggi sono a disposizione dei cittadini, fa sorgere un evidente problema bioetico [1-6]. I medici che si occupano della ricerca applicata e dei problemi concreti dei pazienti sono, ovviamente, soggetti sociali, che agiscono nella comunità e che hanno, quindi, desideri, programmi e ambizioni. La scienza medica, in una realtà dove spesso gli interessi economici possono prevalere sugli aspetti etici e deontologici, può essere viziata da conflitti d'interesse [1-7], sebbene tale concetto non appaia sempre chiaro e univoco. Secondo una definizione, oggi largamente condivisa, per conflitto di interesse si intende "un insieme di condizioni in cui il giudizio professionale su un interesse primario (come il benessere di un paziente o la validità di una ricerca) tende a essere indebitamente influenzato da un interesse secondario (per esempio un guadagno economico)" [8].

È importante comprendere che il conflitto di interessi non è un comportamento, ma una condizione. Perché si verifichi tale condizione è sufficiente che esista un legame in grado di compromettere l'indipendenza del ricercatore: è infatti sull'inadeguatezza dell'influenza esterna, e non sul risultato che da quel rapporto deriva, che si misura il conflitto [9].

Conflitti di interesse di questo tipo minacciano l'integrità della ricerca scientifica, l'obiettività dell'insegnamento medico, la qualità della cura del paziente e la fiducia della popolazione nei confronti della medicina.

24.2   La ricerca in campo medico è indipendente?

La domanda che ci si pone è: il mondo della ricerca è indipendente? La ricerca scientifica ha bisogno di finanziamenti che solo in piccola parte provengono da istituzioni pubbliche. I maggiori finanziatori sono le industrie che producono farmaci, dispositivi medici, reagenti, strumentazioni diagnostiche e materiale di consumo, industrie cui interessa principalmente studiare e sviluppare i propri prodotti. In Italia si registra una situazione fortemente sbilanciata, a causa dei ridotti finanziamenti governativi; infatti, una buona parte del sostegno economico per la ricerca è erogata da sponsor privati [10].

I benefici che si traggono dalla collaborazione con l'industria sono più evidenti nella ricerca biomedica [11]. Si stima che si impieghino mediamente 15 anni e più di 800 milioni di dollari per scoprire e sviluppare un nuovo farmaco, e solo il 10% circa dei farmaci che vengono sottoposti a test clinici sono effettivamente validi per il mercato [12].

I benefici della collaborazione nella ricerca e l'espansione delle relazioni finanziarie hanno posto in essere anche aspetti negativi riguardo ai conflitti di interesse.

Per esempio, nella ricerca clinica, i risultati sfavorevoli in alcuni trial sponsorizzati dalle maggiori industrie non sono stati veicolati rapidamente tra gli addetti ai lavori; in alcune circostanze sono stati alterati i risultati e pubblicati su riviste scientifiche [13-16].

Anche la mancata pubblicazione dei risultati negativi costituisce una seria minaccia nei confronti della medicina basata sulle evidenze e pone milioni di pazienti a rischio di assumere farmaci inefficaci o addirittura nocivi per la salute [17]. Un caso eclatante riguarda l'omissione di risultati negativi, in trial clinici pediatrici, riguardo agli effetti degli inibitori selettivi della ricaptazione di serotonina su patologie depressive [18,19]. Alcuni risultati sono stati celati artatamente e, sebbene una metanalisi [20] avesse concluso che questi farmaci erano sicuri ed efficaci, un'altra metanalisi è giunta a conclusioni diametralmente opposte: i rischi in questa classe di antidepressivi erano maggiori rispetto ai benefici, con solo qualche piccola eccezione [21]. Per contrastare la tendenza a non pubblicare i risultati negativi è stata avanzata la proposta di istituire un registro ufficiale delle ricerche (trial) che vengono avviate, in modo che sia conservata la tracciabilità. A oggi solo il 50% delle ricerche soddisfa questa condizione [22].

24.3 Osservatorio e registro delle ricerche approvate

L'Italia è il primo paese in Europa ad aver istituito un Osservatorio che ha lo scopo "sia di garantire la sorveglianza epidemiologica sulle sperimentazioni attivate al suo interno che l'obiettivo di monitorare l'andamento qualitativo e quantitativo della ricerca sui farmaci" [23]. L'Osservatorio ha attivato un registro informatizzato nel quale vengono raccolti i dati riguardanti tutte le ricerche approvate dai Comitati etici locali.

Nella pratica clinica quotidiana, i pazienti hanno bisogno di seguire con fiducia le raccomandazioni dei loro medici e di credere che le stesse non siano distorte da interessi commerciali [24]. Questa stessa fiducia spesso può contribuire al processo di guarigione e allo stato di benessere psicofisico del paziente stesso. Le relazioni finanziarie tra medici e aziende hanno sollevato dubbi riguardo al rischio di influenze sulle decisioni cliniche [25,26]. Fino a che punto è possibile dare informazioni corrette (descrivendo i pregi ma anche gli svantaggi) su un prodotto che si deve vendere? La domanda è rilevante nel momento in cui risulta evidente l'influenza, anche inconsapevole, che i "mezzi di promozione" possono avere sul comportamento degli operatori sanitari. Inoltre, la concorrenza tra aziende farmaceutiche nelle vendite dei farmaci non sempre è esente da metodi di propaganda discutibili. Marco Bobbio analizza ampiamente il *conflitto di interessi* in medicina e descrive alcune situazioni potenziali (e reali) in cui può venirsi a trovare il medico [9], riportando esempi che mettono chiaramente in luce il problema.

Dall'analisi della letteratura si riscontra inoltre che, mentre l'esposizione e l'attitudine dei medici nei confronti dell'industria farmaceutica sono state ampiamente indagate, sono relativamente poche le ricerche volte a valutare le conoscenze e l'atteggiamento degli studenti delle facoltà di Medicina e Chirurgia nei confronti di queste tematiche [27]. Sulla base di tali considerazioni, presso il Centro Studi e Ricerche in Salute Internazionale e Interculturale (CSI) è stata intrapresa una ricerca volta a valutare l'opinione e la consapevolezza degli studenti di Medicina e Chirurgia sul tema del conflitto di interessi. Lo studio ha mostrato che, così come avviene tra i medici, vi è tra gli studenti una scarsa percezione dell'entità e delle possibili ripercussioni del conflitto d'interessi sulla *professione medica* e sulla salute dei pazienti [28]. La mancanza di percezione del problema si declina in varie modalità: alcuni studenti non percepiscono affatto le questioni etiche che si celano dietro tali problematiche, mentre altri le percepiscono ma non hanno sufficienti strumenti informativi per coglierne le possibili ripercussioni e quindi tendono a sottostimarle. Alcuni elementi emersi fanno supporre che, nell'ambito del conflitto d'interessi, gli studenti si affidino più a un sapere sociale che a informazioni apprese durante il loro percorso formativo, il che suggerisce che l'Università abbia uno scarso impatto sulle loro conoscenze. I risultati preliminari consentono inoltre di ipotizzare che alcuni fattori, quali la professione dei genitori e lo svolgere attività extrauniversitarie, possano avere un'influenza sulle percezioni degli studenti [29]. Questi dati, quindi, oltre a suggerire la necessità di ulteriori e più approfondite ricerche, rendono assolutamente evidente la necessità di intervenire in aree spesso sottovalutate durante la formazione universitaria. Infatti in Italia, e in particolare in ambito universitario, il dibattito sul rapporto tra medici e industria è relativamente recente e spesso legato a episodi che si configurano come reati perseguibili per legge.

In altri paesi, invece, già da tempo si discute delle problematiche connesse alle condizioni di conflitto di interessi e alle possibili ripercussioni da esse derivanti, come mostrano le numerose iniziative nate in più parti del mondo, spesso attuate proprio dagli studenti universitari. È questo il caso dell'American Medical Student Association, del gruppo australiano *Pharma Phacts* e di *Universities Allied for Essential Medicines* (UAEM), un'organizzazione profit nata dall'attivismo studentesco e presente in più di quaranta università americane, canadesi, inglesi e tedesche.

Seguendo l'esempio di queste iniziative, e grazie anche all'incontro tra il CSI, il Gruppo Prometeo (gruppo studentesco della facoltà di Medicina di Bologna) e l'associazione Nograziepagoio (che raggruppa operatori sanitari che praticano e promuovono un rapporto corretto e trasparente con l'industria del farmaco), all'inizio del 2009 è nato a Bologna un gruppo partecipativo di autoformazione sul conflitto di interessi. Alle realtà sopra citate si sono progressivamente uniti singoli studenti interessati, provenienti dalle facoltà di Medicina e di Farmacia, medici in formazione specialistica e dottorandi di ricerca. Il gruppo ha svolto un'attività su due fronti paralleli e complementari: da una lato la *formazione*, dall'altro l'elaborazione di *strategie concrete* di contrasto del conflitto di interessi. Il tutto nell'ottica che la conoscenza e la consapevolezza siano mezzi fondamentali, ma non sufficienti, per produrre un cambiamento, e che debbano quindi essere integrate con azioni in grado di avere impatto sulla pratica quotidiana.

L'esperienza illustrata dimostra l'importanza di quanto spesso si afferma in letteratura a proposito del conflitto d'interessi, e cioè che per generare reali cambiamenti è necessario individuare non solo strategie dall'alto verso il basso (*top-down*), ma anche dal basso verso l'alto (*bottom-up*) [28], soprattutto coinvolgendo i professionisti sanitari in un percorso formativo che metta al primo posto l'*etica* e la dignità professionale, antidoti naturali contro il conflitto d'interessi. Gli studenti, una volta sensibilizzati a queste tematiche, potranno divenire a loro volta "motore di trasformazione sociale" in quanto si trovano in una posizione unica da cui fare pressione per generare cambiamenti nelle loro realtà e a vari livelli.

I conflitti di interesse possono essere ovunque, anche in ambito editoriale. Krimsky e i suoi collaboratori hanno indagato sugli interessi economici di oltre 1000 autori i cui articoli sono apparsi in 14 riviste mediche e scientifiche nel 1992. Circa il 15% degli autori ha avuto finanziamenti attinenti a una pubblicazione, ma nessuno di loro lo ha volontariamente dichiarato [30].

24.4 Linee guida nelle pratiche cliniche

Un'altra area di conflitto riguarda le *linee guida* nelle pratiche cliniche. Per la loro funzione di indirizzo nella pratica medica, esse rappresentano un tipo di pubblicazione scientifica in cui il conflitto di interessi costituisce una questione molto delicata, in grado di influenzare la cura del paziente e gli *standard di qualità* e di *performance*. Se c'è il rischio che le linee guida siano condizionate a favore dei prodotti commercializzati dalle aziende che ne hanno sponsorizzato la stesura, o che hanno relazioni finanziarie con gli esperti coinvolti, i pazienti possono essere danneggiati inconsapevolmente e la fiducia degli utilizzatori nei confronti delle linee guida può venire meno [23].

24.5 Necessità di buone regole

L'aspetto più difficile è conciliare la necessità di buone regole, che tengano lontano il conflitto stesso, e, contemporaneamente, conservare l'opportunità di utilizzare al meglio il contributo degli esperti di settore che probabilmente, e quasi inevitabilmente, sono stati nella loro carriera professionale consulenti per l'industria farmaceutica. Le soluzioni estreme, da una parte rinunciare alla stesura di linee guida, dall'altra escludere chi si sia trovato in posizione conflittuale, appaiono poco realistiche per non dire autolesioniste [29]. Nell'apprestarsi alla stesura della nona edizione delle linee guida sui farmaci antitrombotici nella prevenzione e terapia della trombosi venosa e arteriosa [31,32], l'American College of Chest Physicians (ACCEP) ha elaborato una strategia innovativa e forse facilitante. Innanzitutto ha distinto, all'interno di un comitato scientifico, due tipi di figure: quella di *redattore* "in seconda" (*deputy editor*), un esperto di settore del quale sono tollerate situazioni pregresse in conflitto ma a cui non spetta l'ultima parola, e quella di redattore di capitolo (*chapter editor*) [33], un metodologo da cui si pretende l'indipendenza e che ha la responsabilità in prima persona degli indirizzi espressi nelle linee guida. Anche se, commentano gli autori [34,35], questa suddivisione di ruoli, e la sottrazione della leadership alle figure in maggior conflitto, non garantisce del tutto, in quanto i "luminari", influenti e in genere più anziani, possono esercitare una certa soggezione sugli arbitri, indipendenti, ma meno autorevoli e spesso più giovani. A ogni modo gli esperti di settore non possono partecipare alla fase finale, spesso sottoposta a votazione, in cui vengono sintetizzate le *raccomandazioni* [36].

Inoltre, la stesura definitiva delle linee guida viene sottoposta a una revisione estesa e indipendente. Per dettagliare maggiormente l'ambito del conflitto, viene poi compilata una griglia sugli interessi, specificamente riferiti a ogni singola raccomandazione formulata, e nel corso dello sviluppo del documento tutti devono rifiutare ogni relazione con le industrie che configurino un conflitto di interessi, economico o intellettuale.

A questo proposito è interessante notare che nella proposta vengono messi sullo stesso piano i conflitti di natura economica e intellettuale. Mentre il primo è più noto, e si declina in attività di consulenza, partecipazione a congressi, scrittura di testi e pubblicazioni sponsorizzate, la rilevanza del secondo può sfuggire. In realtà gli esperti possono manifestare un particolare attaccamento a uno specifico punto di vista che condiziona il giudizio complessivo e la capacità critica. Con questo nuovo approccio, si auspica di ottenere o avvicinarsi a due obiettivi, entrambi essenziali: acquisire le migliori competenze degli esperti di settore ed esprimere linee guida meno soggette a pressioni [33].

24.6 Raccomandazioni

Anche l'Institute of Medicine (IOM), che fa parte del dell'US National Academy of Science, ha prodotto un rapporto di grande completezza sui conflitti di interesse: vengono presi in considerazione i campi della ricerca, dell'educazione e della pratica medica, sia a livello individuale che istituzionale [37].

È utile riportare una sintesi delle raccomandazioni contenute nel rapporto.

- Occorre adottare e applicare *procedure* atte a svelare e ad affrontare i conflitti di interesse, sia da parte di tutte le istituzioni mediche (compresi, per esempio, gli autori di linee guida cliniche), sia da altri soggetti interessati, come gli enti accreditatori, le compagnie di assicurazione, le associazioni dei consumatori e le agenzie governative [38].
- Il Congresso dovrebbe creare un programma che obbliga le case farmaceutiche, i produttori di strumenti medici e biotecnologici o le loro fondazioni, a pubblicare le somme versate a medici, prescrittori, ricercatori, società professionali, gruppi di pazienti, provider di ECM [39].
- I centri accademici e di ricerca dovrebbero ridurre la partecipazione di ricercatori con conflitti di interesse a ricerche sull'uomo, rendendo pubbliche le eventuali eccezioni qualora un determinato ricercatore fosse ritenuto indispensabile

per la conduzione dello studio e adottando meccanismi per la gestione del conflitto tali da tutelare l'integrità della ricerca [40].

• Le istituzioni (centri accademici, docenti e discenti) e le società scientifiche dovrebbero, nel campo dell'educazione medica, rivedere i loro rapporti con l'industria e creare corsi sui conflitti di interesse [41].

• Il sistema finanziario di chi è fornitore di ECM, e di tutti gli altri gruppi coinvolti, dovrebbe essere riformato in modo da rendersi libero dall'influenza dell'industria, e meritevole della fiducia pubblica nei confronti di un sistema integro che fornisce un'educazione di alta qualità [42].

• Medici, società professionali, ospedali dovrebbero rivedere i loro rapporti con l'industria, stabilendo uno standard da adottare da parte anche della corporazione medica e del singolo professionista, qualunque sia la sua posizione all'interno del sistema sanitario. Ogni tipo di donazione offerta dovrebbe essere rifiutata, accettando solamente pagamenti al "giusto valore di mercato" per servizi resi legittimamente e in situazioni specifiche. I medici non dovrebbero collaborare a eventi formativi o pubblicazioni scientifiche controllati dall'industria o contenenti il contributo di autori non identificati. Finché questi provvedimenti non saranno adottati a livello istituzionale, si invitano i singoli professionisti ad adottare volontariamente questi comportamenti [43].

• Le industrie, e le relative fondazioni, che trattano con i medici, dovrebbero rivedere i propri rapporti con questi ultimi stabilendo, per esempio, di non chiedere al professionista di scrivere articoli come *ghost writers*. Le consulenze dovrebbero essere svolte per i servizi necessari, sulla base di regolari contratti con tariffe eque. Le industrie non dovrebbero coinvolgere i medici e i pazienti in progetti di marketing presentati come ricerche cliniche [44].

• Chi redige linee guida dovrebbe ridurre al minimo i conflitti di interesse e il finanziamento da parte dell'industria. Gli enti di accreditamento, i comitati per i prontuari locali, le agenzie pubbliche dovrebbero creare incentivi per ridurre i conflitti nella produzione di linee guida [45].

• Ciascuna delle istituzioni che si occupano di ricerca, educazione, assistenza ai pazienti o linee guida dovrebbe costituire commissioni composte da membri liberi da conflitti, deputate al controllo dei conflitti di interesse istituzionali [46].

• È necessario intervenire sulle politiche riguardanti i conflitti di interesse delle istituzioni nel campo della ricerca, perché siano identificati e venga steso un rapporto su come si intende superarli o gestirli [47].

• Gli organi di sorveglianza dovrebbero fornire ulteriori incentivi per le istituzioni che adottano meccanismi di controllo dei conflitti di interesse, per esempio pubblicando i nomi di chi li ha adottati o no [48].

• Il Ministero della Salute e le sue agenzie dovrebbero sviluppare e finanziare un programma per affrontare i conflitti di interesse [49].

La proposta dello IOM è sicuramente importante e costituisce un deciso passo in avanti – dopo il documento analogo prodotto l'anno scorso dell'Association of American Medical Colleges – verso la riduzione delle devastanti conseguenze dell'ingerenza dell'industria nel campo medico, osservata negli ultimi decenni [50].

Lo stesso British Medical Journal ne sottolinea gli aspetti innovativi, in quanto si dovrebbe puntare più a prevenire i conflitti di interesse che non ad affrontarli dopo che siano sorti, E a cercare di introdurre un nuovo standard omnicomprensivo, che riguardi anche i vari aspetti della ricerca, dell'educazione e delle linee guida sul trattamento farmacologico, e, in particolare, di *farmacoeconomia*.

24.7 Conclusioni

Mentre vengono proposte nuove regole, più rigide e più trasparenti, per limitare i rischi derivanti dai conflitti di interesse fra medici e industria, i confini del problema si spostano un po' più in alto. Il campo è quello delle linee guida e delle consulenze affidate a esperti, accettate come affidabili e di indiscussa autorevolezza a tutti i livelli, fino all'ultimo, quello dei prescrittori quotidiani che si fidano di "chi ne sa di più" e sono convinti di avere accesso a fonti a DOCG (denominazione di origine controllata e garantita) come supporto per le loro decisioni terapeutiche [51,52].

Se i conflitti di interesse sono comuni nel campo della medicina, sinora sono stati raramente dichiarati; sono però attualmente in aumento le riviste mediche che ne fanno aperta dichiarazione [53]. Sicuramente essi sono in grado di influenzare il comportamento nei confronti dei pazienti e anche dell'interpretazione degli studi; appare quindi evidente come la risposta migliore a tali conflitti sia divulgarli piuttosto che tentare di renderli meno visibili.

Bibliografia

1. Presidenza Del Consiglio Dei Ministri, Comitato Nazionale Per La Bioetica. Conflitti d'interessi nella ricerca biomedica e nella pratica clinica. Seduta Plenaria 8 Giugno 2006. http://www.governo.it/bioetica/testi/Conflitti_interessi.pdf
2. IOM (Institute Of Medicine) (2009) Conflict of interest in medical research, education and practice. The National Academy Press, Washington, p 23
3. Bodenheimer T (2000) Uneasy alliance – clinical investigators and the pharmaceutical industry. N Engl J Med 342:1539-1544
4. Cavicchi I (2002) Il medico tra due conflitti: l'economia che determina e la società determinante. Ann Ital Med Int 17(Suppl 1):143-149
5. Tognoni G (2000) Conflitti tra finalità di ricerca e finalità di assistenza. L'Arco di Giano 23:61-69
6. Pera M (1989) Etica della conoscenza scientifica. Vol. 13. Istituto dell'Enciclopedia Italiana, Roma, pp 37-45
7. Greco P, Malliani A, Bencivelli S (2005) Comprare e vendere in medicina. Janus 17:10-59
8. Bobbio M (2001) La neutralità della scienza: la situazione italiana. Ann Ital Med Int 16(Suppl 1):2155-2185
9. Bobbio M (2004) Giuro di esercitare la medicina in libertà e indipendenza. Einaudi, Torino, pp 50-63
10. Cavicchi I (2003) Implicazioni della neutralità tra scienza ed economia. Ital Med Int 18(Suppl 1):203-206

11. Dickersin K, Min YI, Neimert CL (1992) Factors influencing publication of research result. Follow-up of applications submitted to two institutional review boards. Journal of the American Medical Association 267:374-378
12. Di Masi A (2003) The price of innovation: new estimates of drug development costs. Journal of Health Economics 22:151-185
13. Wright JM, Perry TL, Basset KL et al (2001) Reporting of six months vs twelve months data in a clinical trial of celecoxib. Journal of American Medical Association 286:2398-2400
14. Gibson L (2004) GlaxoSmithKline to publish clinical trials after US lawsuit. British Medical Journal 328:1513
15. Whittington CJ, Kendall T, Fonagy P et al (2004) Selective Serotonin reuptake inhibitors in childhood depression. Lancet 363:1341-1345
16. Kastellein JJ, Akdim F, Stores ES et al (2008) Simvastatin with or without ezetimibe in familial hypercholesterolemia. N Engl J Med 358:1431-1443
17. IOM (2008) Knowing what works in health care. The National Academies Press, Washington, pp 1-16
18. Healy D (2006) Did regulator fail over selective serotonin reuptake inhibitors? British Medical Journal 333:92-95
19. Turner EH, Mattews AM, Linardatos E et al (2008) Selective publication of antidepressant trials and its influence on apparent efficacy. N Engl J Med 358:252-260
20. ACN (American College of Neurophsycopharmacology) (2004) Executive summary. In: Preliminary report of the task force on SSRIs and suicidal behavior in youth. ACN, Nashville, pp 2-23
21. CIRB, Coordinamento per l'Integrità della Ricerca Biomedica. Recensioni e link a siti sul conflitto di interesse. www.cirb.it
22. Osservatorio Nazionale sulla Sperimentazione Clinica dei medicinali. Normativa di riferimento per le sperimentazioni cliniche, i dati relativi ai comitati etici locali e ai centri privati. http://oss-sper-clin.sanita.it/
23. IOM (Institute Of Medicine) (2009) Conflict of interest in medical research, education and practice. The National Academies Press, Washington, pp 24-25
24. Elliot C (2006) The drug pusher. Atlantic Monthly, April, pp 2-13
25. Carlat D (2007) Dr. Drug Rep. The New York Times, November 25, Sec 6, p 64
26. Morgan MA, Danas J, Loewenstein G et al (2006) Interactions of doctors with the pharmaceutical industry. Journal of Medical Ethics 32:559-563
27. Wager E. (2003) How to dance with porcupines: rules and guidelines on doctors' relations with drug companies. BMJ 326:1196-1198
28. Fabbri A (2008) Conflict of interest between physicians and the pharmaceutical industry. A quali-quantitative study to assess medical students' attitudes at the University of Bologna. R&P 24:242-254
29. Fabbri A, Costadoni F, Bribò E, Ciminelli F (2009) Il conflitto di interessi tra medicina e industria farmaceutica: lo studente come promotore di cambiamento sociale. www.salute.Internazionale.it
30. Krimsky S, Dana J, Loewenstein G et al (1996) Financial interests of authors in scientific journals: editorial practices and author disclosures. Science and engineering ethics 2:395-410
31. Guyatt G, Akl EA (2010) The vexing problem of guidelines and conflict of interest: a potential solution. Ann Intern Med 152:738-741
32. Geerts WH, Bergqvist D, Pineo GF et al (2008) Prevention of venous thromboembolism: American College of Chest Physicians evidence-based clinical practice guidelines. 8th edn. Chest Jun 133(6 Suppl):381S-453S
33. The American College of Chest Physicians (2009) Evidence-based educational guidelines for continuing medical education interventions: a critical review of evidence-based educational guidelines. Chest 135:834

34. Baumann MH, Lewis SZ, Gutterman D (2007) ACCP Evidence-based guideline development: a successful and transparent approach addressing conflict of interest, funding, and patient-centered recommendations. Chest 132:1015

35. Clancy CM, Slutsky JR (2007) Guidelines for guidelines: we've come a long way. Chest 132:746

36. Guyatt G, Gutterman D, Baumann MH et al (2006) Grading strength of recommendations and quality of evidence in clinical guidelines: report from an American College of Chest Physicians Task Force. Chest 129:174

37. Steinbrook R (2009) Controlling conflict of interest – proposal from the Institute of Medicine. N Engl J Med 360:2160-2163

38. IOM (Institute Of Medicine) (2009) "Conflict of interest in medical research, education and practice". The National Academies Press, Washington, pp 88-89

39. IOM (Institute Of Medicine) (2009) Conflict of interest in medical research, education and practice. The National Academies Press, Washington, p 94

40. IOM (Institute Of Medicine) (2009) Conflict of interest in medical research, education and practice". The National Academies Press, Washington, p 117

41. IOM (Institute Of Medicine) (2000) Conflict of interest in medical research, education and practice. The National Academies Press, Washington, p 160

42. IOM (Institute Of Medicine) (2009) Conflict of interest in medical research, education and practice. The National Academies Press, Washington, p 161

43. IOM (Institute Of Medicine) (2009) Conflict of interest in medical research, education and practice. The National Academies Press, Washington, p 184

44. IOM (Institute Of Medicine) (2009) Conflict of interest in medical research, education and practice. The National Academies Press, Washington, p 187

45. IOM (Institute Of Medicine) (2009) Conflict of interest in medical research, education and practice. The National Academies Press, Washington, p 211

46. IOM (Institute Of Medicine) (2009) Conflict of interest in medical research, education and practice. The National Academies Press, Washington, pp 226-227

47. IOM (Institute Of Medicine) (2009) Conflict of interest in medical research, education and practice. The National Academies Press, Washington, p 228

48. IOM (Institute Of Medicine) (2009) Conflict of interest in medical research, education and practice. The National Academies Press, Washington, p 236

49. IOM (Institute Of Medicine) (2009) Conflict of interest in medical research, education and practice. The National Academies Press, Washington, p 238

50. AAMC (Association of American Medical Colleges) (2010) In the interest of patients: recommendations for physician financial relationships and clinical decision making. AAMC, Washington

51. Gardiner H (2009) Institute of medicine call for doctors to stop taking gifts from drug makers. New York Times, April 28, p 17

52. Suzzi F (2009) Proposte dell'Institute of Medicine su come controllare i conflitti di interesse. www.nograziepagoio.it

53. Smith R (2002) Conflitto di interessi in medicina e nelle riviste mediche. International Society of Drug Bulletins 32:2-4

Glossario

Marco Farina, Paolo Murabito, Antonino Gullo

Accanimento terapeutico: una problematica che, oltre a essere al centro della riflessione bioetica, riaccende il dibattito su come valutare o definire meglio il concetto di cure inappropriate nel paziente le cui aspettative di vita sono ridotte in termini di ore o di qualche giorno.

Accessibilità: la possibilità per gli utenti di accedere e/o utilizzare i servizi, nel luogo e nei tempi appropriati, in funzione dei bisogni e delle caratteristiche individuali, sociali ed economiche.

Accreditamento: un sistema che mira a promuovere il processo di miglioramento continuo delle qualità delle prestazioni, dell'efficienza dell'organizzazione, dell'uso delle risorse e della formazione.

Accreditamento istituzionale: riconoscimento pubblico del possesso dei requisiti previsti dagli standard nazionali/regionali per i potenziali erogatori di prestazioni sanitarie per conto del Servizio Sanitario nazionale/regionale.

Accreditamento volontario: definito anche accreditamento professionale tra pari; è un processo promosso autonomamente da gruppi professionali e da società scientifiche, al fine di garantire un costante adeguamento dei livelli professionali.

Addestramento: compiere un periodo di istruzioni ed esercizi, individuali e collettivi, che mirano a conferire una preparazione completa dal punto di vista fisico, tecnico, morale.

Aggravamento (del rischio): modificazione intervenuta successivamente alla stipulazione del contratto di assicurazione, dovuta a cause sopravvenute e imprevedibili, tale da incidere in via stabile e durevole sulla gravità e intensità del rischio.

Anagrafica: registro della popolazione destinato, in ogni comune, a documentare lo stato numerico della popolazione stabile e fluttuante e i mutamenti che in essa si verificano per cause naturali e civili (nascita, matrimonio, morte, emigrazione).

A. Gullo (✉)
UCO e Scuola di Specializzazione di Anestesia e Rianimazione
Università degli Studi di Catania
AOU Policlinico – Vittorio Emanuele, Catania

A. Gullo e P. Murabito (a cura di), *Governo clinico e medicina perioperatoria*,
DOI: 10.1007/978-88-470-2793-0_25, © Springer-Verlag Italia 2012

Analitico: metodo, studio, ricerca condotta con indagine rigorosa; resoconto che espone una situazione in tutti i suoi particolari.

Anestesiologia: branca specialistica che ha per oggetto lo studio e l'attuazione dell'anestesia chirurgica, la preparazione del paziente all'intervento, il controllo intra e postoperatorio.

Anaesthesia Work Station: apparecchiatura informatizzata che permette l'archiviazione dei dati acquisiti durante le procedure di sala operatoria e in grado di consentire le verifiche necessarie a realizzare un continuo miglioramento della qualità in medicina.

Anestesista: medico specializzato in anestesiologia, che collabora con il team chirurgico durante l'intervento operatorio per eseguire l'anestesia e il controllo delle condizioni circolatorie e respiratorie del paziente, e che ha inoltre la responsabilità del trattamento intensivo postoperatorio. L'anestesista può essere definito il "ratificatore" del rischio per eccellenza, infatti la classe ASA che viene assegnata a ciascun paziente prima di un intervento chirurgico è il più antico e riconosciuto indice di valutazione clinica in campo anestesiologico.

Apparecchio elettromedicale: apparecchio elettrico, munito di non più di una connessione a una particolare rete di alimentazione, destinato alla diagnosi, al trattamento o alla sorveglianza del paziente sotto la supervisione di un medico, che entra in contatto fisico o elettrico col paziente e/o trasferisce energia verso o dal paziente e/o rivela un determinato trasferimento di energia verso o dal paziente. L'apparecchio comprende gli accessori, definiti dal costruttore, che sono necessari per permettere l'uso normale dell'apparecchio.

Appropriatezza: la misura di quanto una scelta o un intervento diagnostico terapeutico siano adeguati alle esigenze del paziente e al contesto sanitario.

ASA: classificazione, accettata internazionalmente, che permette una categorizzazione dei pazienti in funzione della presenza o meno di alterazioni organiche o funzionali dell'organismo al momento del trattamento chirurgico e anestesiologico. Si distinguono 5 Classi, che definiscono livelli crescenti di rischio a partire dalla Classe I fino alla Classe V.

Assicurato: il soggetto che, nelle assicurazioni contro i danni (a terzi, alle cose o al patrimonio), viene sollevato, in termini economici e nei limiti convenuti, dalle conseguenze dannose di un sinistro. Può coincidere con il contraente del contratto di assicurazione oppure no, ma deve comunque avere interesse all'assicurazione.

Assicurazione: un processo che fornisce un feedback sull'efficacia, l'efficienza, l'integrità e la qualità delle operazioni di un'organizzazione.

Attuazione: realizzazione e completamento di un'azione, un'attività o un progetto.

Audit: la misurazione e la valutazione delle prestazioni rispetto agli standard concordati.

Audit clinico: un sistema critico di analisi della qualità delle cure volto a migliorare la pratica clinica.

Autonomia: il diritto del paziente di autodeterminarsi in merito alle scelte sanitarie che lo riguardano.

Autorizzazione: rilascio del nulla osta all'esercizio delle strutture sanitarie a seguito della verifica del possesso dei requisiti previsti dalla legge. L'autorizzazione è presupposto per l'accreditamento della struttura nell'ambito del Servizio Sanitario Nazionale.

Autorizzazione volontaria: ottenere il consenso previa adeguata informazione; la modalità secondo la quale l'anestesista si assume la responsabilità di rispettare il diritto del paziente all'autodeterminazione, fondamento del "consenso informato".

Benchmarking: una tecnica di management che consiste nella visione critica delle pratiche adottate, e che consente di valutare, rilevare e analizzare le differenze, rispetto agli standard, tra le attività svolte dalle aziende di riferimento per definire strategie, obiettivi, piani di miglioramento e percorsi per la ricerca dell'eccellenza (*best in class*). In sintesi, un processo continuo di valutazione di servizi, prassi aziendali, condizioni organizzative mediante il confronto con sistemi che danno i risultati migliori a risorse equivalenti.

Beneficialità: obbligo morale di agire per il bene del paziente.

Bias: la traduzione italiana sta per distorsione; è un errore sistematico presente in uno studio che si ripercuote sui suoi risultati, determinando uno scarto tra risultati ottenuti e quelli che si sarebbero dovuti ottenere in sua assenza.

Blocco operatorio: in considerazione della complessità delle procedure che vengono effettuate nella suddetta struttura, esso rappresenta uno degli ambienti ospedalieri più rischiosi e imprevedibili.

BMI: indice di massa corporea (dall'inglese *Body Mass Index*), è un dato biometrico, espresso come rapporto tra massa e altezza di un individuo ed è utilizzato come indicatore dello stato di peso forma. L'indice di massa corporea è definito biometrico, è espresso come rapporto tra massa e altezza di un individuo ed è utilizzato come indicatore dello stato di peso forma. L'indice di massa corporea è definito come massa/altezza^2, dove la massa è espressa in chilogrammi e l'altezza in metri.

Briefing: incontro volto alla definizione degli aspetti operativi e degli obiettivi di una determinata iniziativa.

Budget ospedaliero: bilancio preventivo dell'ospedale. Programmazione, basata su previsioni realistiche, delle attività di un'azienda in vista del conseguimento di risultati ritenuti possibili. Somma che si decide di spendere per un determinato fine.

Capacità decisionale: viene definita come l'idoneità a prendere specifiche decisioni in un preciso momento.

Caregiver: persona che presta le cure a un individuo dipendente e\o disabile.

Case report: una forma di comunicazione verbale o scritta con regole precise, realizzata per scopi professionali e scientifici; in genere si occupa di un evento singolo e raro (un paziente o una situazione clinica).

Caso di coorte: studia una coorte, ovvero un gruppo che sperimenta un dato evento in un periodo di tempo selezionato, e lo studia a intervalli di tempo definiti; permette quindi di rilevare i possibili fattori di rischio di una popolazione, e il suo follow-up. Consiste nel confronto della diversa incidenza di un determinato fenomeno, per esempio una malattia professionale, fra il gruppo esposto al fattore di rischio, e il gruppo non esposto. È considerato uno dei metodi osservazionali più utili e idonei, assieme a quelli "caso-controllo", per indagare un rapporto causa/effetto.

Causa: fattore antecedente necessario e sufficiente per il determinarsi di un evento, effetto, risultato o esito.

Causalità: definisce la relazione causale fra un'azione e un effetto; giuridicamente si parla di rapporto causa-effetto come del principio per cui ogni fenomeno ha una causa che lo provoca; in diritto è il rapporto tra un fatto e le sue cause e tra queste e l'agente che le ha provocate.

Checklist: serie di controlli per la verifica delle varie fasi di un processo operativo; concorre a promuovere la comunicazione in sala operatoria, coinvolgendo il team nel *briefing* e *debriefing* dedicati alla condivisione delle informazioni che ciascun professionista deve fornire riguardo agli aspetti della gestione del paziente di propria competenza.

Chirurgia: ramo della medicina che comporta l'intervento sul paziente con atti manuali o con operazioni strumentali, per lo più cruente.

Cochrane database: studi clinici randomizzati, identificati tramite la ricerca esaustiva su tutte le più importanti riviste mediche pubblicate nelle diverse lingue. Tali studi sono inclusi o esclusi sulla base di espliciti criteri di qualità in modo da ridurre errori sistematici.

Cochrane collaboration: network internazionale con più di 28.000 partecipanti, da più di 100 paesi, che forniscono revisioni aggiornate della letteratura disponibili on line con l'obiettivo di aiutare il personale sanitario, i pazienti, i politici, a prendere decisioni riguardanti la salute in modo informato.

Cochrane library: vi sono incluse una bibliografia di articoli e libri sulla metodologia delle revisioni sistematiche; un manuale per la valutazione critica e la stesura delle revisioni sistematiche; un glossario di termini metodologici; informazioni sui Gruppi Collaborativi di Revisione e altre entità presenti nella Cochrane Collaboration; suggerimenti per trovare informazioni su Internet riguardo all'*Evidence-Based Medicine*.

Collegio di direzione: insieme o corpo di persone; organo; incontro, riunione, adunanza; deliberazione, responsabilità, direzione; atto, atto costituito dalle manifestazioni di volontà di più soggetti.

Comorbosità: patologia secondaria non necessariamente correlata con la patologia principale, ma che ha importanti implicazioni per l'esito finale (outcome).

Competenza: "messa in atto" di comportamenti che consentono di eseguire con sicurezza ed efficacia le specifiche attività professionali, ottenendo esiti compatibili con *best practice* o *standard* di qualità definiti. Ciò richiede conoscenze, attitudini, appropriati atteggiamenti e abilità intellettuali e psicomotorie.

Comprensione: i rischi e i benefici delle procedure e le ragioni per le quali sono state proposte devono essere spiegati, anche se è difficile determinare se un paziente è capace di comprendere completamente le tematiche affrontate con l'informazione fornitegli.

Competenza del paziente: capacità di affrontare le situazioni che riguardano il processo assistenziale, per esempio prendere decisioni, fornire o rifiutare il consenso.

Competenza del personale: capacità di eseguire una prestazione secondo gli standard di qualità richiesti dal sistema. Il giudizio di competenza include: conoscenza e abilità clinica, capacità di giudizio, unitamente a capacità di comunicazione, condotta personale ed etica professionale.

Comunicazione: uno scambio interattivo osservabile fra due o più partecipanti, dotato di intenzionalità reciproca e di un certo livello di consapevolezza, in grado di far condividere un determinato significato sulla base di sistemi simbolici e convenzionali di significazione e di segnalazione secondo la cultura di riferimento.

Comunicazione e comportamento: ogni comunicazione è un comportamento ma non ogni comportamento è comunicazione.

Comunicazione (importanza): la comunicazione con il paziente e i suoi familiari e il loro coinvolgimento nelle decisioni e nei processi assistenziali porta a un miglioramento degli esiti delle cure e a una riduzione del contenzioso medico legale.

Concausa: fattore antecedente necessario ma non sufficiente per il determinarsi di un evento, effetto, risultato o esito. Le concause possono essere preesistenti, simultanee o sopravvenute rispetto all'evento che viene analizzato.

Confidenzialità: atteggiamento di chi dimostra familiarità; è proprio di chi ha confidenza con qualcuno o con qualcosa.

Conflitto d'interesse: un insieme di condizioni in cui il giudizio su un interesse primario (come il benessere di un paziente) o la validità di una ricerca debba essere indebitamente influenzato da un interesse secondario (guadagno economico).

Consenso informato: processo con cui il paziente o il rappresentate legale (genitori, tutore), sulla base delle informazioni ricevute rispetto ai rischi e ai benefici che derivano dal sottoporsi o meno a un atto medico, fornisce il suo consenso all'esecuzione dello stesso. Per garantire il "consenso informato" gli operatori devono fornire sufficienti informazioni sul trattamento proposto e le alternative possibili, per permettere al paziente di esercitare autonomamente e consapevolmente la scelta, che, se del caso, deve essere documentata (forma scritta o prova testimoniale).

Continuità assistenziale: descrive il quadro clinico, i processi diagnostico-terapeutici realizzati e i risultati conseguiti.

Corporate governance: il sistema attraverso il quale un'organizzazione dirige e controlla le sue funzioni.

Corte costituzionale: supremo organo di garanzia costituzionale, introdotto in quasi tutte le moderne costituzioni.

Costi in anestesia: definiti come la risorsa (una fiala di propofol) che deve essere somministrata per raggiungere un obiettivo (il benessere del paziente).

Costi totali: *diretti*, sono i costi dei materiali e della manodopera usati per adempiere a un determinato servizio; comprendono anche la spesa relativa agli sprechi di farmaci e di dispositivi sanitari, oltre che le spese di management; *indiretti,* sono i costi relativi alle conseguenze di un evento sulla società o sull'individuo. *Fissi,* sono i costi il cui valore non varia al variare della qualità e quantità dei prodotti e dei servizi offerti, come per esempio l'affitto di strutture o macchinari, i salari dei dipendenti, la gestione e il costo degli immobili ecc. *Variabili*, sono i costi che variano con il cambiamento della qualità e quantità dei prodotti e dei servizi forniti (come, per esempio, il tipo e la quantità di farmaci miorilassanti o di dispositivi monouso).

Crisis Resource Management: strategia che viene proposta come linea guida per lo svolgimento nelle sessioni simulate. Metodo che mira a insegnare la corretta gestione delle situazioni critiche soprattutto attraverso la messa a fuoco delle abilità comportamentali e di gestione del team.

Criteri di dimissione: l'anestesista decide il momento della dimissione e organizza il trasporto in funzione delle condizioni cliniche del paziente, delle comorbilità, del tipo e della durata dell'intervento e delle destinazioni (reparto di degenza originario o area critica).

Danno: alterazione, temporanea o permanente, di una parte del corpo o di una funzione fisica o psichica.

Danno biologico (alla salute): configurazione di danno, indipendente dalle altre due configurazioni tradizionali (danno patrimoniale e danno non patrimoniale), elaborata dalla giurisprudenza e riscontrabile in qualsiasi pregiudizio arrecato all'individuo a titolo di lesione del diritto alla salute tutelato dall'art. 32 della Costituzione. Artt. 2043 CC e 32 Cost., Sent. Corte Cost. n. 184 del 30/6/86.

Danno morale: danno di natura non patrimoniale risarcibile non solo se causato da un fatto illecito di rilevanza penale, ma anche nell'ipotesi in cui, in sede civile, la colpa dell'autore del fatto risulti da una presunzione di legge (Cassazione, sez. III civile, sentenza 31.05.2003 N. 8828; Cass. N. 7281 e N. 7282 del 2003). Riguarda non il patrimonio, ma la sfera psichica, poiché incide sulla stessa con dolori, ansie e paure per un fatto interessante la propria persona o la persona altrui (per esempio, morte di un congiunto).

Database: una raccolta di informazioni organizzata in modo da poter essere facilmente accessibile per consultazione, modifiche e aggiornamenti.

Day surgery: espressione dal senso analogo a quello di *Day Hospital*, ma con l'estensione della durata del ricovero dalle 24 alle 36-72 ore. Si tratta di degenze legate a interventi mininvasivi.

Debriefing: momento di riflessione che si verifica dopo aver vissuto un'esperienza.

Decisioni cliniche: il risultato dell'integrazione tra l'esperienza del medico e l'utilizzo delle migliori evidenze scientifiche disponibili.

Deontologia medica: il codice di deontologia medica è un corpus di regole di autodisciplina predeterminate dalla professione, vincolanti per gli iscritti all'ordine che a quelle norme devono quindi adeguare la loro condotta professionale.

Device: per *medical device* si intendono uno strumento, un'attrezzatura, un dispositivo, un macchinario, un apparecchio, un impianto o un reagente in vitro che abbiano come fine di essere usati nella diagnosi di malattie o altre infermità, o nella cura, nell'alleviamento, nel trattamento o nella prevenzione di malattie d'organo e sistemiche.

Diagnosi: identificazione di una malattia o problema di salute attraverso i suoi segni e sintomi.

Dichiarazione di Helsinki: sviluppata dalla World Medical Association (Associazione Medica Mondiale, WMA), come un insieme di principi etici riguardanti tutta la comunità medica, per ciò che concerne la sperimentazione umana.

Diligenza: la puntuale, scrupolosa e attenta attuazione di tutte le tecniche e i presidi terapeutici per le cure da approntare, che sono indispensabili al conseguimento del fine ultimo, cioè la salute del malato.

Dipartimento: in termini medici costituisce l'ambito ideale, multidisciplinare e multiprofessionale, per la gestione del rischio clinico, l'adozione di linee guida e protocolli diagnostico-terapeutici, la misurazione degli esiti, la formazione continua, il coinvolgimento del paziente mediante l'informazione corretta e trasparente.

Disabilità: qualsiasi tipo di alterazione di parte del corpo o di una sua funzione che comporti una limitazione delle attività e/o una restrizione alla partecipazione alla vita sociale.

Dolore acuto postoperatorio: definito come il dolore che viene riferito dal paziente sottoposto a intervento chirurgico; tale spiacevole sensazione può essere dovuta sia alla procedura chirurgica sia alla condizione preesistente e alla presenza di drenaggi, sondini o complicanze.

EBM (*Evidence Based Medicine*): uso coscienzioso, preciso e ponderato delle evidenze scientifiche nel prendere decisioni riguardo alla cura dei pazienti.

Eccellenza: concetto definito dal Dipartimento della Salute inglese come servizio di prima classe.

ECM (educazione continua in medicina): entrato in vigore in Italia a partire dal 1 gennaio 2002, è il Programma Nazionale di Educazione Continua in Medicina finalizzato a garantire un aggiornamento obbligatorio a tutti gli operatori della sanità.

Efficacia clinica: la misura del contributo dei servizi sanitari al miglioramento dello stato di salute; è definita come rapporto prestazione/salute; per esempio, la riduzione del tasso di infezione (salute) in seguito all'assunzione di terapia antibiotica (prestazione).

Efficienza: la capacità di azione o di produzione con la massima efficacia e con il minimo di utilizzo di risorse e di tempo impiegati. L'efficienza può essere definita, inoltre, come rapporto output/input e misura l'impiego economico nel processo produttivo.

Empowerment del paziente: processo con cui il paziente viene aiutato ad acquisire consapevolezza circa la propria salute e ad assumerne piena responsabilità, mediante la partecipazione al piano di cura, condividendo le decisioni che lo riguardano e, conseguentemente, adottando coerenti comportamenti.

Ergonomia: disciplina che si occupa della comprensione delle interazioni tra gli esseri umani e gli altri elementi di un sistema, applicando teorie, principi, dati e metodi per progettare nell'ottica dell'ottimizzazione del benessere umano e della prestazione di tutto il sistema.

Errore: fallimento nella pianificazione e/o nell'esecuzione di una sequenza di azioni che determina il mancato raggiungimento, non attribuibile al caso, dell'obiettivo desiderato.

Errore attivo: azioni o decisioni pericolose commesse da coloro che sono in contatto diretto con il paziente; sono più facilmente individuabili, hanno conseguenze immediate.

Errore d'attenzione o di percezione (*slip*): errore nell'esecuzione di una sequenza di azioni dovuto a un deficit di attenzione o di percezione.

Errore di allestimento/preparazione: avviene nella fase di preparazione o di manipolazione di un farmaco prima della somministrazione (per esempio diluizione non corretta, mescolanza di farmaci incompatibili); può accadere sia quando il farmaco è preparato dagli operatori sanitari sia quando è preparato dal paziente stesso.

Errore di commissione: errore che si verifica come risultato di un'azione che non doveva essere eseguita.

Errore di distribuzione: avviene nella fase di distribuzione del farmaco, quando questo è distribuito dalla farmacia alle unità operative o ai pazienti.

Errore di esecuzione: fallimento degli obiettivi prefissati a causa di un'errata esecuzione di azioni, adeguatamente pianificate; spesso si verifica nell'esecuzione automatica di compiti di routine.

Errore di etichettatura/confezionamento: riguarda le etichette e il confezionamento che possono generare scambi di farmaci.

Errore di giudizio (*mistake*): occorre nella formulazione di un giudizio, si manifesta nei processi inferenziali coinvolti nell'analisi di un problema, nella selezione di un obiettivo o nell'esplicitazione dei mezzi per raggiungerlo. Può essere dovuto o a scelta di regole errate o a conoscenze inadeguate.

Errore di memoria (*lapse*): errore dovuto a deficit di memoria.

Errore di omissione: mancata esecuzione di un'azione che doveva essere eseguita.

Errore di pianificazione (*mistake*): mancato raggiungimento degli obiettivi prefissati a causa di un'errata pianificazione.

Errore di prescrizione: riguarda sia la decisione di prescrivere un farmaco sia la scrittura della prescrizione.

Errore di somministrazione: avviene nella fase di somministrazione della terapia, da parte degli operatori sanitari o di altre persone di assistenza, o quando il farmaco viene assunto autonomamente dal paziente stesso.

Errore di trascrizione/interpretazione: riguarda l'errata comprensione di parte o della totalità della prescrizione medica e/o delle abbreviazioni e/o di scrittura.

Errore medico: fallimento di una strategia terapeutica, perché non viene portata a termine come era stata progettata (errore in esecuzione), o perché la scelta era sbagliata o inadatta (errore di pianificazione).

Errori latenti: condizioni presenti nel sistema, determinate da azioni o decisioni manageriali, da norme e modalità organizzative, e quindi correlate ad attività compiute in tempi e spazi lontani rispetto al momento e al luogo reale dell'incidente. Un errore può restare latente nel sistema anche per lungo tempo e diventare evidente solo quando si combina con altri fattori in grado di alterare i meccanismi di difesa del sistema stesso.

Evento: accadimento che ha dato o aveva la potenzialità di dare origine a un danno non intenzionale e/o non necessario nei riguardi di un paziente.

Evento avverso: evento inatteso correlato al processo assistenziale, che comporta un danno al paziente, non intenzionale e indesiderabile. Gli eventi avversi possono essere prevenibili o non prevenibili. Un evento avverso attribuibile a errore è "un evento avverso prevenibile". L'evento avverso può provocare l'avvento di una malattia, la morte del paziente o il pericolo di vita, invalidità o incapacità, o determinare o prolungare il ricovero o la patologia.

Evento avverso da farmaco (*adverse drug event*): qualsiasi evento indesiderato che si verifichi durante una terapia farmacologica, per effetto dell'uso o del non uso di un farmaco, ma non strettamente correlato all'azione del farmaco stesso. Gli eventi avversi da farmaco comprendono: eventi avversi da farmaco prevenibili, ovvero causati da un errore in terapia, ed eventi avversi da farmaco non prevenibili, che avvengono nonostante l'uso appropriato, definiti come "reazioni avverse a farmaci" (ADR).

Evento grave: l'evento o la reazione avversa che ha avuto come conseguenza l'ospedalizzazione o il prolungamento dell'ospedalizzazione e/o disabilità o inabilità persistenti.

Evento non grave: lievi conseguenze clinico-psicologiche, nessuna ospedalizzazione, nessuna conseguenza/disabilità a lungo termine.

Evento sentinella: evento avverso di particolare gravità, potenzialmente indicativo di un serio malfunzionamento del sistema, che può comportare morte o grave danno al paziente e che determina una perdita di fiducia dei cittadini nei confronti del servizio sanitario.

Evidence-based: il processo di ricerca sistematica; valutazione e utilizzazione dei risultati della ricerca come base per le decisioni cliniche.

Informazione e comunicazione: la prima è l'acquisizione di conoscenze inferite in modo autonomo anche inconsapevole; la seconda esige la presenza di un'intenzione.

Interazione e comunicazione: la prima significa qualsiasi contatto fra due individui, la seconda richiede uno scambio consapevole e riconosciuto come tale dai partecipanti.

Garanzia della qualità: il processo di miglioramento delle prestazioni; prevenire i problemi attraverso attività programmate e sistematiche, tra cui documentazione, formazione, audit e valutazione.

Gestione del rischio: richiede un approccio di sistema e la riduzione degli errori; presuppone il miglioramento delle conoscenze e la capacità di mettere in atto misure protettive e di prevenzione all'interno dell'organizzazione.

Giustizia distributiva: il principio di giustizia impone che tutti i pazienti siano trattati in modo equo, senza influenze legate a età, sesso, valore sociale, credo religioso, inclinazioni sessuali, censo.

Governance healthcare: il quadro complessivo attraverso il quale le organizzazioni del NHS sono responsabili per il continuo miglioramento clinico, aziendale, personale e della performance finanziaria.

Governance: il sistema attraverso il quale un'organizzazione dirige, controlla e monitorizza.

Governo clinico: sistema attraverso il quale le organizzazioni sanitarie si rendono responsabili del miglioramento continuo della qualità dei loro servizi e garantiscono elevati standard assistenziali, creando le condizioni ottimali nelle quali viene favorita l'eccellenza clinica.

Gravità: misura del danno conseguente a un evento avverso, effettuata sulla base di scale predefinite.

Guasto: cessazione della capacità di una tecnologia biomedica, ovvero di un suo accessorio, a eseguire una delle funzioni richieste.

Hard stop: sistema di controllo in grado di interrompere il flusso di informazioni ogniqualvolta una determinata funzione si discosta dalle finalità ritenute in grado di garantire qualità e sicurezza del processo.

Hazop, *HAZard and OPerability study*: tecnica che, partendo da un'analisi dei processi e considerandone i.progressivi mutamenti nel tempo, consente di individuare un numero finito di modalità di errore utili alla valutazione del grado di rischio e di efficienza del processo stesso.

Iatrogeno: qualsiasi condizione indesiderata che interessa il paziente in conseguenza del trattamento sanitario, causato o associato alle cure sanitarie e non alla malattia.

IDEF, *Integration DEFinition language*: un metodo e un linguaggio standardizzato, che consentono di eseguire l'analisi funzionale di un processo attraverso una rappresentazione grafica e strutturata di come tale processo si controlla, di cosa produce e quali risorse consuma.

Impact assessment: valutazione d'impatto, considerando la differenza di effetto che una politica, una decisione o un'azione hanno in pratica.

Impact factor: ha lo scopo di valutare la qualità delle diverse riviste scientifiche attraverso il numero di citazioni di un articolo in un determinato periodo.

Impact factor (calcolo): come stabilito dal *Science Citation Index* (SCI), è pari al rapporto tra il totale delle citazioni e la quantità di articoli pubblicati da una determinata rivista nei due anni precedenti.

Imprudenza (*recklessness*): comportamento che denota la mancata adozione di tutte le cautele utili a evitare l'esposizione a pericoli non giustificati.

Incidente terapeutico: definito come un danno o un evento avverso che si verifica in conseguenza delle cure sanitarie, non connesso con la malattia del paziente.

Indicatore: una variabile che ci consente di descrivere fenomeni complessi e di prendere decisioni per ottenere o mantenere cambiamenti.

Indicatori di esito: misurano l'impatto degli interventi sanitari sulle condizioni di salute dei pazienti.

Indice di priorità del rischio (*Risk Priority Number*, RPN): indice numerico, costruito attraverso scale di punteggio che considerano la probabilità di accadimento dell'errore, la probabilità che venga rilevato e la gravità delle sue conseguenze; viene utilizzato nell'applicazione della FMECA (*Failure Mode, Effects, and Criticality Analysis*) e definisce il livello di criticità di un processo. Il valore dell'indice di priorità del rischio aiuta ad assumere decisioni per l'attivazione di misure di prevenzione.

Indice di rischio: è stato elaborato per catalogare i pazienti sulla probabilità di sviluppare complicanze in base alla condizione clinica preoperatoria.

Informazione: dati che sono stati elaborati in modo tale da aumentare la conoscenza della persona che lo riceve; l'informazione è l'output dei sistemi informativi che mettono insieme ed elaborano i dati.

Informazione al paziente: sui potenziali rischi nel periodo perioperatorio, le possibili alternative di condotta anestesiologica proponibili per la tipologia di intervento e le strategie di trattamento di dolore postoperatorio più indicate, in relazione al dolore atteso nel postoperatorio.

Infrastruttura: nel senso di nuove tecnologie, edifici e strumentazione.

Lapsus: errori di esecuzione che risultano da azioni compiute diversamente rispetto all'intenzione, a causa di deficit di memoria.

Leadership: capacità di dirigere, attitudine al comando.

Life-threatening: situazione clinica nella quale è necessario un intervento salvavita per impedire il decesso del paziente; in altra circostanza, per esempio, c'è evidenza di trasmissione di una malattia infettiva tale da causare pericolo di vita.

Linee guida (non clinica): documento che presenta le buone pratiche operative in modo tale da poter guidare giorno per giorno le attività all'interno di un'organizzazione.

Linee guida basate sulle evidenze (*evidence-based guidelines*): raccomandazioni di comportamento clinico elaborate mediante un processo di revisione sistematica della letteratura e delle opinioni degli esperti, con lo scopo di aiutare clinici e pazienti a decidere le modalità assistenziali più appropriate in specifiche situazioni cliniche. La loro adozione è utile a indirizzare in modo corretto le decisioni cliniche favorevoli a migliorare gli esiti di salute.

Linee guida cliniche: indicazioni sviluppate in modo sistematico per assistere professionisti o pazienti nelle decisioni riguardanti le cure più appropriate per specifiche condizioni cliniche.

Livelli di evidenza: possono essere considerati come una misura della credibilità di un lavoro scientifico che prende in esame e ha l'intento di mostrare l'efficacia e la validità di un intervento.

Look-alike/sound-alike: farmaci che possono essere facilmente scambiati con altri per la somiglianza grafica e/o fonetica del nome e/o per l'aspetto simile delle confezioni.

Malpractice: negligenza nel corso dell'attività professionale che si traduce in lesioni o danni a un individuo.

Manager: persona che coordina un'azienda o un suo settore, avendo spesso anche mansioni di direzione e organizzazione nei confronti dell'attività di altri e potere decisionale nella conduzione dell'impresa.

Manutenzione correttiva: interventi eseguiti dopo rilevazione di un'avaria e volti a riportare tale entità nello stato in cui essa possa eseguire una funzione richiesta.

Manutenzione preventiva: interventi eseguiti a intervalli regolari in accordo a criteri prestabiliti e volti a ridurre la probabilità di guasto o la degradazione del funzionamento di un dispositivo medico.

Manutenzione straordinaria: interventi, la cui convenienza economica è da valutare per ogni caso specifico, che sono eseguiti una tantum per riportare un'apparecchiatura all'ultima versione disponibile in commercio (aggiornamento hardware e/o software).

Manutenzione: combinazione di tutte le azioni tecniche e amministrative, incluse le azioni di supervisione, volte a mantenere o a riportare un dispositivo medico in uno stato in cui possa eseguire la funzione richiesta.

Medicina basata sull'evidenza: uso giudizioso e coscienzioso delle migliori evidenze disponibili per prendere decisioni riguardo alla cura del paziente.

Metanalisi: tecnica clinico-statistica che permette di analizzare una serie di studi condotti sullo stesso argomento, consentendo una sintesi quantitativa dei risultati.

Misura del rischio: valutazione statistica della correlazione tra il fenomeno osservato e una o più variabili (fattori di rischio).

Monitoraggio: processo sistematico di raccolta delle informazioni sulle prestazioni nelle attività cliniche e non cliniche, azioni o sistemi; il monitoraggio può essere intermittente o continuo ed effettuato in relazione a episodi specifici di interesse o per controllare il livello di performance.

Near Miss: evento indesiderato, situazione, incidente o omissione, ma nessun danno fisico o psicologico. Errore che ha la potenzialità di causare un evento avverso, che non si verifica per caso fortuito o perché intercettato o perché non ha conseguenze avverse per il paziente.

Negligenza: non osservanza del dovere di prestare assistenza, secondo lo specifico ruolo e le relative competenze, che provoca un danno alla persona da assistere. Elemento nel quale si ritrova la responsabilità della colpa professionale.

Non technical skill: capacità cognitive, comportamentali e interpersonali che non sono specifiche della competenza tecnica di una singola professione, ma trasversali alle diverse professioni che contribuiscono all'esecuzione sicura ed efficiente dei compiti.

Non maleficialità: obbligo morale di non infliggere intenzionalmente male o danno ad altri.

Opzioni di controllo: metodi per minimizzare e mitigare i rischi individuati.

Outcome: successo della procedura diagnostico-terapeutica, in termine di numero di procedure portate a termine (outcome primario); dolore, stress, ansia percepiti, durata della sedazione e della procedura (outcome secondari).

Outcome in anestesiologia: la ricerca sugli outcome valuta l'efficacia di un intervento medico nella cura dei pazienti e rappresenta un mezzo di valutazione dell'appropriatezza del valore e della qualità delle cure.

Pari opportunità: prevenzione, eliminazione o regolamento di discriminazioni tra persone a causa della loro età, genere, orientamento sessuale, disabilità, razza, fede/spiritualità, status socioeconomico, posizione geografica o qualunque altra caratteristica personale tra credenze e opinioni.

Parità di accesso: l'accesso alla stessa qualità di trattamento e dei servizi, indipendentemente da età, sesso, etnia, fede, disabilità, orientamento sessuale, origine sociale, geografia, situazione finanziaria o qualunque altra caratteristica personale.

Percorsi assistenziali integrati: prassi accettata a livello locale, multidisciplinare e multiagenzia, sulla base di linee guida e di prove, se disponibili, per uno specifico paziente/cliente del gruppo. Costituisce tutto o parte della cartella clinica, documenta la cura e facilita la valutazione dei risultati per il miglioramento continuo della qualità.

Performance: il risultato e la modalità per conseguirlo che un entità (individuo o gruppo) apporta, attraverso la sua azione, al raggiungimento delle finalità e degli obiettivi preposti.

Pianificazione della continuità: modalità di mantenere la fornitura di servizi di assistenza nel caso di un evento improvviso e grave, che influenza la capacità dell'organizzazione di operare in modo usuale.

Pianificazione di emergenza: il processo di assicurare e soddisfare le esigenze essenziali di assistenza sanitaria quando i servizi normali diventano in sovraccarico, non operativi per qualsiasi motivo. I piani di emergenza devono essere in grado di rispondere ai bisogni potenziali derivanti da situazioni di grave emergenza che si verificano all'interno della propria area di responsabilità.

Piano di trattamento: protocollo d'azione, che specifica cosa debba essere fatto, quando si sarebbe dovuto fare e con quale obiettivo.

Politica sanitaria: una dichiarazione di intenti operativa in una determinata situazione, nell'ambito del controllo e gestione della salute del singolo e della comunità.

Procedura: le misure adottate e i processi da seguire per le cure e la gestione/controllo della salute.

Processo: sequenza di attività interconnesse finalizzate alla realizzazione di un obiettivo definito.

Professionalismo: termine strettamente correlato ai principi morali, tramandati da generazioni, che costituiscono i fondamenti della professione medica. Il professionalismo evolve durante tutta la carriera del medico, non riguarda solo il periodo della formazione.

Professionalità: complesso di qualità che distingue il professionista dal dilettante, quali la competenza, la costanza dell'impegno, la scrupolosità.

Professione: autodisciplina di gruppo e individuale in grado di esprimere manualità speciali derivate dalla formazione o dall'addestramento nell'interesse della comunità.

Professione sanitaria: occupazione che si caratterizza per un forte impegno per il benessere degli altri, elevato livello di moralità, padronanza delle conoscenze e delle capacità manuali ed elevato livello di autonomia.

Professionale: una persona che appartiene a un gruppo (una professione) che possiede conoscenze specializzate, manualità e attitudini che sono state raggiunte dopo un lungo periodo di studio e che sono utilizzate a beneficio della società.

Protocolli: criteri rigidi e dettagliati per la gestione di specifiche condizioni cliniche o aspetti organizzativi.

Psicologia cognitiva: branca della psicologia che si concentra sullo studio di percezione, pensiero e apprendimento umani, utile quale strumento di analisi per la valutazione del fattore umano nella determinazione dell'errore.

Qualità dei servizi sanitari: capacità di soddisfare, in uno specifico contesto, i bisogni di salute di una popolazione, secondo le evidenze scientifiche e le risorse disponibili.

Randomizzazione (significato): una strategia utilizzata per ridurre i bias nella ricerca clinica; consiste nell'assegnazione casuale di un paziente a un determinato trattamento secondo sequenze di randomizzazione per le quali la probabilità di ricevere un trattamento piuttosto che un altro è la stessa.

Reazione avversa: risposta a un farmaco, indesiderata, involontaria, nociva e non prevenibile, che si verifica alle dosi normalmente usate nell'uomo per la profilassi, la diagnosi, la terapia, o per ripristinare, correggere o modificare le funzioni fisiologiche.

Recupero postoperatorio: fase fondamentale per la sicurezza di un paziente che ha subito un intervento chirurgico o anestesiologico, in seguito al quale si determinano alterazioni fisiologiche che si estendono al postoperatorio.

Responsabilità professionale: una problematica legata al diritto del malato e all'operato del medico.

Revisione sistematica: veri e propri progetti di ricerca che sintetizzano e valutano criticamente tutte le prove disponibili in letteratura riguardo all'efficacia degli interventi sanitari.

Review: procedimento in cui vengono esaminati diversi studi aventi un obiettivo comune.

Ricerca: è un processo sistematico di collezione e di analisi dei dati in modo da incrementare le conoscenze disponibili su un campo specifico.

Ricerca traslazionale: ricerca biomolecolare preclinica che produce risultati rapidamente trasferibili all'attività clinica. La ricerca di tipo traslazionale rappresenta l'integrazione di ricerca sperimentale e pratica clinica.

Ricerca di base: tipologia di ricerca che non si prefigge obbiettivi di immediata applicazione; comprende tutte le attività svolte al fine di acquisire nuove conoscenze scientifiche e tecnologiche.

Rischio: la probabilità, alta o bassa, che qualcuno o qualcosa saranno danneggiati da un evento indesiderato o da un incidente, moltiplicata per la gravità del danno potenziale. I rischi sono misurati in termini di probabilità delle conseguenze.

Rischio clinico: rischi derivanti direttamente dalla creazione e dalla fornitura di assistenza sanitaria; include gli errori clinici e le negligenze del personale che opera nella sanità.

Rischio perioperatorio: eventualità di subire un danno durante o dopo l'intervento chirurgico; è un fenomeno multifattoriale dipendente dalla complessa interazione tra l'uomo, le attrezzature, i presidi e l'ambiente.

Risorse umane: in termini di personale qualificato.

Sala operatoria: scenario complesso dal punto di vista ambientale e relazionale; vi si concentra, nel tempo e nello spazio, un gran numero di azioni che possono essere critiche sia di per sé sia nell'interazione con altre attività e che possono influenzare l'outcome della prestazione.

Salute: l'Organizzazione Mondiale della Sanità considera la salute un diritto, risultato di una serie di determinanti di tipo genetico, sociale, ambientale ed economico. La salute viene definita come "uno stato di completo benessere fisico, psichico e sociale e non semplice assenza di malattia".

Salute e sicurezza: il quadro legislativo e normativo destinato a salvaguardare la salute e la sicurezza dei dipendenti e di tutti coloro che possono essere interessati da attività di lavoro. Dimensione della qualità dell'assistenza sanitaria, che garantisce, attraverso l'identificazione, l'analisi e la gestione dei rischi e degli incidenti possibili per i pazienti, la progettazione e l'implementazione di sistemi operativi e dei processi che minimizzano la probabilità di errore, i rischi potenziali e i conseguenti possibili danni ai pazienti.

Salvataggio mancato (*Failure to rescue*): indicatore messo a punto dall'AHRQ (*Agency Healthcare Research and Quality*) per studi sulla qualità e sicurezza dell'assistenza sanitaria. Utilizza i codici ICD9CM delle Schede di Dimissioni Ospedaliere. Questo indicatore dà una misura di come le organizzazioni sanitarie rispondano ad alcuni eventi che accadono ai pazienti durante la degenza, quali la polmonite, lo shock, l'arresto cardiaco, l'emorragia gastroenterica, la sepsi e la trombosi venosa profonda ecc. Lo scopo è individuare i pazienti per i quali vi è un ritardo, nella diagnosi o nella terapia di una delle complicanze identificate, fra quelle per le quali una maggior efficacia delle prestazioni sanitarie e la tempestività d'azione potrebbero ridurre il rischio di morte. Viene utilizzato come indicatore di screening, in quanto risente di numerose variabili fra cui: l'accuratezza e gli stili di codifica, la gravità del paziente e le patologie da cui è affetto, la qualità delle documentazione sanitaria.

Sanitario: persona qualificata in una disciplina della salute.

Scheda anestesiologica perioperatoria: strumento in grado di consentire la tracciabilità per le diverse attività svolte, per responsabilità delle azioni, le cronologie delle stesse e le modalità della loro esecuzione.

Screening: esame condotto su larga scala per raccogliere informazioni circa l'insorgenza di malattie a diffusione sociale; è costituito da un complesso di prestazioni che il servizio sanitario pubblico offre attivamente a un gruppo di persone apparentemente sane (popolazione bersaglio), ai fini della prevenzione secondaria. Lo screening offre l'opportunità di evidenziare sia segnali precoci di una malattia già presente ma non ancora sintomatica, sia la presenza di fattori di rischio relativi a una specifica patologia. Uno screening è considerato efficace quando si registra una sostanziale diminuzione del tasso di mortalità e dello sviluppo di nuovi casi.

Scopo della randomizzazione: ottenere due gruppi di pazienti omogenei che verranno in seguito paragonati per provare l'efficacia di un determinato intervento.

Sedazione: depressione del livello di coscienza, attraverso l'uso di farmaci.

Self-reporting: resoconti personali forniti dai soggetti, che possono riguardare la descrizione, o la memoria, o la valutazione di un ambiente, oppure il grado di soddisfazione ambientale del soggetto, o l'autovalutazione del suo benessere fisico e psicologico in relazione a un determinato elemento o cambiamento ambientale.

Servizio clinico: servizio fornito da un operatore sanitario.

Sicurezza nell'uso dei farmaci: insieme di azioni adottate, nel percorso di gestione del farmaco, per evitare, prevenire o correggere gli eventi avversi che possono derivare dall'uso di tali agenti.

Sicurezza: il processo attraverso il quale un'organizzazione rende più sicura la cura del paziente; ciò dovrebbe comprendere: la valutazione del rischio, l'individuazione e la gestione dello stesso, la comunicazione e l'analisi degli incidenti e la capacità di saper controllare o prevenire e implementare soluzioni per minimizzare il rischio.

Significatività statistica: viene identificata attraverso il calcolo del valore p. Il valore è fissato al disotto di 0,05 (significa che si ammette un rischio del 5% che la differenza tra i due gruppi sia dovuta al caso).

Simulazione sanitaria: prezioso strumento didattico per la formazione, definibile come una tecnica o un metodo per riprodurre in modo artificiale le condizioni di un fenomeno.

Simulazione (scopi): usata per l'educazione e il training del personale anche volontario, per stabilire e valutare la perfomance individuale e di gruppo, per prepararsi a interventi particolarmente complicati, oppure per studiare la validità dei protocolli e le modalità di utilizzo degli strumenti medici.

Simulazione (per garantire): la sicurezza, la cura del paziente e la prevenzione degli errori medici.

Simulatore: dispositivo che riproduce artificialmente il funzionamento del corpo umano o le condizioni fisiologiche, in cui si verifica un fenomeno.

Sistema: insieme di elementi interdipendenti che interagiscono per raggiungere un obiettivo comune. Questi elementi possono essere umani e non umani (attrezzature, tecnologia ecc.).

Sistema sanitario: sistema attraverso il quale le organizzazioni sanitarie si rendono responsabili per il miglioramento continuo dei loro servizi e garantiscono standard elevati di performance assistenziale, assicurando le condizioni ottimali nelle quali viene favorita l'eccellenza clinica.

Sistematico: metodico, secondo i piani, e non a caso o casuale.

Skill: abilità.

Soddisfazione del paziente: sebbene il risultato delle cure e quindi la soddisfazione del paziente non sia un indicatore oggettivo di qualità, esso rimane comunque il migliore parametro di valutazione dell'outcome soprattutto negli aspetti non tecnici delle cure (outcome percepito).

Sorveglianza (_surveillance_): monitoraggio nel tempo di un fenomeno, che utilizza tutte le fonti informative disponibili, in particolare i flussi informativi correnti e i sistemi di rilevazione istituiti ad hoc. Nel caso specifico degli eventi avversi, vengono considerati anche i reclami degli utenti e i procedimenti legali in corso.

Sperimentazioni precliniche: presupposto per successivi studi clinici di validazione ed eventualmente di revisione dei protocolli terapeutici e delle linee guida.

Stakeholders: fiduciari, soggetti che influenzano a qualche titolo un processo o il sistema considerato. In sanità si considerano, tra gli altri: l'utenza dei servizi, le organizzazioni dei cittadini, le associazioni di volontariato, la comunità, i dipendenti e le loro organizzazioni, gli amministratori pubblici, i fornitori, gli assicuratori.

Studio osservazionale: in inglese _observational study_, tende a dimostrare i possibili effetti di vari fattori di rischio o protettivi su un gruppo di persone, osservando gli eventi che si verificano senza alcun intervento da parte dello sperimentatore.

Stratificazione del rischio: è uno dei principali compiti per l'anestesista, il quale valuta le condizioni del paziente e in base ai fattori di rischio eventualmente presenti decide l'operabilità del paziente.

Strategia: un alto livello di documento che definisce il quadro e la visione per il raggiungimento degli obiettivi. Nella strategia è presente un piano, sono delineate le azioni, le iniziative e le tappe necessarie per la sua realizzazione.

Statistica: è intesa come disciplina che ha come fine lo studio qualitativo e quantitativo di un particolare fenomeno; offre il metodo e le formule matematiche attraverso le quali un fenomeno può essere analizzato e compreso.

Supervisione clinica: processo di supporto professionale e di apprendimento che consente ai praticanti di sviluppare conoscenze e competenze, assumere la responsabilità della pratica clinica e migliorare la protezione dei pazienti e la sicurezza delle cure in situazioni complesse.

Sviluppo: riguarda le modalità di incremento del livello delle prestazioni sanitarie e l'outcome, attraverso l'applicazione dei risultati ottenuti dalla ricerca.

Task force: gruppo di esperti costituito per prendere decisioni di tipo operativo.

Team multidisciplinare: un gruppo di persone provenienti da diverse discipline (sanitarie e non sanitarie), che lavorano insieme per fornire la cura per i pazienti, con una condizione particolare. La composizione delle squadre multidisciplinari varierà a seconda di molti fattori, che includono: la specifica condizione, la portata del servizio fornito, la geografia e i fattori socioeconomici in ambito locale.

Tecnologia sanitaria: le attrezzature sanitarie, i dispositivi medici, i farmaci, i sistemi diagnostici, le procedure mediche e chirurgiche, i percorsi assistenziali e gli assetti strutturali, organizzativi e manageriali nei quali viene erogata l'assistenza sanitaria. Le tecnologie sanitarie comprendono quindi tutte le applicazioni pratiche della conoscenza che sono utilizzate per promuovere la salute e prevenire, diagnosticare e curare le malattie.

Tempi di attesa: quanto è necessario attendere, da parte di un paziente, prima di ricevere cura, riabilitazione o un altro servizio.

Tempo di risposta: il tempo necessario, per un fornitore di servizi, per reagire e agire al fine di soddisfare le esigenze di un paziente o affrontare una particolare situazione, evento o incidente.

Teoria dei sistemi (*Systems Theory*): un sistema è caratterizzato da un insieme di parti in relazione tra loro e con l'ambiente (sistema aperto), pertanto la modifica di una parte del sistema e/o dell'ambiente comporta, di conseguenza, il riadattamento dell'intero sistema.

Training: periodo di preparazione allo svolgimento di una determinata attività professionale.

Triage: meccanismo di selezione utilizzato in pronto soccorso (ma anche sul campo in caso di emergenze eccezionali) per assegnare una priorità di cura. Esistono quattro codici colore, dal più grave al meno grave: rosso, giallo, verde, bianco.

Trial pianificazione: è rappresentata dalla selezione dei soggetti e dalla scelta di inclusione ed esclusione.

Trial randomizzati: sono considerati il metodo migliore per la valutazione dell'effetto di un trattamento sull'outcome dei pazienti.

Trial clinici controllati: sono studi nei quali l'outcome di un gruppo a cui è assegnato un determinato trattamento viene confrontato con un gruppo di controllo.

Trial clinici controllati e randomizzati: rappresentano il gold standard della ricerca, in quanto riportano evidenze scientifiche di elevato livello.

Trigger (spia) di evento avverso: dato clinico relativo al paziente che indica, con una probabilità ragionevole, che è avvenuto o che sta accadendo un evento avverso.

Uguaglianza: il principio che garantisce che tutti possono partecipare, indipendentemente da età, sesso, etnia, fede, disabilità, orientamento sessuale, origine sociale, geografia, situazione finanziaria o qualunque altra caratteristica personale, e hanno la stessa opportunità di realizzare il loro potenziale.

Usabilità: la misura della possibilità, per un dispositivo, di essere utilizzato in modo semplice e intuitivo, con efficacia, efficienza e soddisfazione da parte dell'utente. Per quanto riguarda la sicurezza del paziente, i migliori dispositivi sono prodotti in accordo con i principi dello *human-centered design* e sono sottoposti a test di usabilità prima di essere implementati.

Valutazione del rischio: processo sistematico per identificare le criticità e valutare le loro potenziali conseguenze in ambito sanitario; la corretta valutazione del rischio si avvale di un approccio multidisciplinare.

Visita anestesiologica: il primo passo verso la procedura chirurgica; si basa sull'anamnesi accurata, l'esame clinico, il controllo degli esami ematochimici, il giudizio di operabilità, la valutazione, la prognosi e il consenso informato.

Volontarietà: il medico può effettuare procedure solo su pazienti legalmente capaci, cioè maggiorenni con comprovata capacità di intendere e di volere, che abbiano acconsentito spontaneamente alle procedure.

Indice analitico